IgA腎症の臨床

Clinical medicine of IgA nephropathy

表紙に提示した病理組織像は1979年から２年ごとに３回の腎生検を実施した患者の病理組織像である。19歳の時の健診で尿蛋白を指摘され，近医で既に慢性腎炎と診断されていた。その４年後（1979 年）に第１回腎生検（血圧128 / 75 mmHg，血清Cr正常，CCr 84 mL / 分 / 1.73 m^2，尿蛋白1.2 g / 日，尿沈渣RBC 20 / HPF）でIgA腎症と診断。無治療外来通院であったがネフローゼ症候群となり，2年後（1981年）に第２回目の腎生検(血圧150 / 80 mmHg, 尿蛋白6.5 g / 日，尿沈渣RBC多数 / HPF)を実施。その後，ジラゼプ塩酸塩300 mg / 日の投与を開始した。急激に腎機能が悪化し（血清Cr 7.5 mg / dL, 尿素窒素57 mg / dL），1983年に第3回目の腎生検を行った。血清蛋白6.6 g / dLであったが，尿蛋白5～6 g / 日，尿沈渣RBC 20 / HPF，高度の貧血（Hb 8.7 g / dL，Ht 25 %）を認め，腎組織も硬化糸球体ばかりであった末期腎不全であり，透析導入に至ってしまった症例である。

臨床経過表

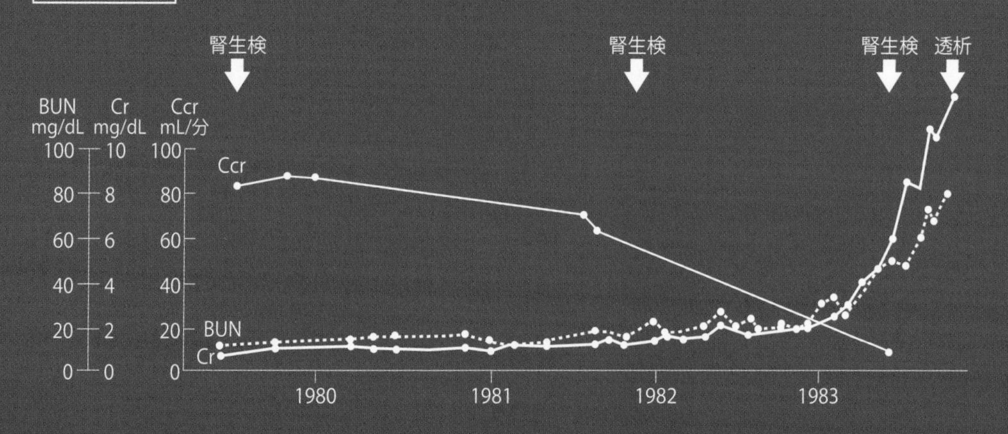

編集・執筆者 一覧

■ 編 集

湯村 和子　国際医療福祉大学病院予防医学センター・腎臓内科

■ 執 筆（五十音順）

板橋 美津世　東京都健康長寿医療センター腎臓内科

伊藤 孝史　島根大学医学部附属病院腎臓内科

稲賀すみれ　鳥取大学医学部医学科解剖学講座

今澤 俊之　国立病院機構千葉東病院腎臓内科

大矢 昌樹　和歌山県立医科大学腎臓内科学

岡林 佑典　日本医科大学基礎医学解析人体病理学分野

小澤 祐子　虎の門病院腎センター内科

片渕 律子　福岡東医療センター腎臓内科

川村 哲也　東京慈恵会医科大学附属病院臨床研修センター / 腎臓・高血圧内科

北村 博司　千葉東病院臨床病理診断部

小林 豊　あけぼの病院腎臓内科

佐藤 光博　JCHO 仙台病院腎臓疾患臨床研究センター

佐藤 隆太　秋田大学医学部附属病院血液腎臓膠原病内科

島 友子　和歌山県立医科大学附属病院小児科

清水 章　日本医科大学基礎医学解析人体病理学分野

清水 阿里　東京女子医科大学第 4 内科

城 謙輔　東北大学大学院医科学専攻・病理病態学講座・病理診断学分野

杉田 玄　和歌山県立医科大学耳鼻咽喉科・頭頸部外科

杉田 麟也　順風会杉田耳鼻咽喉科

鈴木 亨　鈴木クリニック

鈴木 仁　順天堂大学大学院医学研究科腎臓内科学

鈴木 祐介　順天堂大学大学院医学研究科腎臓内科学

高橋 和男　藤田保健衛生大学医学部腎内科学

武井 卓　東京都健康長寿医療センター腎臓内科

武田 朝美　名古屋第二赤十字病院腎臓内科

田中 完　弘前大学教育学部教育保健講座・弘前大学医学部附属病院小児科

中川 雅文　国際医療福祉大学病院耳鼻咽喉科
長澤 康行　兵庫医科大学内科学腎・透析科
中西 浩一　琉球大学大学院医学研究科育成医学（小児科）講座
成田 一衛　新潟大学腎研究センター腎・膠原病内科
禾 千絵子　順天堂大学大学院医学研究科腎臓内科学
服部 元史　東京女子医科大学腎臓小児科
原渕 保明　旭川医科大学耳鼻咽喉科・頭頸部外科
比企 能之　藤田保健衛生大学医療科学部 / 鳴海クリニック
平橋 淳一　慶應義塾大学病院血液浄化・透析センター
藤元 昭一　宮崎大学医学部医学科血液・血管先端医療学講座
星野 純一　虎の門病院腎センター内科
堀田　修　堀田 修クリニック
宮崎真理子　東北大学大学院医学系研究科腎・高血圧・内分泌学分野
武曾 惠理　京都華頂大学現代家政学部・食物栄養学科
森　典子　静岡県立総合病院腎臓内科
森山 能仁　東京女子医科大学病院腎臓内科
安井由紀子　東京都保健医療公社大久保病院腎内科 / 都庁シティ・ホール診療所
山中 宣昭　東京腎臓研究所
湯澤由紀夫　藤田保健衛生大学病院医学部腎内科学
湯村 和子　国際医療福祉大学病院予防医学センター・腎臓内科
横山　貴　東京女子医科大学病院中央検査部
若井 幸子　東京都保健医療公社大久保病院腎内科

推薦のことば

東京慈恵会医科大学名誉教授　酒井　紀

IgA腎症の疾患概念をフランスのJean Bergerらが提唱してから2018年で丁度半世紀になる。現在，IgA腎症は原発性糸球体疾患として慢性腎炎症候群の主要病型に位置付けられている。当初は起始が明らかでなく，血尿/蛋白尿が持続し，時に肉眼的血尿を伴う緩慢な経過を辿る腎炎であると考えられていた。その後，IgA腎症の病態や長期予後が明らかになるに従い，IgA腎症が慢性腎炎症候群に高率に認められ，約40%が末期腎不全に至ることが報告されるようになった。今回，湯村 和子先生の編集により東京医学社から「IgA腎症の臨床」と題して極めてユニークな本書の発刊が計画されたが，まさに時を得た企画といえる。本書の推薦にあたり，私が当初から拘わってきたIgA腎症について，その登場の背景などを付記したいと思う。

IgA腎症が発見された背景には，1951年にIversenとBrun（デンマーク）が開発した経皮的腎生検法が臨床現場に導入されたことにより，糸球体疾患をはじめとする腎疾患の臨床病理学的研究が開始され，活発化してきたことがあげられる。Bergerら病理学者をはじめとするNecker病院腎臓部門のグループは，逸速く腎生検材料の検索に電子顕微鏡や蛍光抗体法による研究を加え，腎生検症例の臨床病理学的検索を試みていた。その結果，腎炎と考えられていた症例のなかにIgAが糸球体メサンギウム領域にびまん性に，特異的に沈着している一群が存在することを発見した。これらの症例は臨床的に持続性血尿・蛋白尿を認め，溶連菌感染とは関係なく上気道炎などとともに肉眼的血尿を伴うものがあり，腎機能の低下を認めず極めて緩慢な経過を辿る慢性腎炎群であることを明らかにした。1968年，Bergerらはフランスの腎泌尿器学会誌にIgA腎症の存在を報告し，さらに1969年にTransplantation Proceedings 1巻4号に「IgA glomerular deposits in renal disease」と題する論文を発表した。丁度，当時米国留学中であった私は新着の本書に遭遇し，IgA腎症の概要を知ることができた。帰国後，早速蛍光抗体法を施行していた腎生検症例を検索した結果，Bergerの報告と同様の症例が多数存在することを確認した。1972年秋に開催された第 15 回日本腎臓学会総会で，木下 康民教授が司会されたシンポジウム「慢性に経過する腎炎」において，私たちは「蛍光抗体法からみた腎炎の型」と題して IgA 腎症の存在を初めて報告をした。当時，わが国では慢性糸球体腎炎のなかに木下先生が分類した「亜慢性腎炎」や柴田 整一先生が強調した進行しない腎炎が多数含まれていることが報告されていたので，Berger 腎炎の提唱は大きな問題提起となった。1970 年代後半には国際的にも IgA 腎症の存在が広く認められるようになっていたが，特にわが国では学校や職域などの健診による集団検尿で発見される，いわゆるチャンス蛋白尿 / 血尿の腎生検症例に高頻度に IgA 腎症が認められることが明らかになり，注目されるようになっていた。

このような背景のなかで登場してきた IgA 腎症であるが，現在では高率に認められる糸球体疾患として成因や病態の解明が著しく進歩し，わが国では診療指針として診断基準，予後判定基準，治療指針などが日本腎臓学会から提示され，すばらしい成果がみられている。しかし，IgA 腎症の発症・進展機序は未だ明確ではなく，臨床的には尿所見以外は無症状で緩慢な経過を示すものが多く，長期にわたる治療や管理を必要とする CKD 対策の主要疾患の一つとしてその対応が重要な課題となっている。本書が日常の臨床におおいに役立つことを願い，推薦のことばとしたい。

序文

近年，わが国でIgA腎症と診断される患者は年間5000人以上であると推測されている。口蓋扁桃摘出術＋ステロイドパルス療法がかなり普及してきているが，IgA腎症の多彩な組織像は個々に異なり，それに応じた適切な治療介入の決定は難しい。IgA腎症の臨床的特徴である血尿がどのような病変で起こっていのるかがわからない現況，治療介入が個々の医師の判断に委ねられていることは仕方のないことかもしれない。

進行性腎障害に関する調査研究班のIgA腎症分科会では，長年にわたり検討され，「IgA腎症診療指針」が提案されてきた。日本腎臓学会からも「エビデンスに基づくIgA腎症診療ガイドライン2104」「エビデンスに基づくIgA腎症診療ガイドライン2107」が出版されている。しかし，ガイドラインを熟読しても実臨床で患者にとってbestな治療を選択することは難しい。また，ガイドラインをもとにIgA腎症と診断がついた患者の加療・経過観察を行うことは，経験の浅い医師にとって大きな負担となる。さらに，経験のある医師にとってもIgA腎症患者の長期にわたる加療・経過観察が適切であったのかを議論する場はなく，孤独との戦いとなる。

本書で紹介されている治療に対し，治療介入が早い，遅いとの批判はあろうとも，今を生きる患者にとって未来の良い治療を待つことはできない。健診システムが整っているわが国で，私達医師が今できる最善の治療の選択を学び，実践していただきたい。IgA腎症患者が高齢になっても透析にならなずに人生を送れるよう，多くの医師が意見を出し合い，今を生きるIgA腎症患者へ適切な治療の選択ができるようにすることが重要である。

なんら有効な治療方法がなく，多くのIgA腎症の患者が若くして透析導入に至った約40年前の記憶がこの本を作るきっかけとなった原点である。

本書の出版に当たり東京医学社の蒲原社長，西野知美さんには，熱い思いで取り組み編集に尽力いただいたこと，また周囲の多大なる協力に心から感謝する。最後に，本書を読まれた医師が自信を持って診療にあたられることを祈っている。

平成30年9月吉日

湯村 和子

目 次

1章. IgA腎症の基礎知識

2章. IgA腎症の診断と病態・疫学・歴史

3章. IgA腎症の病理

4章. IgA腎症の治療の意義と実際

5章. IgA 腎症のさまざまな病態と治療

6章. 血尿の検査と鑑別疾患

附録．expert 医師による IgA 腎症診療の実際

1章

IgA 腎症の基礎知識

IgA腎症の発症機序から考える治療の妥当性

はじめに

慢性糸球体腎炎は，糖尿病性腎症に次いでわが国の透析導入の原因疾患の第2位（16.9％）である。その40～60％をIgA腎症が占めるため，適切な根治治療の開発が求められている。近年，IgA腎症に関するさまざまな研究がなされ，その病因・病態が少しずつ明らかになってきた。疾患特異的バイオマーカーや分子レベルの解析も進んでおり，病態に基づく適切な治療戦略を立てることでIgA腎症患者の透析移行率ゼロ化を目指すことができると考える。

わが国における口蓋扁桃摘出術＋副腎皮質ステロイドパルス療法の位置づけ

IgA腎症の標準的治療法には，RA系阻害薬，副腎皮質ステロイド療法，免疫抑制薬，口蓋扁桃摘出術，抗血小板薬などがあげられる。近年わが国では，口蓋扁桃摘出術＋ステロイドパルス（扁摘パルス）療法の有効性が多数報告されている。最初の報告は1993年にHottaらがステロイドパルス療法に口蓋扁桃摘出術（扁摘）を併用し，併用群において3年後の尿所見寛解率が有意に高いことを示した。その後2001年に症例数を約300例に増やしたが，扁摘パルス療法群において尿所見寛解率が有意に高いことが示され，その有効性を長期コホートの成績として報告している[1]。

2008年に主要教育・研修病院1,194施設の腎臓内科に対してアンケートが行われ[2]，376施設（回収率31.4％）中188施設（内科では66.2％）で扁摘パルス療法が実施されており，これがわが国における標準的治療法として普及しつつあることがわかった。

さらに2014年に発表されたわが国の多施設共同ランダム化比較試験（RCT）[3]では，治療開始後12カ月の時点で扁摘パルス群においてパルス単独群よりも有意に尿蛋白の減少率が高く，扁摘の意義が示唆されたが臨床的寛解率（蛋白尿・血尿いずれかまたは両方の消失）に関しては有意差を認めなかった。現在，厚生労働省難治性疾患政策研究事業で大規模な後ろ向き，および前向き研究が進んでおり，扁摘パルス療法の有用性の検証が進んでいる。

IgA腎症におけるMulti-Hit Theory

近年，血中IgA1の糖鎖修飾異常がIgA腎症の病態に深く関与していることが明らかとなっている。ヒトの血中IgAにはIgA1とIgA2の2つのサブクラスが存在し，IgA腎症患者ではIgA1が選択的に糸球体に沈着すると報告されている。そのIgA1のヒンジ部*O*型糖鎖のガラクトースが欠損し，*N*アセチルガラクトサミン（GalNAc）が露出した構造を呈する糖鎖異常IgA1（Galactose deficient IgA1：Gd-IgA1）がIgA腎症患者の血中において増加しており，IgA腎症の発症・進展の鍵を握っていると考えられている[4]。しかし，IgA腎症患者の血縁者のなかには血中Gd-IgA1が高値であってもIgA腎症を発症しないという報告[5]や，Gd-IgA1値と尿蛋白量は相関しないという報告[4]もあり，Gd-IgA1だけではIgA腎症の発症機序を説明できない。

筆者らはヒトのIgA腎症に極めて類似した病態や表現系・遺伝制御をもつ自然発症モデルマウス（Grouped ddY：gddY）を確立したが，このgddYマウスにおいてもIgA分子の糖鎖修飾異常が示されている。一方，マウスIgA腎症の疾患活動性は血中のIgA免疫複合体量に相関していることも明らかとなっている[6]。ヒトIgA腎症患者においても血中IgA1免疫複合体が増加しており，それらの免疫複合体を形成するIgA1の糖鎖修飾に異常があることが報告された[7)]。また，患者の血清から抽出されたIgA1-IgG免疫複合体は培養メサンギウム細胞を活性化し，TNF-αやIL-6などのサイトカインを産生し，メサンギウム細胞の増殖を促すことも明らかにされた[8)]。Gd-IgA1とその免疫複合体がIgA腎症の進展に重要である可能性が示唆される。

これらのことからIgA腎症の発症・進展機序として，Gd-IgA 1が産生され（Hit 1），それに対する特異的自己抗体が産生され（Hit 2），免疫複合体（Gd-IgA1 -Immune complex：Gd-IgA1-IC）を形成（Hit 3）し，それがメサンギウム細胞に沈着し，炎症を惹起する（Hit 4）というMulti-Hit Theoryが提唱されている[9)]。

Gd-IgA 1およびそれに対する自己抗体がどこで産生され，どのようにして免疫複合体を形成するかは未だ明らかではないが，Mucosa-Bone Marrow Axisにおける異常として以下に解説する。

粘膜免疫応答とMucosa-Bone Marrow Axisの異常

IgA腎症では扁桃炎や上気道炎後に尿所見が増悪することから，上気道粘膜を主体とする粘膜免疫応答異常の存在が示唆されている。筆者らは，IgA腎症自然発症マウスモデルであるddYがその自然経過のなかで，早期発症（early onset），晩期発症（late onset），未発症（quiescent）群のそれぞれ1/3ずつ存在することを見出した[10)]。そして早期発症群と晩期発症群を組織学的重症度でsevere群とmild群に分類し，genome-wide association studyを行ったところ，Toll like receptor（TLR）9のシグナル伝達に必要とされるアダプター分子であるmyeloid differentiation factor 88（*MyD 88*）遺伝子が，マウスIgA腎症の進展に関与していることを明らかにした[11)]。そこで，TLR 9のリガンドであるCpG-oligodeoxynucleotides（CpG-ODN）をddYマウスに経鼻感作させたところ，糸球体へのIgA沈着の増強および血清IgA値・血清IgA-IgG IC値の増加を伴う腎炎の増悪が確認された[11)]。このため，マウスIgA腎症の病態に上気道粘膜のTLR 9の活性化が関与していると考えられた。ヒトにおいてはIgA腎症患者で，慢性扁桃炎患者に比べて扁桃のTLR 9発現が有意に上昇しており[12)]，さらにIgA腎症患者のなかでも扁桃におけるTLR 9の発現が高いほど，扁摘後の血清IgA値，血清Gd-IgA1値の減少が大きく，有意に尿所見異常が改善することが示された[12, 13)]。これらのことからヒトIgA腎症においてもTLR 9が関与し，また少なくともGd-IgA1の一部が扁桃由来である可能性が示唆された。

通常，末梢血液中に循環しているIgAは骨髄で産生され，そのほとんどが単量体であるのに対し，呼吸器系や消化器系などの粘膜面で産生される粘膜型IgAのほとんどが多量体である。しかしIgA腎症患者の血中には多量体IgAが増加しており，糸球体に沈着しているIgAも多量体が主体であることがわかっている。さらに骨髄でも多量体IgA産生細胞が増加しているとする報告もある[14)]。Gd-IgA1の一部は粘膜面由来であることが示唆される。一方，白血病を合併したIgA腎症患者に造血幹細胞移植を行ったところ，白血病のみならずIgA腎症も改善したという報告や，前述のIgA腎症自然発症マウスであるddYマウスを用いた実験で，未発症ddYマウスに発症ddYマウスの骨髄を移植したところIgA腎症が再現されたこと，逆に未発症ddYマウスの骨髄を発症ddYマウスに移植することで糸球体IgA沈着の消失とともにIgA腎症が改善した事実[6)]は，Gd-IgA1産生細胞の少なくとも一部が骨髄に存在することを疑わせる。

近年，ヒトにおいてIgA産生細胞は粘膜面で感作を受けた後，骨髄や再度抗原に曝露された粘膜にホーミングすることなどがわかってきている。すなわち多量体IgA産生細胞は主に扁桃などの粘膜面由来であり，それが骨髄などに展開し，そこでGd-IgA 1を産生している可能性が考えられる。これらのことから，IgA腎症の病態にはMucosa-Bone Marrow Axisの異常がダイナミックにかかわっている可能性が示唆される（図）[15]。

Gd-IgA 1 産生機序

近年，APRIL（a proliferation-inducing ligand）をcodeするTNFSF（TNF super family）13がIgA腎症発症の候補遺伝子の一つであることがGWAS（genome-wide association study）により明らかとなり，IgA腎症の発症・進展にAPRILが関与している可能性が議論されている。APRILはBAFF（B cell activating factor belonging to TNF）とともにTNFSFに属するB細胞活性因子であり，これらがB細胞表面のTACI（transmembrane activator and calcium-modulator cyclophilin ligand interactor），BCMA（B cell maturation antigen）などの受容体と結合することで，B細胞の分化・生存および免疫グロブリン産生を複雑に調節している。APRILやBAFFは，全身性エリテマトーデスや関節リウマチなど，多くの自己免疫疾患との関連が示唆されている。

IgA腎症患者において血清APRILが上昇していることは既に報告されているが[16]，Mutoらは IgA腎症患者の扁桃の胚中心（germinal center）においてもAPRILを発現する細胞が増加し，その程度が疾患重症度と相関することを報告した[17]。またTLR 9のリガンドであるCpG-ODNでcontrol患者の扁桃細胞を刺激したところ，扁桃B細胞においてAPRILの産生が誘導されたことなどから[17]，IgA腎症におけるGd-IgA1などの抗体産生異常がTLR 9を介した扁桃B細胞でのAPRILの過剰発現と関与していることも明らかにされた。

これらは扁桃がGd-IgA1産生の中心的な役割を果たしていることを示唆するが，扁桃以外の粘膜

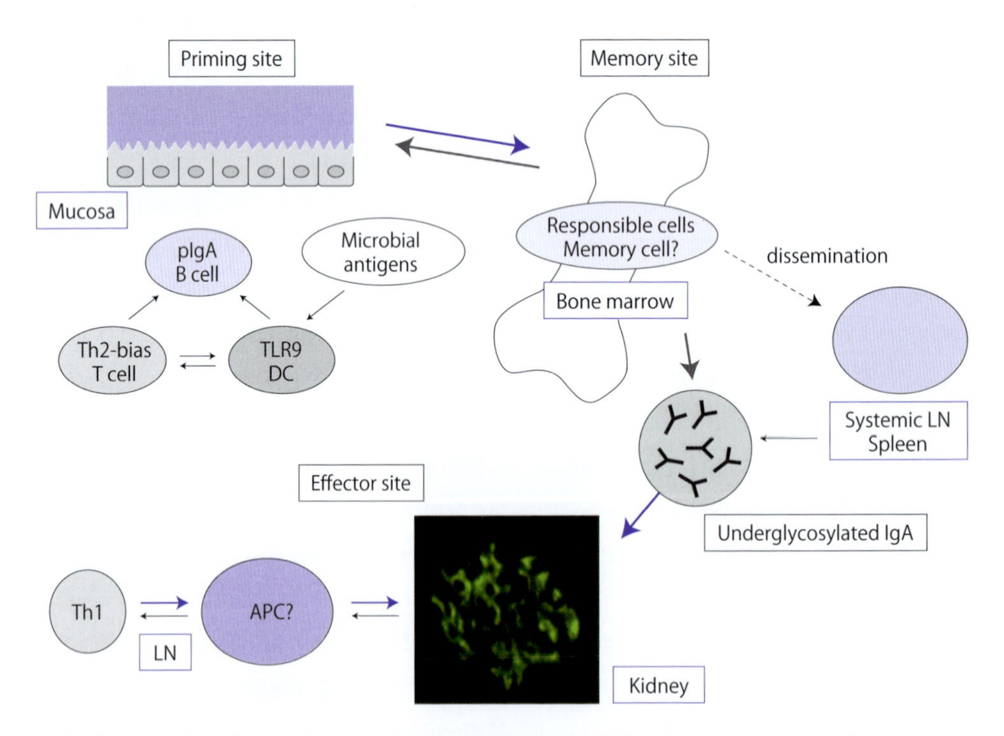

LN：lymph node，pIgA：polymeric IgA，DC：dendritic cell，APC：antigen-presenting cell

図．IgA腎症におけるMucosa-Bone Marrow Axisの異常

Suzukiら[15] 2008より引用，一部改変

免疫系の関与について検討する必要がある。IgAのサブクラスは2つあるが，鼻咽腔関連リンパ組織（nasal-associated lymphoid tissue：NALT）由来の形質細胞はIgA1：IgA2＝9：1とIgA1を有意に産生するのに対し，消化管関連リンパ組織（gut-associated lymphoid tissue：GALT）ではIgA1：IgA2＝1：1と差がない。また，腎炎を惹起する糖鎖異常IgAのサブクラスがIgA1であることと合わせて検討すると，扁桃を中心としたNALTで誘導されたB細胞が骨髄へホーミングするという病態が主体であることが示唆される。しかし，欧米では以前からCrohn病や潰瘍性大腸炎などの炎症性腸疾患やセリアック病でのIgA腎症の合併の報告がみられ，IgA腎症とGALTの関連が想定されている。近年欧州で行われたNEFIGAN TRIALでは，腸管選択的ステロイド（Nefecon）をIgA腎症患者に投与したところ，9カ月後の平均尿蛋白/Cr比がプラセボ群で2.7％上昇したのに対し，16 mg/日投与群で27.3％，8 mg/日投与群で21.5％，それぞれ有意に低下したと報告され[18]，腸管粘膜免疫応答の関与が示唆される。しかし，わが国はもとより近年では米国においてもセリアック病のIgA腎症への関与について否定的な報告があり，IgA腎症における腸管粘膜免疫応答のかかわりは未だ議論の分かれるところである。

近年の治療法の動向

IgA腎症の発症・進展には①，②が考えられる。

① 扁桃を中心とした粘膜免疫の応答異常およびMucosa-Bone Marrow Axisの異常

② 糖鎖異常IgA1およびその免疫複合体などの糸球体への沈着による炎症機転の関与

扁摘パルス療法が有効である理論的根拠については，扁摘による粘膜免疫応答異常の是正および糖鎖異常IgA1の産生・供給停止，ステロイドパルスによるMucosa-Bone Marrow Axisを中心とした全身に播種した異常IgA産生細胞の除去によるIgA免疫異常の是正および糖鎖異常IgA1の産生抑制といった組み合わせで，糸球体での炎症が沈静化されると考えられる。

一方，ステロイドパルス療法単独に関しては未だその有効性に対して議論が分かれている。2015年に発表されたSTOP-IgAN[19]では，腎生検でIgA腎症と診断された患者において6カ月間の支持療法（RA系阻害薬の投与）を施行し，その後も蛋白尿0.75 g/日以上が持続していた162例を対象に，支持療法単独群vs免疫抑制療法併用群として3年間観察した。3年後の臨床的完全寛解率（0.2 g/gCr以下で定義）は支持療法単独群において有意に高かったものの，推算糸球体濾過量（eGFR）の年間低下率に有意差は認めず，むしろ免疫抑制療法併用群においてステロイド性糖尿病や感染症，体重増加などの合併症が多くみられ，免疫抑制療法併用による弊害のほうがメリットを上回る可能性があると結論付けられた。しかし，3年間という追跡期間はそれぞれの治療の有効性を真に検討するには短く，今後も長期にわたって検討する必要がある。またIgA腎症において腎症が進行し，point of no remissionを超えると扁摘パルスのみでは腎症の進行を完全に阻止することができない可能性がある。つまり，診断から治療介入までの期間も再度検討する必要があると考えられる。さらにeGFR 30～59 mL/分/1.73 m^2と腎機能が比較的低値である症例に対し，免疫抑制療法として最初の3カ月はシクロホスファミド経口投与（1.5 mg/kg/日），その後アザチオプリン経口投与（1.5 mg/kg/日）に切り替え，これにステロイド（40 mg/日から開始し，漸減中止）を併用するというプロトコルを使用していた。これらは，IgA腎症という腎限局型疾患で中等度の蛋白尿を呈する症例群に対しては過剰治療である点も議論されるべきである。

2017年に発表されたTESTING試験[20]では，IgA腎症と診断され，蛋白尿1 g/日以上，eGFR 20～120 mL/分/1.73 m^2，かつRA系阻害薬で血圧がコントロールされている患者を，経口メチルプレドニゾロン（0.6～0.8 mg/kg/日；最大用量 48 mg/日）投与群とプラセボ群に 1 対 1 の割合で無作為に振り分け，2 カ月間投与後，4～6 カ月間かけて漸減中止した。その結果 3 年後において，経口メチルプレドニゾロン投与群はプラセボ群より eGFR が有意に上昇し，また尿蛋白も有意に減少した。ところが，当初は 750 例を平均追跡期間 5 年と推算し開始されたが，262 例が無作為化を受け追跡期間中央値 2.1 年時点で重篤有害事象の発生が過剰に認められたため中止となり，この試験においてもステロイドの使用はプラセボより有害事象を増加させるという結論となっている。しかし，わが国においては扁摘後に 3 日間のメチルプレドニゾロン 500 mg 点滴を行った後，経口プレドニゾロン 30 mg 連日 4 日間を投与し，これを 1 クールとして 3 週連続で計 3 クール施行する仙台式，もしくは 3 日連続でメチルプレドニゾロン 500 mg 点滴を行った後，経口プレドニゾロン 0.5 mg/kg/隔日投与し，2 カ月ごとに計 3 クール施行する Pozzi 式が用いられている。このいずれと比較しても，TESTING 試験で用いられた経口メチルプレドニゾロンの量はその力価を考慮しても極めて多いと考えられ，必ずしもわが国での扁摘パルス療法により同様の有害事象が発症することを示唆するものではない。

ステロイドパルスの投与量や，より長期にわたる観察期間，治療開始のタイミングなどを考慮した RCT が求められるとともに，今後はその科学的根拠や妥当性を明確にする基礎研究成果の蓄積が不可欠である。

分子標的薬による治療の可能性

IgA 腎症の発症における扁桃粘膜を中心とした B 細胞や APRIL の関与，そしてその病態生理に基づいた扁摘パルスを中心とする治療の妥当性について解説したが，近年これらをターゲットとした治療も注目されている。

Han らは APRIL の血中濃度の上昇が，血中 Gd-IgA1 の上昇を介してヒト IgA 腎症の増悪と相関することを報告し，APRIL をブロックすることで IgA 腎症の進展を抑制できる可能性があると報告した[21]。また，Kim らは gddY マウスに抗 APRIL 抗体を投与したところ，血清 IgA 値・糸球体 IgA 沈着の低下と合わせて尿蛋白量の改善を認めたことを報告し[22]，今後ヒト IgA 腎症に対する抗 APRIL 抗体の応用も期待されている。

一方，Lafayette らは，腎生検で IgA 腎症と診断された患者を，抗ヒト CD 20 ヒト・マウスキメラ抗体からなるモノクローナル抗体であるリツキシマブで治療した群と支持療法群に分けて 1 年間観察した。いずれの群でも Gd-IgA 1 の減少・eGFR の改善・尿蛋白量の有意な減少は認められず，IgA 腎症に対するリツキシマブの有効性は証明されなかった。この原因として，リツキシマブは CD 20 や CD 19 陽性の B 細胞，つまり形質細胞に分化する以前の B 細胞を除去することはできるが，骨髄中の形質細胞はそれらを発現していないため除去されず，Gd-IgA 1 やそれに対する内因性抗体産生が抑制されなかったことが考えられる。また，リツキシマブ投与群においては支持療法群よりもやや腎機能障害の程度が進行しており，1 日尿蛋白量もやや多く，既に病状が進行した例に対してリツキシマブが無効であった可能性もある。

おわりに

IgA 腎症の発症・進展の鍵を担っているのは Gd-IgA1 やそれに対する内因性自己抗体であると考えられる。それらは TLR 9 活性を伴う粘膜免疫応答異常や，APRIL・BAFF による Gd-IgA 1 産生細胞の制御異常と関連していると示唆される。さらにこの扁桃由来の Gd-IgA 1 産生細胞が，実効組織として骨髄や全身のリンパ組織へ展開している可能性が示唆される。この Gd-IgA1 産生細胞がどのように分化・誘導されるのか，Gd-IgA1

免疫複合体がどのようにして形成されるかなどを解明することが，今後の適切な治療薬開発に役立つと考える。

（禾 千絵子　鈴木 仁　鈴木 祐介）

文 献

1) Hotta O, Miyazaki M, Furuta T, et al.：Tonsillectomy and steroid pulse therapy significantly impact on clinical remission in patients with IgA nephropathy. Am J Kidney Dis 38(4)：736 - 743, 2001
2) Matsuzaki K, Suzuki Y, Nakata J, et al.：Nationwide survey on current treatments for IgA nephropathy in Japan. Clin Exp Nephrol 17(6)：827 - 833, 2013
3) Tetsuya K, Yoshimura M, Miyazaki Y, et al.：A multicenter randomized controlled trial of tonsillectomy combined with steroid pulse therapy in patients with immunoglobulin A nephropathy. Nephrol Dial Transplant 29(8)：1546 – 1553, 2014
4) Moldoveanu Z, Wyatt RJ, Lee JY, et al.：Patients with IgA nephropathy have increased serum galactose-deficient IgA 1 levels. Kidney Int 71(11)：1148 - 1154, 2007
5) Gharavi AG, Moldoveanu Z, Wyatt RJ, et al.：Aberrant IgA 1 glycosylation is inherited in familial and sporadic IgA nephropathy. J Am Soc Nephrol 19(5)：1008 - 1014, 2008
6) Suzuki H, Suzuki Y, Aizawa M, et al.：Th 1 polarization in murine IgA nephropathy directed by bone marrow-derived cells. Kidney Int 72(3)：319 - 327, 2007
7) Tomana M, Novak J, Julian BA, et al.：Circulating immune complexes in IgA nephropathy consist of IgA 1 with galactose-deficient hinge region and antiglycan antibodies. J Clin Invest 104(1)：73 - 81, 1999
8) Novak J, Tomana M, Matousovic K, et al.：IgA 1 - containing immune complexes in IgA nephropathy differentially affect proliferation of mesangial clls. Kidney Int 67(2)：504 - 513, 2005
9) Suzuki H, Kiryluk K, Novak J, et al.：The pathophysiology of IgA nephropathy. J Am Soc Nephrol 22(10)：1795 - 1803, 2011
10) Suzuki H, Suzuki Y, Yamanaka T, et al.：Genome-wide scan in a novel IgA nephropathy model identifies a susceptibility locus on murine chromosome 10, in a region syntenic to human IGAN 1 on chromosome 6 q 22 - 23. J Am Soc Nephrol 16(5)：1289 - 1299, 2005
11) Suzuki H, Suzuki Y, Narita I, et al.：Toll-like receptor 9 affects severity of IgA nephropathy. J Am Soc Nephrol 19(12)：2384 - 2395, 2008
12) Sato D, Suzuki Y, Kano T, et al.：Tonsillar TLR 9 expression and efficacy of tonsillectomy with steroid pulse therapy in IgA nephropathy patients. Nephrol Dial Transplant 27(3)：1090 - 1097, 2012
13) Nakata J, Suzuki Y, Suzuki H, et al.：Changes in nephritogenic serum galactose-deficient IgA 1 in IgA nephropathy following tonsillectomy and steroid therapy. PLoS One 9(2)：e 89707, 2014
14) van den Wall Bake AW, Daha MR, Evers-Schouten J, et al.：Serum IgA and the production of IgA by peripheral blood and bone marrow lymphocytes in patients with primary IgA nephropathy：evidence for the bone marrow as the source of mesangial IgA. Am J Kidney Dis 12(5)：410 - 414, 1988
15) Suzuki Y, Tomino Y.：Potential immunopathogenic role of the mucosa-bone marrow axis in IgA nephropathy：insights from animal models. Semin Nephrol 28(1)：66 - 67, 2008
16) McCartney DD, Kujawa J, Wilson C, et al.：Mice overexpressing BAFF develop a commensal flora-dependent, IgA associated nephropathy. J Clin Invest 121(10)：3991 - 4002, 2011
17) Muto M, Manfroi B, Suzuki H, et al.：Toll-Like Receptor 9 Stimulation Induces Aberrant Expression of a Proliferation-Inducing Ligand by Tonsillar Germinal Center B Cells in IgA Nephropathy. J Am Soc Nephrol 28(4)：1227 - 1238, 2017
18) Fellström BC, Barratt J, Cook H, et al.：Targeted-release budesonide versus placebo in patients with IgA nephropathy (NEFIGAN)：a double-blind, randomised, placebo-controlled phase 2b trial. Lancet 389(10084): 2117 - 2127, 2017
19) Rauen T, Eitner F, Fitzner C, et al.：Intensive Supportive Care plus Immunosuppression in IgA Nephropathy. N Engl J Med 373(23)：2225 - 2236, 2015
20) Lv J, Zhang H, Wong MG, et al.：Effect of Oral Methylprednisolone on Clinical Outcomes in Patients With IgA Nephropathy：The TESTING Randomized Clinical Trial. JAMA 318(5)：432 - 442, 2017
21) Han SS, Yang SH, Choi M, et al.：The role of TNF Superfamily Member 13 in the Progression of IgA Nephropathy. J Am Soc Nephrol 27(11)：3430 - 3439, 2016
22) Kim YG, Alvarez M, Suzuki H, et al.：Pathogenic Role of a Proliferation-Inducing Ligand (APRIL) in Murine IgA Nephropathy. PLoS One 10(9)：e 0137044, 2015

column

コラム —— 口蓋扁桃と病巣感染 ～ *Haemophilus parainfluenzae* の関与 ～

鈴木 亨

はじめに

IgA 腎症における口蓋扁桃（扁桃）の病巣感染との関係は，扁桃を標的とする微生物の感染により扁桃のリンパ組織の粘膜免疫異常が，遠隔の腎糸球体に障害をもたらすことが病因と考えられる。

IgA 腎症の発症機序は内外の知見を総合すると，IgA 産生が亢進する状態が存在し，原因抗原に対して過剰の免疫反応が生じた結果 IgA 型抗体産生が亢進し，原因抗原と IgA 型免疫複合体を形成するためそれが糸球体に沈着を繰り返すことで，IgA 腎症を惹起すると考えられている。

Haemophilus parainfluenzae の関与

糸球体沈着 IgA の性状は，単量体と J 鎖を有する 2 量体からなる主に IgA 1 であり[1]，一部の症例に分泌成分の糸球体沈着も認めた。このことから IgA 腎症における IgA 産生機序には，分泌型 IgA を含めた局所免疫反応が重要であることを明らかにしてきた[2]。さらに IgA 腎症の発症形式に着目し，急性発症例と潜在例を比較検討したところ，急性発症例では発症時に高頻度に上気道炎を伴っていた[3]。扁桃および咽頭の粘膜組織における細菌抗原に対する免疫応答が，IgA 腎症の病因に深く関与すると考えた。そこで急性発症を呈した IgA 腎症患者で，口蓋扁桃摘出術を受けた患者の摘出扁桃の細菌培養を行った結果，全症例で口腔内常在菌として考えられている *Haemophilus parainfluenzae*（*H.parainfluenzae*）を検出した。次に咽頭粘膜からの *H.parainfluenzae* の分離頻度を検討したところ，対照群（1992 年に新潟大学医歯学総合病院で実施された入院・外来患者に対する咽頭培養）1,724 例中 442 例（26%）に比べ，IgA 腎症患者では 44 例中 40 例（91%）と有意に高率に検出された（$P < 0.01$）。その後，転任した福井大学医学部附属病院でも同様の検討を行ったところ，結果は同様であったことから地域差はないことを確認した。

① IgA 腎症の発症は局所免疫反応と関係が深い
②腎疾患のなかでも IgA 腎症が高頻度に認められるため稀に存在する細菌とは考えにくい
③ IgA 腎症患者は通常炎症反応が認められず病原性の強い細菌は考えにくい

これらのことから常在菌として軽視されてきた *H.parainfluenzae* の検討を試みた。まず糸球体沈着の *H.parainfluenzae* 抗原の検索のため，健常者の咽頭粘膜から分離・培養した *H.parainfluenzae* を超音波破砕したものを抗原として家兎抗 *H.parainfluenzae* 抗体を作製し，IgA 腎症患者の血清とともに *H.parainfluenzae* 抗原との反応をウエスタンブロッティングで検討したところ，両者ともに 19.5 kDa，30 kDa，33 kDa および 40.5 kDa の *H.parainfluenzae* 菌体外膜抗原（OMHP）を認識した。さらに OMHP の物質を同定するためにアミノ酸分析を行った結果，*H.influenzae* の外膜蛋白（outer membrane protein：OMP）の P 6 precursor，P 5 および P 2 porin protein と高い相同性を示す *H.parainfluenzae* 菌体固有の外膜成分であることが明らかになった[4]。IgA 腎症患者の糸球体における OMHP の存在を作製した家兎抗 *H.parainfluenzae* 抗体を用いて検討した結果，IgA 腎症患者においてはほかの糸球体疾患群に比べて有意に高率に糸球体OMHP沈着を認めた。また，OMHPに対する抗体価をELISA (enzyme-linked immunosorbent assay) 法により検討した結果，IgA腎症群はほかの糸球体疾患群に比べて有意に高値のIgA型抗OMHP抗体価を示した[5]。

①IgA腎症患者の扁桃・咽頭の粘膜組織から*H.parainfluenzae*が高頻度に分離される

②糸球体内および血清中にOMHPとIgA型抗OMHP抗体が存在する

これらのことから筆者はIgA腎症の発症機序において，扁桃・咽頭の粘膜組織におけるOMHPに対する免疫応答が重要であることを示してきた。さらにIgA腎症の扁桃におけるOMHPに対する免疫応答を明らかにするために，IgA腎症患者と対照群（慢性扁桃炎患者で尿所見が正常かつ腎機能正常例）から口蓋扁桃摘出術により得られた扁桃リンパ球を，OMHPで刺激する検討を行い，以下の結果を得た。

- トリチウム標識サイミジンの取り込みを測定した結果：IgA腎症患者の扁桃リンパ球はOMHPに特異的に反応してDNAの増殖能が亢進していることが明らかになった[6]。
- IgA型およびIgA 1型抗OMHP抗体価を測定した結果：IgA腎症患者の扁桃リンパ球はOMHPに特異的に反応してIgA型およびIgA 1型抗OMHP抗体産生が亢進していることが明らかになった[7]。
- IgA腎症においては，培養上清中IgA型とIgG型抗OMHP抗体価との間，IgA型とIgM型抗OMHP抗体価との間，IgG型とIgM型抗OMHP抗体価との間に有意な正の相関関係を認めた。IgA腎症患者の扁桃リンパ球は，OMHPに対するIgMからIgAへのisotypeのクラススイッチが関与する多クローン性のIgA型（IgA 1型）抗体産生亢進を示し，IgA腎症の発症機序において重要な役割を果たしていることが示唆された[8]。
- IgA腎症患者の扁桃リンパ球は刺激がない状態においても，対照群に比べてIFN-γ産生の有意な亢進があり，またOMHP刺激により対照群に比べてIFN-γ産生が有意に亢進していた。さらにIgA腎症患者の扁桃リンパ球においては，無刺激時およびOMHP刺激時におけるIFN-γ産生量とIgA産生量の間に正の相関関係が認められ，IgA腎症患者における血清IgA値の高値および口蓋扁桃摘出後の扁桃リンパ球数の減少による血清IgA値の低下を説明するものと考えられる[9]。

さらに報告されている*H.parainfluenzae*の遺伝子配列からpolymerase chain reaction (PCR) 法のためのプライマーを作製し，尿中*H.parainfluenzae*のDNAの検出システムを確立した結果，IgA腎症患者の尿中から*H.parainfluenzae*のDNAを検出した。これは，扁桃粘膜組織から生体内に侵入した*H.parainfluenzae*の菌体抗原が循環血中に流入し，OMHP-IgA (IgA 1) 型抗OMHP抗体を形成して免疫複合体となり，循環して糸球体に沈着する仮説を支持するものと考えられる[10]。

おわりに

IgA腎症患者においては，日常的に扁桃の粘膜組織に侵入している*H.parainfluenzae*の粘膜免疫に対するOMHP刺激の持続あるいは反復により，OMHPに対する特異的IgA産生が深く関与していることは明らかであり，「IgA腎症は，*H.parainfluenzae*が関与する扁桃病巣感染疾患」として捉えることができるものと考えられる。

文献

1) Suzuki S, Kobayashi H, Suzuki Y, et al.：Predominant polymeric IgA 1 deposition in glomeruli in patients with IgA nephropathy. Nihon Jinzo Gakkai Shi 29：271 - 275 , 1987
2) Suzuki S, Kobayashi H, Sato H, et al.：Immunohistochemical characterization of glomerular IgA deposits in IgA nephropathy. Clin Nephrol 33：66 - 71 , 1990
3) Suzuki S, Sato H, Kobayashi H, et al.：Comparative study of IgA nephropathy with acute and insidious onset：Clinical, laboratory and pathological findings. Am J Nephrol 12：22 - 28 , 1992
4) Suzuki S, Nakatomi Y, Odani S, et al.：Circulating IgA, IgG, and IgM class antibody against Haemophilus parainfluenzae antigens in patients with IgA nephropathy. Clin Exp Immunol 104：306 - 311 , 1996
5) Suzuki S, Nakatomi Y, Sato H, et al：Haemophilus parainfluenzae antigen and antibody in renal biopsy samples and serum of patients with IgA nephropathy. Lancet 343：12 - 16 , 1994
6) Suzuki S, Fujieda S, Sunaga H, et al：Immune response of tonsillar lymphocytes to Haemophilus parainfluenzae in patients with IgA nephropathy. Clin Exp Immunol 119：328 - 332 , 2000
7) Suzuki S, Fujieda S, Sunaga H, et al.：Specific IgA 1 synthesis against Haemophilus parainfluenzae antigens by tonsillar lymphocytes from patients with IgA nephropathy. Nephrology 5 (Suppl)：A 41 -A 65 , 2000
8) Suzuki S, Fujieda S, Sunaga H, et al：Synthesis of immunoglobulins against Haemophilus parainfluenzae by tonsillar lymphocytes from patients with IgA nephropathy. Nephrol Dial Transplant 15：619 - 624 , 2000
9) Fujieda S, Suzuki S, Sunaga H, et al.：Production of interferon-gamma by tonsillar mononuclear cells in IgA nephropathy patients. Acta Otolaryngol 120：649 - 654 , 2000
10) 鈴木　亨，小原　隆：IgA腎症患者尿からの Haemophilus parainfluenzae のDNAの検出．鈴木　亨(編著)：IgA腎症の発症機序―ヘモフィルス・パラインフルエンザ菌体外膜抗原と扁桃―.72 - 73，総合医学社，東京，2015

IgA腎症の進展機序をマーカーから考える

はじめに

IgA腎症が提唱されてから50年近く経過した現在，数多くの臨床研究と基礎的研究によってその病態が解明されつつある。糖鎖異常IgA1やその関連免疫複合体が病因に深く関与していることが明らかになってきており，口蓋扁桃（扁桃）を主とする粘膜免疫応答異常が産生亢進に関与しているものと考えられる。近年ではこれらの疾患特異的蛋白の測定系を確立し，バイオマーカーとして臨床応用が進んでいる。

IgA腎症は血尿を初発症状とし，進展するに従い蛋白尿を呈する症例が多い。わが国においては検尿システムが整っており初期に尿所見異常で発見されるが，その後の病理診断や治療開始時期を逸している患者は少なくない。血尿のみ，あるいは少量の蛋白尿を伴っている場合，軽症IgA腎症と考えられがちであるが，腎不全のリスクが全くないとはいえず，定期的な外来診療もしくは根治治療が必要である。根治治療を可能にするための治療効果を評価したり，もしくは再発・再燃といったリスク評価を行うために，早期発見・早期診断が可能となる疾患活動性を評価できるバイオマーカーの確立が望まれる。IgA腎症の診断や治療指針においては，各国の医療経済・保険制度により大きく異なるが，血中および尿中バイオマーカーを用いることで，IgA腎症の早期診断，疾患活動性，予後の評価が可能となるIgA腎症診療の国際標準化が期待される。

血清IgA値

1997年の免疫グロブリン値の世界的標準化によって，わが国でも血清蛋白国際標準品CRM 470が導入され，標準化の方向性が示された。多施設共同研究として国際標準血清を用いて，成人健常者（20歳以上）418例，ネフローゼ症候群を呈していないIgA腎症195例，IgA腎症以外の腎炎（非IgA腎症）100例の免疫グロブリンおよび補体C3・C4の測定を行い，診断基準としての血清IgA値を検討した。IgA腎症患者の血清IgA値は336 ± 129 mg/dLで，健常者（230 ± 85 mg/dL），非IgA腎症患者（270 ± 112 mg/dL）に比較して有意に高値であり（$P < 0.01$），その中央値は315 mg/dLであった。IgA腎症の診断基準において，血清IgA値315 mg/dL以上は頻発所見であるが，血清IgA値が正常のIgA腎症患者が多数いることに注意しなければならない。

血清IgA/C3比

306例のIgA腎症患者と418例の健常者の血清を用いた多施設共同研究によると，IgA/C3比が2.14以上で，感度79％，特異度61％とIgA腎症の腎生検前診断での有用性が報告されている。特に，①血尿（尿沈渣RBC 5〜6 /HPF以上），②蛋白尿（0.3 g/日以上），③血清IgA高値，④血清IgA/C3比が3.01以上のうち，3項目以上に該当する例では，IgA腎症の可能性が極めて高いことが示されている[1]。

これまでは，血清IgA値，血清IgA/C3比のみがIgA腎症を予測するマーカーであったが，近年Gd-IgA1（Galactose deficient IgA1）やGd-IgA1特異的抗体などのバイオマーカーを利用し，国内外で臨床研究が進んでいる。

IgA分子異常

ヒトの血中IgAには，IgA1とIgA2の2種のサブクラスが存在するが，IgA腎症患者では，IgA1が選択的に糸球体に沈着する。粘膜型IgAはJ鎖とジスルフィド結合することで2量体を形成し，

secretory componentを共有結合しているので分泌型IgA（secretory IgA）とよばれる。一方，血中に存在するIgAは多くが骨髄由来でその90％が単量体IgA1である。IgA1とIgA2分子の構造上の最大の違いは，IgA1分子にはアミノ酸に富んだ長いヒンジ部を有すること，両者でヒンジ部位のアミノ酸組成が異なり，IgA1のヒンジ部位には*O*-結合型糖鎖が結合している点である（**図1**）[2]。

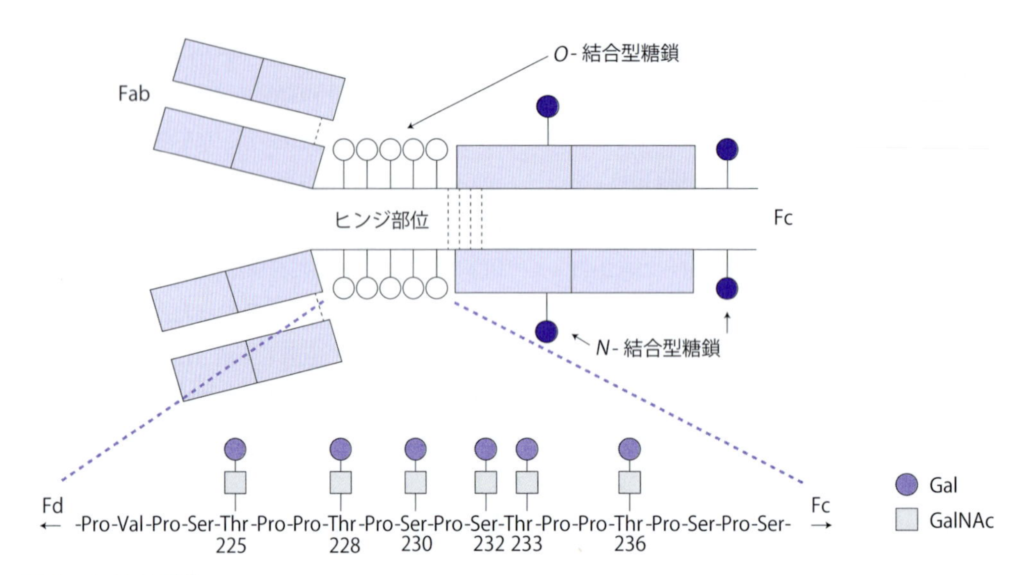

図1. IgA1の構造

IgA1分子にはアミノ酸に富んだ長いヒンジ部を有する。ヒンジ部には，3～6カ所に*O*-結合型糖鎖をもち，*N*-結合型糖鎖を2カ所にもつ。ヒンジ部のセリン（Ser）または，スレオニン（Thr）は，*O*-結合型糖鎖の結合を認める。

Mattuら[2] 1998より引用，一部改変

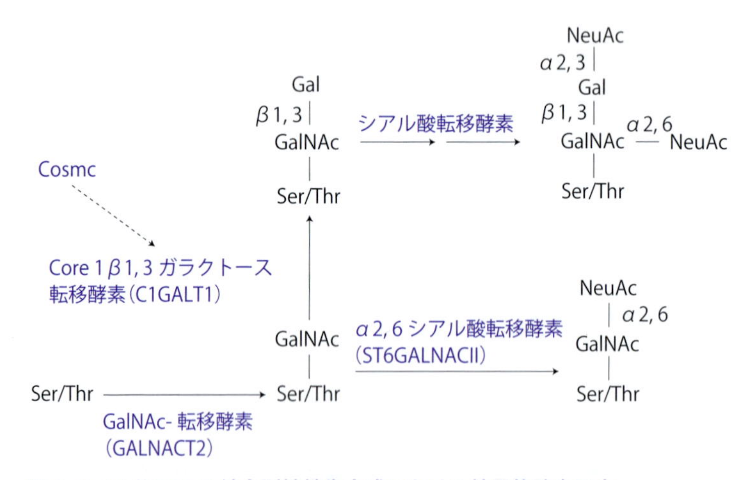

図2. IgA1分子の*O*-結合型糖鎖生合成における特異的酵素反応

IgA1の*O*-結合型糖側鎖は，各糖鎖転移酵素によって段階的に形成されていく。Ser/ThrにGalNAcが結合することから始まり，この構造を中心にCore 1β1, 3ガラクトース転移酵素によってGalが結合し，さらにはα2, 3-シアル酸転移酵素によってGalにNeuAcが結合する，もしくはα2, 6-シアル酸転移酵素の働きでGalNAcの側鎖としてNeuAcが結合する。

Mattuら[2] 1998，Suzukiら2008[4]より引用，一部改変

IgA1ヒンジ部には9カ所の*O*-結合型糖鎖結合部位が存在し，通常その3〜6カ所に*O*-結合型糖鎖をもつ。この糖鎖修飾は，IgA産生細胞のゴルジ装置内で糖転移酵素によって段階的に行われる（**図2**）。*O*-結合型糖鎖は内側より，*N*-アセチルガラクトサミン（GalNAc），ガラクトース（Gal），シアル酸（NeuAc）で構成されるが，各糖鎖修飾酵素の働きによって個々のIgA1分子の*O*-結合型糖鎖構造には多様性がみられる（**図2**）[2]。

糖鎖異常IgA1

この*O*-結合型糖鎖に糖鎖不全がみられることが質量分析器を用いた糖鎖解析で明らかとなった[3]。Allen，Hikiらにより，IgA腎症患者の腎糸球体から抽出されたIgA1にも糖鎖不全がみられることが報告されている。NeuAcやGalが欠損し，末端のGalNAcが露出したIgA1，Galが欠損し末端のGalNAcにNeuAcが過付加したIgA1などがIgA腎症患者で増えていることがわかり，Gal欠損IgA1（Galactose deficient IgA1），糖鎖不全IgA1（underglycosylated IgA1），糖鎖異常IgA1（aberrantly glycosylated IgA1）などとよばれる（本項では，糖鎖異常IgA1（Gd-IgA1）と総称）。

IgA腎症患者からクローニングしたIgA1産生細胞は，主に多量体IgA1を産生し，Galが欠損したGal欠損型IgA1や，Galが欠損しシアル化した構造をもつGd-IgA1を産生することが明らかとなった[4,5]（**図3**）。さらにGd-IgA1の産生には，GalをGalNAcに結合するCore 1 β1,3ガラクトース転移酵素の発現と活性の低下，NeuAcをGalNAcに結合するα2,6シアル酸転移酵素の発現と活性亢進など，糖鎖修飾酵素の複合的異常により，糖鎖構造異常の多様性が規定されていると考えられる[4]。一方ですべての健常者に少量であるが血中Gd-IgA1は存在するため，IgA腎症患者に認められるIgA1特異的な糖鎖不全構造の同定にはFT-ICR質量分析を用いた糖鎖の結合部位の詳細な解析が重要である。

糖鎖異常IgA1の検出系

これまでGd-IgA1の検出には，GalNAc特異的レクチンである*Helix Aspersa agglutinin*（HAA）が用いられてきた。HAAレクチンELISAにてIgA腎症患者血清中のGd-IgA1は健常者と比較して高値であることが示された[6]。Gd-IgA1はヒンジ部の3〜6個の*O*-結合型糖鎖すべてがGal欠損ということではなく，結合糖鎖の一つでもGal欠損があればHAAに検出され得る。

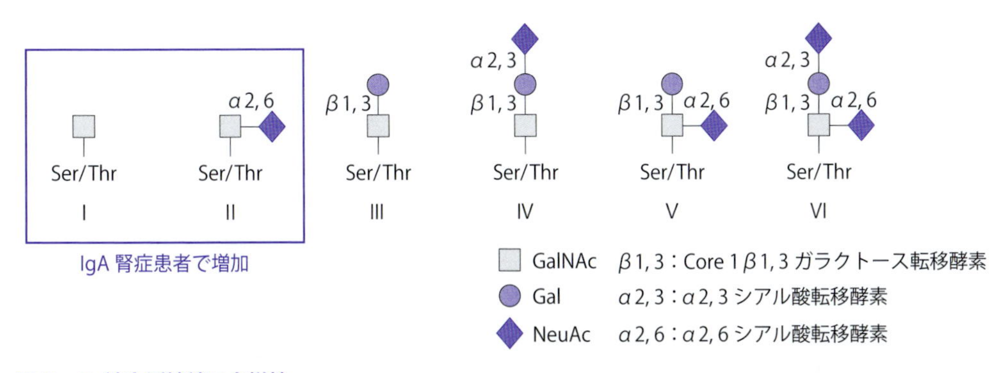

図3. *O*-結合型糖鎖の多様性

O-結合型糖鎖は，内側より*N*-アセチルガラクトサミン（GalNAc），ガラクトース（Gal），シアル酸（NeuAc）によって構成されるが，各糖鎖修飾酵素の働きで個々のIgA1分子の*O*-結合型糖鎖構造には多様性がみられる。IgA腎症患者では，Galが欠損したGal欠損型IgA1や，Galが欠損しシアル化した構造をもつGd-IgA1が増えている。

Suzukiら2011[5]より引用，一部改変前述のように健常者でもわずかにGal欠損は起こり得るため，Gd-IgA1は検出される。動物モデルの実験にて，Gd-IgA1を打ち込んだ後に糸球体にGd-IgA1が沈着するが，一部は尿中にクリアランスされた。この結果を踏まえてHAAレクチンELISAで，IgA腎症患者とほかの腎炎または健常者の尿中Gd-IgA1を測定したところ，IgA腎症患者では血中のみならず尿中Gd-IgA1も増加していることが明らかとなった[7]。しかし近年ではレクチン精製の不安定性が問題となっており，検討の余地がある。

筆者らはGd-IgA1を認識するモノクローナル抗体を開発し，新たなGd-IgA1測定系を構築した[8]。さらにこのGd-IgA1特異的モノクローナル抗体を用いて，糸球体にGd-IgA1がIgA腎症とIgA血管炎で特異的に沈着することを腎生検組織上で初めて証明した[9]。このGd-IgA1特異的モノクローナル抗体の開発により，尿中Gd-IgA1測定系の構築も進めており，IgA腎症の診断における臨床応用に向けて大きく前進したといえる。

糖鎖異常IgA1免疫複合体の重要性

Gd-IgA1だけではIgA腎症の病態を説明できない。血中Gd-IgA1はIgA腎症患者で高値を示す傾向があると報告されているが，健常者の値とかなりオーバーラップしている[6, 10]。Aliらの報告によると，複数のIgA腎症患者の家系を調査したところ，腎症を発症していない血縁者においても血中のGd-IgA1が増加しており，Gd-IgA1の産生の一部は遺伝因子によって規定されていることが示唆される。つまり血中Gd-IgA1が高値でもIgA腎症を発症しない症例が認められたことで，この疾患の病態はGd-IgA1の関与だけでは説明できない。

実際，Gd-IgA1単体では培養メサンギウム細胞の増殖を誘導できず，Gd-IgA1が免疫複合体を形成することで培養メサンギウム細胞の増殖を誘導できることが示された[11]。IgA1がなぜ糸球体メサンギウムに沈着するのか，その詳細な機序については未だ不明であるが，Gd-IgA1が凝集体を形成したり，高分子の免疫複合体を形成することで肝臓のクリアランスが遷延し，糸球体に沈着することが示唆されている。筆者らはGd-IgA1を抗原としたELISA測定系にて，Gd-IgA1を特異的に認識するIgGがIgA腎症患者の血中で増加していることを明らかにした[12]。IgA腎症患者と健常者の末梢血からクローニングしたIgG産生細胞株での解析で，Gd-IgA1特異的IgGには免疫グロブリン重鎖遺伝子(V_H)の可変領域のアミノ酸配列が変化していることが同定された[12]。またIgA腎症患者の血清から抽出したIgA1 -IgG免疫複合体は，TNF-αやIL-6などのサイトカインを産生し，メサンギウム細胞の増殖を促すことが数多く報告されている。

興味深いことに同一患者において，病勢が活発な状態（肉眼的血尿がみられるなど）と比較的安定した状態を比べると，病勢が活発な状態のほうが血中のGd-IgA1 -IgG免疫複合体が増加し，また培養メサンギウム細胞をより強く活性化することも報告されている[11]。Gd-IgA1免疫複合体がメサンギウム細胞を活性化し，上皮細胞障害性のTNF-αやTGF-βといったサイトカインを放出することで，メサンギウム細胞のみならず上皮細胞の障害も引き起こすという腎炎の増悪におけるクロストークが示唆されている[13]。これらのことから，Gd-IgA1が多量体もしくは免疫複合体を形成することが病態に深く関与していると考えられる。

バイオマーカーの臨床応用

Gd-IgA1だけではIgA腎症の病態は説明できず，前述のようにまずGd-IgA1が産生されること（Hit 1），そしてGd-IgA1特異的抗体が産生されて（Hit 2）免疫複合体を形成することが（Hit 3），IgA腎症の病態に深く関与していると考えられる（図4）[5]。

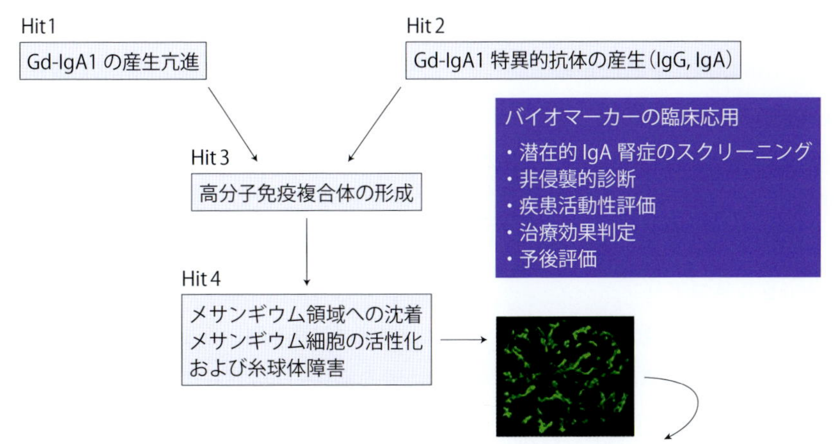

図 4. IgA 腎症における Multi-Hit Mechanisms

Gd-IgA1 は，IgA1 産生 B 細胞における特異的糖鎖修飾酵素の異常によって産生される（Hit 1）。一方で IgA 腎症患者の血中には Gd-IgA1 特異的抗体（IgG，IgA）の産生が亢進し（Hit 2），Gd-IgA1 と免疫複合体を形成する（Hit 3）。この高分子免疫複合体は，肝臓でのクリアランスが遷延するためメサンギウム領域へ沈着し（Hit 4），メサンギウム細胞の活性化や組織障害を誘導すると考えられる。腎臓に沈着する IgA1 は主に Gd-IgA1 であり，少なくともその一部は尿中にクリアランスされると考えられる。Gd-IgA1，Gd-IgA1 免疫複合体などのバイオマーカーは，IgA 腎症の早期スクリーニング・早期診断のみならず，疾患活動性の評価，治療効果判定にも応用が期待される。

Suzuki ら[5] 2011 より引用，一部改変

IgA 腎症の予後・疾患活動性の評価

イタリアの研究グループは，Gd-IgA1 が酸化ストレスを誘導し，血中過酸化物とあわせ Gd-IgA1 が腎機能低下のマーカーとして有用であると示した[14]。中国の研究グループは，275 例の IgA 腎症患者の血中 Gd-IgA1 を測定し予後解析を行ったところ，蛋白尿，高血圧，eGFR などで補正しても，血中 Gd-IgA1 値が腎機能低下に寄与することを報告した[15]。またフランスでは約 14 年の観察期間で，診断時の Gd-IgA1 特異的抗体価が腎不全や死亡の予測リスクになることが報告されている。診断後 5 年，10 年の経過をみると，Gd-IgA1 特異的抗体価高値群の survival rate は 76％，56％と，低値群と比較し（94％，80％）明らかに低いことが示された[16]。

次に，筆者らはこれらのバイオマーカーが予後予測のみでなく，疾患活動性の評価に有用であるかを検討した。口蓋扁桃摘出術＋ステロイドパルス（扁摘パルス）療法が施行された 50 例の患者群において，治療前と扁摘パルス後のバイオマーカーと臨床データを解析し，バイオマーカーの低下と尿所見異常の改善に有意な相関がみられた[17]。特に扁摘パルス後の血尿の寛解と Gd-IgA1，IgG-IgA 免疫複合体の減少率は著しく相関することが確認されたが，ほかのコホート研究においても口蓋扁桃摘出術後に血尿が寛解する症例では明らかに Gd-IgA1 の減少傾向が認められた。

このように，これらのバイオマーカーがリアルタイムな疾患活動性の評価に有用であることが示唆された。

非侵襲的診断への有用性

各々の血中バイオマーカー（Gd-IgA1，Gd-IgA1 特異的抗体，IgG-IgA 免疫複合体）をみると，IgA 腎症患者群ではほかの腎炎患者や健常者と比較して平均的に高値を示している[10]。しかしほかの腎炎患者や健常者とオーバーラップする患者群も存在する。したがって単一のマーカーでは IgA 腎症の診断や病態の説明は困難であり，前述の Multi-Hit 仮説[5]に基づき複数のバイオマー

カーや臨床データを統合的に解析することが必要である。そこで IgA 腎症 135 症例，そのほかの腎炎 79 例，健常者 106 例での予備研究で，これらのバイオマーカーと臨床データ（性別・年齢・血尿・尿蛋白量）も加味した Logistic model を用い，そのほかの腎炎と比較し IgA 腎症を特異度 81％・感度 91％で診断できるスコアリングシステムを開発した。このスコアリングシステムを検証するために厚生労働省進行性腎障害調査研究班 IgA 腎症分科会における多施設共同研究にて，約 650 例の腎生検施行症例にこのスコア法を適用し検討を行った。年齢相や急速進行性糸球体腎炎，ネフローゼ症候群など多くの疾患群においても 80％以上の感度・特異度が確認された。今後はさらに診断スコアリングシステムを検証する必要があるが，IgA 腎症における Gd-IgA1 の腎組織沈着の特異性から，尿中 Gd-IgA1 をバイオマーカーに追加することでスコアリングシステムの精度向上が期待される。

早期発見のためのスクリーニング

IgA 腎症の初発症状は血尿が主体で，わが国における発見機転は健診時の血尿が約 70％と大半を占める。わが国の検尿における尿潜血陽性の頻度は約 3 ～ 5％であり，2 次スクリーニングで泌尿器科的な疾患が除外診断されると，大部分の医療機関では経過観察を行わないのが現状である。しかしそのなかには相当数の潜在的 IgA 腎症患者が含まれている可能性があり，IgA 腎症が進行し尿蛋白も陽性になった時点で初めて腎臓専門医に紹介される患者が少なくない。検尿システムが発達しているわが国でさえ，診断・治療時期を逸した IgA 腎症患者が多いと考えられる。そこで「IgA 腎症新規バイオマーカーを用いた血尿の 2 次スクリーニングの試み」[18] において，前述の診断スコア法を改良してスクリーニングスコア法を提唱し，ハイリスク血尿陽性者の追跡観察を開始している。実際にスコア陽性者のなかから腎生検で IgA 腎症と診断された症例が増えており，スクリーニングスコア法を用いた血尿陽性者に対する 2 次スクリーニングによってより多くの未診断・未治療の IgA 腎症患者が発見される可能性が示唆された [18]。今後は大規模コホートによる検証を行い，より診断性の高いシステムを確立する必要があるが，これら新規バイオマーカーによるスクリーニングスコア法を用いることで一般健診受診者のなかから潜在的 IgA 腎症患者の割合を調べることが可能となり，IgA 腎症の早期発見・早期診断のための行政施策に向けた基礎となるエビデンス構築ができると考えられる。

おわりに

IgA 腎症は多因子疾患ゆえにその病態は非常に複雑であり，遺伝・免疫系・腎臓における異常が複雑に絡み合っている。Berger らによる IgA 腎症の報告から 50 年余りが経過した現在，数多くの臨床研究と基礎的研究によって IgA 腎症の病態が解明されつつあり，そのなかで Gd-IgA1 と関連免疫複合体が病因に深く関与していることが明らかとなった。これらの病態に基づくバイオマーカーを用いた IgA 腎症の診断・疾患活動性の評価・予後評価に関する臨床試験の報告が増え，実用化されつつある。しかし IgA 腎症の診断や治療指針については，腎生検施行の可否も含めて各国の医療経済・保険制度により大きく異なる。血中および尿中バイオマーカーを用いることで，IgA 腎症の早期診断・治療介入，積極的治療適応の判断，疾患活動性および予後の評価が可能となり，IgA 腎症診療の国際標準化が期待される。

（鈴木 仁）

文 献

1） Maeda A, Gohda T, Funabiki K, et al.：Significance of serum IgA levels and serum IgA/C3 ratio in diagnostic analysis of patients with IgA nephropathy. J Clin Lab Anal 17：73 - 76 , 2003
2） Mattu TS, Pleass RJ, Willis AC, et al.：The glycosylation and structure of human serum IgA1 , Fab, and Fc regions and the role of *N*-glycosylation on Fc α receptor interactions. J Biol Chem 273：2260 - 2272 , 1998

3) Hiki Y, Odani H, Takahashi M, et al.：Mass spectrometry proves under-*O*-glycosylation of glomerular IgA1 in IgA nephropathy. Kidney Int 59：1077 - 1085, 2001
4) Suzuki H, Moldoveanu Z, Hall S, et al.：IgA1 -secreting cell lines from patients with IgA nephropathy produce aberrantly glycosylated IgA1 . J Clin Invest 118：629 - 639, 2008
5) Suzuki H, Kiryluk K, Novak J,et al.：The pathophysiology of IgA nephropathy. J Am Soc Nephrol 22：1795 - 1803, 2011
6) Moldoveanu Z, Wyatt RJ, Lee JY, et al.：Patients with IgA nephropathy have increased serum galactose-deficient IgA1 levels. Kidney Int 71：1148 - 1154, 2007
7) Suzuki H, Allegri L, Suzuki Y, et al.：Galactose-Deficient IgA1 as a Candidate Urinary Polypeptide Marker of IgA Nephropathy? Dis Markers. doi：10.1155/2016/7806438. 2016
8) Yasutake J, Suzuki Y, Suzuki H, et al.：Novel lectin-independent approach to detect galactose-deficient IgA1 in IgA nephropathy. Nephrol Dial Transplant 30：1315 - 1321, 2015
9) Suzuki H, Yasutake J, Makita Y, et al.：IgA nephropathy and IgA vasculitis with nephritis have a shared feature involving galactose-deficient IgA1 -oriented pathogenesis. Kidney Int 93：700 - 705, 2018
10) Yanagawa H, Suzuki H, Suzuki Y, et al.：A panel of serum biomarkers differentiates IgA nephropathy from other renal diseases. PLoS One 9：doi：10.1371/journal.pone. 0098081, 2014
11) Novak J, Tomana M, Matousovic K, et al.：IgA1 - containing immune complexes in IgA nephropathy differentially affect proliferation of mesangial cells. Kidney Int 67：504 - 513, 2005
12) Suzuki H, Fan R, Zhang Z, et al.：Aberrantly glycosylated IgA1 in IgA nephropathy patients is recognized by IgG antibodies with restricted heterogeneity. J Clin Invest 119：1668 - 1677, 2009
13) Lai KN, Leung JC, Chan LY, et al.：Podocyte injury induced by mesangial-derived cytokines in IgA nephropathy. Nephrol Dial Transplant 24：62 - 72, 2009
14) Camilla R, Suzuki H, Daprà V, et al.：Oxidative stress and galactose-deficient IgA1 as markers of progression in IgA nephropathy. Clin J Am Soc Nephrol 6：1903 - 1911, 2011
15) Zhao N, Hou P, Lv J, et al.：The level of galactose-deficient IgA1 in the sera of patients with IgA nephropathy is associated with disease progression. Kidney Int 82：790 - 796, 2012
16) Berthoux F, Suzuki H, Thibaudin L, et al.：Autoantibodies targeting galactose-deficient IgA1 associate with progression of IgA nephropathy. J Am Soc Nephrol 23：1579 - 1587, 2012
17) Suzuki Y, Matsuzaki K, Suzuki H, et al.：Serum levels of galactose-deficient immunoglobulin (Ig) A 1 and related immune complex are associated with disease activity of IgA nephropathy. Clin Exp Nephrol 18：770 - 777, 2014
18) 厚生労働科学研究費補助金 難治性疾患等克服研究事業 研究代表者 鈴木祐介：IgA腎症新規バイオマーカーを用いた血尿の2次スクリーニングの試み．平成25年度総括・分担研究報告書，2014

column

コラム

IgA腎症でのIgA糖鎖異常説着想の経緯

比企 能之

はじめに

1992年にフランスで開催された国際IgA腎症シンポジウムでMesteckyら[1]，Allenら，筆者らの3グループは，IgA腎症でのIgA1ヒンジ部の糖側鎖に着目し，同時に偶然発表した[2]ことから，新しい研究分野としてスタートした。

しかし着想の経緯はそれぞれ全く異なり，ここでは筆者がIgA1分子の糖鎖構造異常の可能性を着想した経緯を紹介する。

IgA免疫複合体説

1960〜1970年代に行われた実験血清病腎炎の検討から，循環免疫複合体説が腎炎の病因として主流であった[3]。IgA腎症も何らかの外来抗原とIgA抗体で形成する循環免疫複合体が成因と考えられていた。

筆者は大学4年目(1976年)のころから小林豊先生に師事し，ウシ血清アルブミン(Bovine serum albumin：BSA)の連日少量投与による慢性血清病腎炎を試みていたのだが，安定かつ持続的な抗原の血中濃度の維持が困難で，失敗を繰り返していた。一方，急性血清病腎炎は作製できたが激しい病変で死亡するか，一過性で回復してきた。これらの結果から，果たして“循環免疫複合体説でIgA腎症の慢性経過を説明できるのか”と疑問を感じていた。この疑問を抱えながら，1984年にオーストラリアの王立アデレイド病院に留学したのである。

IgA免疫複合体説の根拠として，IgA腎症ではIgAとともにC3も糸球体内に高率にみられること，C3assay(または抗C3assay)による循環血清中のIgA免疫複合体の増加，これらがあげられた。これらのassay系はC3に結合する(結合した)IgAを測定している。留学先の研究室ではこのassayの標準曲線に熱凝集IgAを用いていて愕然とした。これは免疫複合体だけでなく，加熱変性で凝集させたIgAがC3との結合能を獲得することを示している。筆者は“免疫グロブリンを熱変性させるとマスクされていた補体との結合部位が露出するか，またその立体構造の変化に規則性があるのではないか？”と空想した。

一方，1986年にMestecky[4]とD' Amico[5]のグループが，ほぼ同時にIgA腎症の血清中でIgA-IgG間に親和性があることを報告した。これは持続供給可能な内因性抗原の存在を示唆しており，注目された。Mestecky先生はこの知見から後年，IgA1の異常糖鎖構造をIgG抗体のepitopeと想定されたのではないかと推測する。筆者はこの知見に感動すると同時に，この説だとIgA腎症ではIgGの沈着が軽微すぎることに疑問を持った。そこでIgA同士の結合機転の可能性を検討し，IgA腎症で有意な上昇を確認した。糖鎖の着想前であった筆者はこれをIgA型抗IgA抗体として報告した[6]。しかし既に免疫複合体説に疑問を持っていた筆者は，この論文を以下の文で締めくくった。“In the present study, however, there was no direct evidence that the IgA bound to IgA as an antigen-antibody interaction. Therefore, we cannot exclude other mechanism (s) such as the existence of other substance (s) bridging IgA-IgA or structural abnormalities of IgA itself to cause aggregation in vivo.”

この頃“メサンギウム増殖性腎炎は非免疫学的

機序による”と固く信じ，柴田腎炎を作製された柴田 整一先生の著書[7]のなかで「メサンギウムに沈着する免疫グロブリンは物質として存在が証明されたのであって，必ずしも何らかの抗体であることを意味するものではない。」という趣旨の記載を見つけ，その意を強くした。

糖鎖異常関与の着想

IgA腎症の糸球体沈着IgAはIgA1サブタイプが優位である。このIgA1分子の構造に注目したところ，そのヒンジ部にO結合型糖鎖という血清蛋白として極めて例外的な構造をもつことを知った。糖鎖について全く無知であった私は，糖鎖の専門家であった生化学者の岩瀬 仁勇先生を訪ねた。岩瀬先生も大変興味を示し，二人三脚の研究がスタートした。岩瀬先生とのディスカッションや文献から，糖蛋白の糖側鎖はその立体構造保持に深くかかわっている事実を得た。この時筆者のなかで，“IgA1糖鎖異常⇒IgA1の立体構造の脆弱性⇒IgA1自己凝集⇒メサンギウム沈着”というIgA沈着機序の仮説が成立した。この頃の興奮は今でも昨日のように覚えている。

しかし，IgA1ヒンジ部糖鎖構造の解析は当時の技術では極めて困難であり，その詳細は解明できず，次世代に後を託した。筆者は，糖鎖異常凝集IgA1のメサンギウムへの沈着は証明できたが明らかな組織障害を惹起できず，自身の着想を十分には証明できなかった。

一方，Novak先生らの糖鎖異常IgA1に対するIgG抗体で形成される循環免疫複合体説は，現在の病因論の主流となっている。しかし，この説では前述した“IgA腎症ではIgGの沈着がIgAに比べはるかに弱い，または陰性である。”という臨床上の事実を現在も十分説明できていない。Novak先生らのいうIgG抗体が循環中ではなく沈着したIgA1と*in situ*で結合すれば，微弱なIgG沈着もIgA腎症の巣状，分節性の組織障害も説明できるのではないかと想像している。

筆者にとってのIgA腎症の出発点

1965年5月，13歳であった筆者にIgA腎症と思われる腎炎が突然押しかけ，以来約7年間居座った。18歳の時，扁桃炎の度に肉眼的血尿を繰り返す筆者を診療した人生の恩人・故芝山 幸男先生（芝山病院院長）のすすめで扁桃摘出術を受けた。筆者の腎炎はこれを境に画期的に改善した。この不思議な現象で，筆者は“風邪は時間がたてば治るのに，なぜ自分の腎炎は治らないのか？”“腎臓とはかけ離れた扁桃炎で腎臓が悪くなり，これをとったらなぜよくなったのか？”と子供ながらに疑問に思ったが，これが筆者のIgA腎症の成因を考える出発点となった。しかし糖鎖異常説だけではIgA腎症の慢性経過は説明できても，後者の疑問は到底説明できず，やはりIgA腎症の発症・進展には獲得免疫や自然免疫の関与が付加された複数の病因が関与していると思われる。

おわりに

現在，堀田 修先生が提唱した扁桃摘出術＋ステロイドパルス療法でIgA腎症は画期的に予後が改善し，治癒を期待できる疾患となった。堀田先生の偉大な貢献に感服するとともに，その礎として世界で初めてIgA腎症にステロイド治療を導入された恩師小林 豊先生を思う。小林先生は国内外で激しい批判を浴びながらも，敢然とIgA腎症患者に長期のステロイド治療を行い，詳細にその経過を観察された。それを間近に見ていた私は，新説を唱えることにあまり躊躇することはなかった。また，血清病・馬杉腎炎に長年心血を注がれてきた小林先生は，それを否定するかのような私の着想に何ら口を挟まれないどころか応援して下さった。

若さ・未経験・未熟は新しい発想を生み出す原動力である。若い研究者の先生方に，既成観念や権威にとらわれないみずみずしい着想を期待している。

文献

1) Mestecky J, Tomana M, Crowley-Nowick PA et al.：Defective galactosylation and clearance of IgA1 molecules as a possible etiopathogenic factor in IgA nephropathy. Contrib Nephrol 104：172-182, 1993
2) Glassock RJ. IgA Nephropatyhy：25years of Progress The 25th Year, Bene MC, Faure GC, Kessler FM (eds), Cont Nephrol 104：217, 1993
3) Wilson CB, Dixon FJ：Antigen quantitation in experimental immune complex glomerulonephritis. I. Acute serum sickness. J Immunol 105：279-290, 1970
4) Czerkinsky C, Koopman WJ, Jackson S, et al.：Circulating immune complexes and immunoglobulin A rheumatoid factor in patients with mesangial immunoglobulin A nephropathies. J Clin Invest 77：1931-1938, 1986
5) Sinico RA, Fornasieri A, Oreni N et al.：Polymeric IgA rheumatoid factor in idiopathic IgA mesangial nephropathy (Berger's disease). J immunol 137：536-541, 1986
6) Hiki Y, Saitoh M, Kobayashi Y.：Serum IgA class anti-IgA antibody in IgA nephropathy. Nephron 59：552-560, 1991
7) 柴田整一(著)：柴田・腎臓内科学，文光堂，P43-48, 1988

column

コラム

IgAの糸球体沈着機序

高橋 和男

はじめに

IgA腎症による末期腎不全患者は，腎移植施行後も移植腎へのIgA再沈着率が高率であることや，IgA腎症以外で末期腎不全に至った患者へIgA沈着を認める腎臓を移植しても沈着IgAは消失することから，IgA腎症患者は循環血液中に糸球体沈着性のIgAが産生されている可能性があると考えられる。沈着機序は未だ解明されていないが，IgA腎症の沈着IgAは主に糖鎖異常IgA1であることが明らかとなった[1)]。ここでは，糖鎖異常IgA1とメサンギウム沈着に関与する因子について解説する(図)。

糖鎖異常IgA1複合体

糖鎖異常IgA1

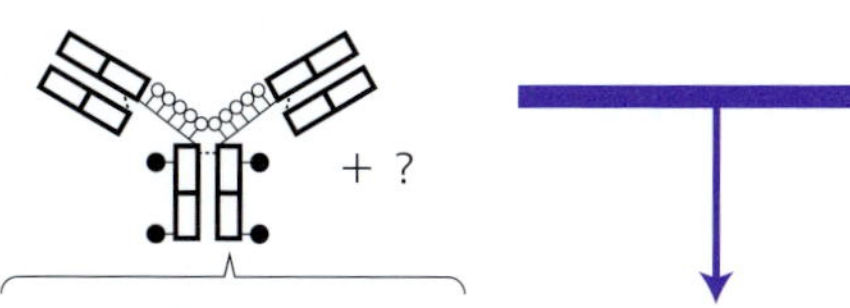

・IgA凝集体
・IgA-IgA複合体
・IgA-IgG複合体
・IgA-IgA受容体複合体
・分泌型IgA
・IgA-蛋白質複合体

血中からの
クリアランス不全

・存在量
・分子量

メサンギウム領域への沈着

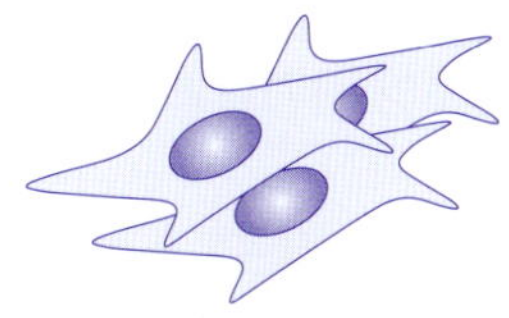

・IgA受容体
・組織トランスグルタミナーゼ
・糖鎖異常IgA1複合体の分子特性
（巨大分子，親和性の増加など）
・メサンギウムからのクリアランス異常

図．糖鎖異常IgA1複合体の沈着に関与する因子

IgA腎症患者の血液中には糖鎖異常IgA1を含む分子複合体が存在しており，その量，分子量は血液中からのクリアランスに影響する。メサンギウム細胞にはIgA受容体が存在し，TG2が沈着，その後の炎症惹起に関与すると報告されている。沈着には糖鎖異常IgA1複合体の分子特性(分子量やメサンギウム基質蛋白質への親和性の増加など)が関与する。メサンギウム領域からIgAはクリアされると考えられ，クリアランス異常も沈着に関与する可能性がある。

糖鎖異常IgA1と免疫複合体形成

IgA腎症患者の血清中には糖鎖異常IgA1が増加して存在するが，健常者にも糖鎖異常IgA1は存在するため[2,3)]，糖鎖異常IgA1のみではIgA腎症を発症しないと考えられる。この糖鎖異常IgA1の異常糖鎖に反応するIgGまたはIgA抗体が同定された[4,5)]。IgA1ヒンジ部糖鎖異常はIgA1の3次元構造の変化を生じ，ヒンジ部糖鎖異常部位を新たなエピトープとして血清中のIgG型またはIgA型の自己抗体が認識し，免疫複合体を形成すると考えられている。Suzukiらはこの IgAヒンジ部糖鎖異常特異的IgG抗体の重鎖遺伝子における可変領域内complementarity-determining region 3 (CDR3)のアミノ酸配列の変化を認め，この変化が糖鎖異常IgA1への結合に必要であると報告した[5)]。この糖鎖異常IgA1特異的抗体の形成機序は不明だが，細菌表面の糖鎖に対する抗体が交差抗原としてIgA1ヒンジ部糖鎖を認識するという仮説がある[6]。メサンギウムへの免疫複合体沈着を規定する因子は明らかでないが，免疫複合体のサイズ，量，局所の血行力学因子が関与する可能性がある。IgA1を含む抗原がメサンギウムに結合後に*in situ*で免疫複合体を形成する可能性も考えられる[7]。しかし，メサンギウム領域にIgG沈着を認めないIgA腎症があることを留意すべきである[8]。

IgA1-IgA受容体複合体

ヒトには，Fcα受容体(FcαRI：CD89)，アシアロ糖蛋白受容体(ASGP-R)，多量体免疫グロブリン受容体(pIgR)，トランスフェリン受容体(CD71)，Fcα/μ受容体の計5つのIgA受容体が存在する[9]（表）。CD71とFcα/μ受容体はメサンギウムに発現を認めるが，CD89，ASGP-R，pIgRの発現は認めない。また糖鎖異常IgA1が結合するメサンギウム細胞の新規受容体として，インテグリンα1/β1およびα2/β1が報告された[10]。

ヒトFcαRI（CD89）発現マウスでは単球上のCD89にIgAが結合し，IgAと可溶性CD89（sCD89）複合体が循環中に放出され，IgA腎症類似の腎炎を生じる[11]が，ヒトIgA腎症でこの機序を説明するには議論がある。さらにCD71はIgA2ではなく多量体IgA1に結合し，増殖メサンギウム細胞表面に発現し，メサンギウムのIgA1沈着と一致する。ヒトIgA1とヒトCD89をともに発現し，IgA腎症類似の腎炎を生じるマウスモデル（αKI-CD89トランスジェニックマウス）で，IgA1糸球体沈着および腎炎惹起にはsCD89を介したIgA1-CD89複合体のメサンギウムCD71への結合，それに誘導されるメサンギウムでの組織トランスグルタミナーゼ(TG2)発現亢進が必要であると報告された[12]。しかし，CD71およびTG2はメサンギウム細胞以外にも発現しており，メサンギウム特異的なIgA1沈着を説明することはできない。

表. IgA受容体

ヒトIgA1受容体	結合	主な発現
Fcα受容体(FcαRI；CD89)	IgA1，IgA2	好中球，単球，マクロファージ，好酸球，樹状細胞，クッパー細胞
アシアロ糖蛋白受容体(ASGP-R)	IgA1，IgA2	肝細胞
多量体免疫グロブリン受容体(pIgR)	IgA1，IgA2，IgM	粘膜上皮細胞
トランスフェリン受容体(TfR；CD71)	IgA1	**メサンギウム細胞**など，さまざまな細胞に低発現
Fcα/μ受容体	IgA1，IgA2，IgM	成熟B細胞，マクロファージ，**メサンギウム細胞**
インテグリンα1/β1，α2/β2ヘテロ二量体	IgA1	全身に分布。**腎臓では，** **β1鎖：メサンギウム細胞，内皮細胞，上皮細胞** **α1鎖：メサンギウム細胞，内皮細胞** **α2鎖：メサンギウム細胞，遠位尿細管細胞**

糖鎖異常IgA1複合体の分子特性

細胞外基質に対し糖鎖異常IgA1は親和性が高く，メサンギウムに受動的に捉えられ沈着が生じる可能性が示されている[8]。糖蛋白の糖側鎖の役割の一つにペプチドの立体構造保持，親水性の保持がある。IgA腎症では熱安定性の低下した易変性性IgA1の増加が認められた[13]。糖鎖異常

IgA1は分子脆弱性であり凝集高分子IgA1が非免疫学的に生成され，糸球体に沈着する可能性がある。さらに，ヒトメサンギウム細胞は陽イオン荷電よりも陰イオン荷電の多量体IgAに強く結合し，陰イオン荷電が多量体IgA1のメサンギウム沈着に関与すると報告されている。このことからメサンギウム沈着と糖鎖，特にシアル酸との関連が注目されるがメサンギウム沈着IgA1のシアル酸の増加はなく，むしろ減少が示されている。

β1,4ガラクトース転移酵素欠損マウスではIgAのN結合型糖鎖でガラクトース欠損(およびシアル酸欠損)が生じ，メサンギウムにIgAの沈着を認める[14)]。これはIgA糖鎖異常単独でも糸球体沈着を生じ得ることを示している。しかし，健常者でも糖鎖異常IgAが存在している場合があり，IgA腎症発症とのかかわりは十分にはわかっていない。

循環血液中IgAクリアランスの異常

IgA腎症患者の約半数で血中IgA値の増加を認めるが，血中IgA値はIgAの産生増加と白血球への取り込み，肝臓からの除去のバランスによって決定される。肝疾患において糸球体IgA沈着を高率に認めることは，IgAクリアランスの障害にて糸球体IgA沈着を生じることを示している。ASGP-RはIgAを含む幅広い糖蛋白のアシアロ体を認識する。肝臓のASGP-Rによる取り込みは，循環中からのIgAを含む免疫複合体のクリアランスに重要であるがIgA1-IgG免疫複合体の分子量は800kDa以上であり，ディッセ腔を通過できずASGP-Rから除去されない。シアル酸を多く含むIgA1は分子の陰性荷電が増加し，肝臓からのクリアランスが低下する。骨髄球系細胞はFcαRIを発現しており，炎症性白血球の活性化もしくはIgAおよびその複合体の代謝経路として重要である。IgA腎症では単球，好中球上のFcαRIの発現が低下しておりそのIgA結合の減少が報告されている。FcαRIの発現と機能不全は強直性脊椎炎，HIV，アルコール性肝炎など，二次性IgA腎症を生じる疾患でも認められる。

メサンギウムからのIgAクリアランス

IgA腎症臨床的寛解患者の再腎生検にてIgA沈着が消失すること，マウスモデルで健常マウスからの骨髄移植でIgA沈着が減弱することから，メサンギウムへのIgA沈着は可逆的と考えられる。IgAはメサンギウム細胞に結合し，IgA受容体を介して取り込まれ分解を受けると考えられるが，未だその主要な役割を果たすIgA受容体は明らかになっておらず，沈着IgA1の消失する経路も明らかになっていない。

おわりに

糖鎖異常IgA1がメサンギウム領域に沈着する機序について解説した。健常者でも無症候性のIgA沈着症が存在するため，沈着から腎炎発症に至る機序を解明する必要がある。IgA腎症の新たな治療法の開発は，①糖鎖異常IgA1複合体産生抑制，②糖鎖異常IgA1複合体の沈着抑制，③糖鎖異常IgA1複合体沈着後の炎症抑制，これらに分けて行う必要があると考える。

文献

1) Suzuki H, Yasutake J, Makita Y, et al.：IgA nephropathy and IgA vasculitis with nephritis have a shared feature involving galactose-deficient IgA1-oriented pathogenesis. Kidney Int 93 (3)：700-705, 2018
2) Takahashi K, Smith AD, Poulsen K, et al.：Naturally occurring structural isomers in serum IgA1 o-glycosylation. J Proteome Res 11 (2)：692-702, 2012
3) Gale DP, Molyneux K, Wimbury D, et al.：Galactosylation of IgA1 Is Associated with Common Variation in C1GALT1. J Am Soc Nephrol 28 (7)：2158-2166, 2017
4) Tomana M, Novak J, Julian BA, et al.：Circulating immune complexes in IgA nephropathy consist of IgA1 with galactose-deficient hinge region and antiglycan antibodies. J Clin Invest 104 (1)：73-81, 1999
5) Suzuki H, Fan R, Zhang Z, et al.：Aberrantly glycosylated IgA1 in IgA nephropathy patients is recognized by IgG antibodies with restricted heterogeneity. J Clin Invest 119 (6)：1668-1677, 2009
6) Suzuki H, Kiryluk K, Novak J, et al.：The pathophysiology of IgA nephropathy. J Am Soc Nephrol 22 (10)：1795-1803, 2011
7) Glassock RJ.：The pathogenesis of IgA nephropathy. Curr Opin Nephrol Hypertens 20 (2)：153-160, 2011
8) Hiki Y. O-linked oligosaccharides of the IgA1 hinge region：roles of its aberrant structure in the occurrence and/or progression of IgA nephropathy. Clin Exp Nephrol 13 (5)：415-423, 2009
9) Monteiro RC, Van De Winkel JG.：IgA Fc receptors. Annu Rev Immunol 21：177-204, 2003
10) Kaneko Y, Otsuka T, Tsuchida Y, et al.：Integrin α1/β1 and α2/β1 as a receptor for IgA1 in human glomerular mesangial cells in IgA nephropathy. Int Immunol 24 (4)：219-232, 2012
11) Launay P, Grossetête B, Arcos-Fajardo M, et al.：Fcalpha receptor (CD89) mediates the development of immunoglobulin A (IgA) nephropathy (Berger's disease). Evidence for pathogenic soluble receptor-Iga complexes in patients and CD89 transgenic mice. J Exp Med 191 (11)：1999-2009, 2000
12) Berthelot L, Papista C, Maciel TT, et al.：Transglutaminase is essential for IgA nephropathy development acting through IgA receptors. J Exp Med 209 (4)：793-806, 2012
13) Hiki Y, Iwase H, Kokubo T, et al.：Association of asialo-galactosyl beta 1-3N-acetylgalactosamine on the hinge with a conformational instability of Jacalin-reactive immunoglobulin A1 in immunoglobulin A nephropathy. J Am Soc Nephrol 7 (6)：955-960, 1996
14) Nishie T, Miyaishi O, Azuma H, et al.：Development of immunoglobulin A nephropathy- like disease in beta-1,4-galactosyltransferase-I-deficient mice. Am J Pathol 170 (2)：447-456, 2007

2章

IgA 腎症の診断と病態・疫学・歴史

IgA腎症の診療指針

IgA腎症は腎組織診断に基づく診断名で，フランスのBerger[1]が病理学的に定義した糸球体腎炎である。当初は血尿主体の腎炎であり，予後が良いといわれていた。1970年代，IgA腎症は原発性糸球体腎炎とされ，組織学的分類ではメサンギウム増殖性糸球体腎炎に分類されていた。しかし腎組織で細胞増多があまり認められず，より硬化的な病変の印象もあった。1970年代はIgA腎症の症例を集積する時代でもあった。その後，わが国でも1980年代前後からIgA腎症に対して特に治療に関心が向けられるようになった。

はじめてのIgA腎症診療指針

10～30歳代に多く発症し，アジア人種に多発し，特に検尿が進んでいるわが国において無症候性蛋白尿・血尿で発見されることが最も多い慢性腎炎症候群となっていった。発症後20～30年の経過で約半数が末期腎不全に至ることも経過観察からわかってきた[2, 3]。このような実態調査の結果は，1995年，厚生労働省特定疾患進行性腎障害調査研究班と日本腎臓学会が共同で「IgA腎症診療指針」に診断基準，予後判定基準として反映された[4]。

表1．IgA腎症の診断基準

1. 臨床症状
   大部分の症例は無症候であるが，ときに急性腎炎様の症状を呈することもある。
   ネフローゼ症候群の発現は比較的稀である。
   一般に経過は緩慢であるが，20年の経過で約40％の患者が末期腎不全に移行する。
2. 尿検査成績
   尿異常の診断には3回以上の検尿を必要とし，そのうち2回以上は一般の尿定性試験に加えて尿沈渣の分析も行う。
   A．必発所見：持続的顕微鏡的血尿[注1)]
   B．頻発所見：間欠的または持続的蛋白尿
   C．偶発所見：肉眼的血尿[注2)]
3. 血液検査成績
   A．必発所見：なし
   B．頻発所見：成人の場合，血清IgA値315 mg/dL以上（標準血清を用いた多施設共同研究による。）[注3)]
4. 確定診断
   腎生検による糸球体の観察が唯一の方法である。
   A．光顕所見：巣状分節性からびまん性全節性（球状）までのメサンギウム増殖性変化が主体であるが，半月体，分節性硬化，全節性硬化など多彩な病変がみられる。
   B．蛍光抗体法または酵素抗体法所見：びまん性にメサンギウム領域を主体とするIgAの顆粒状沈着[注4)]
   C．電顕所見：メサンギウム基質内，特にパラメサンギウム領域を中心とする高電子密度物質の沈着

［付記事項］

1. 上記の2-A，2-B，および3-Bの3つの所見が認められれば，本症の可能性が高い。
   ただし，泌尿器科的疾患の鑑別診断を行うことが必要である。
2. 本症と類似の腎生検組織所見を示しうる紫斑病性腎炎（現在のIgA血管炎），肝硬変症，ループス腎炎などとは，各疾患に特有の全身症状の有無や検査所見によって鑑別を行う。

[注1)] 尿沈渣で，赤血球5～6/HPF以上
[注2)] 急性上気道炎あるいは急性消化管感染症後に併発することが多い（併発の意味は不明）。
[注3)] 全症例の半数以上に認められる。従来の基準のなかには成人の場合，半数以上の患者で血清IgA値は350 mg/dL以上を呈するとされていたが，その時点では血清IgAの標準化はなされていなかった。
[注4)] 他の免疫グロブリンと比較して，IgAが優位である。

下線は第3版での改正明記部位

厚生労働科学研究費補助金難治性疾患克服研究事業 進行性腎障害に関する調査研究班報告 IgA腎症分科会
IgA腎症診療指針-第3版-日腎会誌53（2）：123-135，2011より引用，一部改変

IgA腎症診療指針第2版

改良を加え2002年厚生労働省特定疾患進行性腎障害に関する調査研究班：IgA腎症分科会（分科会長：富野康日己）でIgA腎症診療指針第2版が提案された[5)]。

表1に示すように**IgA腎症の病理診断では，メサンギウムのびまん性病変を認め，メサンギウム領域へのIgAの沈着が有意であること，補体C3の沈着（明記はしてない）を伴っていることで定義される。電子顕微鏡的にメサンギウム領域の高電子密度沈着物（electron dense deposit）が認められるが，少量のこともある。**

一方，剖検腎や腎移植例など尿異常がなくIgAの沈着を認めるがC3の沈着がない場合，IgA沈着症という。また，IgA＋C3沈着を認めるIgA血管炎，肝硬変症，関節リウマチ固有の腎障害，ループス腎炎など，IgA腎症類似の組織所見を認めた場合，これらの原疾患を鑑別除外しなければならない。

腎生検でIgA腎症と病理診断した際の臨床的尿所見は，**A．必発所見：持続的顕微鏡的血尿，B．頻発所見：持続的または間欠的蛋白尿，**C．偶発

表2．IgA腎症の予後判定基準（IgA腎症の各症例において，治療方針を決定するための予後判定の基準である）

［分類］
IgA腎症患者を腎生検施行の時点で以下の4群に分ける。ただし，経過中に他の群に移行することがある。
1. **予後良好群：**透析療法に至る可能性がほとんどないもの。
2. **予後比較的良好群：**透析療法に至る可能性が低いもの。
3. **予後比較的不良群：**5年以上・20年以内に透析療法に移行する可能性があるもの。
4. **予後不良群：**5年以内に透析療法に移行する可能性があるもの。

［細目］
1. 腎生検光顕標本組織所見
予後判定は腎生検光顕標本の組織所見をもとに行い，必要に応じてその他の指標の所見を加味して判断する。
なお，標本中の糸球体数は10個以上であることが望ましい。
A. 糸球体所見
①**予後良好群：**軽度のメサンギウム細胞増殖と基質増加のみ。糸球体の硬化・半月体の形成・ボウマン嚢との癒着は認めない（第3版H-Grade Ⅰに相当）。
②**予後比較的良好群：**軽度のメサンギウム細胞増殖と基質増加。糸球体の硬化・半月体の形成・ボウマン嚢との癒着を認める糸球体は全生検糸球体の10％未満である（第3版H-Grade Ⅰに相当）。
③**予後比較的不良群：**中等度，びまん性のメサンギウム細胞増殖と基質増加。糸球体の硬化・半月体の形成・ボウマン嚢との癒着を認める糸球体は全生検糸球体の10～30％である（第3版H-Grade Ⅱ～Ⅲに相当）。
④**予後不良群：**高度，びまん性のメサンギウム細胞増殖と基質増加。糸球体の硬化・半月体の形成・ボウマン嚢との癒着を認める糸球体は全生検糸球体の30％以上である。さらに硬化部位を加算し全節性硬化に換算すると，その硬化率は全糸球体の50％以上である。また代償性肥大を示す糸球体をみることがある（第3版H-Grade Ⅲに相当）。
B. 尿細管・間質・血管所見
①**予後良好群：**尿細管・間質・血管に著変を認めない。
②**予後比較的良好群：**同上。
③**予後比較的不良群：**尿細管萎縮は軽度で，間質では一部の硬化糸球体周囲以外には細胞浸潤は軽度である。血管には軽度の硬化性変化を認める程度である。
④**予後不良群：**尿細管萎縮および間質細胞浸潤は高度で，線維化も高度である。一部の腎内小動脈壁に，肥厚あるいは変性を認めることがある。
なおこれらの指標のなかでは糸球体硬化率と間質の線維化の程度が判定上重要である。
2. その他の臨床所見
腎生検の組織所見に加えて，血圧，血清クレアチニン，クレアチニンクリアランス，尿蛋白量などの値に悪化傾向が認められた場合は，予後判定の重要な補助手段になる。

注：第3版 組織学的重症度分類とは，急性や慢性病変の％が異なる。H-Grade Ⅰ（0～24.9％），H-Grade Ⅱ（25～49.9％），H-Grade Ⅲ（50％以上）

厚生労働省特定疾患進行性腎障害に関する調査研究班：IgA腎症分科会 富野康日己
IgA腎症診療指針-第2版-日腎会誌44（7）：487-493，2002より引用，一部改変

所見：肉眼的血尿，となる。

1995年の厚生労働省特定疾患進行性腎障害に関する調査研究班のIgA腎症分科会と日本腎臓学会合同委員会で，IgA腎症の患者の実態(好発年齢，発見動機など)が明らかになるとともに，2002年の「IgA腎症診療指針－第２版－」で組織

表 3. IgA腎症の治療指針（腎生検あるいは臨床所見に基づく予後判定に準拠する治療指針である）

[分類]

「IgA腎症予後判定基準」に伴い，本症患者を4群に分類する。すなわち，1. 予後良好群，2. 予後比較的良好群，3. 予後比較的 不良群，および4. 予後不良群である。それぞれの群における治療指針を以下に記す。

[細目]

1. **予後良好群**
   - A. 生活規制：特にないが，極めて過激な運動を避ける。診察は年1～2回，尿定性試験・沈渣と血圧測定を行う。
   - B. 食事療法：過剰の食塩摂取を避けることと体重の管理を指導する[注1)]。
   - C. 薬物療法：原則としては行わないが，必要に応じて抗血小板薬を用いる[注2)]。

2. **予後比較的良好群**
   - A. 生活規制：予後良好群と同様である。診察は少なくとも年3～4回行う。
   - B. 食事療法：予後良好群と同様である。
   - C. 薬物療法：必要に応じて抗血小板薬ないしは副腎皮質ステロイドを用いる[注2)]。

3. **予後比較的不良群**
   - A. 生活規制：過労を避けることを指導する。通常の勤務や座学による学業はさしつかえないが残業，深夜勤務，激しい運動は避け，なるべく規則正しい日常生活を心がける。血圧，腎機能，尿所見によって作業・運動を制限する。運動時に は脱水にならないよう水分の補給に留意する。妊娠・出産には注意が必要である。外来診察は原則として1カ月に1回行い，尿定性試験・沈渣と血圧測定に加えて血液生化学検査と尿蛋白定量検査は必ず実施する。
   - B. 食事療法：食塩1日7～8g，蛋白1日0.8～0.9g/標準体重kg，熱量1日30～35kcal/標準体重kg，水分摂取は浮腫を伴わない限り特に制限はない。小児は年齢に応じて調整を行う。
   - C. 薬物療法：
     - ①抗血小板薬：抗血小板薬の長期投与を行うが，その際保険適用の有無については個々の薬剤ごとの注意が必要である。
     - ②降圧薬：腎不全を伴わない高血圧症例についてはアンジオテンシン変換酵素阻害薬やアンジオテンシンII受容体拮抗薬，降圧利尿薬を使用し，降圧不十分あるいは腎不全を伴う症例に対してはCa拮抗薬あるいはα-遮断薬を用い，さらに降圧不十分であればα-メチルドーパを併用する。
     - ③副腎皮質ステロイド：腎生検所見上，糸球体メサンギウム基質の増加や間質の線維化が軽度で，急性炎症所見が主体である症例を対象とする。尿蛋白量が0.5g/日以上で，クレアチニンクリアランスが70mL/min 以上であれば適応となる。
     - ④抗凝固薬：腎生検で半月体形成，糸球体硬化，ボウマン嚢との癒着などが目立つ場合はワルファリンを用いるが，入院患者ではヘパリンを使用することもある。
     - ⑤免疫抑制薬：通常は使用しない。

4. **予後不良群**
   - A. 生活規制：慢性腎不全に準じた生活規制を行う[注3)]。妊娠・出産には厳重な注意が必要である。診察は1カ月に1回以上行い，検査は慢性腎不全に準じる。
   - B. 食事療法：食塩1日7g以下，蛋白1日0.6g/標準体重kg，熱量35kcal/標準体重kg，水分摂取は乏尿を伴わない限り特に制限はない。小児は年齢に応じて調整を行う。
   - C. 薬物療法：予後比較的不良群の場合に準ずる。病態によっては慢性腎不全の治療を行う。

[注1)] 体重の管理は，標準体重[(身長m)^2×22](kg)に近づけるよう指導する。

[注2)] 予後良好群と予後比較的良好群においては，これまで原則として薬物療法を行わないとされていたが，実際の臨床では必要に応じて抗血小板薬や副腎皮質ステロイドを使用している。使用に際しては，腎臓専門医の意見を参考にすることが望ましい。

＊現在治療法の一つとして扁桃摘出(病巣感染巣除去)とステロイドパルス療法の併用についての調査・研究が行われている。

[注3)] 慢性腎不全に準じた生活規制(日本腎臓学会編　腎疾患の生活指導・食事療法ガイドライン)

通勤・通学	勤務内容	家事	学生生活	家庭・余暇活動
1時間程度	一般事務	通常の家事	軽い体育は可	散歩・自転車

厚生労働省特定疾患進行性腎障害に関する調査研究班：IgA腎症分科会 富野康日己
IgA腎症診療指針-第2版-日腎会誌 44 (7)：673-679，2002より引用

病変に基づく予後判定の基準(表2)が示された。この診断基準では，IgA腎症を診断した病理学的所見をもとに，IgA腎症を予後予測し，治療指針が示された。

①**予後良好群**は，糸球体病変と蛋白尿が軽度であるため透析に至る可能性はほとんどない。

②**予後比較的良好群**は，軽度な糸球体の増殖変化と蛋白尿+軽度高血圧で透析に至る可能性は低い。

③**予後比較的不良群**は，糸球体の中等度増殖と蛋白尿+高血圧+腎機能軽度低下で20年以内に透析に至る可能性がある。

④**予後不良群**は，硬化や癒着病変があり，高度蛋白尿+高度高血圧，腎機能中等度低下で5年以内に透析に至る可能性がある。

主に腎生検の病理所見でもこの4群に分け，記載している。また，それに沿ったIgA腎症の治療指針(表3)も提案された。

①**予後良好群と②予後比較的良好群**は，生活や食事に制限はなく，原則薬物治療を行わないとされた。

②**予後比較的良好群**では，必要に応じてとの表現にとどまり，副腎皮質ステロイドの積極的使用は推奨していない。

③**予後比較的不良群**では，副腎皮質ステロイドの使用が記載されたが，“ときに”であり，または抗凝固薬(ワルファリンカリウム，ヘパリンが示されていたが，あまり使うことはなかった)と記載されたが，IgA腎症自体への積極的治療

表4. IgA腎症の予後判定参考基準(腎生検所見以外の臨床所見)

臨床所見	予後比較的不良群	予後不良群
血圧※(mmHg)	**140〜160/85〜95の持続**	**>160/95の持続**
血清クレアチニン*(mg/dL)	1.3≦[ ]≦1.5の持続	>1.5の持続
クレアチニンクリアランス(mL/min/1.48 m^2)	50≦[ ]<80の持続	<50の持続
尿蛋白量(g/日)	**0.5≦[ ]<2.0の持続**	**≧2.0の持続**

*血圧および血清クレアチニンの数値は，小児の場合には異なるものとする。

厚生労働省特定疾患進行性腎障害に関する調査研究班：IgA腎症分科会 富野康日己
IgA腎症診療指針-第2版-日腎会誌44(7)：673-679，2002より引用

表5a. 組織学的重症度分類

臨床的重症度	腎予後と関連する病変※を有する糸球体/総糸球体数	急性病変のみ	急性病変+慢性病変	慢性病変のみ
H-Grade I	0〜24.9%	A	A/C	C
H-Grade II	25〜49.9%	A	A/C	C
H-Grade III	50〜74.9%	A	A/C	C
H-Grade IV	75%以上	A	A/C	C

※ 急性病変(A)：細胞性半月体(係蹄壊死を含む)，線維細胞性半月体　慢性病変(C)：全節性硬化，分節性硬化，線維性半月体

エビデンスに基づくIgA腎症診療ガイドライン2017より引用

表5b. 臨床的重症度分類

臨床的重症度	尿蛋白(g/日)	eGFR (mL/分/1.73 m^2)
C-Grade I	<0.5	−
C-Grade II	0.5≦	60≦
C-Grade III	0.5≦	<60

エビデンスに基づくIgA腎症診療ガイドライン2017より引用

表6. IgA腎症患者の透析導入リスクの層別化

臨床的重症度＼組織学的重症度	H-Grade Ⅰ	H-Grade Ⅱ	H-Grade Ⅲ＋Ⅳ
C-Grade Ⅰ	低リスク	中等リスク	高リスク
C-Grade Ⅱ	中等リスク	中等リスク	高リスク
C-Grade Ⅲ	高リスク	高リスク	超高リスク

低リスク群：透析療法に至るリスクが少ないもの[注1)]
中等リスク群：透析療法に至るリスクが中程度あるもの[注2)]
高リスク群：透析療法に至るリスクが高いもの[注3)]
超高リスク群:5年以内に透析療法に至るリスクが高いもの[注4)]
（ただし，経過中に他のリスク群に移行することがある。）

後ろ向き多施設共同研究からみた参考データ
注1) 72例中1例（1.4％）のみが生検後18.6年で透析に移行
注2) 115例中13例（11.3％）が生検後3.7～19.3（平均11.5）年で透析に移行
注3) 49例中12例（24.5％）が生検後2.8～19.6（平均8.9）年で透析に移行
注4) 34例中22例（64.7％）が生検後0.7～13.1（平均5.1）年で，また14例（41.2％）が5年以内に透析に移行

エビデンスに基づくIgA腎症診療ガイドライン2017より引用

介入を示してはいなかった。薬物治療は，経口副腎皮質ステロイドが蛋白尿0.5g/日以上，CCrが70mL/分以上で急性病変が認められる場合に使用されていた。

④**予後不良群**では，生活や食事の規制と慢性腎不全状態（食事療法は塩分制限，厳しい低蛋白食（0.6g/kg））の対症療法の提示にとどまっていた。

表4にIgA腎症の予後判定参考基準を示すが，**高血圧・蛋白尿の出現はIgA腎症のリスク因子**としてあげられる。

IgA腎症診療指針第3版

2011年には，厚生労働省特定疾患進行性腎障害に関する調査研究班のIgA腎症分科会からIgA腎症分類第3版が発行され，多施設共同研究の集積結果より尿所見（主に蛋白尿）や腎機能の臨床重症度を加味し，病理の組織学的重症度だけにかたよらない腎予後のリスクの層別化がなされた[6)]。第2版と第3版において，IgA腎症の定義と尿所見は変っていない。表5a，bに示すように，臨床的重症度を3群に分け，腎生検の組織所見で組織学的重症度を4群に分類している。これらの分類をもとに，透析導入リスクを層別化したものを表6に示す。組織所見のみではなく尿蛋白や腎機能を考慮することで腎予後を予測し，リスクを回避するための診療指針である。

（湯村 和子）

文献

1) Berger J.：IgA glomerular deposits in renal diseases. Transplant Proc 1（4）：939-944，1969
2) 酒井 紀：IgA腎症の成因と治療，日腎会誌36：683-691，1994
3) Koyama A，Igarashi M，Kobayshi M，et al.：Natural history and risk factors for immunoglobulin A nephropathy in Japan. Research Group on Progressive Renal Diseases. Am J Kidney Dis 29（4）：526-532，1997
4) 厚生省特定疾患進行性腎障害研究班・社団法人日本腎臓学会・合同委員会編：IgA腎症診療指針，P1-9，協和企画通信，東京，1995
5) Tomino Y，Sakai H，Special Study Group（IgA Nephropathy）on Progressive Glomerular Disease.：Clinical guidelines for immunoglobulin A（IgA）nephropathy in Japan，second version. Clin Exp Nephrol 7（2）：93-97，2003
6) 厚生労働科学研究費補助金難治性疾患克服研究事業 進行性腎障害に関する調査研究班報告IgA腎症分科会.：IgA 腎症診療指針-第3版-. 日腎会誌 53（2）：123-135，2011

参考にした二次資料

・厚生労働科学研究費補助金難治性疾患等政策研究事業（難治性疾患政策研究事業）難治性腎疾患に関する調査研究班（編）：エビデンスに基づくIgA腎症ガイドライン2017，東京医学社，2017
・冨野康日己（著）：IgA腎症を診る．中外医学社，2015
・KDIGOガイドライン全訳版作成ワーキングチーム：糸球体腎炎のためのKDIGO診療ガイドライン．日本腎臓学会（監訳），75-76，東京，東京医学社，2013
・冨野康日巳（編）：IgA腎症診療マニュアル改訂第2版　エビデンスに基づいた診断と治療，南江堂，2003

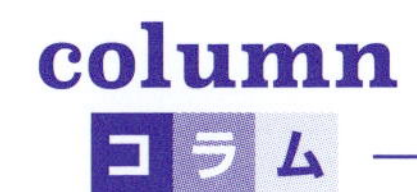

糸球体腎炎のなかでのIgA腎症の位置づけ

湯村 和子

WHOの糸球体疾患の臨床分類

WHOの糸球体疾患の臨床分類では，表1のように分けられ，IgA腎症は，1)慢性糸球体腎炎症候群に分類される。これらはあくまで臨床名称であり，IgA腎症と診断するためには腎生検を行い，病理診断をしなければならない。

表1．WHO糸球体疾患の臨床分類とその病態

臨床診断名	臨床的特徴	病理診断名
1)慢性糸球体腎炎症候群	症状がない。無症候性蛋白尿/血尿で，健診などで発見される。	IgA腎症 時に巣状糸球体硬化症 時にC3腎症
2)急性糸球体腎炎症候群	血尿・蛋白尿，高血圧，浮腫の臨床徴候を認め急性に発症する。発症時は，腎機能の低下を伴っていることが多く，1～2週間前に先行感染があり，潜伏期を経て発症する。今までは溶連菌感染し，予後良好で小児に多かった。典型的な場合は血清補体β価が低下する。	管内増殖性糸球体腎炎
3)急速進行性糸球体腎炎症候群	急性かつ潜在性に発症する血尿・蛋白尿があり，多くは貧血を伴い進行性に腎機能が悪化し，腎不全をきたす腎炎の総称である。原疾患は，さまざまである。ANCA関連血管炎，特に顕微鏡的多発血管炎からが多い。	管外増殖性糸球体腎炎 （半月体形成性腎炎）
4)ネフローゼ症候群	尿蛋白が3.5g/日以上，血清アルブミン値3g/dL以下の低アルブミン血症の場合を定義する。浮腫の有無は問わない。脂質異常症は必須ではない。一次性，二次性がある。原疾患はさまざまである。稀にIgA腎症でも起こる。	微小変化群，巣状糸球体硬化症，膜性腎症など
5)良性家族性血尿	血尿のみ，蛋白尿を伴わない。家族性に発症，腎機能低下を伴わない。	菲薄基底膜病

慢性腎臓病の定義

慢性腎臓病(chronic kidney disease：CKD)という概念が2002年にK/DOQIガイドラインに発表された。IgA腎症も該当する(表2)。

表2．慢性腎臓病の定義

①，②のいずれか，または両方が3カ月以上持続する。
①尿異常，画像診断，血液，病理で腎障害の存在が明らかである。特に蛋白尿(30mg/gCr以上のアルブミン尿)の存在が重要
②GFR＜60mL/分/1.73m^2

WHOの糸球体疾患病理分類

WHOの糸球体疾患病理分類は，表3のように示される。IgA腎症は，びまん性の増殖性糸球体腎炎に分類され，a)メサンギウム増殖性糸球体腎炎ということになる。

表3．WHO糸球体疾患病理分類

1．原発性糸球体腎炎

A．微小変化群
B．巣状・分節性病変
C．びまん性糸球体腎炎
　1）膜性糸球体腎炎
　2）増殖性糸球体腎炎
　　a）メサンギウム増殖性糸球体腎炎
　　b）管内増殖性糸球体腎炎
　　c）膜性増殖性糸球体腎炎　Ⅰ・Ⅲ型
　　d）膜性増殖性糸球体腎炎　Ⅱ型
　　e）管外増殖性（半月体形成性）糸球体腎炎
　3）硬化性糸球体腎炎
D．分類不能の糸球体腎炎

WHOの臨床分類と病理分類の対比

IgA腎症が腎糸球体疾患全体のなかで，どのような臨床的・病理学的位置におかれているかを知ることは重要であり，WHOの臨床分類と病理分類をわかりやすく表4に対比させる。IgA腎症の位置づけが明確になるよう，IgA腎症以外の糸球体腎炎も記載する。

表4．WHO臨床分類と病理分類の対比

WHOの糸球体疾患臨床分類	WHOの糸球体疾患病理分類	病理診断名を加味した診断名
慢性糸球体腎炎症候群	C.びまん性糸球体腎炎 2）増殖性糸球体腎炎 a）メサンギウム増殖性糸球体腎炎	IgA腎症
急性糸球体腎炎症候群	C.びまん性糸球体腎炎 2）増殖性糸球体腎炎 b）管内増殖性糸球体腎炎	管内増殖性糸球体腎炎
急速進行性糸球体腎炎症候群	C.びまん性糸球体腎炎 2）増殖性糸球体腎炎 e）管外増殖性糸球体腎炎[注]	
ネフローゼ症候群	A.微小変化群	微小変化群（ネフローゼ）
	B.巣状・分節性	巣状糸球体硬化症
	C.びまん性糸球体腎炎 1）膜性糸球体腎炎	膜性腎症
	c）膜性増殖性糸球体腎炎　Ⅰ・Ⅲ型 d）膜性増殖性糸球体腎炎　Ⅱ型	C3腎症
良性家族性血尿	該当なし	菲薄基底膜病

[注] 半月体形成性糸球体腎炎ともよばれる。また血管炎による場合，壊死性血管炎ともよばれる。

安全な腎生検の実際

目的・適応・禁忌

腎生検の目的は，腎疾患の病理学的診断，あるいは予後や治療効果の推定によって治療方針を決定することである。IgA腎症においては持続的な蛋白尿・顕微鏡的血尿（尿沈渣での変形赤血球の存在）と上気道炎時の肉眼的血尿のエピソード，血清IgA高値などで臨床的にIgA腎症を強く疑うことはできるが，確定診断には腎生検が必須であり，その病理診断は治療選択や予後評価を考えるうえで重要となることからIgA腎症の診療において腎生検は不可欠である。また，治療後においても想定された治療効果を示さない場合などは再度腎生検を行い，治療法を再度検討することもある。

腎生検の方法を大きく分けると，経皮的腎生検（局所麻酔下）と開放腎生検（全身麻酔下であるが直視下で止血できるメリットがある）があり，現在は経皮的腎生検を行っている施設が大多数を占める。

経皮的腎生検の施行が不可能と判断する場合（禁忌）

高度萎縮腎（萎縮の程度には明確な基準がなく，施設独自の判断によるところが大きい），穿刺不可能な多発性の嚢胞，管理不能な出血傾向，管理不能な重症高血圧症，水腎症，感染症（敗血症，尿路感染症など），馬蹄腎，腎動脈瘤などがあげられる。患者側の問題として，安静不可能，認知症，精神不安定，激しい腰痛，腎生検への不理解などがある場合も腎生検施行は危険と判断する。実臨床においては，片腎に対する腎生検を考慮するケースもあるが，経皮的腎生検は禁忌であり，必要性に応じ開放腎生検が選択される場合もある。

腎生検前の合併症対策

現在，経皮的腎生検は超音波下に腎を描出しながら自動式生検針（バイオプティーガン）を使用することで出血の危険性は軽減してきているものの，出血合併症は依然として不可避であるため合併症を最小限に留める努力を怠ってはいけない。腎生検を施行する前には出血時間，プロトロンビン時間（PT），活性化部分トロンボプラスチン時間（APTT）検査などで出血傾向の有無を調べることが必須である。また内服薬に抗血小板薬や抗凝固薬が含まれていないかを確認する。内服薬に抗血小板薬や抗凝固薬が含まれていた場合，中止後に適切な間隔をおいた後に施行する（**表**）[1]。

血小板減少や高度の貧血がある場合には輸血を行うこともあるが，血小板数は腎生検の場合には局所での止血が困難であることから，血小板輸血の国内ガイドライン[2]を参考に血小板5万/μL以下の場合，患者の全身状況を勘案しながら血

表．腎生検前に中止すべき薬剤

薬剤名	中止期間
ワルファリンカリウム	5日
ヘパリンナトリウム	半日程度
ジピリダモール	2〜3日
ジラゼプ塩酸塩	1日
チクロピジン塩酸塩	1〜2週間
クロピドグレル塩酸塩	1〜2週間
プラスグレル塩酸塩	2週間
シロスタゾール	3日
アスピリン	1〜2週間
イコサペント酸エチル	7〜10日
サルポグレラート塩酸塩	2〜3日
リマプロストアルファデクス	2〜3日
ベラプロストナトリウム	2〜3日
アピキサバン	48時間

日本腎臓学会・腎生検検討委員会編[1] 2004より引用，一部改変

小板輸血にて腎生検を行うか否か考慮する。また，輸血が必要になった場合を考慮し，血液型検査は事前に施行しておく。腎生検に関するシステマティック・レビュー[3]では，血清 Cr が 2 mg/dL 以上の症例，AKI 症例，40 歳以上，女性，収縮期血圧 130 mmHg 以上の症例で出血リスクが高いと報告されている。なお，穿刺針に関しては 14 G 穿刺針は出血リスクを増やし，20 G より細い穿刺針は診断に十分な検体量が得られない可能性が指摘されており[4]，16 G もしくは 18 G のどちらかを選択するのが望ましい。そのほかの偶発症として，動静脈瘻形成，感染症，肺血栓塞栓症がある。肺血栓塞栓症は特に高齢者，下肢静脈瘻，血栓既往の既往例，ネフローゼ症候群，抗リン脂質抗体症候群，肥満の患者においては危険性が高く，必要に応じ十分な補液や弾性ストッキングの着用などを促す。退院後も出血をきたす可能性はあり，1 ～ 3 カ月は穏やかな生活を送るように指導を行う。また抗血小板薬・抗凝固薬を服用していた患者の場合，それらの薬剤は再出血の危険が少なくなる 1 ～ 2 週間後の再開が望ましいと考えられる。日本腎臓学会の平成 10 ～ 12 年の集計によると，腎生検によって輸血や外科的処置を行った症例は 1,000 例あたり 2 例程度であり，また 15,000 回の腎生検あたり 1 例の死亡があった[1]。そのため，十分なインフォームド・コンセントを施したうえで承諾書を取得することを忘れてはならない。

腎生検手順と術後の管理

バイオプティーガンを用いて超音波ガイド下に行う経皮的腎針生検法で使用する超音波端子（プローブ）には，コンベックスタイプ（放射状に超音波を放出する探触子で表面が凸型）とリネアータイプ（直線に超音波を放出する探触子で表面が平ら）がある。リネアータイプは，コンベックスタイプに比べ皮膚との接触面積が大きくなり，腎臓を描出するときに肋骨の陰影を拾ってしまう欠点があるものの，腎臓をゆがみなく描出し得る利点がある。筆者の施設では現在リネアータイプを採用しているが，コンベックスタイプとどちらが腎生検に適しているかについて明確な根拠となるデータはない。筆者自身は過去に両者を使用した経験があるが，機種の変更時には戸惑いも多く，慣れるのに労を要したものの時間の経過とともに手技は安定した。そのため私見として，腎生検の安全性や正確性にプローブ差があるとは考えられず，医師個人あるいは施設として経験を積み重ね確立した方法を用いて安全に腎生検を行うことが重要であると考える。

実施時間と場所

午前中に検査を行う場合は朝食を，午後に行う場合は昼食を禁食とする。便秘で腹部膨満がある場合は前日までに下剤にて排便を促す。腎生検を行う場所は手術室である必要なない。

自動生検針の選択

主に穿刺ではディスポーザブルの穿刺針やバイオプティーガンなどの自動式生検針を用い，自動生検針の場合は発射時に針が定常状態から突出する長さ（ストローク：22 mm，15 mm，11 mm などがある）も考慮すべきである。長いものを使用することで検体量は増えるものの，正常腎機能の場合でも皮質は 15 mm 程度であり，萎縮腎の皮質厚はさらに縮小することから腎臓を深く穿刺しないようにするためにも 15 mm が望ましいと考えられる。

体位

姿勢は腹臥位とする。また，腎の呼吸性の位置変動を抑えるために腹部に枕もしくはタオルを置く。腹部圧迫により吐気をもたらす可能性もあることから，枕やタオルのサイズは患者ごとに考慮し，肥満の場合は使用困難となる場合もある。生検途中に低血圧をきたすこともあるが，多くは腹部に置いた枕やタオルによる圧迫による副交感神経反射である。枕を外すなどで軽快するが，必要に応じて硫酸アトロピンを投与する。

穿刺部位の選択

左右選択については一定の見解を得ていない。腎の下極を穿刺部位とするが，超音波ガイド下で穿刺する場合は出血の危険が少ない部位を狙って穿刺することが可能であり，下極に嚢胞が存在する場合などは穿刺部の変更を考慮する。吸気後の呼吸停止時の腎の位置を確認し，針刺入部位にマーキングする。穿刺針の進行と体表からの距離がイメージされる穿刺ガイドを表示させ，刺入部から腎皮膜までの距離をあらかじめ測定することでその後の操作が安全に行えると考える。

血管の確保

腎生検施行時には末梢静脈から持続点滴を行うことが多い。偶発症に対して早期に対応する際にも必要と考えられる。多くの施設では点滴液中に止血薬（カルバゾクロムスルホン酸ナトリウムやトラネキサム酸）を混入しているが，止血薬が腎生検後の重度な出血を予防し得るかについては見解が得られておらず，当院を含め止血薬を混入しない施設も存在する。止血薬の投与を行っている際に肉眼的血尿が生じた場合，止血薬が尿路内での血液凝固を促進している可能性があることに留意する必要がある。

腎生検の実施

針穿刺部位より腎皮膜までの距離を超音波で把握し，あらかじめ針の刺入位置に相当する部位にマーキングすると参考になる。刺入部位を中心に広範囲に消毒を行う。消毒後に術者は清潔な手袋を着用し，清潔な圧布で皮膚を覆う。局所麻酔は1％キシロカイン 10 mL 程度で十分である。麻酔は，皮下組織，筋層，腎周囲脂肪細部，腎皮膜周囲へと針を押し進めて行う。腎皮膜に直接針先があたらないように注意する。

生検針刺入部をメスで 3 mm 程度切開する。切開を行った部位より注意深く穿刺針を刺入し，エコー下で観察しつつ針を押し進める。腎皮膜近辺に到達したところで，いったん押し進めることを中止する（筆者は 1 cm 程度手前でいったん刺入を止める）。患者に穿刺部位決定時と同様に吸気後呼吸を停止してもらい，その後最終的に腎皮膜直前まで穿刺針を押し進め，皮膜に達する直前で自動生検針の発射ボタンを押すイメージで穿刺を行う（皮質が薄い患者では皮膜に達するさらに手前で発射ボタンを押すことも考慮する）。

穿刺後はすばやく生検針を抜き，次回穿刺まで介助者による圧迫止血を行う。生検材料の乾燥を防ぐため，生理食塩水や緩衝液に湿らせたガーゼに採取された組織片を穿刺針から移した後，2 回目の穿刺へと移る。穿刺後の圧迫が不十分で腎皮膜上に血腫ができると 2 回目以降の穿刺は困難になる。筆者は 16 G もしくは 18 G，ストローク 15 mm の生検針にて概ね 3 回の穿刺を行っているが，診断に十分な検体量は確保できる。

なお，6 回以上の穿刺例においては合併症リスクが上がることが報告されている。これまで何回穿刺すれば腎病理診断に十分な量の糸球体が採取されるかの検討はなかった。そこで当院において 6 名の医師が 16 G・ストローク長 15 mm の穿刺針を用いて行ったエコーガイド下経皮的腎生検 229 件について解析を行った。仮に硬化していない糸球体が 10 個以上作成された切片内で観察できることを腎生検診断に必要な糸球体数とした場合，90％以上の確率で 10 個以上の非硬化糸球体を採取するために必要な穿刺回数は eGFR 60 mL/分/ 1.73 mm^2 以上で 2.9 回，eGFR 45 ～ 59 m/分/ 1.73 mm^2 で 3.5 回，eGFR 30 ～ 44 mL/分/ 1.73 mm^2 で 4.4 回，eGFR15～29mL/分/1.73mm^2で 9.2 回であった。

腎機能の低下とともに十分な量の検体量を採取るのは困難になることが予想され，リスク・ベネフィットを考慮した安全な腎生検を行うことが重要である。

腎生検終了後の処置

穿刺後は患者背部の穿刺部周囲を用手的に圧迫して止血（10～15分）を行う。その後に腹臥位のまま砂嚢による止血をさらに続ける施設もある。状況に合わせ止血操作を延長する。背部よりの止血終了後は仰臥位とし，背部に圧迫用の枕や砂嚢を置き，仰臥位での安静を続ける。わが国では平均12±SD 9時間の安静が行われている。

腎生検合併症

腎生検後に最も多い合併症は，肉眼的血尿と腎周囲血腫である。CT検査などで確認を行うと多くの患者に腎周囲血腫が認められ，出血は必発と考えられるが通常は自然止血にて吸収される。肉眼的血尿をきたした場合，凝血塊による水腎症を呈する場合があるため，補液量を増加するなどにて尿量の増加を図る。いずれの場合も出血による貧血の進行や血圧の低下を認めるようであれば精査を行い，必要があれば輸血や外科的処置を行う。

（今澤 俊之）

文 献

1） 日本腎臓学会・腎生検検討委員会編：腎生検ガイドブック-より安全な腎生検を施行するために-. 東京医学社，東京，2004
2） 高見昭良，松下 正，緒方正男，他.：科学的根拠に基づいた血小板製剤の使用ガイドライン. 日輸血細胞治療会誌 63（4）：569-584，2017
3） Corapi KM, Chen JL, Balk EM, et al.：Bleeding complications of native kidney biopsy：a systematic review and meta-analysis. Am J Kidney Dis 60（1）：62-73, 2012
4） Roth R, Parikh S, Makey D, et al.：When size matters: diagnostic value of kidney biopsy according to the gauge of the biopsy needle. Am J Nephrol 37（3）：249-254, 2013

IgA腎症の疫学

IgA腎症は一次性糸球体疾患のなかでは最も頻度が高く，世界各国から出された研究のシステマティックレビューによると，10万例に2.5例/年と報告されている[1]。一次性糸球体疾患のなかでのIgA腎症の頻度は，東アジアで40%，ヨーロッパで20%，北米で2～10%とするデータもあり，IgA腎症の有病率は東アジアで高く欧米では下がり，アフリカではさらに下がることが報告されていた。

以前は健診率の違いや腎生検の違いがこの地域差を説明する要因であることも想定されていたが，国際共同で行われたゲノムワイド関連解析(Genome Wide Association Study：GWAS)によって遺伝学的背景によりこの地域差の説明が可能であることが示された[2]。この研究によるとIgA腎症リスク対立遺伝子頻度は，アジア系，ヨーロッパ系，アフリカ系の集団間にみられる有病率の差とほぼ一致しており，特にリスク効果の大きい対立遺伝子ほど地域的な差があると示された。またこの遺伝的リスクには，固有の病原体(寄生虫)への感染防御に対する遺伝的適応が関与しているという興味深い結果も示された。

わが国でのIgA腎症の疫学データについては，1995年と2003年の厚生労働省進行性腎障害調査研究班の調査のもと，**IgA腎症の発症率は10万人あたり3.9～4.5人，受療患者数は33,000人**(95%信頼区間28,000-37,000人)**と推計されている**[3]。

また，平成26～28年度厚生労働科学研究費補助金難治性疾患等政策研究事業「難治性腎疾患

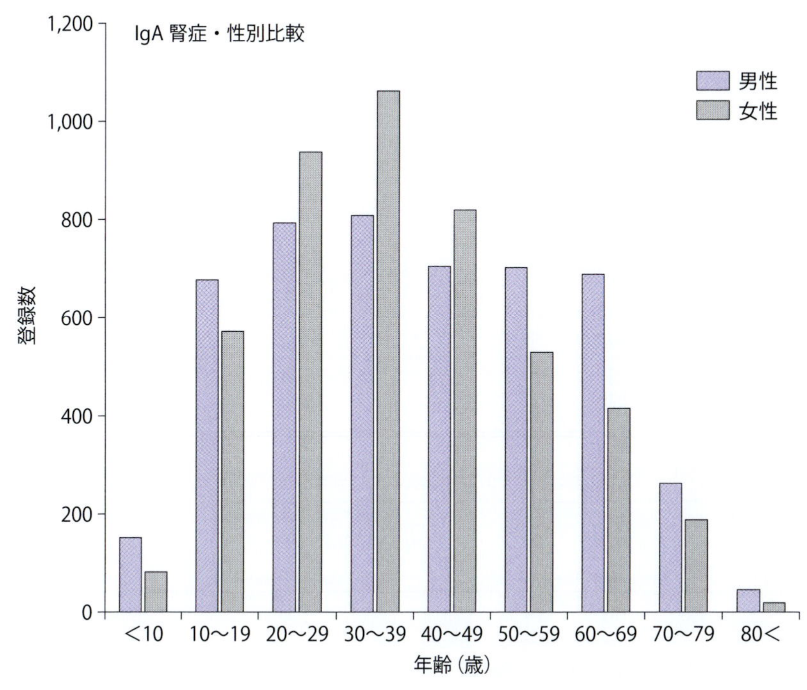

図1. 日本腎臓学会腎生検レジストリー登録データに基づくIgA腎症登録数の年齢層別の性別比較

横山ら[4]2017より引用

に関する調査研究」（研究代表者：丸山彰一）の疾患登録・調査研究分科会（責任研究分担者：横山仁）の解析によると，**腎臓病総合レジストリーに2007年7月～2016年6月までに登録された腎生検例（J-RBR）31,409例中9,454例（30.1％）をIgA腎症が占めていた。特に20～30歳代が腎生検例の約半数を占めていた。**性別については，男性4,834例（51.1％），女性4,620例（48.9％）となっている。また女性ではその発症時期（正確に表現すればJ-RBRへの登録数）は30歳代をピークにその後の年代層では漸減していくのに対し，男性でもピークは20～30歳代にあるものの，10～60歳代まで発症数が年代層で比較的均等である傾向が示されている（図1）。このように年齢層別でみると，20歳未満と50歳以上では男性比率が各々1.87：1.119と2.30：1.33と男性の発症比率は高値を示した[4)]。

また，筆者が行った千葉県下の7施設で過去2年間に腎生検が施行され，正確な診断のつけられた症例（18歳以上）を対象にした調査（公益財団法人ちば県民保健予防財団調査研究事業）では，911例の腎生検症例が集積され（千葉県内で18歳以上に行われている腎生検の80％強と推定），25％の228例がIgA腎症であった。当データでも，男性では20～70歳代まで発症数は比較的均等であるのに対し，女性では各年代層で発症数に変化があることが示唆された。千葉県では女性の20歳代から40歳代に向かって発症数は増加傾向を示し，それ以降の年代層では低下がみられ，全国のデータとは若干ピークにずれがあったものの大きな傾向は全国調査と相似していた（図2）。同一の地方においても社会環境の違いにより腎疾患発症分布が異なることは知られており[5)]，わが国でもIgA腎症の発症に地域差がある可能性もあり，今後は詳細な検討が必要でると考える。

IgA腎症の予後について，single centerにおけるIgA腎症1,012例（平均年齢33＋/－12歳，血清Cr 0.89＋/－0.42 mg/dL）の30年間の予後を検討したわが国の研究によると，腎生存率は10年後84.3％，20年後66.6％，30年後50.3％と報告されている[6)]。またこの報告では，1974～1991年にIgA腎症と診断された693例

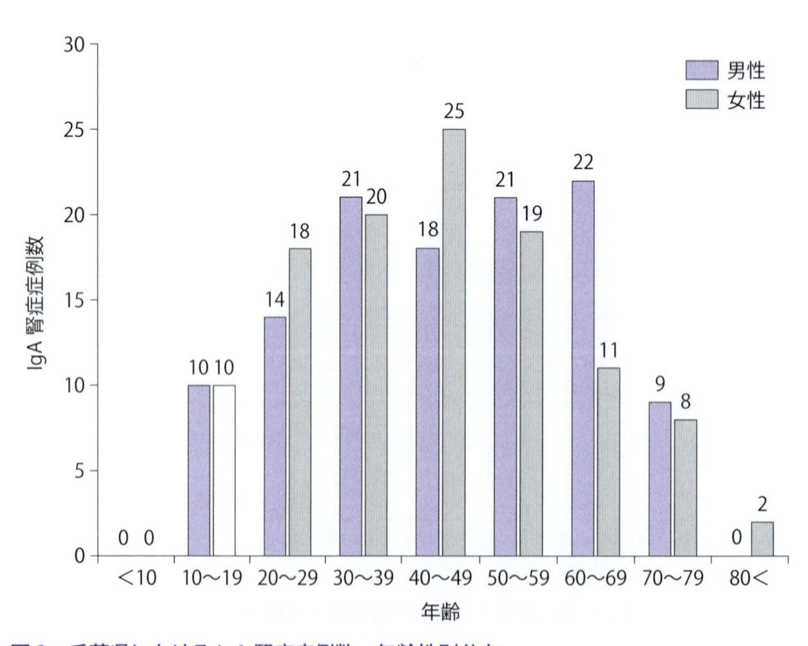

図2. 千葉県におけるIgA腎症症例数・年齢性別分布

と，1992～2011年までに診断された319例の20年後の腎生存率が解析され，前者が59.0％であったのに対し，後者は75.2％と著明に腎予後が改善していることが示された。また韓国からの報告によると，eGFR 60 mL/分/1.73 m^2 以上かつ尿蛋白0.5 g/日以下である臨床的に早期でIgA腎症と診断されたと考えられる153例の30年後の腎生存率は85.5％であり，必ずしも予後が良好とはいえないことも示されている[7)]。近年，IgA腎症に対してわが国では口蓋扁桃摘出術＋ステロイドパルス療法が施行されるようになり，腎予後が更に改善する傾向もみられている。

（今澤 俊之）

文 献

1) McGrogan A, Franssen CF, de Vries CS.：The incidence of primary glomerulonephritis worldwide: a systematic review of the literature. Nephrol Dial Transplant 26 (2)：414 - 430, 2011
2) Gharavi AG, Kiryluk K, Choi M, et al.：Genome-wide association study identifies susceptibility loci for IgA nephropathy. Nat Genet 43 (4)：321 - 327, 2011
3) 遠藤正之：IgA腎症の疫学・症候・予後. 日腎会誌. 50 (4)：442 - 447, 2008
4) 横山 仁，杉山 斉，佐藤 博.：腎臓病総合レジストリー(J-RBR/J-KDR)の経緯と展望. 日腎会誌 59 (7)：1042 - 1048, 2017
5) McQuarrie EP, Mackinnon B, McNeice V, et al.：The incidence of biopsy-proven IgA nephropathy is associated with multiple socioeconomic deprivation. Kidney Int 85 (1)：198 - 203, 2014
6) Moriyama T, Tanaka K, Iwasaki C, et al.：Prognosis in IgA nephropathy：30-year analysis of 1,012 patients at a single center in Japan. PLoS One 9 (3)：doi 10.1371/journal.pone.0091756, 2014
7) Lee H, Hwang JH, Paik JH, et al.：Long-term prognosis of clinically early IgA nephropathy is not always favorable. BMC Nephrol 15：94, 2014

IgA腎症発見のための学校検尿の意義

学校検尿の歴史

現在わが国で毎年行われている学校検尿腎臓検診は，慢性に経過する種々の腎尿路系疾患を早期に発見し，早期から治療に介入することで，治癒もしくは予後を改善することを目的としている。

1974年4月に学校保健法(2009年に学校保健安全法に改正)の改訂により施行が開始されたが，開始直後は小学生・中学生が対象であった。現在では幼稚園・小学生・中学生・高校生をカバーし，さらに厚生労働省管轄の3歳児検尿や保育所に通う児童の増加に伴い保育園児にも行われている。

わが国の現在の学校検尿では，蛋白尿・血尿・糖尿，および膿尿(膿尿は2回目以降)がチェックされる。起床第1尿(早朝尿)を試験紙で2回検査し，異常所見を認めた児童には精密検査を行う。このようなわが国での学校検尿の有用性が認められ，現在では台湾，韓国，フィリピン，シンガポールでも同様のスクリーニングが行われている。しかし欧米では費用対効果の面から，無症候性の小児すべてを対象としたスクリーニング検査を実施することに対する異論も多い。

学校検尿で発見される検尿異常の頻度

2010年に東京で実施された学校検尿における，小学生・中学生・高校生の検尿異常の頻度を**表1**，**表2**に示す。最終的に顕微鏡的血尿は全対象の約1%に，蛋白尿は約0.3～0.5%に，蛋白尿血尿合併は約0.1%に認めた。

表1．小学校・中学校・高等学校の1次検診検尿異常陽性率（2010年）

区分	性別	検査者数	潜血陽性	蛋白陽性	潜血・蛋白陽性
小学校	男	109,123	1,254	571	54
	女	107,247	3,071	1,322	181
			(2.00%)	(0.87%)	(0.11%)
中学校	男	44,024	649	1,181	99
	女	46,425	2,848	1,074	243
			(3.87%)	(2.49%)	(0.38%)
高等学校	男	5,509	52	134	18
	女	11,074	331	243	34
			(2.31%)	(2.27%)	(0.31%)
	全体	323,402	(2.54%)	(1.40%)	(0.19%)

東京都予防医学協会年報2012年版，第41号より引用

表2．2次検診検尿異常陽性率（2010年）

区分	潜血陽性	蛋白陽性	潜血・蛋白陽性
小学校	0.75%	0.24%	0.05%
中学校	1.03%	0.76%	0.15%
高等学校	0.46%	0.67%	0.14%
全体	0.81%	0.41%	0.09%

東京都予防医学協会年報2012年版，第41号より引用

小児における慢性糸球体腎炎の半数以上は学校検尿で発見されており，その多くはCKDステージG1の段階であった[1,2]。また，IgA腎症の70～80%，膜性増殖性腎炎の65～80%は学校検尿により発見されている[3]。

1972年1月～2017年2月に神戸大学・和歌山県立医科大学小児科で腎生検を行い，新規にIgA腎症と診断した551例のうち，431例(78.2%)は学校検尿，97例(17.6%)は肉眼的血尿，残り23例(4.2%)は浮腫を契機に発見されており，その多くは無症候性血尿/蛋白尿として早期に発見されている。一方，ネフローゼ症候群や急性腎炎症候群で発症する症例は5～10%前後と少ないが，このような発症形式もあることを忘れてはならない。

学校検尿の有用性

わが国の過去の小児IgA腎症における検討で，発症15年目で57%の症例は尿所見が正常化しているが，9%は腎不全に進行し，34%の症例で血尿・蛋白尿が持続していた[4～6]。その後，持続する尿異常が正常化する症例は少なく，血尿・蛋白尿持続例の多くが将来腎不全に進行する可能性があった。そこで予後不良因子の検討が行われ，①**腎生検時1g/日/m²体表面積以上の高度蛋白尿を呈する症例，②びまん性(80%以上)メサンギウム増殖を示す症例，③30%以上の糸球体に半月体を認める症例，**このいずれかに当てはまる症例は**予後が不良**であることがわかり[7]，1990年頃より小児IgA腎症の治療が積極的に行われるようになった。

1976～1989年と1990～2004年の2つの期間に分けて小児IgA腎症患者500例の腎生存率を比較検討し，後者の期間では有意に良好であり，特にびまん性メサンギウム増殖を呈する重症例において腎生存率の差は顕著であったことが示されている。これは1990年以降のわが国において，カクテル療法やRA系阻害薬が積極的に用いられた結果と考えられ，長期予後についても改善されてきている[8～9]。

また，学校検尿が開始された1974年以降，年次とともに慢性糸球体腎炎による透析導入者数は減少している(**表3**)。さらに1983～1999年の末期腎不全患者の年齢別原疾患を米国と比較すると，透析導入患者の高齢化が米国に比べ顕著であり，1999年のわが国における45歳未満の慢性糸球体腎炎による透析導入患者数は減少している[10]。学校検尿を受けた世代の慢性糸球体腎炎による透析導入患者数の減少は，学校検尿が慢性糸球体腎炎の早期発見，早期治療に貢献したことを示唆していると考えられる。

IgA腎症の自然歴

わが国では，学校検尿システムの確立で無症候性の状態から発見することが可能になり，IgA腎症のみならず慢性腎炎の詳細な自然歴もわかるようになった。IgA腎症はすべての年齢で発症し得るが，好発年齢は10代後半～30代前半で，男女比は2：1～6：1といわれている[11]。わが国での男女別・発症年齢別の分布についても検討され，2009～2010年の日本腎臓学会による腎臓病総合

表3. 小児透析導入児の原因疾患

期間	症例数	原因疾患	
		慢性糸球体腎炎	先天性腎尿路疾患
1968年～1980年3月	720	49.5%	7.5%
1980年4月～1986年	710	33.1%	14.7%
1988年～2005年	475	13.9%	50.1%

末期腎不全調査報告書(1998～2005年)，日本小児腎臓病学会編より引用

レジストリー(J-KDR)報告書では，9歳以下の発症例は全年齢発症数2,177例の1.7％に過ぎない。

1972年1月〜2017年2月に神戸大学・和歌山県立医科大学小児科で腎生検を行い，新規にIgA腎症と診断した16歳未満530例の発症年齢の分布を図に示す。男女共に中央値は10歳だが，小学生以下の発症も少数ながら存在する(5.7％)。

また，IgA腎症無治療症例の予後は不良であるが，一方で自然に寛解する症例も存在する。そのため，わが国での小児IgA腎症における自然寛解についての検討もなされている[12]。1972年1月〜2000年12月までの期間に新規診断された555例の小児IgA腎症症例のなかから，軽症小児IgA腎症と診断され，内服なしで経過観察とされた96例(観察期間：中央値7.5年)の検討によると，少なくとも約10％が投薬なしで自然寛解となったことが明らかになった[12]。このため軽症例における自然寛解の可能性を考慮すると，初期から侵襲性の高い治療を行うことは躊躇される。しかし，**腎生検でIgA腎症と診断した時点で確実に自然寛解を予測することは困難であり，現在では蛋白尿が軽度でも認められる症例を無治療で観察することは倫理的に問題がある。**国際的なエビデンスとのバランスを考えると，RA系阻害薬が第1選択と考えられ，小児IgA腎症治療ガイドラインでも軽症例の治療はその状況が反映されている。

かつてわが国では“腎臓病＝不治の病”であり，安静，入院，食事療法を強化しないと長期の生存は期待できないとしていた。そのため過剰な制限を行ってきたが，近年では腎臓病の治療法が確立され予後の改善により，運動制限，食事制限に関する生活制限に対する考え方も変遷している。

運動制限

運動は長期の蛋白尿や腎機能を悪化させず，運動耐用性を改善し，患者のQOLをあげるとの報

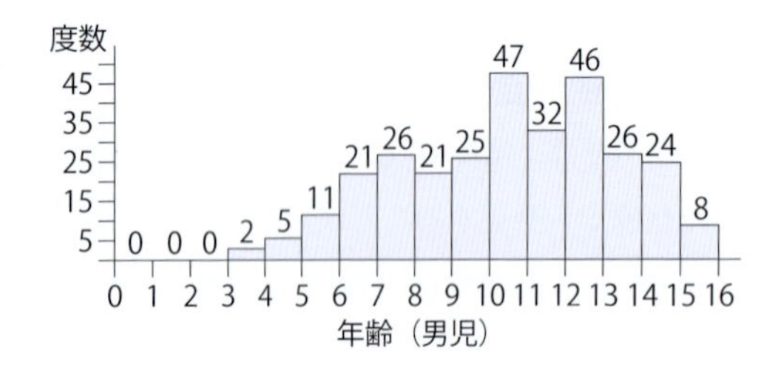

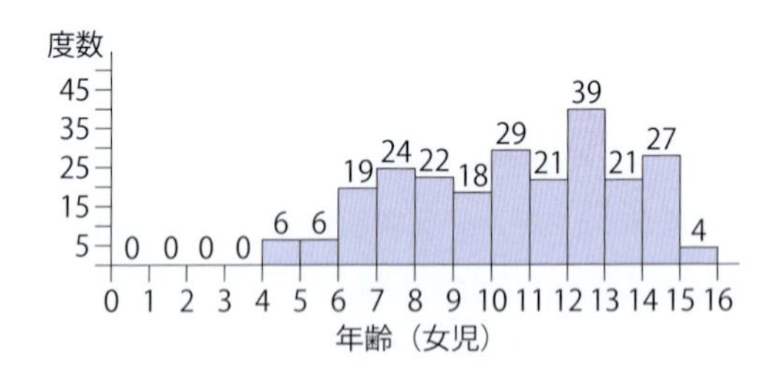

図．男女発症年齢別分布

表4.「学校検尿のすべて」での指導区分の目安：慢性腎炎

指導区分	改訂前	改訂後
A. 在宅	在宅医療または入院治療が必要	在宅医療または入院治療が必要
B. 教室内学習のみ	蛋白尿・血尿が(2＋)以上，もしくは症状が安定していない	症状が安定していない
C. 軽い運動のみ	血尿と蛋白尿が(＋)程度，蛋白尿または血尿が(2＋)程度	
D. 軽い運動および中程度の運動のみ(激しい運動は見学)	血尿単独もしくは蛋白尿(＋)程度で変動が少ない	蛋白尿が(2＋)※以上のもの
E. 普通生活	血尿(＋)程度，もしくは血尿(＋)で蛋白尿も(±)程度で安定している	蛋白尿(＋)程度以下あるいは血尿のみ

※蛋白尿(2＋)以上は尿蛋白/Cr比で0.5g/g以上をさす

告もある。そこで，平成24年度の新学習指導要領の全面実施に伴い刊行された「学校検尿のすべて平成23年度改訂」では，学校生活管理指導表の指導区分の目安として，運動制限は抗凝固薬内服に伴う重篤な出血を予防しなければならないときや，ステロイドの長期使用もしくは頻回使用より骨折しやすい状態にあるときなど，運動することが患児に何らかの不利益をもたらす場合を除き基本的に行わないよう改訂された(**表4**)。

食事制限

食事は小児の正常な成長および発達にとって不可欠であり，適切な栄養摂取は小児慢性腎臓病患者でも健常児と遜色なく成長するためには健常児と同等なエネルギー摂取が必要であると，KDOQIガイドライン，CARIガイドラインで明記されている。また成人では有効とされている蛋白質制限について2007年のコクランレビューでは[13]，**小児慢性腎臓病の蛋白質摂取制限が進行を抑制し得る明らかな効果はないと結論づけていることから，高血圧，腎機能低下，浮腫がある場合を除き食事制限は不要である。**

おわりに

学校検尿で尿異常がみつかった際は，例え自覚症状がなくても放置せず病院を受診し，尿検査を受け，指導区分を書いた幼児・学童には定期的に尿検査を行う。蛋白尿出現持続時には，腎生検を行い治療方針を決定後に治療を開始する可能性を説明し，治療後に尿検査が正常化した後も尿検査を定期的に受けるよう指導することが重要である。

(島 友子)

文 献

1) Murakami M, Yamamoto H, Ueda Y, et al.：Urinary screening of elementary and junior high-school children over a 13-year period in Tokyo. Pediatr Nephrol 5：50-53, 1991
2) Murakami M, Hayakawa M, Yanagihara T, et al.：Proteinuria screening for children. Kidney Int 94 (Suppl)：S23-27, 2005
3) Kitagawa T：Lessons learned from the Japanese nephritis screening study. Pediatr Nephrol 2：256-63, 1988
4) Yoshikawa N, Iijima K, Ito H, et al.：IgA nephropathy in children. Nephron 83：1-12, 1999
5) Yoshikawa N, Tanaka R, Iijima K, et al：Pathophysiology and treatment of IgA nephropathy in children. Pediatr Nephrol 16：446-457, 2001
6) Nakanishi K：Immunoglobulin A nephropathies in children (includes HSP). Avner ED,et al (eds)：Pediatric Nephrology 7th ed：983-1033, Springer, 2016
7) Yoshikawa N, Ito H, Nakamura H,et al.：Prognostic indicators in childhood IgA nephropathy. Nephron 60:60-67, 1992
8) Yata N, Nakanishi K, Shima Y, et al.：Improved renal survival in Japanese children with IgA nephropathy. Pediatr Nephrol 23：905-912, 2008
9) Kamei K, Nakanishi K, Ito S, et al.：Long-term results of a randomized controlled trial in childhood IgA nephropathy. Clin J Am Soc Nephrol 6：1301-1307, 2011
10) Yamagata K, Iseki K, Nitta K, et al.：Chronic kidney disease perspectives in Japan and the importance of urinalysis screening. Clin Exp Nephrol 12：1-8, 2008
11) D'Amigo G：The commonest glomerulonephritis in the world：IgA nephropathy. Q J Med 64：709-727, 1987
12) Shima Y, Nakanishi K, Hama T, et al.：Spontaneous remission in children with IgA nephropathy. Pediatr Nephrol 28：71-76, 2013
13) Chaturvedi S, Jones C.：Protein restriction for children with chronic renal failure. Cochrane Database Syst Rev (4)：CD006863, 2007

健康診断（健診）でのIgA腎症発見の実態

はじめに

IgA腎症の多くは発症時期が不明で無症状のまま経過する。しかし，わが国では健診システムが小児から成人まで整っているため，大多数の国民は検尿の機会がある。IgA腎症はこの検尿で発見された尿蛋白や尿潜血が契機となって診断されることが多い。

本項では腎臓内科医が理解しておくべきわが国での健診のシステムと，そのなかでIgA腎症を疑われ，診断確定までの道のりにおいて障壁となるものがあるか，あるならそれはなにかを解説する。

健康診断の目的と制度に関する施策，特に特定健康診査について

わが国では労働安全衛生法および労働安全衛生規則（いずれも1972年制定）によって，事業者が労働者に対して医師による健康診断を行わなければならないことが明文化されている。その後，高齢者の医療の確保に関する法律に基づき，2008年4月から後期高齢者医療制度の発足とともに，保険者は35歳の節目と40歳以上の加入者に対し生活習慣病に着目した特定健康診査（特定健診）および特定保健指導が義務付けられた。これは高齢者の医療費増大の背景にある生活習慣病の重症化防止を目的としており，また慢性腎臓病（CKD）のリスクファクターを有する者を抽出することにもつながる。

特定健診でCKDを発見するために，まず尿蛋白でリスクを層別化している。しかし，CKDの重症度診断に必要な血清Cr値の測定は，医師の判断により行われる項目（必須ではないが，詳細な健診の項目）として扱われている。血清Cr値の測定が必要となるのは，収縮期血圧130 mmHg以上または拡張期血圧85 mmHg以上，あるいは空腹時血糖値が100mg/dL以上，HbA1c（NGSP値）が5.6％以上または随時血糖値が100 mg/dL以上の場合とされている。事業者による健康診断，特定健診いずれにおいても尿潜血定性検査は費用対効果の問題から必須項目とされていない。しかし，**尿潜血単独陽性者には早期のIgA腎症が一定割合含まれている**（後述）。

健康診断での陽性率

随時尿と早朝尿

馬嶋らによると，**随時尿と早朝尿ではそれぞれ検尿異常の割合が異なり，尿蛋白陽性率は随時尿群3.9％（102／2,619），早朝尿群1.8％（45／2,512）であった**と報告されている[1]。蛋白尿の疑陽性を除外するためには早朝尿検査が有用であることを示唆している。また尿潜血陽性率は随時尿群6.2％（162/2,619），早朝尿群1.8％（45/2,512）と，早朝尿群において有意に低いが，これは採取から検査までの時間経過が検出力に影響を与えた可能性も否定できないとしている[1]。人間ドック実施機関の約半数が早朝尿で検査しているという調査も併せて報告されており，これが健診実施機関ごとで差異がみられる一因とも考えられる。

蛋白尿陽性率

特定健診受診者の蛋白尿陽性率は±が7.92％，＋が3.75％，2＋以上が1.70％であった（**表1**）[2]。Isekiらによると，20歳以上の住民を対象としたときの蛋白尿陽性者は5.3％であったと報告している[3]。これらのことから**健診での蛋白尿陽性率は，およそ5％程度**が妥当であると考える。

表 1. 特定健診受診者における CKD 重症度分類の頻度

全体の陽性（＋）以上が5.45%，弱陽性（±）が7.92%である。弱陽性（±）のうちe GFRがCKDステージG3a 以下に分類されたのは1.34%であった。

eGFR, (mL/分/1.73 m^2)			蛋白尿（試験紙法）				
			－	±	1＋	2＋以上	計
G1	正常または高値	90～	15.70%	1.30%	0.55%	0.19%	17.74%
G2	正常または軽度低下	60～89	59.40%	5.27%	2.28%	0.81%	67.76%
G3a	軽度から中等度低下	45～59	10.63%	1.18%	0.72%	0.40%	12.94%
G3b	中等度から高度低下	30～44	0.83%	0.14%	0.15%	0.18%	1.29%
G4	高度低下	15～29	0.06%	0.02%	0.04%	0.09%	0.20%
G5	末期腎不全	＜15	0.03%	0.00%	0.01%	0.03%	0.07%
		計	86.64%	7.92%	3.75%	1.70%	100.00%

2008年度特定健診受診者（n＝332,174）

CKD診療ガイド[2)]2012より引用，一部改変

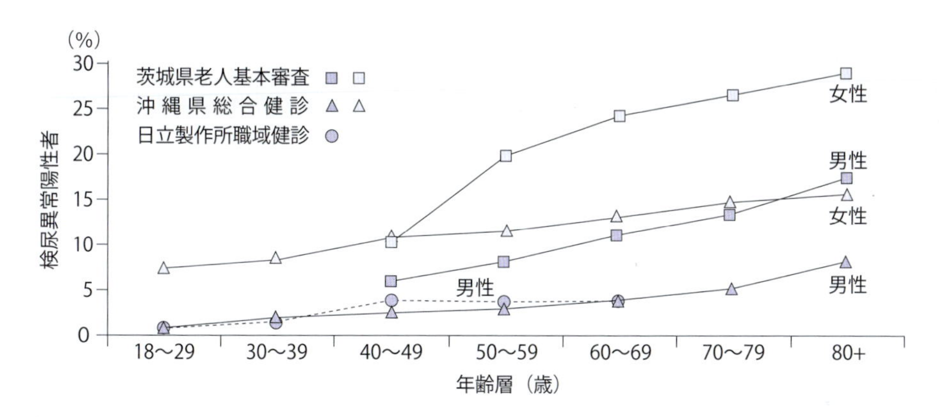

図 1. 血尿陽性者の頻度（年齢層別）

女性に多く，高齢になるほど陽性率が高い。

血尿診断ガイドライン[4)]，2013より引用

尿潜血陽性率

成人を対象としたいくつかの健診による尿潜血陽性率を**図 1**[4)]に示す。

随時尿と早朝尿を加味すると，わが国の健診において尿潜血陽性者は男性が 5 %弱。女性が 10%強，併せて約 6 ～ 7 %程度であると推定される。

健診の検尿異常陽性者から IgA 腎症がどの程度発見されるのであろうか？

千葉市でのスクリーニングシステムによると，1975 年からの 20 年間で学校検尿を行った 43 万人のうち，0.32 %に IgA 腎症を認めたと報告している[5)]。

尿潜血単独陽性者を健診で追跡した場合，学校検尿では 90 %が消失し[5)]，男性勤労者の経過観察では 46.5 %が観察中に消失した[6)]と報告されている。しかし無症候性の検尿異常者を追跡した Yamagata らの調査では，**尿潜血単独陽性者のうち 9.5 %で蛋白尿が出現し，検尿異常者に対しての腎病理診断では IgA 腎症が最多の 100 万人あたり 143 人であったことが報告されている。**こ

のように学校検尿と成人の健診ではIgA腎症の発見頻度に10倍の差がある。腎臓専門医に到達するまでのシステム，発症の年齢分布，いずれもこの差異と関連している可能性がある。

近年では早期IgA腎症患者は完全寛解を目指すことが可能となり，初期診断の意義は大きい。Yanagawaらによると，IgA腎症のバイオマーカーパネルと臨床情報を加味したIgA腎症とその他の疾患を，特異度81%，感度91%で鑑別することが可能であったと報告しており[7]，疾患特異的な二次スクリーニングが効率的，効果的に行われるかの検証が進められている。

健康診断受診者へのフィードバック

健診受診者が健診結果の重大性を理解し，異常が認められた場合には速やかな医療機関の受診と腎臓専門医による診断が行われることで，初めて腎臓病の重症化により生じる損失を補うことができる。

平成30年(2018年)度には標準的な健診・保健指導プログラムの改訂が予定され，腎臓病に関する健診結果の評価，フィードバックの内容，文言が一部変更される案が提示された[8]。これまでにも増して蛋白尿の重大さを記載し，腎臓病とはどのようなものかを説明している。また蛋白尿が陰性(−)であっても，喫煙が腎臓病のリスクとなることが明示される。尿蛋白のみの結果へのフィードバック，尿蛋白と血清Cr値の測定結果へのフィードバックにあたっては表2，表3に示す内容案が示された。血圧などのリスクによって血清Cr値が測定された受診者では，**蛋白尿が陽性の場合または尿所見にかかわらずeGFRが45 mL/分/1.73 m^{2}未満の場合「すぐに医療機関を受診してください」と，受診勧奨の表現が強くなっている。尿蛋白弱陽性(±)，推定eGFR < 60 mL/分/1.73 m^{2}においては，慢性腎臓病の存在を意識する**内容となっており，腎臓病がもたらす心血管疾患や末期腎不全リスクに関する解説文も添えられる予定である。尿蛋白が陰性でeGFRが45 mL/分/1.73 m^{2}以上60 mL/分/1.73 m^{2}未満の場合は，それだけで軽症の慢性腎臓病の存在を示すこと，経時変化への注意，生活習慣の改善，生活習慣病の合併がある場合は，医療機関での精査を喚起している。特記事項とし

表2．健診判定と対応の分類-1

尿蛋白に関するフィードバック
※血清Cr値を測定していない場合

健診判定		対応
異常	尿蛋白 陽性(1+/2+/3+)	①医療機関の受診を
正常	尿蛋白 弱陽性(±)	②生活習慣の改善を
	尿蛋白 陰性(−)	③今後も継続して健診受診を

表3．健診判定と対応の分類-2

尿蛋白に関するフィードバック
※尿蛋白と血清Cr値を測定，推定糸球体濾過率を算出している場合

健診判定(eGFRの単位：mL/分/1.73m^2)		尿蛋白(−)	尿蛋白(±)	尿蛋白(1+)以上
異常	eGFR＜45	①すぐに医療機関の受診を		
正常	45≦eGFR＜60	③生活習慣の改善を	②生活習慣の改善を	医療機関の受診を
	60≦eGFR	④今後も継続して健診受診を		

原疾患		蛋白尿区分		A1	A2	A3
糖尿病		尿アルブミン定量(mg/日) 尿アルブミン/Cr比(mg/gCr)		正常	微量アルブミン尿	顕性アルブミン尿
				30 未満	30～299	300 以上
高血圧，腎炎 多発性嚢胞腎 その他		尿蛋白定量(g/日) 尿蛋白/Cr比(g/gCr)		正常（－）	軽度蛋白尿（±）	高度蛋白尿（+～）
				0.15 未満	0.15～0.49	0.50 以上
GFR区分 (mL/分/1.73m²)	G1	正常または高値	≧90		血尿＋なら紹介，蛋白尿のみならば生活指導・診療継続	紹介
	G2	正常または軽度低下	60～89		血尿＋なら紹介，蛋白尿のみならば生活指導・診療継続	紹介
	G3a	軽度～中等度低下	45～59	40 歳未満は紹介，40 歳以上は生活指導・診療継続	紹介	紹介
	G3b	中等度～高度低下	30～44	紹介	紹介	紹介
	G4	高度低下	15～29	紹介	紹介	紹介
	G5	末期腎不全	<15	紹介	紹介	紹介

図 2. かかりつけ医から腎臓専門医・専門医療機関への紹介基準

上記以外に3カ月以内に30%以上の腎機能の悪化を認める場合は速やかに紹介。上記基準ならびに地域の状況などを考慮し，かかりつけ医が紹介を判断。かかりつけ医と専門医・専門医療機関で逆紹介や併診などの受診携帯を検討する。

日本腎臓学会(作成)，日本医師会(監修)

て 40 歳未満であれば，医療機関を受診することとされる。

人間ドック受診者や健診実施組織が任意で尿潜血定性検査や血清 Cr 値の測定を加えた場合，蛋白尿が陰性(－)ないし弱陽性(±)であるが尿潜血陽性の段階で IgA 腎症を発見することができる。さらに尿沈渣を実施し変形赤血球や円柱が認められればより診断につながる。

一方，35 歳を除く 40 歳未満の就労していない者の健診は任意となる。健康保険組合による被扶養者の任意健診，自費で受診できる機関などでの健診，あるいは家族歴や過去に異常を指摘されたことのある場合などをハイリスクと考えてフォローアップするなど，IgA 腎症早期発見の機会はあるが，IgA 腎症の好発年齢(10 代後半～ 30 代前半)を考慮すれば大きな課題といえる。

健診結果を医療機関ないし腎臓専門医へつなげるために

健診の結果から医療機関を受診する必要があると判断された受診者には，通知だけにとどめず保健師などからの面談や受診勧奨に関する工夫を行い，経年変化，腎臓病の重大性の説明など，きめ細かい対応が望ましい。2018 年 2 月には，健診結果を持参のうえかかりつけ医を受診した患者への対応の指標として「かかりつけ医から専門医・専門医療機関への紹介基準」が公表された(図 2)。現在では尿潜血反応単独陽性では泌尿器科系の悪性新生物のスクリーニングが優先されると考えられているが，**腎臓専門医紹介基準としては尿潜血陽性で蛋白尿±の所見を認めた場合と記載されている。**腎臓専門医の地域的な偏在，腎生検入院が容易ではない社会的な事情などの課題も包括し，さらに確定診断後に治療継続を要する患者の適切な管理と重症化防止のために，かかりつけ医療機関や患者，腎臓専門医との間で相互理解と連携が重要である。

おわりに

わが国において尿潜血健診を任意項目として実施している尿潜血検査を含まない健診での正確な割合は不明である。**尿潜血定性検査健診で蛋白尿陽性を契機として確認された IgA 腎症患者では，発症から時間が経過している場合がある。**しかし，尿潜血陽性反応は観察中に自然に消失する比率が高い。尿潜血を遍く健診項目とする前提としては，受診者の採尿条件，尿検体保管条件にかかわらず，マススクリーニングとして結果のばらつきを改善する必要がある。さらに有所見者の年齢や性別によって頻度の高い疾患が多様であるため，本人へのフィードバックと二次検査を適切に行う制度設計には解決すべき課題が残されている。

現在の制度や標準的なフィードバック案を土台として，健診受診者との接点になる職場の看護師や地域の保健師に腎臓病の重大性とその初期に見られる健診の所見について理解を深めてもらうために，腎臓専門医も医療機関外の産業保健や保健行政関係者との情報交換や，現行の健診システムの課題と解決策を継続して発信していくことが求められる。

（宮崎 真理子）

文 献

1） 宇田川淳子，倉山英昭，松村千恵子，他.：学校検尿の腎不全防止効果. 日児腎誌 13：113 - 117，2000
2） 日本腎臓学会（編）：CKD 診療ガイド 2012. 東京医学社，東京，2012
3） Iseki K, Ikemiya Y, Iseki C, et al.：Proteinuria and the risk of developing end-stage renal disease. Kidney Int 63：1468 - 1474，2003
4） 血尿診断ガイドライン編集委員会（編）：血尿診断ガイドライン 2013 Ⅱ血尿の疫学．健診での尿潜血陽性率は男女差，人種差，年齢ならびに採尿条件（随時，早朝，食前，食後）により差がありますか？. ライフサイエンス出版：14 - 15，2013
5） 馬嶋健一郎，佐々木美和，星野絵里，他.：随時尿から早朝尿への変更による尿蛋白・尿潜血陽性率の減少および運用面の変化. 人間ドック 32：476 - 481，2017
6） Yamagata K, Takahashi H, Tomida C, et al.：Prognosis of asymptomatic hematuria and/or proteinuria in men. High prevalence of IgA nephropathy among proteinuric patients found in mass screening. Nephron 91：34 - 42，2002
7） Yanagawa H, Suzuki H, Suzuki Y, et al.：A panel of serum biomarkers differentiates IgA nephropathy from other renal diseases. PLoS One 9．doi：10．1371 / journal.pone. 0098081．2014
8） 平成 30 年度保健指導マニュアル（案）. 厚生労働省. http://www.mhlw.go.jp/stf/seisakunitsuite/bunya/ 0000178899 .html（2017．11．23 アクセス）

column
コラム

IgA腎症は遺伝するのか

成田 一衛

はじめに

IgA腎症は孤発例として診断されることが多いが，詳細に家族歴を調べると，約10%に“家族性”発症とみなされる患者が含まれる。また孤発性IgA腎症についても，発症頻度の地域差・人種差を認めること，IgA腎症による腎不全患者の血縁腎移植ドナーの約30%に糸球体IgA沈着が観察されることなどから，現在では遺伝要因と後天的環境要因の両者が原因となっていると考えられている。また近年の解析結果から，孤発例と家族例では責任遺伝子が異なり，さらに家系により単一遺伝子から多因子遺伝まで極めて多様であることが明らかになっている。全ゲノム関連解析(Genome Wide Association Study：GWAS)が成果をあげ，IgA腎症の病因・病態の理解と治療法や予防法に役立つ可能性がある。

孤発性IgA腎症

一塩基多型(Single Nucleotide Polymorphism：SNP)を中心としたゲノム多様性が疾患感受性に影響するという概念は20年頃前から広まり，IgA腎症でも多くの報告がなされた。当初は個別のSNPの頻度が，患者群と健常群で異なるということが，L-セレクチン[1]，主要組織適合抗原クラスII (MHC-II)[2]，多価免疫グロブリン受容体(pIgR)[3]，免疫グロブリンμ結合蛋白(IGHMBP2)[4]などのSNPから報告された。しかしその後の約10年間で解析技術は急速に進歩し，ゲノム医学は大きく変貌した。すなわちヒト全ゲノム解読，国際HapMap計画(ヒトの遺伝的変異の共通のパターンを集積するためのハプロタイプマップの構築)，DNAアレイ作成・検出技術，データ解析・情報処理方法の高度化などが一気に進み，多数例の全ゲノム領域の遺伝子多型を短時間で解析することが可能になり，多くの疾患で発症に関連する遺伝子座が同定された。現在までに2,713の研究が発表され，31,081の疾患関連SNPが報告されている(https://www.ebi.ac.uk/gwas/home)。従来の生物学の知識に基づく病因探索とは異なる遺伝統計学的な解析により疾患の発症における病態生理が明らかになった意義は大きい。また近年では，GWASで同定された疾患感受性SNPsの意義について，転写調節機構などさらに解析が進んでいる。IgA腎症に対して行われたGWASで，現在までに同定された遺伝子座を表に示す[5, 6] (**表**)。これらのうち，ヒト白血球型抗原(HLA)領域，補体H因子および関連蛋白，TNFSF13の3領域について概説する。

HLA領域は以前からIgA腎症との関連が指摘されていたが，GWASにより初めてその有意性が明らかとなった。環境要因と合わせ，外来抗原に対する免疫反応に遺伝背景が関与することが想定される。また，*TAP2-PSMB9*遺伝子領域においても有意なシグナルを認める。TAP (transporter associated with antigen processing)は細胞内ペプチドを小胞体(endoplasmic reticulum：ER)へ輸送する働きを持ち，PSMB8やPSMB9はプロテアソームのサブユニットを形成し，抗原提示の際のタンパク分解のプロセスにかかわることが知られている。HLA領域のゲノム配列は非常に多形性に富むため，リシークエンスを中心とした詳細なハプロタイプ解析を行い，疾患との関連性を

表. GWASで報告されたIgA腎症の感受性遺伝子座

染色体	SNP（リスクアレル）	type	オッズ比（文献）	領域内に存在する遺伝子
1p13	rs17019602 (G)	intronic	1.17 (1)	*VAV3*
1q32	rs6677604 (G)*	intronic	1.35 (1)	*CFH, CFHR1, CFHR3*
3q27	rs7634389 (C)	intronic	1.13 (2)	*ST6GAL1*
6p21	rs7763262 (C)	intergenic	1.41 (1)	*HLA-DRB1, -DQA1, -DQB1*
	rs9275224 (G)	intergenic	1.36 (1)	
	rs2856717 (G)	intergenic	1.27 (1)	
	rs9275596 (T)	intergenic	1.44 (1)	
	rs2071543 (G)	intronic	1.15 (1)	*PSMB8, PSMB9, TAP1, TAP2*
	rs1883414 (G)	ncRNA	1.22 (1)	*HLA-DPB2, -DPB1, -DPA1, COL11A2*
8p23	rs9314614 (C)	intronic	1.13 (2)	*DEFA, GS1-24F4.2, DEFB1*
	rs2738048 (T)	intergenic	1.10 (1)	
	rs12716641 (T)	intergenic	1.15 (2)	
	rs10086568 (A)	intergenic	1.16 (1)	
8q22	rs2033562 (C)	intergenic	1.13 (2)	*KLF10, ODF1*
9q34	rs4077515 (T)	missense	1.16 (1)	*CARD9*
11p11	rs2074038 (T)	intronic	1.14 (2)	*ACCS, EXT2*
16p11	rs11150612 (A)	intergenic	1.18 (1)	*ITGAM, ITGAX*
	rs11574637 (T)	intronic	1.32 (1)	
17p13	rs3803800 (A)	intronic	1.12 (1)	*TNFSF13, MPDU1, EIF4A1, CD68, TP53, SOX15*
22q12	rs2412971 (G)	intronic	1.20 (1)	*HORMAD2, MTMR3, LIF, OSM, GATSL3, SF3A1*

**CFHR3-CFHR1* Δと連鎖不平衡
(1) Kiryluk K, et al. Nat Genet 46：1-13, 2014　(2) Li M, et al. Nat Commun 6：1-9, 2015

正確に評価する必要がある。

補体H因子および関連蛋白はIgA腎症の病態を理解するうえで興味深い。CFHR遺伝子は互いに複合体を形成し，H因子と競合的な作用を示すことが報告されている。*CFHR3, 1* ΔはIgA腎症のほか，非典型溶血性尿毒症症候群（atypical hemolytic uremic syndrome：aHUS），全身性エリテマトーデス（systemic lupus erythematosus：SLE），加齢黄斑変性症（age-related macular degeneration：AMD）で関連が認められるが，aHUSやSLEでは発症リスクとなるのに対し，IgA腎症では防御的に作用する。またIgA腎症患者において，*CFHR3, 1* Δを有する症例ではOxford分類での尿細管間質障害のスコアが低値を示し，*CFHR3, 1* Δが腎障害における補体の作用と関連することが示唆されており，興味深い[7]。

IgA腎症のGWASで検出される*TNFSF13*はa proliferation-inducing ligand（APRIL）をコードし，T細胞非依存的にB細胞におけるIgAへのクラススイッチに関与することが知られている。IgA腎症の摘出扁桃には対照に比べ，扁桃胚中心にAPRILの産生細胞が多く認められる[8]。APRILとTLR9の発現には相関関係があり，摘出扁桃から抽出したB細胞にTLR9のアゴニストを加えるとAPRILの産生は亢進した。韓国のコホート研究においては，血中のAPRIL値はIgA腎症の末期腎不全の進行因子であるとも報告され，APRILはIgA腎症の発症と進行のメカニズムにおいて重要な分子である可能性がある。

これら複数のリスクアレルの一般人口における総体的頻度は，アフリカで低く，地中海や東アジアで高いと報告されている。このGWAS解析の結果から考えると，日本人を含むアジア人にIgA腎症が多い理由は遺伝素因で説明できる可能性がある。すなわち，人類の地球規模での移動の過程で，環境に適応するために獲得した遺伝体質が，IgA腎症の発症を規定しているのではないだろうか。

家族性IgA腎症

家族性IgA腎症の遺伝形式は，不完全浸透の常染色体優性遺伝と想定される。当初はGWASを用いて原因遺伝子の探索がなされ，いくつかの原因遺伝子座(2q36，4q26-31，6q22，17q12-22)が報告されたが，原因遺伝子の単離にまでは至らなかった。その後のシークエンス技術の革新により全エクソン解析が行われるようになり，2014年にフランスのグループから*SRPY2*変異(p.Arg119Trp)を有するIgA腎症家系が報告された[9]。この変異を有するIgA腎症患者のリンパ球では，IgAの産生が亢進するとともに，MAPK1/2経路の抑制が認められた。ほかの孤発性70例の*SPRY2*のリシークエンス解析では変異は認められず，この家系にプライベートな変異と考えられるが，孤発例のリンパ球を用いた解析でも同様の傾向が認められ，MAPK/ERK1/2経路の抑制はIgA腎症における共通のメカニズムであることが示唆された。

2016年には欧州のIgA腎症コンソーシアムが家族性IgA腎症を対象としてGWASとエクソーム解析を行い，IgA腎症の発症にかかわる変異・rare SNPsを報告した[10]。16家系のGWASで検出された連鎖領域において，8家系のエクソーム解析を行った結果，罹患者のみに認められる24の変異・rare SNPsが検出され，その多くはステロイド受容体(*NR3C1*)を含む単一の免疫系ネットワークに属することを報告した。複数の家系で共通する主要な変異は認められず，各々の遺伝子の役割も不明なものが多いが，これらの変異・rare SNPsの蓄積効果が家族性IgA腎症の発症にかかわることが推測された。

家族性IgA腎症は，それぞれの家系間の遺伝的異質性が高く，個々の家系で網羅的なシークエンス解析による原因遺伝子の同定が期待される。しかし，現在までに複数の家系に共通する主要な原因遺伝子の報告はない。IgA腎症の発症・進展には複数の変異・rare SNPsが関与する可能性が高い。影響力の強い遺伝子を同定する必要があると考える。

おわりに

IgA腎症は一般的に考えられているような，単一遺伝子で発症するという遺伝性疾患ではないが，近年の遺伝子解析により複数の疾患感受性遺伝子が明らかにされた。今までに同定された原因遺伝子が病態機序に関わるメカニズムを理解することで，孤発例を含むIgA腎症の予防や治療に貢献できる可能性がある。

文献

1) Takei T, Iida A, Nitta K, et al.：Association between single-nucleotide polymorphisms in selectin genes and immunoglobulin A nephropathy. Am J Hum Genet 70：781-786, 2002
2) Obara W, Iida A, Suzuki Y, et al.：Association of single-nucleotide polymorphisms in the polymeric immunoglobulin receptor gene with immunoglobulin A nephropathy (IgAN) in Japanese patients. J Hum Genet 48：293-299, 2003
3) Narita I, Kondo D, Goto S, et al.：Association of

gene polymorphism of polymeric immunoglobulin receptor and IgA nephropathy. Intern Med 40：867-872, 2001
4) Ohtsubo S, Iida A, Nitta K, et al.：Association of a single-nucleotide polymorphism in the immunoglobulin mu-binding protein 2 gene with immunoglobulin A nephropathy. J Hum Genet 50: 30-35, 2005
5) Kiryluk K, Li Y, Scolari F, et al.：Discovery of new risk loci for IgA nephropathy implicates genes involved in immunity against intestinal pathogens. Nat Genet 46：1187-1196, 2014
6) Li M, Foo JN, Wang JQ, et al.：Identification of new susceptibility loci for IgA nephropathy in Han Chinese. Nat Commun 6：7270, 2015
7) Xie J, Kiryluk K, Li Y, et al.：Fine Mapping Implicates a Deletion of CFHR1 and CFHR3 in Protection from IgA Nephropathy in Han Chinese. J Am Soc Nephrol 27: 3187-3194, 2016
8) Muto M, Manfroi B, Suzuki H, et al.：Toll-Like Receptor 9 Stimulation Induces Aberrant Expression of a Proliferation-Inducing Ligand by Tonsillar Germinal Center B Cells in IgA Nephropathy. J Am Soc Nephrol 28：1227-1238, 2017
9) Milillo A, La Carpia F, Costanzi S, et al.：A SPRY2 mutation leading to MAPK/ERK pathway inhibition is associated with an autosomal dominant form of IgA nephropathy. Eur J Hum Genet 23：1673-1678, 2015
10) Cox SN, Pesce F, El-Sayed Moustafa JS, et al.：Multiple rare genetic variants co-segregating with familial IgA nephropathy all act within a single immune-related network. J Intern Med 281：189-205, 2017

3 章

IgA 腎症の病理

IgA腎症の病理の基本と多様性

IgA腎症はIgAがメサンギウムに優位な陽性所見を示す糸球体腎炎と定義され，診断には腎生検による病理診断が必須である。糸球体の病理組織像はメサンギウムが主体となることが多い。しかし，糸球体病変はメサンギウム領域のみに限局するのではなく，メサンギウム以外のさまざまな場においても多彩な病変が出現する。さらに糸球体のみならず尿細管・間質，血管系にも病変は拡がり，組織像はより複雑に展開する。近年では，IgA腎症に認めるさまざまな病変に対し明確な定義が提示されている。臨床病理学的な解析も多く報告され，予後と密接なかかわりをもつ病変もいくつか指摘されている。病理診断はIgA腎症の確定診断だけではなく，治療選択や予後の予測においてもその果たす役割は小さくない。

IgA腎症に認める病理所見

光学顕微鏡所見

■ 糸球体病変

IgA腎症ではメサンギウムが病変の主座となることが多い。わが国の腎生検症例の登録システムであるJ-RBRでは，2009～2010年にIgA腎症が2,177例登録されており，そのうち90％以上の症例がメサンギウム増殖性糸球体腎炎の組織像を示すと報告されている[1]。メサンギウムにおける組織変化は，増殖の軽微なものから高度の細胞増多までさまざまである。2009年に発表されたOxford分類[2, 3]では，一つのメサンギウム領域に認める細胞数により，正常から高度までメサンギウム細胞増多を4段階に分けて評価している。メサンギウムには細胞増多，基質の増加（図1）のほか，免疫複合体の沈着を認める。沈着が高度な場合，パラメサンギウム領域からボウマン嚢腔に向かって半球状に突出する沈着物（hemispherical deposit）（図2）を認める。病変はメサンギウムのみに限局するわけではなく，炎症細胞浸潤とともに内皮細胞，足細胞，ボウマン嚢上皮細胞，糸球体基底膜（GBM）を巻き込みさまざまな組織像を呈する。個々の糸球体では**メサンギウム細胞増多のほか，管内細胞増多，半月体，分節性硬化，癒着など，メサンギウム以外を場とする変化を示す。**これらの病変を活動性病変と慢性病変に大別し解説する。

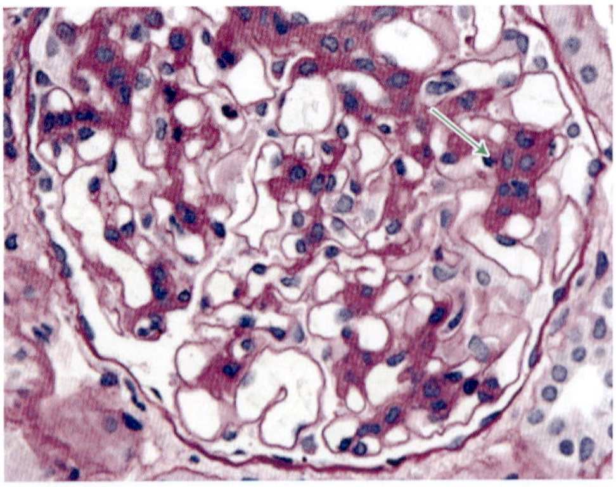

図1．メサンギウム細胞増多
一つのメサンギウム領域にメサンギウム細胞の核を4個以上認める（矢印）。

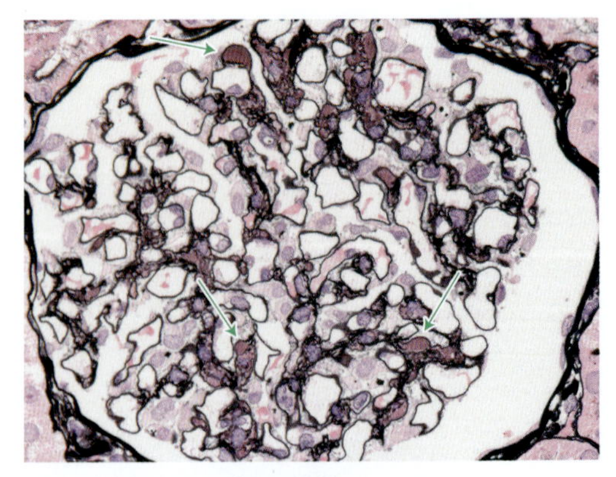

図2．パラメサンギウム沈着
パラメサンギウムにボウマン嚢腔に向かって半球状に突出する沈着物（hemispherical deposit）（矢印）を多数認める。

① 炎症の活動期に出現する病変

管内細胞増多，係蹄壊死，細胞性ないし線維細胞性半月体は，炎症が活動性のある場合に出現する。管内細胞増多（図 3）は 20 〜 25％ほどの症例にみられ，さまざまな程度のメサンギウム細胞増多を随伴していることが多い。糸球体毛細血管腔内への炎症細胞浸潤と係蹄内腔の狭小化を示す。病変は腎生検で得られたすべての糸球体に一様に出現することは少なく，巣状・分節性の分布を示すことが多い。

係蹄壊死（図 4）は強い炎症の初期に出現する。毛細血管腔への好中球やマクロファージなどの炎症細胞浸潤を伴う管内細胞増多を背景に，核の破砕，フィブリンの析出，GBM の断裂を認める。係蹄壊死に引き続き細胞性半月体が形成される。GBM の断裂部からボウマン囊腔に向かって炎症細胞やさまざまな炎症性物質が流出し，炎症が管外へ波及する。ボウマン囊腔では毛細血管腔内から流出してきた起炎物質に反応し，炎症細胞浸潤を交える細胞増殖病変が形成され細胞性半月体（図 5）へと至る。**細胞性半月体**は 2 層を超える管外細胞増殖層で，その構成成分として細胞が 50％を超えるものとされている。**線維細胞性半月体**（図 6）は細胞性半月体からやや器質化が進行した病変で，細胞成分が 50％未満かつ細胞外基質成分が 90％未満で構成されている管外病変

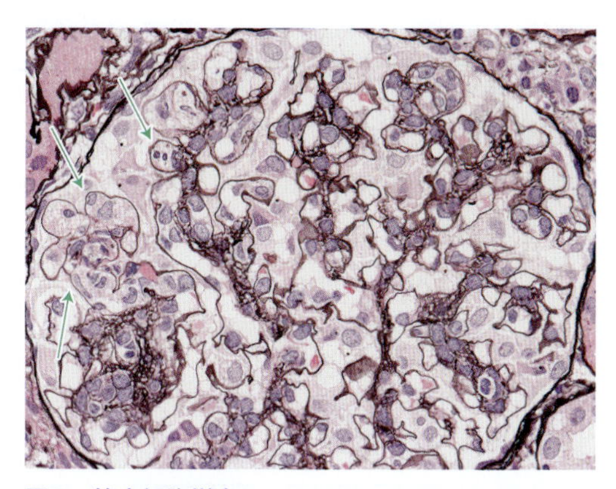

図 3. 管内細胞増多

糸球体毛細血管腔の一部（矢印）に炎症細胞浸潤を伴う細胞増加があり，血管腔は狭小化している。

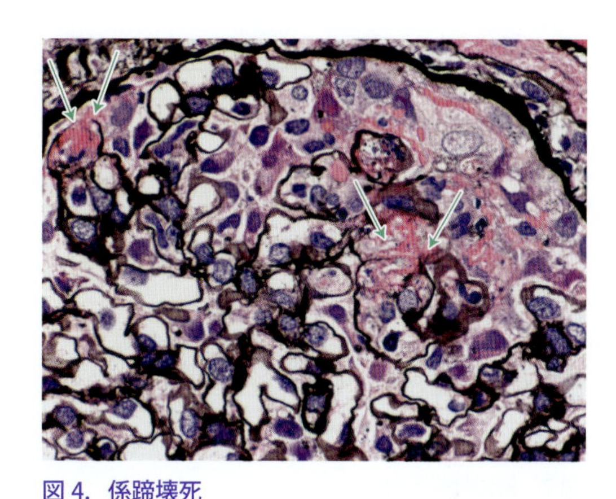

図 4. 係蹄壊死

糸球体基底膜の断裂（矢印）とともにフィブリンの析出を認める。断裂部の近傍には断片化した小さい核片を散見する。

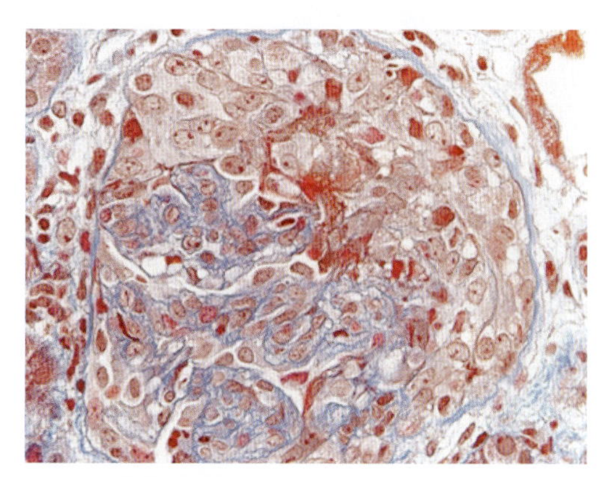

図 5. 細胞性半月体

ボウマン囊腔に3層以上の細胞増殖層を認める。

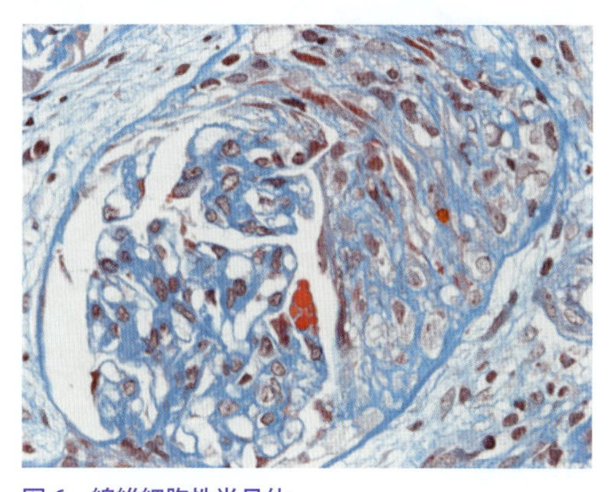

図 6. 線維細胞性半月体

ボウマン囊腔に細胞と細胞外基質からなる管外病変。

である。IgA 腎症では細胞性半月体や線維細胞性半月体を有する症例は 10 ～ 40％ほどで，巣状の分布でボウマン嚢に対して非全周性の広がりを示すことが多い。係蹄壊死や半月体が目立つ場合には，ANCA 関連腎炎や紫斑病性腎炎を念頭に置き鑑別を行う必要がある。

② 炎症の慢性期に出現する病変

線維性半月体，癒着，分節性ないし全節性硬化，虚脱，GBM の二重化などは，炎症が進行した慢性期に認めることが多い。これらの病変の多くは炎症の活動期にもたらされた管外病変や管内病変の修復不全によるものであり，腎生検までの経過が長い症例や治療後の症例でしばしば出現する。

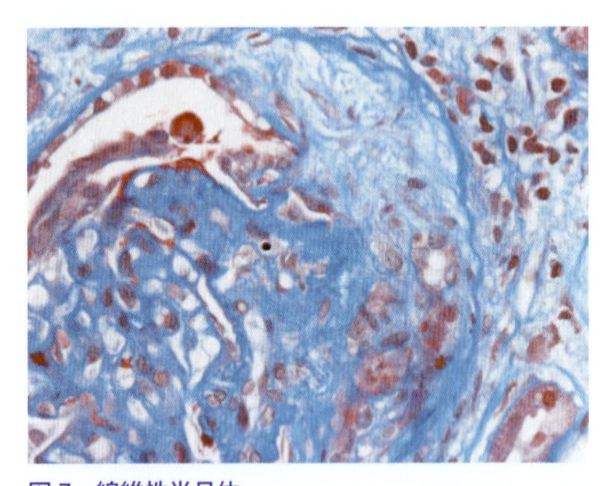

図 7. 線維性半月体

ボウマン嚢腔に細胞外基質からなる管外病変。病変部に認める細胞成分はごくわずかである。

線維性半月体（図 7）は，線維細胞性半月体からさらに器質化が進行した病変で，細胞成分は 10％未満，細胞外基質成分が 90％を超えて構成されており，病変はボウマン嚢の円周の 10％を超えている。

癒着（図 8）は糸球体係蹄とボウマン嚢との連続した病変であり，線維性半月体との鑑別が問題となることも少なくない。

硬化は細胞外基質の蓄積により毛細血管腔が閉塞した病変であり，すべての係蹄が硬化に陥っていれば全節性硬化，係蹄腔の一部でも開存していれば分節性硬化（図 9）となる。分節性硬化は炎症の瘢痕として形成されることが多いが，光学顕微鏡所見のみでは原発性巣状分節性糸球体硬化症の病変と鑑別することは難しく，蛍光抗体法や電子顕微鏡所見を併せて判断することになる。

虚脱は係蹄腔が虚脱し，GBM が蛇行・凝集する病変であり，しばしばボウマン嚢腔の線維化やボウマン嚢壁の線維化を伴う。

なお，全節性硬化や虚脱は炎症の瘢痕としてではなく，加齢などによる動脈硬化や過去の腎生検に伴う二次的な変化として出現することもある。

■ 尿細管・間質病変

IgA 腎症に認める尿細管・間質病変は，糸球体障害に伴う二次的な変化として出現する場合が多

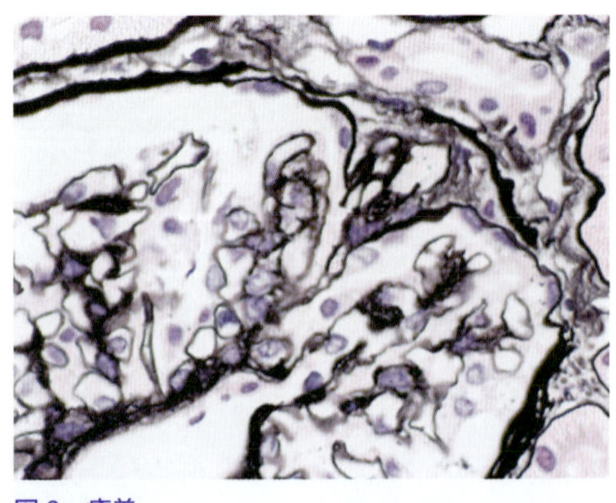

図 8. 癒着

糸球体毛細血管係蹄とボウマン嚢が連続した病変。病変はボウマン嚢の全周の10％を超えることはない。

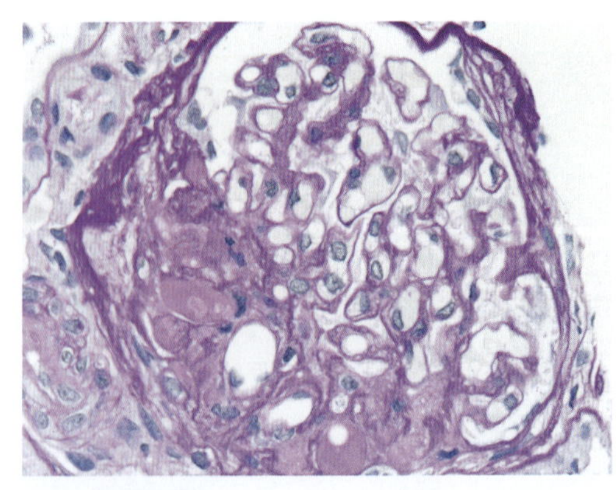

図 9. 分節性硬化

細胞外基質の増加により毛細血管腔が閉塞する硬化病変を認めるが，糸球体全体には及んでいない。

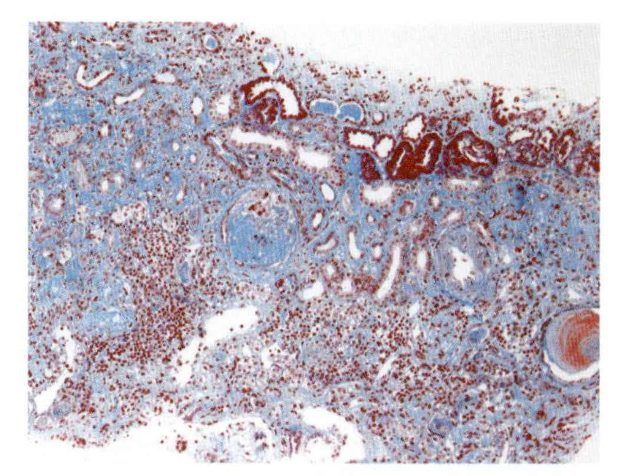

図 10．間質線維化・尿細管萎縮

線維性半月体や分節性ないし全節性硬化など，慢性所見が進行した糸球体の周囲では間質の線維化が増加するとともに，尿細管には萎縮を認める。線維化部にはしばしばリンパ球などの炎症細胞浸潤を伴う。

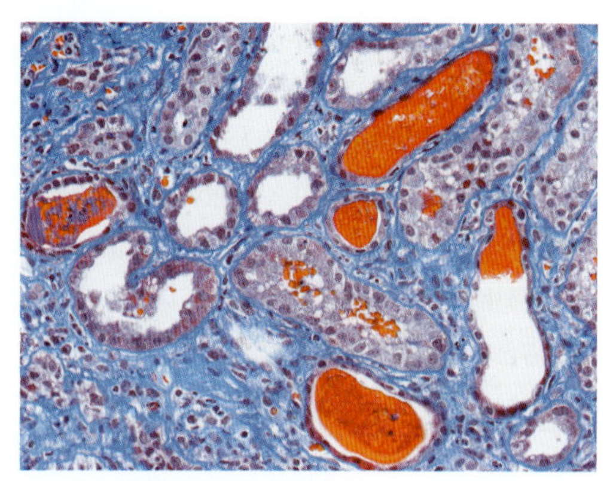

図 11．尿細管の赤血球円柱

血尿が目立つ場合には，尿細管の腔内には赤血球や赤血球円柱を認める。

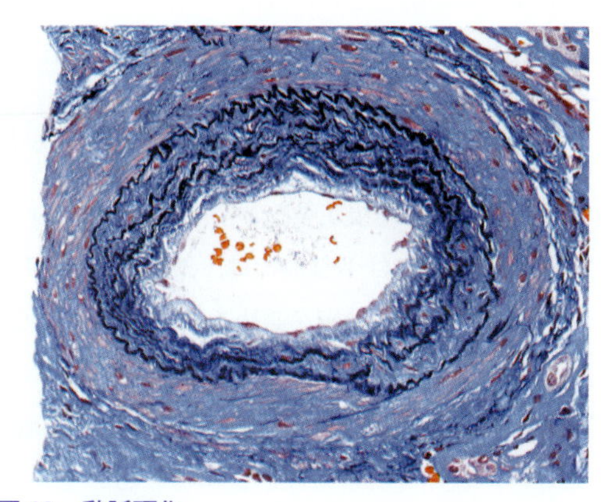

図 12．動脈硬化

線維化とともに，弾性線維染色で層板状に黒色に染色される弾性線維の増加により内膜が肥厚する。

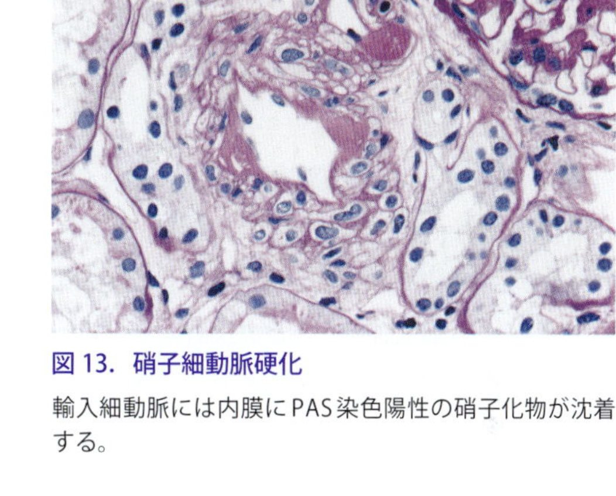

図 13．硝子細動脈硬化

輸入細動脈には内膜にPAS染色陽性の硝子化物が沈着する。

い。係蹄壊死や細胞性半月体など，炎症の活動性病変を伴う糸球体の周囲の間質では浮腫や炎症細胞浸潤を認める。炎症が慢性期へと移行すると線維性半月体や分節性ないし全節性硬化となった糸球体の周囲では，間質の線維化，尿細管の萎縮，リンパ球などの炎症細胞浸潤など，慢性所見（図 10）を認める。

尿細管の腔内には血尿を反映し，赤血球や赤血球円柱（図 11）を認めることも少なくない。高度の肉眼的血尿を認める場合には約 1 / 3 の症例で急速に腎機能が悪化し，急性腎障害（acute kidney injury：AKI）を呈する。尿細管の腔内に赤血球ないし赤血球円柱が充満するとともに，尿細管上皮には扁平化や剝脱などの傷害を認める。

■ 血管病変

IgA 腎症に認める血管病変に，IgA 腎症に特異的なものはない。IgA 腎症に合併する最も頻度が高い血管病変は，動脈硬化（図 12），硝子細動脈硬化（図 13）である。これらの病変は主に成人に出現し，高血圧や加齢と関連することが多く，糸球体の全節性硬化や尿細管萎縮・間質線維化をしばしば伴う。輸入細動脈では内膜を中心に硝子化物が沈着し，内膜の肥厚を認める。弓状動脈や小葉間動脈では内膜に線維化とともに弾性線維の増加を伴う弾性線維症（fibroelastosis）がみられ，病変が高度になると中膜平滑筋の萎縮を伴う。細動脈や小葉間動脈末梢へのIgA沈着は約5％の症例に認めるが，糸球体硬化や動脈病変との関連は認められない。紫斑病性腎炎やブドウ球菌などによる感染関連糸球体腎炎では，糸球体にIgA優位の沈着とともに時に動脈や細動脈に血管炎を認めるが，IgA腎症では動脈炎を伴うことはない。

蛍光抗体法

IgA腎症の診断にあたっては，蛍光抗体法などによる免疫染色の所見が必須となる。蛍光抗体法では，**糸球体にIgAがほかの免疫グロブリンや補体に比較し，優位な陽性所見を示す**（図14）。IgAはびまん性にメサンギウム領域に顆粒状の陽性所見を呈することが多いが，係蹄壁に陽性を示すこともある（図15）。内皮下沈着や上皮下沈着に伴う変化であるほか，メサンギウム間入により内皮下にもメサンギウム基質が蓄積した場合などにも認める。**90％以上の症例ではIgAに加えC3が陽性となる。IgGやIgMは約半数の症例で陽性となるが，染色強度がIgAより強くなることはない。**IgGの共沈着を伴う症例は共沈着のない症例に比べ有意に腎機能低下の進行が速く，特に強い沈着を認める場合には腎機能予後不良の独立したリスクファクターになるといわれている[4)]。C1qが陽性になる頻度は低く，強く陽性となった場合にはループス腎炎との鑑別を考慮する必要がある。**C4dが糸球体に陽性となる症例は約40％にみられ，C4d陽性の場合は腎不全進展への独立したリスクファクターになる**[5)]。軽鎖の沈着は，κ鎖，λ鎖ともにさまざまな強度で陽性となるが，λ鎖がκ鎖より強く染色されることが多く，ときにλ鎖のみが陽性となる。

IgAはほかの免疫グロブリンや補体に比べ最も強く陽性となるが，その染色強度（intensity）は症例ごとに異なり，必ずしも一定ではない。糸球体の炎症が極めて強い場合，逆にIgAの陽性所見が軽微となるなどIgA沈着量と組織傷害の程度とは必ずしも相関しない。蛍光抗体法の染色強度によりIgA腎症の炎症の活動性を評価することは適当ではない。

糸球体にIgA沈着を認めたとしても，必ずしも糸球体腎炎を示唆するものではない。腎移植ドナーや剖検例おける検討では，20％前後の症例に糸球体へのIgA沈着を認めるといわれている。これらの症例には血尿などの尿所見異常は認められず，組織学的にも糸球体に増殖性変化などは認めない。尿所見異常のない健常者においてある一定の割合で糸球体にIgA沈着を認めることを，IgA腎症の診断にあって念頭に置く必要がある。

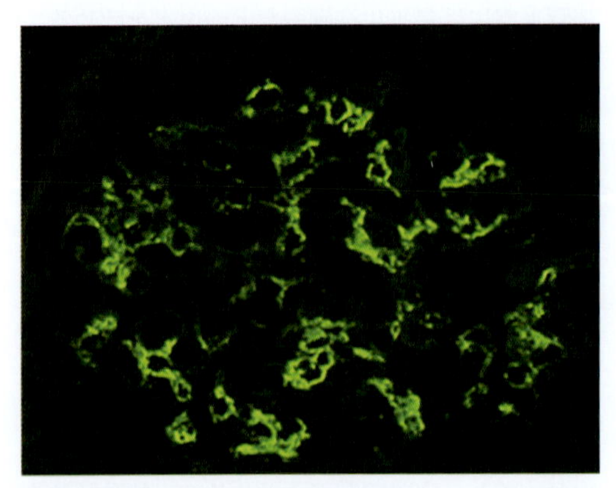

図14．メサンギウムへのIgA沈着
IgAがメサンギウムに顆粒状に陽性となる。

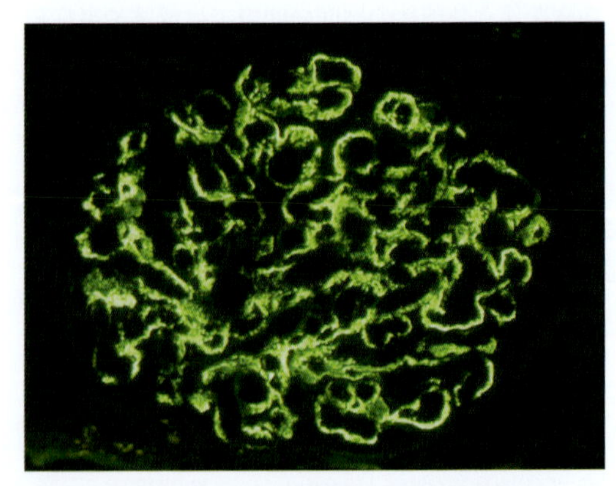

図15．メサンギウムと係蹄壁へのIgA沈着
メサンギウムに加え，係蹄壁にもIgAが陽性を示す。

Oxford 分類における病変の定義

IgA 腎症では多彩な病変が出現するが，個々の病変の取り扱いや定義について論文ごとに異なっており，少なからず混乱が生じていた。**2009 年に発表された Oxford 分類で，糸球体のみならず，尿細管・間質，血管に認めるさまざまな病変に対して明確な定義（表）が初めて提示された**[3]。世界中の多数の病理医，臨床医により検討されコンセンサスに至った定義であり，その有用性は高い。わが国で発表された「IgA 腎症診療指針第 3 版」[6]においても病変の定義は Oxford 分類のものが採用されている。

Oxford 分類での病変の定義の特徴は，多岐にわたる病変について詳細に言及していることに加え，管外病変やメサンギウム細胞増多など，今まで抽象的な記述にとどまっていた病変に具体的な数値を入れ病変の亜分類を明確にした点にある。

Oxford 分類は validation study が必要であると論文中に記載されたこともあり，世界各国より多数の validation study が報告された。これらの報告を踏まえ，Oxford 分類の改訂版[7]が「Oxford classification of IgA nephropathy 2016」として，2017 年に報告された。**評価対象病変に細胞性ないし線維細胞性半月体が加わったことが最も重要な変更点であるが**，病変の定義は初版の分類にて提示されたものがそのまま使用されており変更はない。この定義が病理診断の際に実用に耐え得る明確な定義であり，今後はこの定義を基準として病変の解釈や病理診断が行われていくことと思われる。

小児の IgA 腎症の組織所見

小児の IgA 腎症は成人の IgA 腎症と臨床的に異なる点があるといわれているが，組織所見においてもいくつかの相違点を認める。**管内細胞増多やメサンギウム増多は小児 IgA 腎症にしばしば認めるが，糸球体硬化，メサンギウム基質増加，尿細管萎縮・間質線維化，動脈硬化や細動脈硝子化などの血管病変は成人に比べ目立たないことが多い。**糸球体の増殖性変化は小児，慢性病変は成人に強い傾向を認める。これらの相違点は血圧や加齢などの要因によるほか，発症から腎生検までの時期の長短を反映している可能性も指摘されている。

組織所見と予後との相関については，2009 年の Oxford 分類に用いたコホートにおいて小児例 59 例（4 ～ 18 歳）と成人例 206 例（19 ～ 73 歳）を比較検討した結果，Oxford 分類にて選ばれた①メサンギウム細胞増多，②管内細胞増多，③分節性硬化，④間質線維化・尿細管萎縮の 4 つのパラメーターについて検証し，両者に差異はなかったと報告されている[8]。一方，ヨーロッパで行われた多施設共同研究における検証結果では，18 歳未満の症例群でメサンギウム細胞増多，分節性硬化，間質線維化・尿細管萎縮は腎機能予後と相関を見いだせなかったと報告されており[9]，必ずしも一定の見解が得られていない。

高齢者の IgA 腎症の組織所見

わが国おいて 65 歳以上の高齢者は加速度的に増加している。それに伴い腎疾患を有する高齢者の割合も右肩上がりといわれている。2007 年～ 2012 年に J-RBR に登録された IgA 腎症の患者は 5,679 例で，そのうち 8.7％を 65 歳以上の高齢者が占めている。高齢者の IgA 腎症は非高齢者に比べ高血圧を有することが多く，腎機能低下や高度の蛋白尿を伴う症例も少なくない。組織学的には**動脈硬化や細動脈硝子化が非高齢者に比べ高度であり，それに伴い間質の線維化や尿細管の萎縮，糸球体硬化など，慢性所見が目立つ特徴がある**[10]。しかし，一方で急速進行性腎炎症候群やネフローゼ症候群などの重篤な臨床症候を示すものも多く，壊死性半月体形成性糸球体腎炎の組織像を呈する症例も認める。高齢者の IgA 腎症では加齢を背景とした慢性所見に目を奪われがちであるが，若年者と同様に炎症の高度の活動性を有する症例も少なからず存在しており，係蹄壊死や細

表．病変の定義

糸球体病変の定義
びまん性（diffuse）：50％以上の糸球体の病変が分布
巣状（focal）：50％未満の糸球体に病変が分布
全節性（global）：50％以上の糸球体係蹄に拡がる病変（分節性硬化と全節性硬化の定義は下記を参照）
分節性（segmental）：50％未満の糸球体係蹄に認める病変（少なくとも糸球体係蹄の半分が病変に巻き込まれていない）（分節性硬化と全節性硬化の定義は下記を参照）
管内細胞増多（endocapillary hypercellularity）：糸球体毛細血管腔内における細胞数の増加で，管腔の狭小化を伴う
核崩壊（karyorrhexis）：アポトーシスや濃縮，断片化した核の存在
壊死（necrosis）：フィブリンの滲出や核崩壊を伴った糸球体基底膜の断裂。壊死の基準を満たすには，少なくともこれらのうち2つが必要（フィブリンの管外への滲出は最低限必要）
糸球体基底膜二重化（GBM duplication）：糸球体基底膜が二重の輪郭を示す。管内細胞増多を伴っていてもいなくてもよい
メサンギウム基質増加（increased mesangial matrix）：メサンギウムの細胞外基質の増加で，少なくとも2つの分葉においてメサンギウム領域の幅がメサンギウム細胞の核2個分を超える
硬化（sclerosis）：細胞外基質の増加により毛細血管腔が閉塞した病変。硝子化や泡沫細胞浸潤は伴っていてもいなくてもよい
癒着（adhesion）：糸球体係蹄とボウマン嚢の間の連続した病変で，管外病変や分節性硬化とは区別する
分節性硬化（segmental sclerosis）：すべての係蹄に及んでいない糸球体係蹄の硬化
全節性硬化（global sclerosis）：糸球体のすべての係蹄が硬化
虚脱/虚血糸球体（collapsed/ischemic glomerulus）：毛細血管腔が虚脱を示す糸球体。ボウマン嚢の肥厚やボウマン嚢腔内の線維化を伴うことがある
管外病変（extracapillary lesion）は以下の亜型に分類される ・管外細胞増殖または細胞性半月体（extracapillary proliferation or cellular crescent）：2層を超える管外細胞増殖があり，その成分として細胞が50％を超える病変。病変が糸球体全周に占める割合によりさらに層別される（<10％，10～25％，26～50％，>50％） ・管外線維細胞増殖または線維細胞性半月体（extracapillary fibrocellular proliferation or fibrocellular crescent）：細胞が50％未満で細胞外基質が90％未満の組み合わせからなる管外病変。病変が糸球体全周に占める割合によりさらに層別される（<10％，10～25％，26～50％，>50％） ・管外線維増殖または線維性半月体（extracapillary fibrosis or fibrous crescent）：90％以上が細胞外基質からなるボウマン嚢の全周の10％を超える病変。病変が糸球体全周に占める割合によりさらに層別される（<10％，10～25％，26～50％，>50％） ・半月体はボウマン嚢の全周の10％を超える管外病変
メサンギウム細胞増多（mesangial hypercellularity）は以下に亜分類される ・正常（normal）：メサンギウム領域にメサンギウム細胞が4個未満 ・軽度（mild）：メサンギウム領域にメサンギウム細胞が4～5個 ・中等度（moderate）：メサンギウム領域にメサンギウム細胞が6～7個 ・高度（severe）：メサンギウム領域にメサンギウム細胞が8個以上 注意：最も細胞に富むメサンギウム領域を観察し個々の糸球体を評価する
尿細管・間質の定義
尿細管萎縮（tubular atrophy）：尿細管基底膜の肥厚とともに尿細管の直径が減少。皮質において障害尿細管の割合を％で評価（5％ごとに切り上げて評価）
間質線維化（interstitial fibrosis）：尿細管を除く皮質において，細胞外基質が増加。病変が皮質の占める割合を％で評価（5％ごとに切り上げて評価）
間質炎（interstitial inflammation）：皮質の間質おける炎症細胞浸潤。病変が皮質の占める割合を％で評価（5％ごとに切り上げて評価）。炎症が間質の線維化領域に限局しているかどうか記載する
急性尿細管傷害（acute tubular injury）：基底膜の肥厚を伴わずに近位尿細管上皮が扁平化
血管病変の定義 動脈病変は最も重い病変で評価する。小葉間動脈は皮質内，弓状動脈は皮髄境界部に位置するものをいう
内膜肥厚（intimal thickening）：内膜の厚さと中膜に厚さを比較し，内膜肥厚なし，内膜肥厚あり－中膜より薄い，内膜肥厚あり－中膜より厚い，の3段階で評価する
細動脈硝子化（arteriolar hyaline）：硝子化を示す細動脈の割合を0，1～25％，26～50％，>50％の4段階で評価する

Working group of the international IgA nephropathy network and the renal pathology society[2] 2009より引用，改変

胞性半月体などの病変を確実に捉えられるよう注意深い観察を行う必要がある。

腎機能予後に影響を及ぼす病理所見

間質線維化と尿細管の萎縮

腎機能予後と組織所見との関連については，過去に多くの論文からさまざまな見解が示されてきた。2009 年に発表された Oxford 分類[2, 3]では，観察者間の再現性が高く，かつ臨床パラメーターと独立して予後に影響を及ぼす病変として，メサンギウム細胞増多（M），管内細胞増多（E），分節性硬化（S），間質線維化・尿細管萎縮（T）の 4 つの病変が取りあげられた。ただし，管内細胞増多については腎機能低下に直接結び付くわけではなく，副腎皮質ステロイドなどの免疫抑制療法に反応する病変として選ばれている。

Oxford 分類は論文のなかで MEST の有用性について検証が必要であると指摘されたこともあり，Oxford 分類に対して多数の検証研究が報告されている。研究により，国・地域，症例数や選択基準，解析法などが異なるため，病理所見は腎機能の予後予測に有用とするものから予後予測には関連しないとするものまでさまざまな見解が報告されている。予後予測に有用とした論文においてもメサンギウム細胞増多，管内細胞増多，分節性硬化についての評価はさまざまである。しかし，**間質線維化・尿細管萎縮については，多数の研究において単変量解析，多変量解析ともに予後を反映する病変として抽出されており**[7]，Oxford 分類以前に D'Amico ら[11]によって行われた検証結果とも一致している。

半月体

一般的に半月体が目立つ症例は急速進行性の経過に至ることが多く，良好な予後を示さないことがある。多数の論文について行ったメタアナリシスでは，多変量解析において半月体が予後不良因子であったと報告している[12]。しかし，初版の Oxford 分類ではこれまで IgA 腎症の進展にかかわる病変として着目されてきた半月体が予後に影響を及ぼす因子として採用されておらず，当初より問題点の一つしてあげられていた。Oxford 分類では eGFR が 30 mL/ 分 / 1.73 m^2 未満の症例や観察期間が 1 年未満の症例を症例選択基準外としているため，多数の半月体を有し急速に腎機能の低下をきたした症例が除外されている。そのため，半月体が予後予測因子に採用されなかった可能性が指摘されている。一方，Katafuchi ら[13]や Halling ら[14]をはじめ，eGFR が 30 mL/ 分 / 1.73 m^2 未満の重篤な腎機能低下を示す症例も含むより広い症例選択基準を採用した検証研究では，半月体は腎機能予後不良との有意な関連が示されている。2017 年に，Oxford study，VALIGA study，日本，中国のデータベースの 4 つの大規模コホートを合体して収集した 3,000 例以上の IgA 腎症における半月体と予後についての検証結果が報告されている[15]。細胞性ないし線維細胞性半月体は 36％の症例にみられ，50％以上の eGFR 低下または末期腎不全（eGFR ＜ 15 mL/ 分 / 1.73 m^2）の combined event と有意な関連を認めたとしている。ただし，免疫抑制薬使用者では有意なリスクファクターとならなったことから半月体の割合と combined event の関連について解析を追加している。その結果，半月体形成率が 25％未満の症例では免疫抑制薬の投与を行わないと予後不良となり，形成率が 25％を超えると免疫抑制薬の使用の有無にかかわらず予後不良となることが示された。

これらの結果をはじめ，多数の検証研究からの報告を踏まえ，**改訂された Oxford 分類 2016**[7] **では，細胞性半月体ならびに線維細胞性半月体が“C lesion”として予後予測因子に追加され，C0（半月体なし），C1（25％未満の半月体），C2（25％以上の半月体）と亜分類し，score 表記をすることが提唱されている。**

おわりに

IgA腎症はメサンギウムへのIgA沈着とメサンギウム増殖を特徴とする糸球体腎炎であるが，腎生検病理診断の実際の場では，メサンギウム増殖のみならず多彩な急性ないし慢性病変が出現し，さらに両者が複雑に混在することも少なくない。また，小児と高齢者を同じIgA腎症と診断しても罹患年齢によって病理組織像は同一ではなく，多彩な変化が展開している。Oxford分類やわが国の「IgA腎症診療指針第3版」では，予後や治療選択をはじめさまざまな点において病理所見の重要性を指摘している。**IgA腎症に出現する病変は糸球体のみならず，尿細管・間質，血管系とさまざまであり，病理診断においては多様な変化に目を奪われることなく一つひとつ丁寧に読み込んでいくことが必要である。**

（北村 博司）

文献

1) Sugiyama H, Yokoyama H, Sato H, et al.：Japan Renal Biopsy Registry and Japan Kidney Disease Registry：Committee Report for 2009 and 2010. Clin Exp Nephrol 17(2)：155-173, 2013
2) Working Group of the International IgA Nephropathy Network and the Renal Pathology Society, Cattran DC, Coppo R, Cook HT, et al.：The Oxford classification of IgA nephropathy：rationale, clinicopathological correlations, and classification. Kidney Int 76(5)：534-545, 2009
3) Working Group of the International IgA Nephropathy Network and the Renal Pathology Society, Roberts IS, Cook HT, Troyanov S, et al.：The Oxford classification of IgA nephropathy：pathology definitions, correlations, and reproducibility. Kidney Int 76(5)：546-556, 2009
4) Shin DH, Lim BJ, Han IM, et al.：Glomerular IgG deposition predicts renal outcome in patients with IgA nephropathy. Mod Pathol 29(7)：743-752, 2016
5) Espinosa M, Ortega R, Sánchez M, et al.：Association of C4d deposition with clinical outcomes in IgA nephropathy. Clin J Am Soc Nephrol 9(5)：897-904, 2014
6) 厚生労働省科学研究費補助金難治性疾患克服研究事業：進行性腎障害に関する調査研究報告 IgA腎症分化会 IgA診療指針-第3版-. 日腎会誌 53：123-135, 2011
7) Trimarchi H, Barratt J, Cattran DC, et al.：Oxford classification of IgA nephropathy 2016：an update from the IgA Nephropathy Classification Working Group. Kidney Int 91(5)：1014-1021, 2017
8) Working group of the international IgA nephropathy network and the renal pathology society, Coppo R, Troyanov S, Camilla R, et al.：The Oxford IgA nephropathy clinicopathological classification is valid for children as well as adults. Kidney Int 77(10)：921-927, 2010
9) Coppo R, Lofaro D, Camilla RR, et al.：Risk factors for progression in children and young adults with IgA nephropathy：an analysis of 261 cases from VALIGA European cohort. Pediatr Nephrol 32(1)：139-150, 2017
10) Komatsu H, Fujimoto S, Yoshikawa N, et al.：Clinical manifestations of Henoch-Schönlein purpura nephritis and IgA nephropathy：comparative analysis of data from the Japan Renal Biopsy Registry (J-RBR). Clin Exp Nephrol 20(4)：552-560, 2016
11) D'Amico G.：Natural history of idiopathic IgA nephropathy and factors predictive of disease outcome. Semin Nephrol 24(3)：179-196, 2004
12) Lv J, Shi S, Xu D, et al.：Evaluation of the Oxford Classification of IgA nephropathy：a systematic review and meta-analysis. Am J Kidney Dis 62(5)：891-899, 2013
13) Katafuchi R, Ninomiya T, Nagata M, et al.：Validation study of oxford classification of IgA nephropathy：the significance of extracapillary proliferation. Clin J Am Soc Nephrol 6(12)：2806-2813, 2011
14) Edström Halling S, Söderberg MP, Berg UB.：Predictors of outcome on paediatric IgA nephropathy with regard to clinical and histological variables (Oxford classification). Nephrol Dial Transplant 27(2)：715-722, 2012
15) Haas M, Verhave JC, Liu ZH, et al.：A Multicenter Study of the Predictive Value of Crescents in IgA Nephropathy. J Am Soc Nephrol 28(2)：691-701, 2017

IgA腎症のOxford分類とわが国の組織学的重症度分類

はじめに

IgA腎症は臨床的に大半が慢性腎炎症候群で自覚なしに進行するが，ときに急性腎炎様の症状を呈する。腎生検により確定診断がなされるが，その病期はさまざまである。そこで，**積極的治療の対象となる活動性病変と予後を決定する慢性病変に関して総合的に定量評価することが治療方針の選択の参考となる。そのため，これら病変の多様性を臨床病理学的見地から整理したものが，組織分類である。**IgA腎症の病理診断に必須となる病変が選択され，各病変が定義され，そしてエビデンスに基づいた組織分類が**国際IgA腎症臨床病理組織分類（いわゆるOxford分類）**として発表された[1, 2]。一方，わが国においても厚生労働省・日本腎臓学会合同による「IgA腎症診療指針（2002年）」の改訂版としてエビデンスに基づいた**組織学的重症度分類が作成された**[3～5]。これら2つの組織分類は相互に異なった分類となっているが，IgA腎症を構成する病変の定義は共通している[6]。これによりIgA腎症の病理組織学的スペクトラムが整理され，病変の臨床的意味が明らかにされつつある。本項では**2つの組織分類の相違点とエビデンスに基づいたIgA腎症組織分類の限界と問題点を明らかにし，わが国でこの2つの分類をどのように使い分けるかについての指針を呈示する**[7～9]。

Oxford分類の成立過程

IgA腎症に必須の病理パラメータの選択とその定義，評価法

IgA腎症に関する病理パラメータとして，メサンギウム細胞増多，管内性細胞増多，糸球体毛細血管係蹄壊死，管外性細胞増多（細胞性・線維細胞性・線維性半月体），全節性硬化，分節性硬化/硝子化，癒着，虚脱，間質内炎症，尿細管萎縮/間質線維化，小葉間動脈硬化，細動脈内膜の硝子化が選択された（図1a，b）。評価法としては，これらの病変を認める糸球体の数を算出し，全糸球体数に対する病変の割合が％で記載される。また間質尿細管病変では，腎皮質での炎症細胞浸潤の広がりを間質内炎症の指標で評価し，糸球体と大血管を除く腎皮質総面積における間質の占有面積を，尿細管萎縮/間質線維化として10％ごとに記載する。血管病変では，小動脈（多くは小葉間動脈）内膜の線維性肥厚の程度を中膜の厚さと比較することにより，①正常，②肥厚内膜が中膜厚より小さい場合，③肥厚内膜が中膜厚を越えている場合の3段階に分類する。細動脈の評価は，内膜の硝子化病変を有する細動脈の有無を評価する（表1）。

病理パラメータの評価の再現性と組織分類への導入

病理組織分類の作成にあたり，病理医間での再現性，すなわち前述の定量的評価において一致率の高い病理パラメータだけを選択することから着手された。5人の評価者間の再現性の評価法とし，級内相関係数（intraclass correlations：ICC）が用いられ，0.6以上を高度良好，0.4以上を良好，0.4以下を不良としている。その結果，メサンギウム細胞増多（0.63），糸球体全節性硬化（0.89），分節性硬化＋癒着（0.49），管内性細胞増多（0.49），管外性細胞増多（0.68）尿細管萎縮（0.76），間質線維化（0.74），間質内炎症（0.61），小葉間動脈硬化（0.69）が選ばれた[1, 2]。

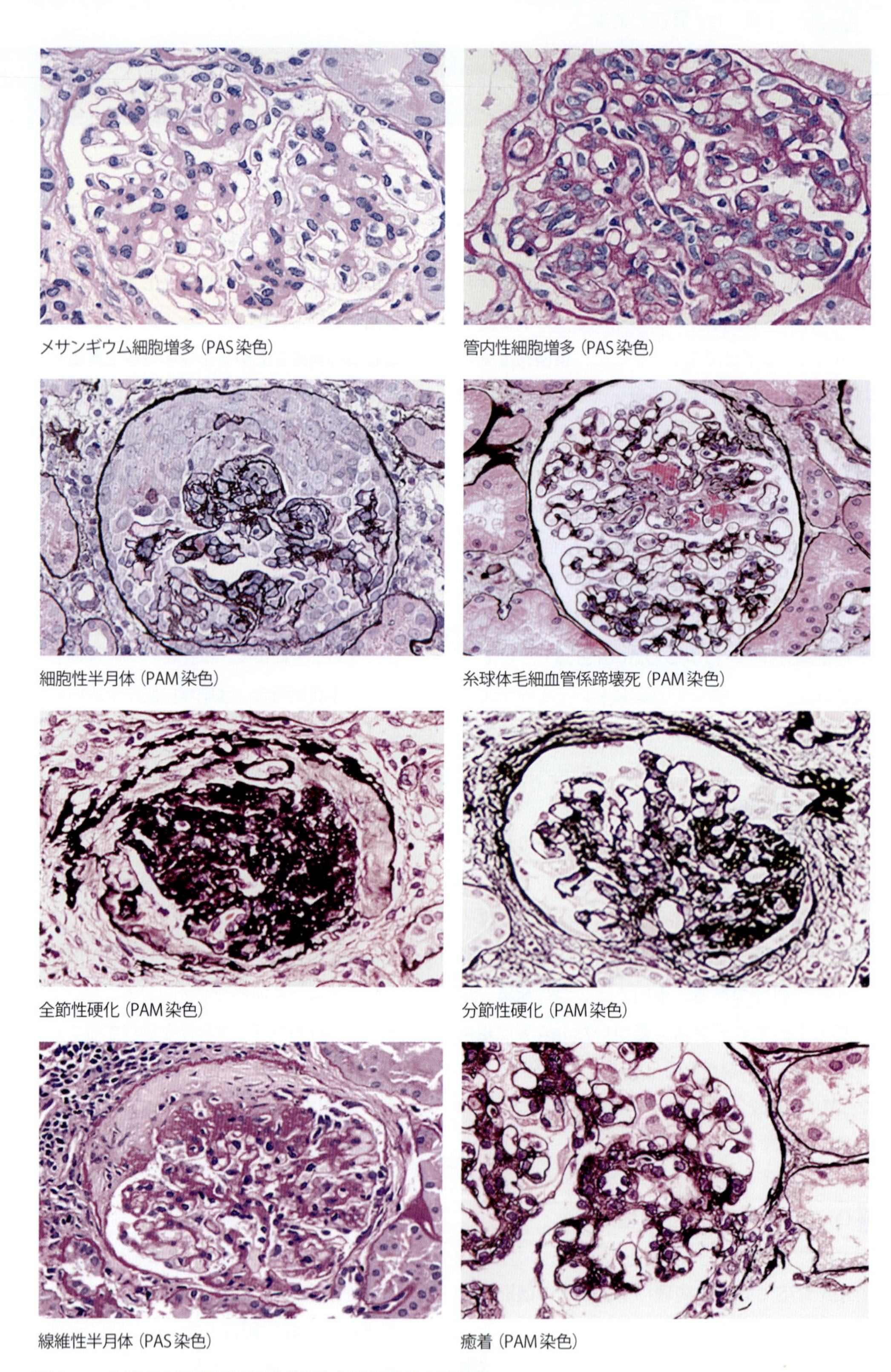

図1a. IgA腎症の組織分類を構成する糸球体病変の組織像

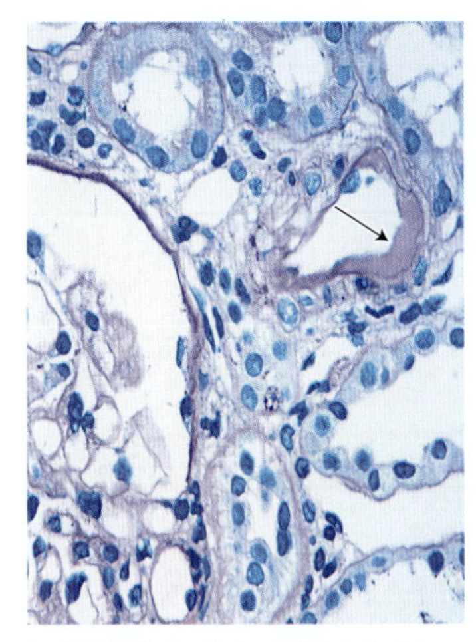

細動脈内膜硝子化（PAS 染色）（矢印）
（0：異常なし　1：病変あり）

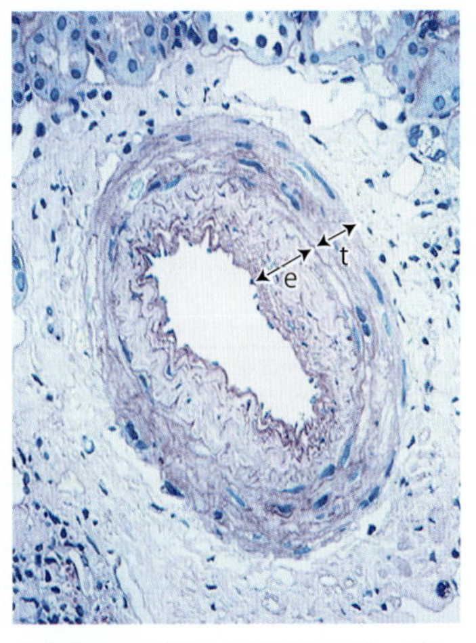

小葉間動脈内膜の線維性肥厚（PAS 染色）（0：e/t=0, 1：e/t<1, 2：e/t>=1）

図 1b. 動脈病変の評価法

表 1. Oxford 分類（MESTC 分類）

病理パラメータ	定義	スコア
メサンギウム細胞増多	PAS染色にて，メサンギウム領域に4個以上の核をもつ糸球体を50%以上認める場合をM1とする	M0：なし M1：あり
管内性細胞増多	糸球体毛細血管係蹄内の細胞増多により内腔が狭小化した状態	E0：なし E1：あり
糸球体分節性硬化	糸球体毛細血管係蹄の硬化が分節性（全節性でない）にみられ，癒着を伴っていてもよい	S0：なし S1：あり
尿細管萎縮/間質線維化	腎皮質領域における尿細管萎縮あるいは間質幅の%	T0：0～25% T1：26～50% T2：>50%
活動性半月体	細胞性または線維細胞性半月体	C0：なし C1：1～24% C2：≧25%

腎生検時の各病変と腎機能予後との関連

単回帰分析では，メサンギウム細胞増多，分節性硬化，尿細管萎縮 / 間質線維化が eGFR の低下の傾きに関連していた。重回帰分析では，腎生検時の eGFR，腎生検時ならびに追跡期間中の平均血圧と蛋白尿で補正した結果，分節性硬化と尿細管萎縮 / 間質線維化が eGFR の低下の傾きに相関していた。eGFR の 50%低下あるいは末期腎不全への進展までの期間において，Cox 単回帰分析ではメサンギウム細胞増多の有無と分節性硬化，そして尿細管萎縮 / 間質線維化の程度が腎機能予後に関連した。腎生検時と追跡期間中の上記の臨床因子で補正した Cox 重回帰分析においても，メサンギウム細胞増多の有無と分節性硬化，そして尿細管萎縮 / 間質線維化の程度が腎機能予後に関連して独立した予後不良因子であった[1, 2]。

エビデンスに基づく組織分類の作製

上述の解析結果から，**メサンギウム細胞増多を示す糸球体が 50％以上の無：有（M 0：M 1），管内性細胞増多の 無： 有（E 0：E 1），分節性硬化の無： 有（S 0：S 1），尿細管萎縮 / 間質線維**

表 2. わが国の組織学的重症度分類

組織学的重症度	予後と関係のある病変*を有する糸球体/総糸球体数	急性病変のみ	急性病変＋慢性病変	慢性病変のみ
H-Grade Ⅰ	0〜24.9%	A	A/C	C
H-Grade Ⅱ	25〜49.9%	A	A/C	C
H-Grade Ⅲ	50〜74.9%	A	A/C	C
H-Grade Ⅳ	75%以上	A	A/C	C

*予後と関係のある病変を以下のように急性病変と慢性病変に分ける。
急性病変(A)：係蹄壊死，細胞性半月体，線維細胞性半月体
慢性病変(C)：全節性硬化，分節性硬化，線維性半月体

Oxford Classification (Mathematically guided, evidence based classification)

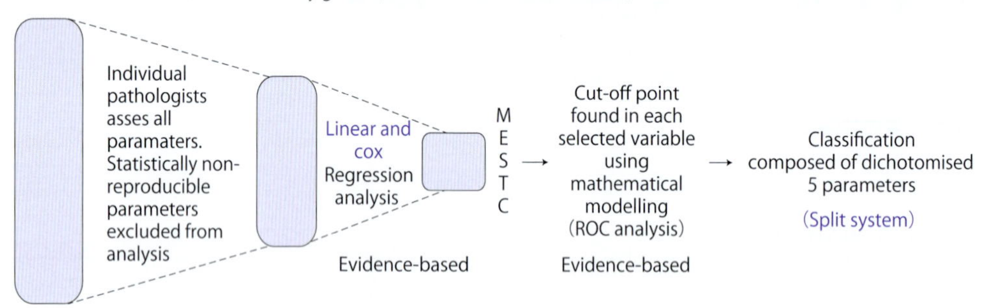

JHGC (Expert opinion guided, evidence based classification)

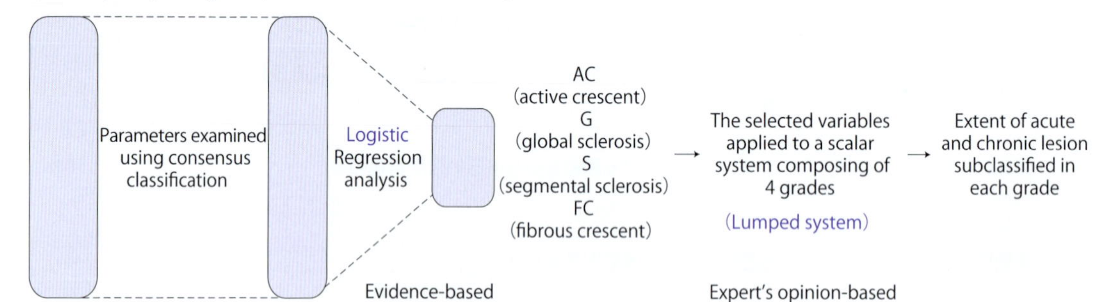

図 2. Oxford 分類（MESTC 分類）とわが国の組織学的重症度分類の作成過程の比較

化の程度：0〜25％(T 0)，20〜50％(T 1)，> 50％(T 2) を基準として MEST 分類が提唱された (表 2，図 2)。エビデンスに基づく組織分類に至る手法としては，以下の一連の経過により組織分類が作成された。

①IgA 腎症に必須の病変の選択とその定義を検討
②病変を定量化するスコアシートを作成
③inclusion criteria に沿って 4 大陸 8 カ国から 265 症例を収集
④世界の腎病理医(18 人)が 1 症例につき 5 人でスコアシートに従って診断
⑤病理医間で各病変の評価の再現性を検討し，再現性の悪い病変は除外
⑥再現性のよい病変に対して予後予測因子としての解析を，eGFR の低下の傾きと病変との単・重線形回帰による検証，ならびに eGFR の 50％低下あるいは末期腎不全への進展までの期間と病変との関連を単回帰分析・重回帰分析 Cox 比例ハザードモデルを用いて検証し，有意性のある病変を選択

⑦選ばれた病変についてROC曲線にて臨床予後に関連するカットオフ値を算定
⑧カットオフ値をもった病変の組み合わせを提示し，その分類による予後の検証

その後，Oxford分類で採用されなかった半月体（C病変）について，多くの追試研究がなされた[10, 11]。これらの報告ではC病変は腎機能予後に関して独立した予後不良因子とならなかった報告と，有意に予後に影響したという報告があり，一定した見解はなかった。また，2009～2012年に報告された16編に関してメタアナリシスを行ったところ，メサンギウム細胞増多，分節性硬化，尿細管萎縮/間質線維化の病変に加え，C病変も有意な予後不良因子であったとし，C病変もOxford分類に入れるべきだと提唱している[12]。これをうけ，Oxford分類の改訂にむけてワーキンググループは組織された。4つのコホート（Oxford分類，VALIGA，Chinese（Nanjing），Japanese（Fukuoka））を併せて3,096例を解析し，半月体（細胞性または線維細胞性）の予後への影響，そのカットオフ値，治療への反応性を検証した。その結果，半月体が有意なリスクファクターとなったのは，全例の解析と免疫抑制薬非使用例の解析に認められ，免疫抑制薬使用例に関しては半月体は有意なリスクファクターとならなかった。カットオフ値に関しては全例の解析で，**半月体形成率17％（1/6）以上または25％（1/4）以上でリスクが有意に高かった。また，半月体形成率25％（1/4）以上では，免疫抑制薬投与の有無にかかわらず有意なリスクファクターとなった。**そのためOxford分類改訂においてはMESTに加え，**C病変はC0（半月体なし），C1（半月体形成率1～24％），C2（半月体形成率25％以上）が追加されることとなった[13]。**

わが国の組織学的重症度分類の成立過程

わが国においてもエビデンスに基づくIgA腎症組織分類の作成を目的に，厚生労働省難治性疾患克服研究事業進行性腎障害に関する調査研究班IgA腎症分科会が主体となり，全国16施設の協力を得てIgA腎症の腎病理所見と予後の関連に関する後ろ向き多施設共同研究が展開され，287症例の臨床情報と腎生検標本が収集された。腎生検をスコア化するにあたり病変パラメータとして，Oxford分類の定義に従い，メサンギウム細胞増多，管内性細胞増多，細胞性半月体（係蹄壊死を含む），線維細胞性半月体，線維性半月体，全節性硬化，分節性硬化，癒着のそれぞれの病変を伴う糸球体の数を算出し，全糸球体数に対する割合を％で記載した。**各病変の透析導入への影響を多変量ロジスティック回帰分析で評価したところ，腎生検後5年以内と5～10年以内でのどちらの透析導入率に対しても，細胞性あるいは線維細胞性半月体形成と全節性硬化糸球体が交絡性のない独立した予後関連因子として選択された。さらに腎生検後5年以内の透析導入では，分節性糸球体硬化と線維性半月体が独立した予後関連因子として追加選択された。**一方，メサンギウム細胞増多，管内性細胞増多，癒着は10年以内の透析導入の予後関連因子としては選択されなかった[3～6]。

IgA腎症組織分類の作成にあたっては透析導入をもたらす予後関連因子として，**急性糸球体病変では細胞性半月体（係蹄壊死を含む）と線維細胞性半月体が，慢性糸球体病変では全節性糸球体硬化，分節性糸球体硬化，線維性半月体が選ばれ，これらの病変のいずれかを示す糸球体の全糸球体に対する割合を25％，50％，75％で区切り，組織学的重症度grade Ⅰ，Ⅱ，Ⅲ，Ⅳとした。さらに治療の観点から各gradeにおいて，急性病変（acute lesion：A）のみをもつ症例，急性病変と慢性病変（chronic lesion：C）とを合わせもつ症例，慢性病変のみをもつ症例に対して，それぞれA，A/C，Cと付記した（表3）。**Grade Ⅰ，Grade Ⅱ，Grade Ⅲ，Grade Ⅳのそれぞれにおける透析導入率は7％，16％，31％，68％で，

表 3. Oxford 分類(MESTC)とわが国の重症度分類に使用された病理パラメータの比較

病変	病理パラメータ	Oxford分類	重症度分類
急性活動性糸球体病変	メサンギウム細胞増殖	○	×
	管内性細胞増多	○	×
	細胞性または線維細胞性半月体	○	○
慢性糸球体病変	全節性硬化	×	○
	分節性硬化	×	○
	分節性硬化・癒着	○	×
	線維性半月体	×	○
	癒着	×	×
尿細管・間質	尿細管萎縮・間質線維化	○	×
血管病変	小葉間動脈	×	×
	輸入細動脈	×	×

○：採用，×：不採用

Grade I に対する Grade II，Grade III，Grade IV のオッズ比は，2.4，5.7，27.6 と統計的有意性をもって上昇していることから，組織学的重症度分類の妥当性が検証されている[3～5]。

Oxford 分類とわが国の組織学的重症度分類の比較

腎機能予後に関与する病理パラメータにおいて，Oxford 分類(MEST 分類)では，メサンギウム細胞増多を伴う糸球体 50％以上の有無，管内性細胞増多の有無，分節性硬化の有無，尿細管萎縮 / 間質線維化の程度の組み合わせとし，split system を採用している[7～9]。一方，わが国の組織学的重症度分類では細胞性半月体，線維細胞性半月体，全節性硬化糸球体，分節性硬化糸球体，線維性半月体のどれかを認める糸球体数の糸球体総数に対する割合を％で表し，0％，25％，50％，75％の 4 段階評価により grade 分類をしている点で lumped system といえる[7～9]。

この **2 つの分類を比較すると共通点として，分節性硬化を取り入れていること，癒着単独と動脈病変の評価が必須事項に入っていないことがあげられる。一方，相違点として Oxford 分類ではメサンギウム細胞増多糸球体 50％以上，管内性細胞増多の有無，尿細管萎縮 / 間質線維化の程度を取りあげているが，わが国の組織学的重症度分類では細胞性半月体，線維細胞性半月体，全節性硬化糸球体を取りあげている。**全節性硬化と間質線維化 / 尿細管萎縮とは高度の相関性(相関係数 0.7)があり，どちらかの選択で認容できる。しかし Oxford 分類では再現性が低いということから，線維性半月体が臨床パラメータとの相関に関する解析の対象から外れている。また，急性活動性半月体(細胞性，線維細胞性)は腎機能低下への影響が有意でなく，組織分類を構成する病変パラメータとしては取りあげていなかったが，改訂にあたり採用された[11, 13] (表 3)。

注目すべきは IgA 腎症の多様な臨床経過，すなわち慢性進行型，急性再燃型，急性増悪型の経過に対応できる組織分類としては，Oxford 分類の split system よりわが国の組織学的重症度分類のほうが適応範囲が広いことである(図 3)。Oxford 分類は科学的な段階を踏んだ，いわゆるエビデンスに基づく組織分類の草分け的存在にあるといえる。しかしこの手法は Oxford 分類を作成したコホートと類似したコホートを要求し，普遍化できないという限界を呈している。**本来の組織分類は，個々の症例を組織分類の亜型に類型化**

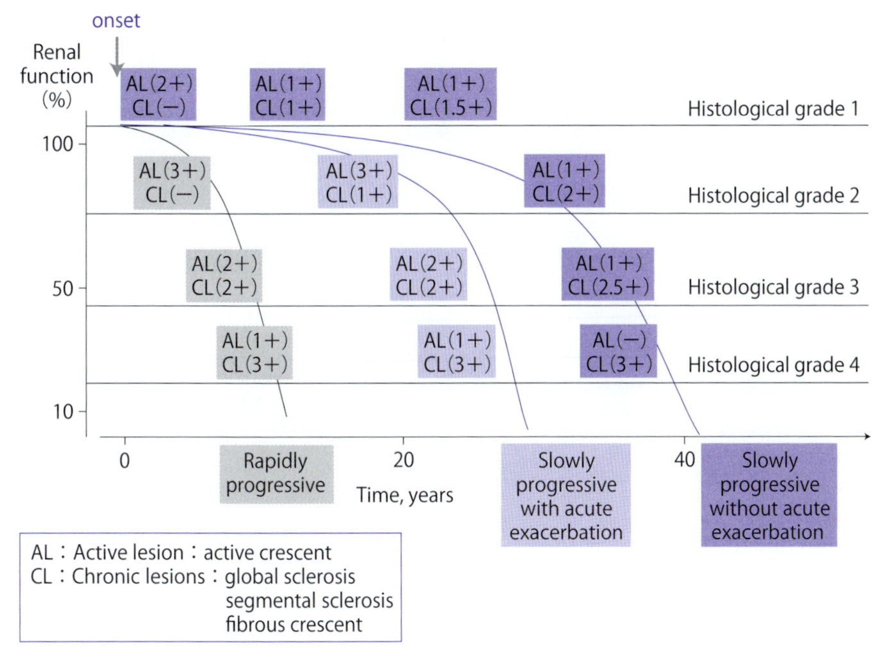

図 3. IgA 腎症の自然経過

することにより，症例の伝達を正確かつ簡便なものにし，多施設間の症例を集めて大規模臨床研究の基礎となる役目を担っている。その観点から，lumped system による grade 分類を基盤としたわが国の組織学的重症度分類のほうがより汎用性があるといえる[9)]。

今後の課題

IgA 腎症に関する Oxford 分類とわが国の組織学的重症度分類では，あらかじめ後ろ向き研究により腎機能低下予後に影響する病変パラメータを選び出し，そのエビデンスに基づく組織分類を作成する最初の試みであった。しかし，後ろ向き研究においてコホートの取り方（人種，年齢分布，治療の有無）や追跡期間の相違により結果が異なることは今回の追試研究が示すところである[9)]。また統計的手法，特にエンドポイントの取り方においても Oxford 分類では eGFR 低下の傾きを指標とした線形回帰モデルや透析導入，あるいは 50％腎機能悪化までの期間を用いた Cox 比例ハザードモデルを採用している。一方，わが国の組織学的重症度分類においては，5 年以内と 5 ～ 10 年の 2 つの期間における透析導入の有無を予測する病理パラメータをロジスティック解析で選び出す手法を用いている。組織分類作成のためにはこのようにさまざまなエビデンスの求め方があるので，未だ一定の方式がないといえる。したがって，異なったコホートにおいて，異なった研究手法によるエビデンスに基づく，異なった組織分類が出現することになる。Oxford 分類においても人種別の追試研究が準備段階にある。わが国の組織学的重症度分類も前向き研究により実証する段階にあり，今後両者の歩み寄りにより組織分類の改訂がなされ，世界が統一された組織分類により情報交換がなされることを期待する。そしてIgA 腎症の適正な治療法の標準化に対し，科学的根拠をもつ証拠を得るために，国際的な治療法の比較，症例ごとの追跡調査，多施設共同の大規模臨床研究などが共通の病理組織学的基盤のもとに進められるべきであろう。

（城 謙輔）

文 献

1) Working Group of the International IgA Nephropathy Network and the Renal Pathology Society, Cattran DC, Coppo R, et al.：The Oxford classification of IgA nephropathy：rationale, clinicopathological correlations, and classification. Kidney Int 76(5)：534 - 545 , 2009
2) Working Group of the International IgA Nephropathy Network and the Renal Pathology Society, Roberts IS, Cook HT, et al：The Oxford classification of IgA nephropathy: pathology definitions, correlations, and reproducibility. Kidney Int 76(5)：546 - 556 , 2009
3) Kawamura T, Joh K, Okonogi H, et al.：A histologic classification of IgA nephropathy for predicting long-term prognosis：emphasis on end-stage renal disease. J Nephrol 26(2)：350 - 357 , 2013
4) 川村哲也，城 謙輔，宇都宮保典 , 他 .：厚生労働科学研究費補助金難治性疾患克服研究事業 進行性腎障害に関する調査研究班報告 IgA 腎症分科会：IgA 腎症診療指針−第 3 版− . 日腎会誌 53：123 - 135 , 2011
5) 城 謙輔 , 片渕律子 , 久野 敏 , 他 .：厚生労働科学研究費補助金難治性疾患克服研究事業 進行性腎障害に関する調査研究班報告 IgA 腎症分科会：IgA 腎症診療指針 - 第 3 版 - 補追 IgA 腎症組織アトラス . 日腎会誌 53：655 - 666 , 2011
6) 城 謙輔.：Oxford 分類と我が国の新分類. Ⅲ . IgA 腎症の病理. 富野康日己（編）：IgA 腎症診療マニュアル改訂第 3 版，75 - 85 , 南江堂，東京，2011
7) 城 謙輔 .：IgA 腎症国際組織分類（オックスフォード分類）の問題点 . 御手洗哲也 , 他（編）：Annual Review 腎臓 2010 , 90 - 98 , 中外医学社 , 東京 , 2010
8) 城 謙輔，中村保宏 .：オックスフォード分類が与えたインパクトとそのピットフォール．腎と透析 72：72 - 80 , 2012
9) Joh K, McNamara KM.：Differences of Histological Classification Between the Japanese Histological Grade Classification and the Oxford Classification. 69 - 88 , Springer Japan, 2016
10) Coppo R, Troyanov S, Bellur S, et al.：Validation of the Oxford classification of IgA nephropathy in cohorts with different presentations and treatments. Kidney Int 86(4)：828 – 836 , 2014
11) 片渕律子 .：オックスフォード分類の検証．腎と透析 82：543 - 546，2017
12) Lv J, Shi S, Xu D, et al.：Evaluation of the Oxford Classification of IgA nephropathy：a systematic review and meta-analysis.Am J Kidney Dis 62(5)：891 - 899 , 2013
13) Haas M, Verhave JC, Liu ZH, et al.：A Multicenter Study of the Predictive Value of Crescents in IgA Nephropathy. J Am Soc Nephrol 28(2)：691 - 701 , 2017

IgA 腎症の電子顕微鏡的特徴

はじめに

IgA 腎症は主として免疫染色によって診断される。それゆえ大多数の症例において電子顕微鏡（電顕）診断を待つことはないが，電顕診断が IgA 腎症の最終診断に役立つ症例，すなわち光学顕微鏡（光顕）診断だけでは患者の臨床像や病態が説明できず，電顕診断と対応させて説明しなければならない症例も多い。このように電顕の世界から光顕をみたとき，症例の見方が変わることも経験する[1)]。

IgA 腎症に共通する電顕像

IgA 腎症における IgA の糸球体への沈着は，びまん性かつ全節性（diffuse global）の分布を示すのが特徴である。傍メサンギウム領域に電子密度の高い沈着物が確認されることで，IgA 腎症の診断根拠となる。1 個の糸球体の沈着場所を，mesangial pattern（メサンギウム基質に陽性）と peripheral pattern（糸球体末梢毛細管係蹄に陽性）に分けることができるが，IgA 腎症においては圧倒的にメサンギウム基質への沈着が多い。さらにメサンギウム基質への沈着は，傍メサンギウム領域への沈着とメサンギウムの軸領域への沈着に分類することができる。傍メサンギウム領域とはメサンギウム基質の周辺領域で，糸球体基底膜に連続するメサンギウム周辺領域直下でメサンギウム細胞の細胞質との隙間をいう。IgA 腎症の初期の IgA 沈着はここから始まる（図 1）。**傍メサンギウム沈着物（paramesangial deposit）はメサンギウム細胞の細胞質に一部接している**（図 2）。**さらにその沈着物が増大すると，半球状沈着物（hemispheric nodule）に成長する**（図 3）。一方，沈着が進行するとメサンギウムの軸領域への沈着（axils pattern）も示す。稀に内皮下腔に進展する場合もある。

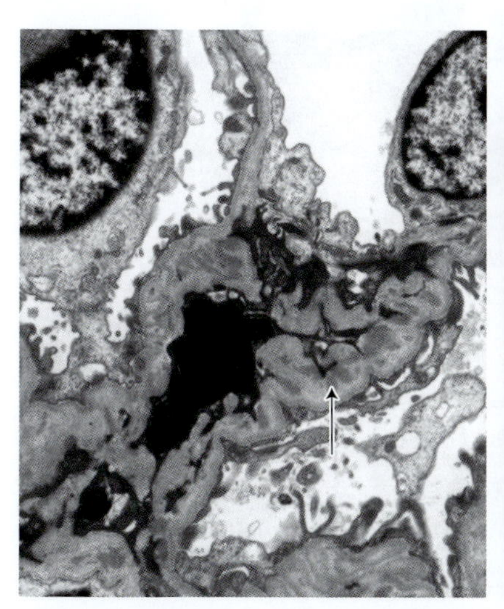

初期の IgA の沈着は傍メサンギウム領域から始まる（矢印）。

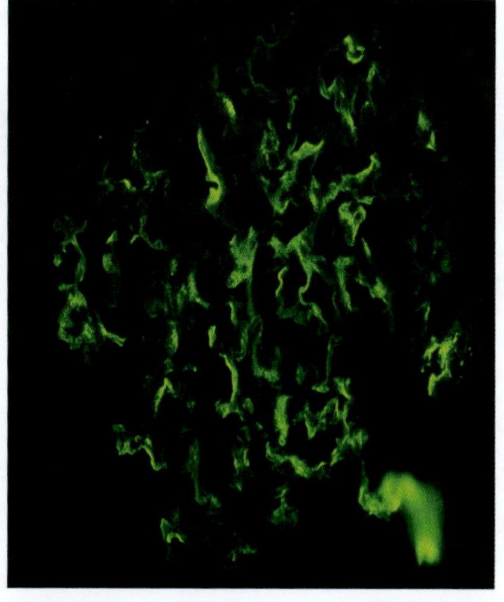

免疫染色では一見末梢型パターンと混同するが，傍メサンギウムへの IgA 沈着は末梢型のループパターンとは異なる。

図 1．初期 IgA 腎症の傍メサンギウム沈着物の電顕と免疫染色

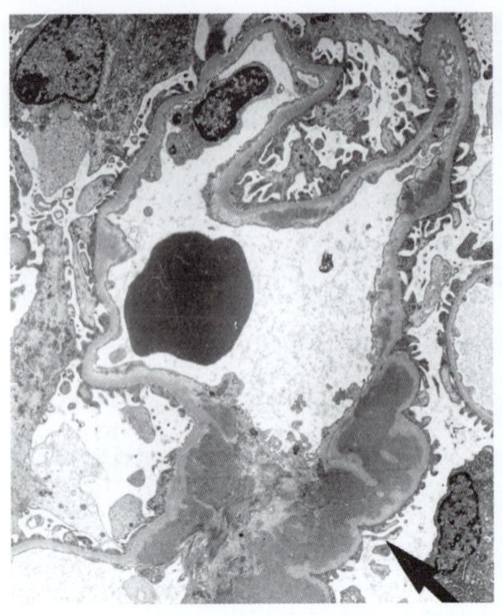

傍メサンギウムからメサンギウム領域に沈着物を認める。

免疫染色にてメサンギウム軸パターンで IgA の沈着を認める（抗ヒト IgA 抗体，蛍光染色）。

図 2. IgA 腎症の電顕と免疫染色

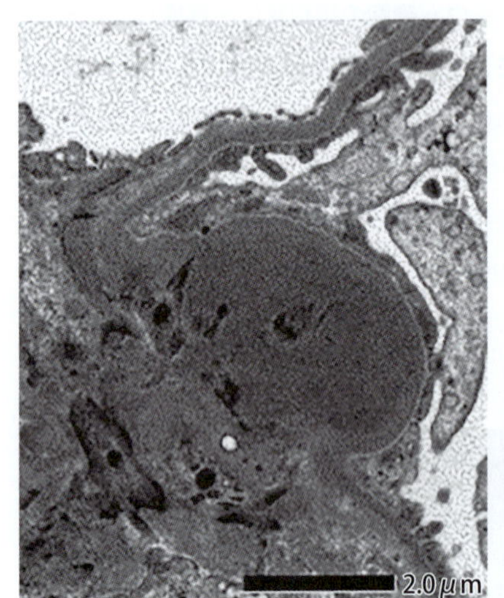

傍メサンギウム領域の多量の高電子密度沈着物は半球状（hemispheric nodule）を形成する。

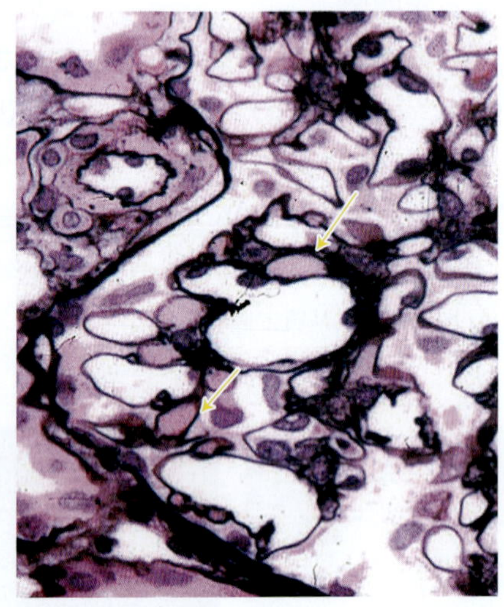

傍メサンギウムに半球状沈着物（hemispheric nodule）を認める（PAM 染色）。

図 3. 半球状沈着物を伴う IgA 腎症の電顕と免疫染色

IgA 沈着によって起こる病変の多様性

IgA がメサンギウム領域に沈着するが，メサンギウム細胞増多を伴わない場合は微小変化群に属する。この病変は傍メサンギウム沈着が目立つため茎糸球体症（stalk glomerulopathy）と呼ぶ。メサンギウム細胞増多を伴う症例においては，その分布様式によって，巣状メサンギウム増殖性糸球体腎炎，びまん性メサンギウム増殖性糸球体腎炎に分類される。さらに糸球体毛細管係蹄内にマクロファージ浸潤の目立つ管内性細胞増多亜型，半月体形成（細胞性，線維細胞性）などの活動性病変を伴う管外性病変（extracapillary lesion）の亜型もある。また，メサンギウム間入（mesangial interposition）を伴い膜性増殖性糸球体腎炎（membranoproliferative glomerulonephritis：MPGN）の亜型を呈することもある。これらの病変が進行すると慢性化する。糸球体ではメサンギウム基質の増生，毛細血管係蹄の虚脱，糸球体ボウマン嚢周囲の線維化（periglomerular fibrosis），そして，癒着もしくは線維性半月体の形成などを経由して全節性糸球体硬化に進展する。

臨床所見と電顕所見との関連

慢性腎炎症候群を呈する IgA 腎症

IgA 腎症は臨床所見としてミクロ血尿を主体とし，軽度から中等度の蛋白尿，軽度の腎機能低下を伴う慢性腎炎症候群の症例が大半である。**電顕では分節性に菲薄基底膜病変を認め，ときに糸球体基底膜の断裂を伴い，ミクロ血尿の原因とされる。**糸球体毛細血管内腔にマクロファージ浸潤を伴う毛細血管炎も糸球体基底膜の破壊からミクロ血尿の原因とみなされるが，電顕で赤血球のボウマン腔内への遊出を認めることは稀である。

高度の蛋白尿あるいはネフローゼ症候群を呈する IgA 腎症

光顕像で，細胞性半月体を伴う高度の活動性病変や分節性硬化ならびに癒着による慢性病変の進行した所見がみられないにもかかわらず，**高度の蛋白尿あるいはネフローゼ症候群を呈する IgA 腎症の症例に遭遇することがある。**その場合の鑑別診断には電顕が有効である。

1．微小変化型ネフローゼ症候群（minimal change nephrotic syndrome：MCNS）あるいは原発性巣状分節性糸球体硬化症（focal segmental glomerulosclerosis：FSGS）の合併（図 4）

傍メサンギウム領域の沈着のほかに広汎な足細胞の脚突起消失を認め診断は容易であるが，MCNS と FSGS との鑑別において電顕レベルでの鑑別は難しく，光顕レベルの分節状硬化・硝子化の有無の情報が必要となる[2]。

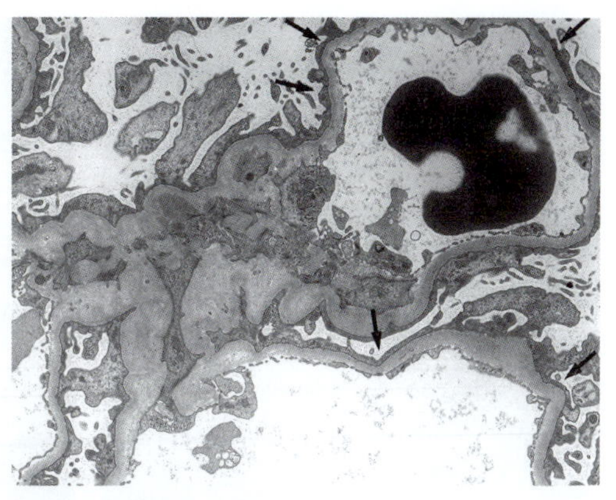

図 4．IgA 腎症の MCNS 合併

広範な足細胞の脚突起消失と絨毛状変化を認める。傍メサンギウム領域にはIgAの沈着を伴う（ウラン鉛染色 5,000倍拡大）。

2．毛細管係蹄壁に IgA が沈着する末梢沈着型 IgA 腎症（MPGN Ⅲ型あるいはⅠ型様病変）

糸球体毛細管係蹄壁に IgA が沈着する末梢沈着型 IgA 腎症においても，**糸球体毛細血管係蹄の主として上皮下に高電子密度沈着物が不規則かつ塊状に確認できる症例（MPGN 様Ⅲ型亜型）と，毛細血管末梢係蹄内皮下に高電子密度沈着物を認める症例（MPGN 様Ⅰ型亜型）に分けられる。**この両者は免疫蛍光染色での鑑別が難しく，電顕診断を待つことになる。前者の所見は IgA 血管炎（紫斑病性糸球体腎炎）にもみられ，超微形態が類似している。PAM 染色において上皮側に不規則な棘形成あるいは虫食い様病変（moth eaten appearance）を伴い，MPGN Ⅲ型 IgA 腎症と診断することができる（図 5）。後者の糸球体毛細血管内皮下腔に IgA 沈着が認められる場合，メサンギウム間入を伴い，光顕的には糸球体基底膜の二重化を伴う MPGN Ⅰ型 IgA 腎症と診断することができる。原発性の場合は小児に多い（図 6）[3]。一方，動脈硬化の目立つ成人 IgA 腎症の症例でも，虚血性内皮傷害に伴い糸球体基底膜の二重化が目立つことがある。そのため，メサンギウム沈着型糸球体病変に，動脈硬化に伴う内皮障害に由来

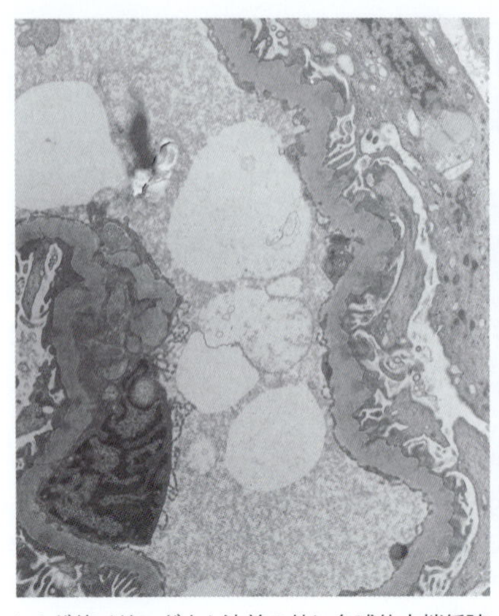

IgAが傍メサンギウム沈着の他に糸球体末梢係蹄の上皮下に沈着する(ウラン鉛染色5,000倍拡大)。

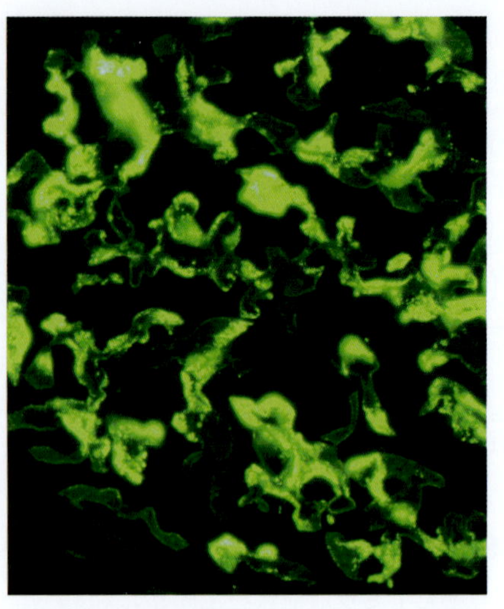

糸球体末梢係蹄の顆粒状パターン（抗ヒトIgA抗体，免疫染色）。

図 5．IgA 腎症の上皮下沈着物（MPGN Ⅲ型亜型）と免疫染色

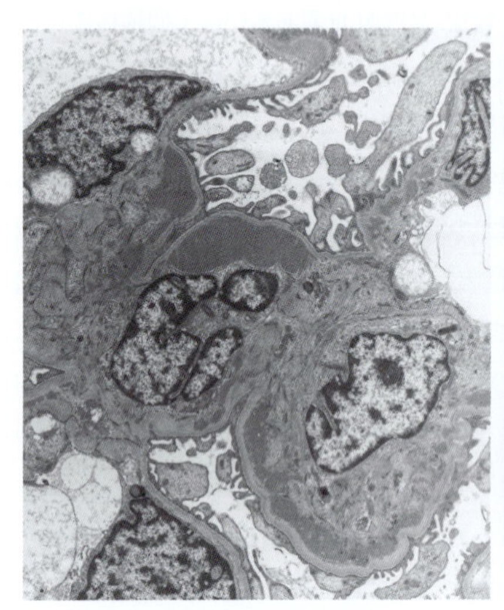

IgAの内皮下沈着が糸球体末梢係蹄にループ状に見られ，メサンギウム間入を伴う。

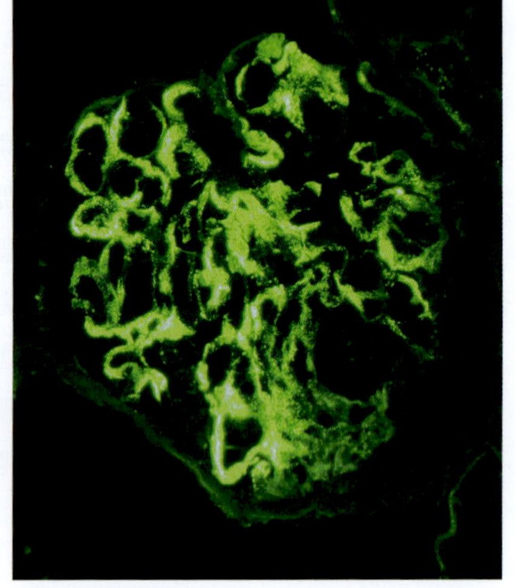

糸球体末梢係蹄にループパターンをとる（抗ヒトIgA抗体，免疫染色）。

図 6．IgA 腎症の内皮下沈着物（MPGN Ⅰ型亜型）と免疫染色

する糸球体基底膜の二重化を合併する MPGN 様病変とは区別されなければならない。B 型・C 型肝炎合併症例もこのような末梢型 IgA 腎症を呈するため鑑別を要する。また，IgA 腎症ではメサンギウム基質に融解像を認めることがあり，病像の活動性を示している。

IgA 腎症と分節性菲薄基底膜病

全節性菲薄基底膜病は，いわゆる遺伝性菲薄基底膜病として知られているが，IgA 腎症においては遺伝歴をもたず分節性菲薄基底膜病変にしばしば遭遇する。その症例を電顕で観察すると，典型的な全節性菲薄基底膜病変ではなく，**糸球体末梢係蹄に基底膜緻密層が 200 nm 以下の菲薄基底**

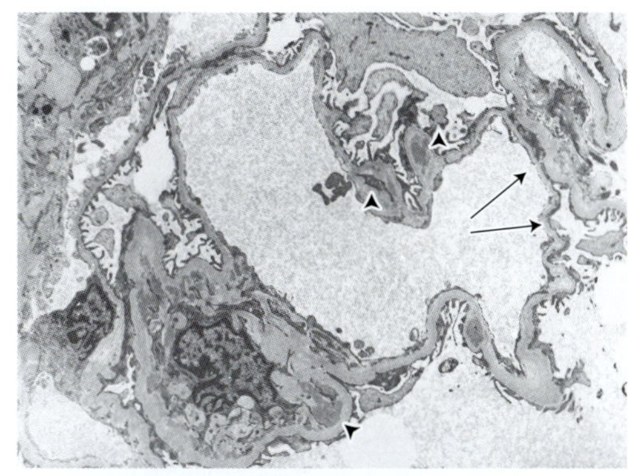

図7. IgA腎症の分節性菲薄基底膜病変の合併
分節性に基底膜が菲薄化し（矢印），傍メサンギウム沈着物を伴う（矢頭）（3,000倍拡大）。

膜領域が分節性に観察される[4, 5]**。**

そして，この分節性菲薄基底膜病変を顕微鏡的血尿の根拠としている（図7）。早期のIgA腎症は，口蓋扁桃摘出術＋ステロイドパルス（扁摘パルス）療法により，大半の症例では分節性糸球体毛細血管壊死や半月体形成などの糸球体毛細血管炎に起因していると思われる顕微鏡的血尿は消失するが，一部の症例においては血尿寛解に持ち込めない。それらの症例では電顕所見において分節性菲薄基底膜病変がみられるが，分節性菲薄基底膜病変が扁摘パルスによっても改善しないミクロ血尿の原因になるか否かの明確な結論は未だない。なお，糸球体基底膜の緻密層は年齢とともに厚くなり20歳で成長が止まる。したがって**20歳以下では，その年齢によって正常値も200 nm以下となることに留意しなければならない**[6]**。**

鑑別診断

1. IgA血管炎（紫斑病性腎炎 Henoch-Schönlein紫斑病）

IgA優位の糸球体沈着があり病理形態的にはIgA腎症と酷似している。皮膚の紫斑の既往の有無により鑑別されるしかない。しかしIgA血管炎では再発はあるものの基本的には自然寛解する疾患である点，発症年齢が小児においては8歳をピークに10歳以前である点（IgA腎症のピークは12歳前後），成人においては50～60歳代にもう一つのピークをもつ点（IgA腎症は40～50歳にピーク），皮膚の紫斑や腹痛などの全身性アレルギー性血管炎の症状を呈する点など，これらの点においてIgA血管炎はIgA腎症とは異なる。一方，IgA腎症は一般に再発性，進行性であるためIgA血管炎との臨床病理学的鑑別が重要となる。病理形態のみではIgA血管炎とIgA腎症の鑑別は難しいが，IgA血管炎では巣状分節状に糸球体毛細血管係蹄に毛細血管壊死の所見がしばしばみられる傾向にある。またその場合，電顕的に上皮下沈着を伴うことが多い。

2. 巣状分節性糸球体硬化症

癒着性病変の部位に分節性硝子化を呈し，糸球体内メサンギウム細胞の増殖が目立たない症例では，光顕診断において巣状分節性糸球体硬化症との鑑別が難しい。IgA腎症の治療後にメサンギウム細胞増多が軽快することが多いため，光顕像だけでは鑑別が難しく，免疫染色によりIgA陰性を確認し診断が確定する。また，一次性巣状分節性糸球体硬化症は足細胞脚突起の消失が広範である。滲出病変としてIgMの沈着を主体に同様な傍メサンギウム沈着物を認めることがあり，この血漿成分の滲出性病変とIgA腎症の半球状沈着物の鑑別が難しいことがある。免疫染色にてIgMとC3のみが染色されることで鑑別できる。

3. いわゆる非IgA沈着型メサンギウム増殖性糸球体腎炎

メサンギウム増殖性腎炎ではあるが，IgAがメサンギウムに優勢に沈着しない症例を指す。しかしこの疾患群は単一疾患ではない。

免疫グロブリンが陰性か，IgM，C3が陽性で蛋白尿が高度にみられる症例にはびまん性メサンギウム細胞増多症（diffuse mesangial hypercellularity）という診断が下される。傍メサンギウム沈着物もあり，電顕では区別がつかない。感染後腎炎（管内増殖性糸球体腎炎）あるいは膜性増殖性糸球体腎炎の回復期（subsiding stage）でもメサンギウム細胞増多を認めるが，IgA が陰性で C 3 がメサンギウム領域に優勢に沈着する。しかし，電顕的に傍メサンギウム沈着はない。

4．IgA 沈着症

感染症のなかに IgA 沈着が糸球体に目立つ疾患群がある[7]。肝炎関連腎症とメシチリン

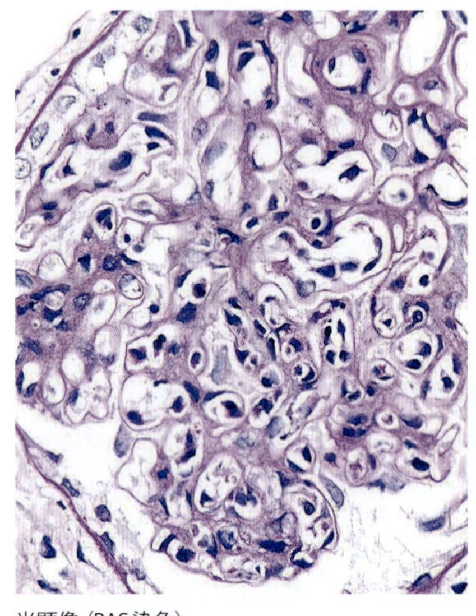

光顕像（PAS 染色）　電顕像（ウラン鉛染色 5,000 倍拡大）

図 8. methicillin resistant *Staphylococcus aureus*（MRSA）関連腎症

分節性管内増殖性糸球体腎炎を呈し，電顕的にメサンギウム領域から内皮下に高電子密度沈着物を認める。

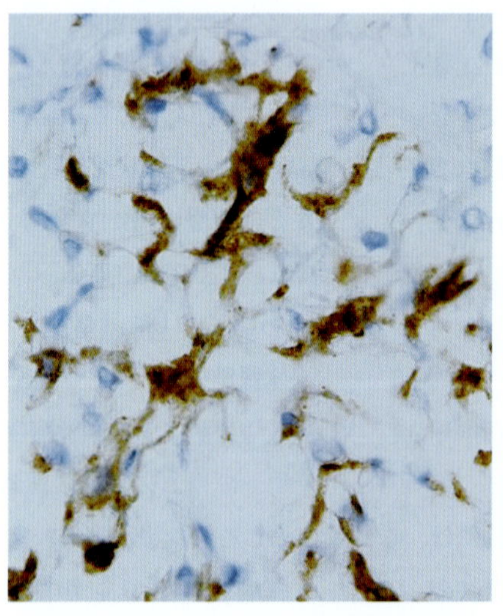

パラフィン切片の抗ヒト HVBs 抗体の免疫組織化学染色。

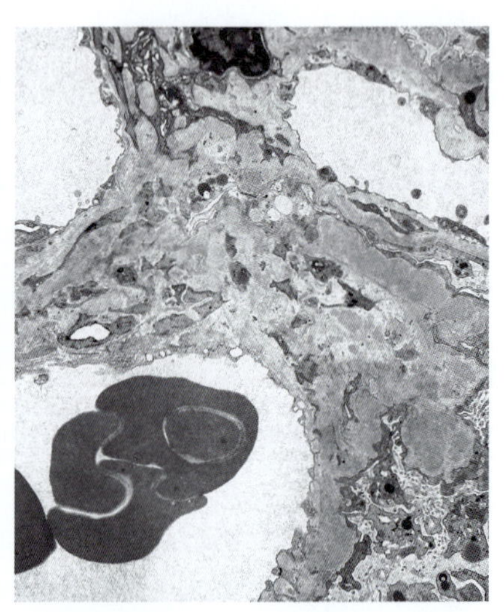

メサンギウム領域と糸球体基底膜内に不規則で多量の高電子密度沈着物を認める（ウラン鉛染色 5,000 倍拡大）。

図 9. HBV 関連腎炎の免疫染色と電顕像

耐性黄色ブドウ球菌感染（methicillin resistant *Staphylococcus aureus*：MRSA）関連腎症があげられる（**図 8**）。

HCV感染はクリオグロブリン血症性糸球体腎炎を誘発するが，HBV感染，特に健康保菌者の症例においてIgAがメサンギウム領域ならびに糸球体毛細血管基底膜に大量に沈着してMPGN様病変を呈する。沈着場所はメサンギウム基質から内皮下腔が多い（**図 9**）。胆汁うっ滞が著明な肝硬変や原発性胆汁性肝硬変にもIgA優位の糸球体沈着を認め，この場合には血尿が出にくいといわれている。免疫染色においても電顕所見においても沈着場所が傍メサンギウム領域に一致せず，比較的少量で典型的IgA腎症の沈着病態とは区別される。

5．ループス腎炎

ループス腎炎も傍メサンギウム領域や内皮下領域に沈着物を認めるが，ループス腎炎ではそこに上皮下沈着や基底膜内沈着の合併を認めることが多い。また，免疫染色により糸球体の傍メサンギウム領域にIgA優勢のびまん性沈着を示す所見はIgA腎症の診断根拠となる。IgA腎症はIgAが優位に沈着することが前提となっており，ループス腎炎ではIgA沈着と同等かあるいは優勢にC 3，IgM，IgGが同時に沈着（co-localize）することが多い。一方，IgA腎症ではIgG沈着の合併は約20～30％程度にみられる。C1qの沈着は稀であり，もし強くC 1 qが染色されればループス腎炎が疑われる。

6．IgA腎症に合併する疾患群

IgA腎症は頻度の高い疾患だけにほかの頻度の高い1次性疾患，例えば微小変化型ネフローゼ症候群，膜性腎症，Alport症候群，糖尿病性糸球体硬化症などと合併しても不思議ではない。一方，IgA腎症は慢性疾患であるため，治療後にIgA腎症の症状だけが残る場合が多い。傍メサンギウム領域の高電子密度沈着物の特徴を参考にすることで，IgA腎症に合併する疾患との合併症例を診断できる。IgA腎症が否定された後，糸球体毛細血管係蹄に基底膜の分節性菲薄化がみられ，血尿の原因となる症例が意外と多い。分節性菲薄基底膜病の疾患概念が今後注目される。

（城 謙輔）

文献

1） 城　謙輔.：ジョーシキ．腎生検電顕アトラス，南山堂，東京，2016
2） El Karoui K, Hill GS, Karras A, et al.：Focal segmental glomeulosclerosis plays a major role in the progression of IgA nephropathy. II. Light microscopic and clinical studies. Kidney Int 79（6）：643 - 654，2011
3） Kurosu A, Oka N, Hamaguchi T, et al.：Infantile immunoglobulin A nephropathy showing features of membranoproliferative glomerulonephritis. Tohoku J Exp Med 228（3）：253 - 258，2012
4） Haas M：Thin glomerular basement membrane nephropathy：incidence in 3471 consecutive renal biopsies examined by electron microscopy. Arch Pathol Lab Med 130（5）：699 - 706，2006
5） Steffes MW, Barbosa J, Basgen JM, et al.：Quantitative glomerular morphology of the normal human kidney. Lab Invest 49（1）：82 - 86，1983
6） Vogler C, McAdams AJ, Homan SM：Glomerular basement membrane and lamina and lamina densa in infants and children：an ultrastructural evaluation. Pediatr Pathol 7（5 - 6）：527 - 534，1987
7） Nasr SH, D'Agati VD.：IgA-dominant postinfectious glomerulonephritis：a new twist on an old disease. Nephron Clin Pract 119（1）：c 18 - 25，2011

IgA腎症と血尿

はじめに

IgA腎症は，腎糸球体のメサンギウムにIgAが特異的に沈着する増殖性糸球体腎炎と定義されており，臨床症状として血尿を伴うことを特徴とする。IgA腎症の病理組織学的検討および病因についての考察は，これまで数多くの報告がなされているが，特徴的な臨床症状としての血尿についてその機序に焦点を定めた検討結果はほとんどみられない。

糸球体の増殖性変化あるいは炎症による糸球体毛細血管炎により，糸球体基底膜に破綻が起こるためであるとか，IgA腎症の組織像にしばしば観察される基底膜の菲薄化が赤血球漏出の原因として論じられているが，推察の域にとどまっていることは否めない。IgA腎症は糸球体腎炎のなかで最も頻度の高い疾患とされており，これまで全世界で膨大な数の腎生検が行われている。これに基づき電子顕微鏡（電顕）像についても詳細な検索がなされているが，赤血球が糸球体基底膜を通過してボウマン嚢内に漏出している現場をとらえた画像の報告は極めて少なく，IgA腎症同様に血尿を主徴とするIgA血管炎（紫斑病性腎炎）を含め，その血尿の機序については不明確な点が多く残されている。本項ではIgA腎症の特質について，血尿に注目した視点から考察する。

血尿の機序

血尿を伴う腎疾患は非常に多く，一般的に**表**に示すような疾患が多かれ少なかれ臨床症状として血尿をきたすとされている。血尿とは尿中に赤血球の混入を認める状態，すなわち赤血球尿を表現したものであり，日本腎臓学会による「血尿診断ガイドライン2013」では，尿中赤血球20個/μL以上，尿沈渣の顕微鏡検査で赤血球が5個/HPF以上を血尿の定義としている[1]。正常でもごく僅かな赤血球が尿中に出現するが，尿沈渣で1個/HPF程度にすぎない。一般に尿が赤色を呈するものを肉眼的血尿，尿沈渣の顕微鏡的観察により確認される血尿を顕微鏡的血尿としている。尿が赤色を呈しても必ずしも血尿とは限らないため，肉眼的血尿とするには尿への赤血球の混入を確認することが必須である。

表．血尿をきたす疾患（腎性血尿と腎外性血尿）

1．糸球体疾患
原発性糸球体腎炎（IgA腎症など）
続発性糸球体腎炎（全身性エリテマトーデス，IgA血管炎など）
感染に伴う糸球体病変（心内膜炎など）
遺伝性糸球体病変（Alport症候群，菲薄基底膜病など）
2．非糸球体性疾患
間質性腎炎
血管炎
非炎症性血管障害（腎梗塞，血栓性微小血管症など）
遺伝性病変・奇形（嚢胞腎など）
代謝異常（痛風腎など）
感染性疾患（腎盂腎炎など）
腎腫瘍
3．尿路系疾患
腫瘍
結石
感染症
外傷
異物
薬剤性障害
アレルギー
4．その他
ナットクラッカー症候群
運動性血尿
熱発性血尿
尿路周囲組織出血混入

血尿の生成は，まず血管系から赤血球が漏出し，次いでこれが腎内もしくは腎外の尿路系管腔内に侵入するという2段階の過程を経ることにより成立し，いかなる疾患においてもこれ以外の機序で血尿を生じることはあり得ない。強度の炎症や腫瘍の浸潤などにより血管系と尿路系の両者が破壊されるような場合には，赤血球が容易に尿路系に入ることが可能となるためその血尿生成の機序は理解しやすいが，表に示すようなその他の疾患における血尿については，それぞれの機序についての慎重な考察が必要である。いずれの場合も血管壁を通過し，血管外に逸脱した赤血球が尿路の導管壁，すなわち基底膜層および上皮細胞層を潜り抜けるか，何らかの機転により尿路壁が破綻することにより，尿路の管腔内を流れる尿に混入することで血尿が生じることになる。臨床所見としての血尿の認識は容易であるが，それぞれの疾患における血尿の機序については一般にあまり真剣に考慮されていないことが多いようである。

糸球体性血尿

IgA腎症のような糸球体疾患による血尿は，糸球体性血尿と称されている。糸球体性血尿生成の機序は，糸球体の発生過程をみると理解しやすい[2)]。系統発生的に糸球体が形成されるのは脊椎動物からであるが，系統発生の進化の過程とヒトにおける個体発生の過程とを比較して眺めてみると，糸球体は血管系が尿路系最先端部の尿路上皮と組み合わさって形成されたものであることが明瞭である（図1）。糸球体は尿路系先端部の上皮細胞が形成するボウマン嚢に囲まれ（図1c），血液を濾過した原尿や漏出した赤血球がそのまま直接尿路管腔内に流入する構造となっている。

糸球体を構成する毛細血管網は，発生の過程で血管基底膜と上皮細胞基底膜が癒合した糸球体基底膜で囲まれ，その内腔面を内皮細胞，外側面を上皮細胞（足細胞）で覆われて血管壁を形成し，毛細血管網は軸の領域でメサンギウム細胞に支えられている。正常では，分子量がアルブミンより

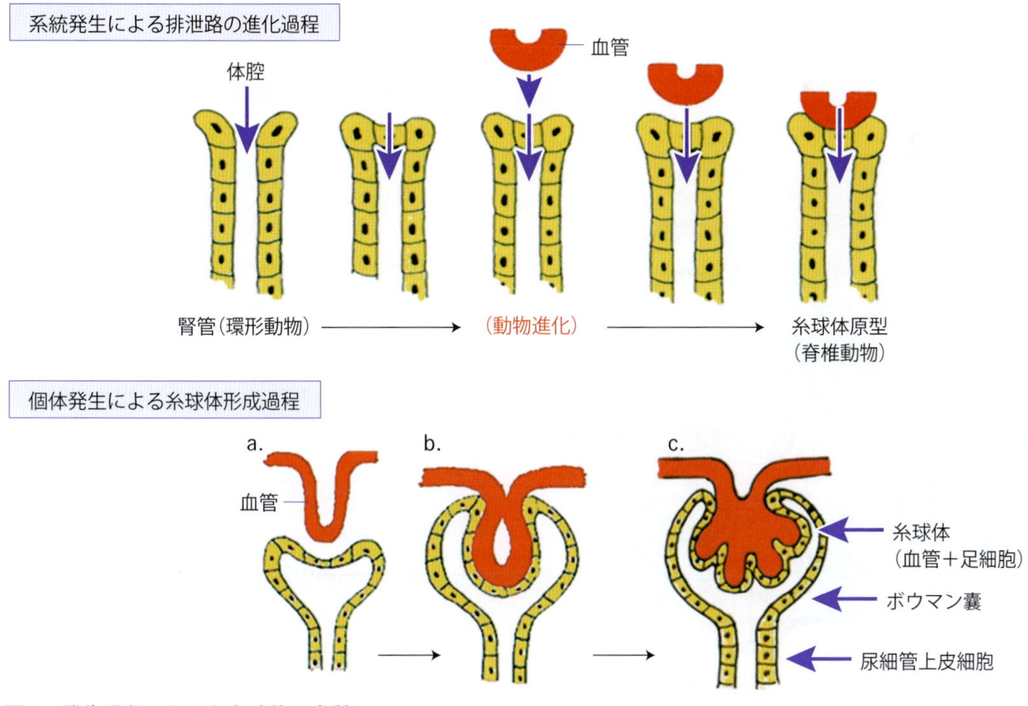

図1．発生過程からみた糸球体の本質
尿路系排出管の先端部に血管が組み込まれ，糸球体が形成される。

大きな蛋白物質や血球成分は糸球体血管壁を通過しないが，この壁構築に異常をきたした場合に分子量の大きな蛋白が漏出して蛋白尿となり，壁の破綻をきたすような場合には血球成分までが漏出し，血尿を生じるようになる（図 2）。

蛋白尿と血尿の生成機序の基本的な違いは，蛋白尿は糸球体壁の破綻をきたした場合は別として，通常は血液成分の濾過を制御している基底膜の透過性に異常を生じた場合に蛋白が基底膜から滲み出るようにしてボウマン腔内へと漏出し，糸球体の基底膜全体から漏れ出てきたトータル量が近位尿細管の再吸収能を上回ると，その分が蛋白尿の程度として反映される。一方，血球成分である赤血球は蛋白分子に比べると非常に大きな構造物であり，これがボウマン腔内へ漏出するためには少なくとも赤血球が糸球体毛細血管壁を潜り抜けられるだけの壁の破綻がなければならない。糸球体性血尿は，正常では毛細血管壁を通過し得ない血中の赤血球が，血管壁の破綻によりボウマン腔内に流出するという異常事態が起こっていることを意味している。

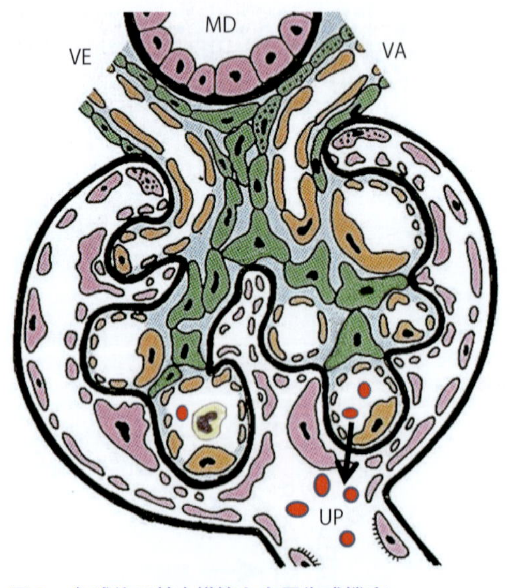

図 2. 糸球体の基本構築と血尿生成機序
糸球体性血尿は，赤血球が血管壁の基底膜バリアーを通過して直接尿路に流出することによる。

IgA 腎症の血尿と菲薄基底膜病

これまでの研究から，IgA 腎症の血尿の程度は糸球体の増殖性変化を示す疾患で強く，増殖の目立たない疾患では血尿の程度は軽度であり，血尿を伴わないこともあるとされている[3]。増殖性変化は糸球体の炎症によるものであり，この糸球体毛細血管炎により毛細血管壁が傷害されて血尿をもたらすと考えられている。

一方，無症候性血尿を呈する菲薄基底膜病では，増殖性変化を伴わず光学顕微鏡（光顕）観察ではほぼ正常とみられる組織像を示すにもかかわらず，定常的に顕微鏡的血尿を呈し，間欠的に肉眼的血尿をきたすこともある。電顕的検索により菲薄基底膜病では正常糸球体に比べ糸球体基底膜の広範な菲薄化を特徴とし，この菲薄化が血尿の原因とされている。類縁疾患である Alport 症候群でも血尿だけを示す初期像では，菲薄基底膜病と同様な基底膜変化を示すことが知られている。IgA 腎症でも電顕的検索においてしばしば糸球体基底膜に分節性の分布で菲薄化が認められており[4～7]，菲薄化基底膜の分布と血尿の程度に有意な関連がみられるため[8]，IgA 腎症の血尿も基底膜の菲薄化が直接的な原因であるとして，糸球体の炎症によりこのような部位での破綻が起きて血尿をきたすという推定もされている。

しかし，IgA 腎症では半月体形成を伴う場合を除いて基底膜の明らかな破綻が認められないにもかかわらず血尿が続いており，また炎症を伴うことのない菲薄化基底膜病において光顕検索で明らかな基底膜の破綻を認めないのに定常的に血尿を生じているということを考慮すると，糸球体の毛細血管炎による基底膜の破綻が IgA 腎症の血尿の直接的原因とすることには疑問が生ずる。

IgA 腎症の経過中に糸球体の半月体形成をきたし，半月体形成性糸球体腎炎に相当する所見を呈するに至ることがある。半月体形成は糸球体の破壊性炎症，すなわち壊死性糸球体炎により糸球体血管壁の著明な崩壊性破綻をきたし，血液成分がボウマン腔内にどっと流出し，ボウマン嚢上皮がこれに応じて増生するものと理解されている。半月体形成を示すIgA腎症では糸球体の炎症性変化が目立ち，肉眼的血尿を呈することが多く，腎機能悪化が進行する[9]。しかし，IgA腎症における半月体形成性糸球体腎炎の頻度は低く，Jennetteの報告によると全体の5%以下にすぎないとされている[10]。

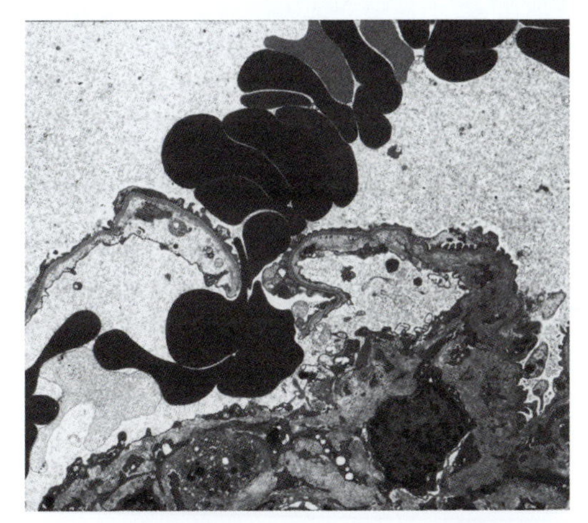

図3. 糸球体基底膜からの赤血球漏出の電顕像

IgA腎症の血尿がこのような基底膜の小断裂（gap）から生じることを示している。

浜口ら[13] 2017より引用

半月体形成がみられず糸球体炎症像が軽度で，糸球体基底膜の崩壊性破綻像の認められない大半のIgA腎症の血尿がいかなる機序により生じるのかについての検討はこれまでごく僅かしかなされていない。電顕によるIgA腎症の基底膜変化についての検討結果では，分節性の分布を示す糸球体基底膜のthinning（菲薄化）とともに，このような部位にしばしばsplitting（基底膜の分層化），membranolysis（基底膜の融解），gap（基底膜の小断裂）といった異常が観察され[5, 7, 11, 12]，この所見と血尿の程度との間に相関が認められるとされている。**図3**はIgA腎症において糸球体基

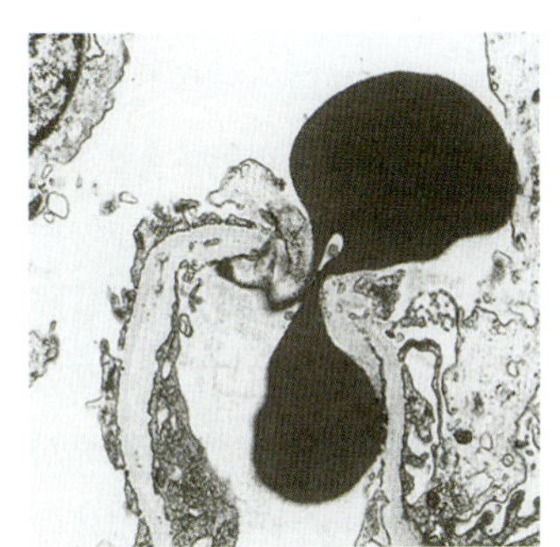
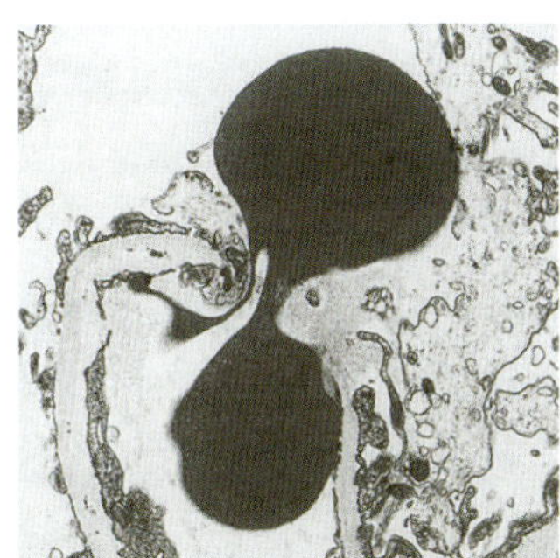
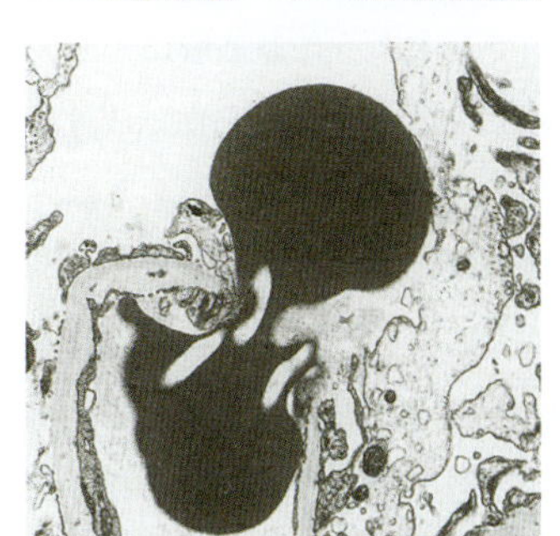
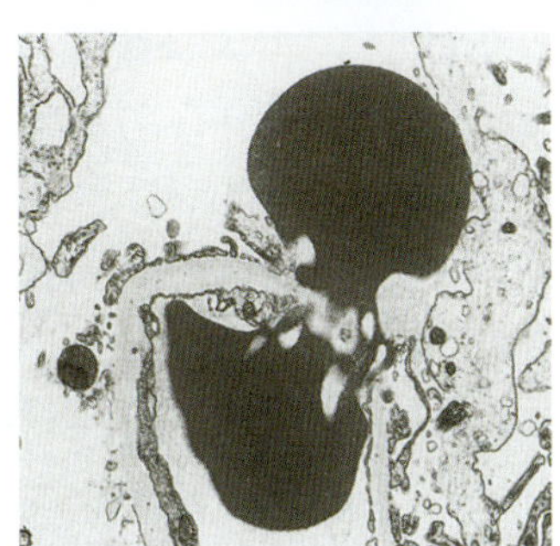

図4. 赤血球の糸球体基底膜gapからの漏出を示す電顕像

菲薄基底膜病での基底膜からの赤血球漏出。

Collarら[14] 2001より引用

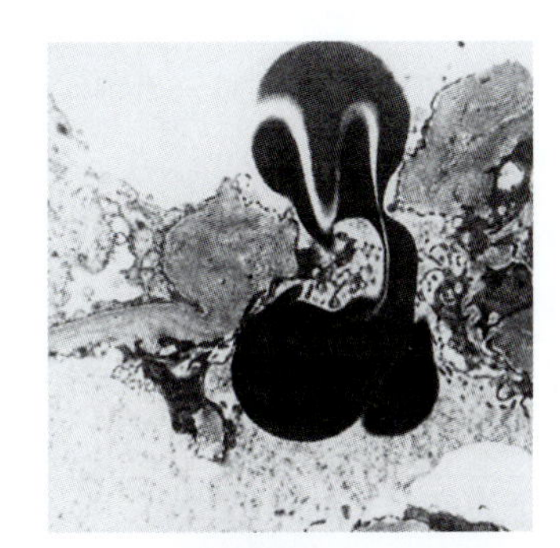
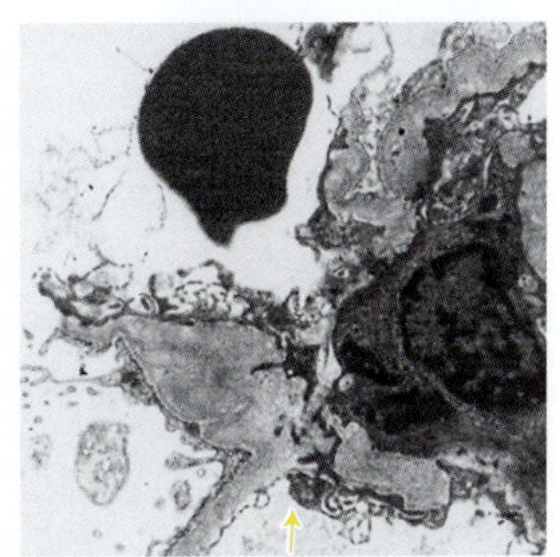

図5. 赤血球漏出を示す電顕像

血尿を伴うネフローゼ症候群での基底膜gapからの赤血球漏出。下図は漏出後のgapを内皮細胞がふさぎつつある像を示している。

Liapisら[15] 2002より引用

底膜に断裂を生じ，赤血球がボウマン腔内に流出しつつある瞬間を捕らえた貴重な電顕画像で，断裂部周囲の基底膜緻密層には菲薄化がうかがわれる[13]。半月体形成性糸球体腎炎にみられるような基底膜の大きな破綻ではなく，基底膜の小断裂間隙（gap）からこのようにして赤血球が流出することを示したものである。

菲薄基底膜病は，糸球体基底膜の広範な菲薄化と血尿を特徴とする遺伝的疾患で，IgA腎症のような糸球体の炎症性変化はみられず，遺伝子異常による基底膜自体の病変が基本である。電顕的検索では菲薄化を示す基底膜にgapを示唆する所見が認められており，このようなgapからの赤血球の漏出をとらえた電顕像が報告されている（図4）[14]。図5は，ネフローゼ症候群に血尿を伴った症例の電顕像であるが，菲薄基底膜病と同様な所見がみられ，赤血球が基底膜を通過したあと内皮細胞がgapをふさぎつつあるような所見が示されている[15]。これらの観察結果から，糸球体性出血の一因としてこのような機序のあることがわかる。菲薄基底膜病の所見から類推すると，IgA腎症の特徴とされる血尿はIgA腎症の炎症病変とは直接的関係のない基底膜独自の病変が共存していることによるものである可能性も示唆される。

低真空走査電子顕微鏡

近年，日立ハイテクノロジーズ社製の卓上型低真空走査電子顕微鏡（Low Vacuum Scanning Electron Microscope：LVSEM）の低真空特性に着目して，通常の光学顕微鏡用パラフィン切片のガラススライド標本を直接この走査電子顕微鏡で観察する新しい方法が鳥取大学の稲賀すみれ博士によって開発された[16]。LVSEMによる光顕標本パラフィン切片観察のためには，コントラストを得るために重金属による染色が必要であるが，腎生検標本では日常的に重金属染色であるメセナミン銀染色（PASM染色）が行われているため，そのまま直ちにLVSEMでの観察が可能である。

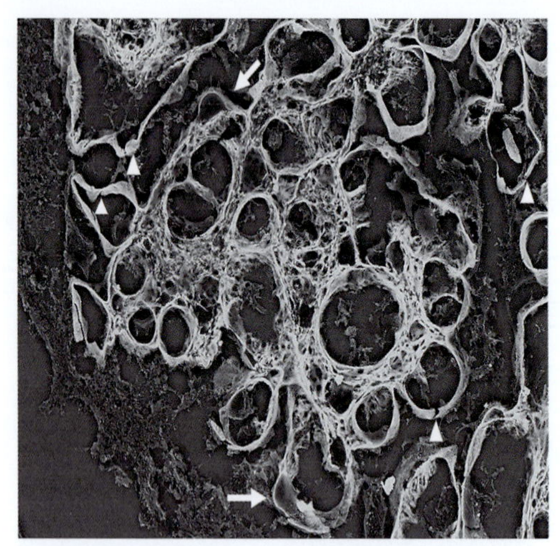

図6. IgA腎症糸球体の低真空走査電顕像

基底膜のgap（矢頭）や，基底膜から赤血球が漏出しつつある像が認められる（矢印はIgAの沈着部）。

PASM染色による観察では，細胞成分などは銀染色陰性であるため透明化して描出されないが，銀染色陽性である基底膜の変化は非常に明瞭となり，その詳細を把握しやすい。

LVSEMでは，走査電子顕微鏡の特性として，標本の厚さに応じた3次元的変化を観察することができるため，IgA腎症例のPASM染色標本の検討において，透過電顕像でみられた糸球体基底膜のgapに相当する小断裂や小孔がひときわ明瞭に把握され，血尿との関連を強く示唆する所見が得られている[17]。図6は，IgA腎症の糸球体のLVSEM像で，矢頭で示すように基底膜に小断裂や小孔の分布が観察され，基底膜から血球成分が漏出しつつあるとみられる所見も認められる。光顕像では糸球体炎症の目立たない血尿軽度の症例でも，LVSEMで拡大倍率をあげて詳細に観察すると，赤血球が基底膜を通り抜けようとしている像が認められている（図7）。血尿の目立つ症例ではボウマン腔内に漏出した赤血球が多数散在し，基底膜の小裂隙や小孔が少なからず観察され，基底膜を通過する赤血球も認められる（図8）。半月体形成をきたした糸球体のLVSEM観察では基底膜の傷害像が著明に認められ，大きな破綻や血球

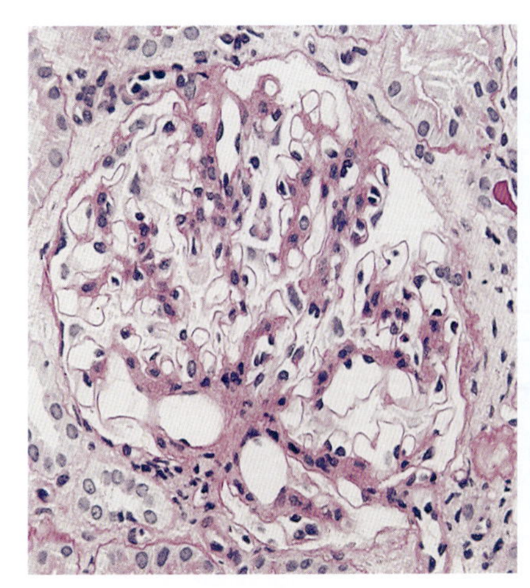

血尿軽度の IgA 腎症光顕像

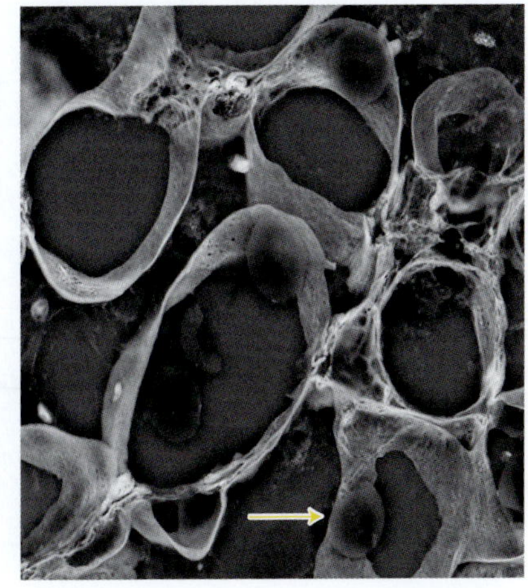

LVSEM 像ではところにより赤血球の基底膜からの漏出（矢印）が認められる。

図 7. 赤血球の糸球体基底膜からの漏出

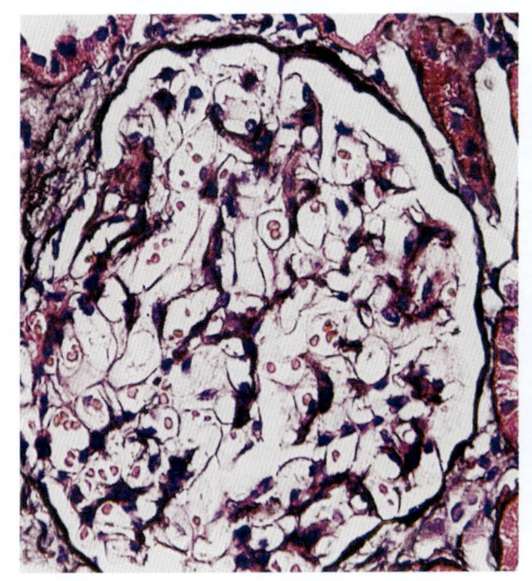

光顕像：PASM 染色（600 倍拡大）

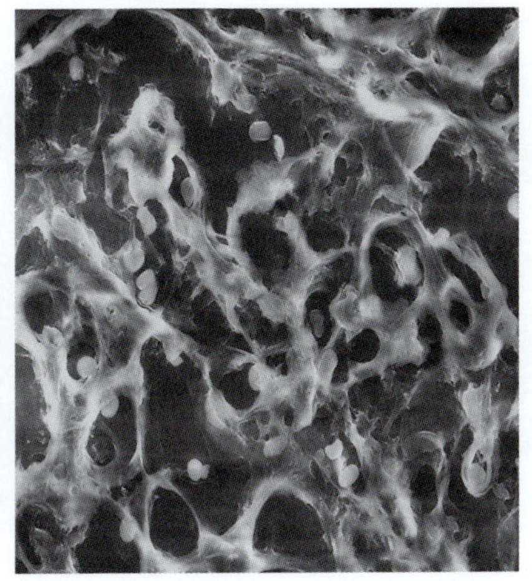

LVSEM 像：1,500 倍拡大

図 8. 血尿の著明な IgA 腎症

基底膜の小断裂や小孔，赤血球の基底膜通過像が認められボウマン腔内に赤血球の漏出が目立つ。

成分のボウマン腔内への流出が目立っており，半月体形成のない糸球体からの血尿の機序とは全く異なるものであることを示している（図 9）。

菲薄基底膜病に対しても LVSEM による PASM 染色標本の検索は銀染色陽性である基底膜の変化を明瞭に観察でき，走査電顕の利点としての 3 次元的立体情報も加味されるため，基底膜の小裂隙や小孔，赤血球の基底膜からの漏出像などの詳細が認識しやすくなる（図 10）。IgA 腎症の血尿の機序を考える場合，両者の LVSEM 所見を比較することにより有力な手掛かりを得ることになるものと思われる。両者の糸球体基底膜にはおそらく遺伝的に共通の脆弱性が存在し，基底膜の菲薄化を生じ，炎症の有無にかかわらず基底膜の小裂隙や小孔といった傷害をきたしやすく，IgA 腎症の糸球体毛細血管炎は，それをさらに助長することにより血尿の程度に影響を及ぼしている可能性が考えられる。

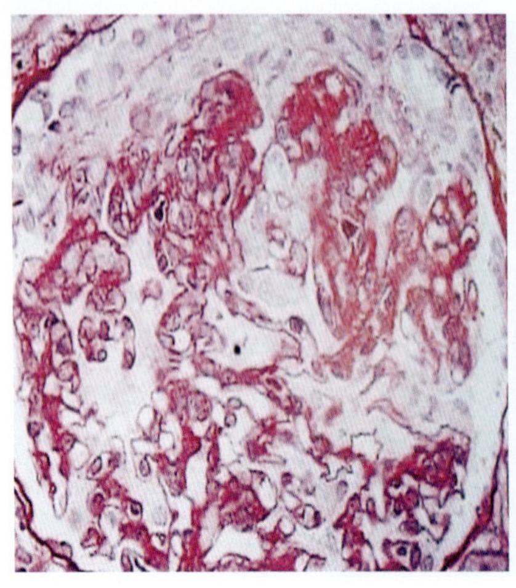

光顕像

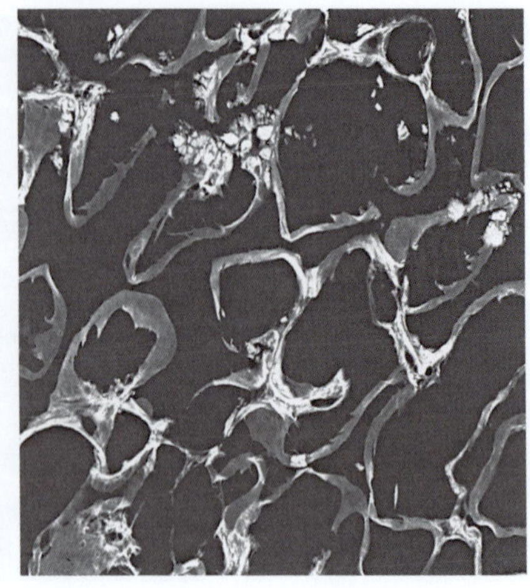

LVSEM像

図9. 半月体形成のIgA腎症

LVSEMでみると，基底膜傷害が高度で大きな破綻がみられ，血液成分の流出も確認される。上皮細胞は銀染色陰性のため描出されていない。

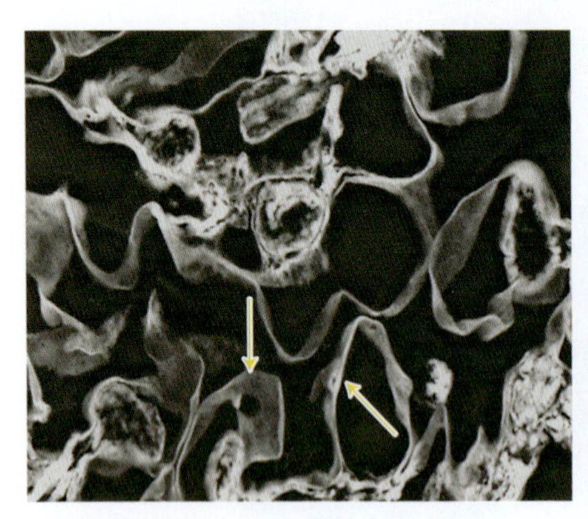

LVSEM像

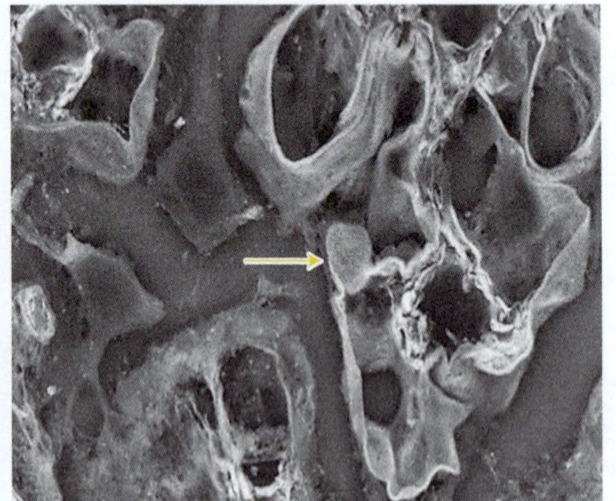

LVSEM像：拡大像

図10. 菲薄基底膜病の低真空走査電顕像

菲薄基底膜病では糸球体基底膜のgapやmicroholeの形成が多く，拡大像のように基底膜からの明らかな赤血球漏出像（矢印）も認められる。

おわりに

IgA腎症はIgAが糸球体メサンギウム領域に沈着する原発性糸球体腎炎であるが，臨床症状としてほぼ必発的に血尿を伴うにもかかわらず血尿の病態についての本質的な解明はなされていない。糸球体炎症のほとんど目立たないIgA腎症においても持続性に血尿を認めることが多いため，IgA沈着による糸球体毛細血管炎が血尿の原因であるとは考え難く，非炎症性疾患である菲薄基底膜病やAlport症候群の血尿生成機序との比較から，IgA腎症の血尿は炎症によるものではなく，遺伝的要因に基づく基底膜脆弱性にIgA腎症がオバーラップしたものである可能性が示唆される。今後，この観点からIgA腎症患者における基底膜形成に関与する遺伝子解析などの詳細な検討が必要と考えられる。

（山中 宣昭）

文献

1) 日本腎臓学会（編）：血尿診断ガイドライン 2013．ライフサイエンス出版，東京，2013
2) 山中宣昭： 腎臓の 発生と 糸球体病変．Nephrology Frontier 14（2）：156 - 168 , 2015
3) Tewari R, Nada R, Kaur M, et al.：Correlates of hematuria on glomerular histology and electron microscopy in IgA nephropathy. Med J Armed Forces India 72（2）：120 - 124 , 2016
4) Morita M, Sakaguchi H.：A quantitative study of glomerular basement membrane changes in IgA nephropathy. J Pathol 154（1）：7 - 18 , 1988
5) Taguchi T, von Bassewitz DB, Grundmann E, et al.：Ultrastructural changes of glomerular basement membrane in IgA nephritis : relationship to hematuria. Ultrastruct Pathol 12（1）：17 - 26 , 1988
6) Trinn C, Nagy J：The thinning of the glomerular basement membrane in IgA glomerulonephritis. Orv Hetil 133（41）：2627 - 2629 , 1992
7) 佐々木 隆：IgA 腎症における糸球体係蹄壁病変の電子顕微鏡による検討 . 日腎会誌 35：1033 - 1041 , 1993
8) Berthoux FC, Laurent B, Alamartine E, et al.：New subgroup of primary IgA nephritis with thin glomerular basement membrane（GBM）syndrome or association. Nephrol Dial Transplant 11（3）：558 - 559 , 1996
9) Benett WM, Kincaid-Smith P：Macroscopic hematuria in IgA nephropathy：correlation with glomerular crescents and renal dysfunction. Kidney Int 23（2）：393 - 400 , 1983
10) Jennet JC.：Rapidly progressive crescentic glomerulonephritis. Kidney Int 63（3）：1164 - 1177 , 2003
11) Terasaki T, Sano M, Narita M, et al.：Ultrastructural study of gaps of the glomerular basement membrane in IgA nephropathy. Am J Nephrol 6（6）：443 - 449 , 1986
12) Kobayashi M, Koyama A, Yamagata K, et al.：Significance of deposits and abnormalities of the glomerular basement membrane in tissue injury accompanying IgA nephropathy. 日腎会誌 34（1）：47 - 56 , 1992
13) 浜口欣一，上杉憲子：所見の捉え方：電子顕微鏡．日本腎病理協会，日本腎臓学会（編）：腎生検病理アトラス改訂版，63 - 74，東京医学社，東京，2017
14) Collar JE, Ladva S, Cairns TD, et al.：Red cell traverse through thin glomerular basement membranes. Kidney Int 59（6）：2069 – 2072 , 2001
15) Liapis H, Foster K, Miner JH, et al.：Red cell traverse through thin glomerular basement membrane. Kidney Int 61（2）：762 - 763 , 2002
16) Inaga S, Hirashima S, Tanaka K, et al.：Low vacuum scanning electron microscopy for paraffin sections by utilizing the differential stainability of cells and tissues with platinum blue. Arch Histol Cytol 72（2）：101 - 106 , 2009
17) Masuda Y, Yamanaka N, Ishikawa A, et al.：Glomerular basement membrane injuries in IgA nephropathy evaluated by double immunostaining for α5（IV）and α2（IV）chains of type IV collagen and low-vacuum scanning electron microscopy. Clin Exp Nephrol 19（3）：427 - 435 , 2015

IgA腎症と菲薄基底膜病

はじめに

IgA腎症は血尿と蛋白尿を呈する進行性の原発性糸球体疾患であるが，蛋白尿を認めず無症候性血尿のみを示す症例も少なからず存在している。一方，無症候性血尿を呈する糸球体疾患として菲薄基底膜病も知られており，臨床的には両者の鑑別が難しいこともある。わが国での**血尿単独症例（尿蛋白0.3 g/日以下でeGFR 60 mL/分/1.73 m^{2}以上）の腎生検では，65％がIgA腎症で13％が菲薄基底膜病の診断であった**と報告されている[1)]。菲薄基底膜病は腎予後良好とされ，良性家族性血尿と呼ばれてきたが，進行性の腎機能障害を示す症例もあり，この名称の見直しも求められている。

IgA腎症は病理所見として，免疫染色でIgAの沈着を認め，光学顕微鏡（光顕）でメサンギウム増殖性糸球体腎炎像を呈する。菲薄基底膜病はほぼ正常の微小変化群の光顕像を呈し，電子顕微鏡（電顕）で糸球体係蹄基底膜のびまん性の菲薄化を認める。これらの典型的な病理像を呈する場合，両疾患の鑑別は容易であるが，IgA腎症に糸球体基底膜の菲薄化を認める症例や逆に菲薄基底膜病にIgA腎症を合併した症例など，臨床病理的に非典型的な症例も報告されている[2)]。本項では菲薄基底膜病の病理所見についてIgA腎症と比較しながら，低真空走査電顕（LVSEM）による糸球体基底膜所見や血尿の病理学的な考察を含め概説する。

糸球体係蹄基底膜の構造とその特徴

糸球体基底膜は正常の場合，300～350 nmの厚さを有する細胞外基質で形成され，係蹄腔内側から内透明層（lamina rara interna），緻密層（lamina densa），外透明層（lamina rara externa）の三層を認め，Ⅳ型コラーゲンによりその骨格が構成されている。Ⅳ型コラーゲンは6種類のα鎖（α1～6）のうちの3本がそれぞれ組み合わさり3量体を形成する。α鎖はcenter collagen domainと2つのnon-collagen domainである7SとNC1 domainから成り，7S domainはα鎖の3量体をほかのα鎖の3量体と結びつけ，NC1 domainは3本のα鎖のtriple helix構造を形成している。腎臓内でもそれぞれの基底膜によりⅣ型コラーゲンのα鎖の組み合わせが異なり，尿細管基底膜，傍尿細管毛細血管の基底膜，動脈の基底膜やメサンギウム基質はα1鎖2本とα2鎖1本で作るα1/α1/α2の3量体，糸球体基底膜はα3鎖，α4鎖，α5鎖で作るα3/α4/α5の3量体，ボウマン嚢基底膜はα1/α1/α2の3量体とα5鎖2本，α6鎖1本で作るα5/α5/α6の3量体から成る。それぞれのα鎖は対応する*COL4A1–COL4A6*遺伝子にコードされ，*COL4A3–5*のうちのどれか一つにでも変異が存在すると，α3/α4/α5の3量体自体が形成されないため，糸球体基底膜はかわりにα1/α1/α2の3量体で形成されるようになる。Ⅳ型コラーゲン異常をきたす遺伝性疾患として知られるAlport症候群では，通常，X染色体優性（顕性）遺伝のものは*COL4A5*の，常染色体優性（顕性）または劣性（潜性）遺伝形式をとるAlport症候群では*COL4A3*，*COL4A4*の変異を認める。また菲薄基底膜病でもこれらの遺伝子異常が指摘されており，約40％に*COL4A3*，*COL4A4*の変異を認めている[3)]。

糸球体基底膜は年齢によりその厚さが変化する。1例の非腎疾患剖検検体と，18例の微小変化群腎生検検体を用いた検討では，3カ月の乳児では115±8.36 nmの厚さの糸球体基底膜が，3～11歳では平均243±12 nm，12～57歳では平均353±20 nmと年齢とともに肥厚し，60～70

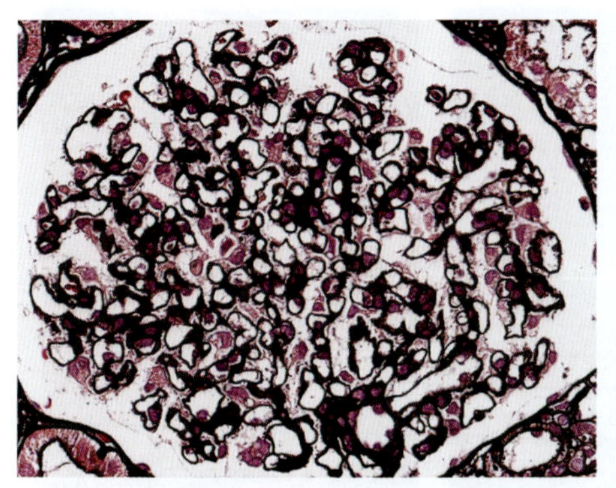

菲薄基底膜病は微小変化群の範囲の光顕像を呈することが多いが，糸球体肥大や係蹄腔の増加と狭小化がみられることがある。

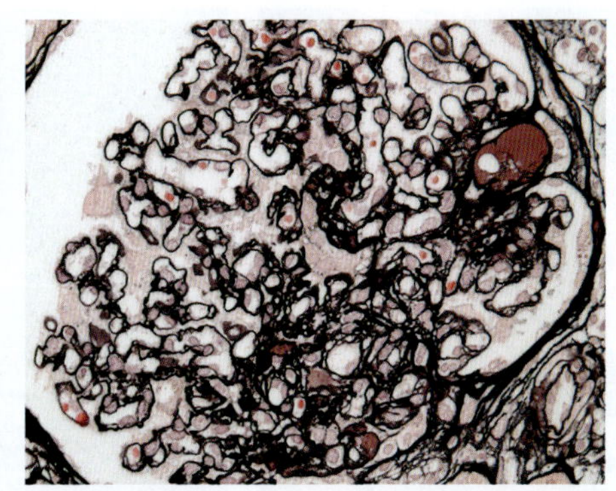

菲薄基底膜病にメサンギウム細胞の増加や巣状分節性糸球体硬化症病変を認めることもある。

図 1．菲薄基底膜病の光顕像（PAM 染色）

歳の高齢者では逆に平均 287±25 nm と菲薄化した[4)]。さらに糸球体基底膜の厚さには性差も存在し，女性に比較し男性で薄い傾向がある[5)]。そのため，糸球体基底膜の厚さは年齢や性別を考慮して評価する必要がある。当施設では基底膜の計測は内皮細胞の細胞膜から上皮細胞の細胞膜までの距離を計測している。係蹄内皮細胞障害などにより内皮下腔が開大している場合には基底膜のみを注意深く測定するが，内皮細胞と基底膜との境界が不明瞭な場合には緻密層のみを計測している。

菲薄基底膜病の臨床病理学的所見

臨床所見としては基本的に**持続性血尿のみ**を呈するが，尿蛋白や腎機能障害を伴う場合もあり，その際には IgA 腎症をはじめとするほかの糸球体疾患や Alport 症候群の鑑別が必要になる。

光顕像は，ほぼ正常な微小変化群の糸球体所見を呈する。軽度のメサンギウム細胞増加を認める場合もあるが，IgA 腎症のような傍メサンギウム領域の半球状沈着物や基質の増加を伴う増殖性病変を形成することはあまりない。糸球体係蹄腔の狭小化や分節性硬化糸球体を認める場合もあるが，菲薄基底膜病に特異的な所見ではない（図 1）。免疫グロブリンや補体の沈着はみられず，IgM，C3，C1q のメサンギウム領域への沈着を認める場合もあるが，非特異的な所見と考えられている。Ⅳ型コラーゲン α 鎖の染色は Alport 症候群との鑑別のために有用である。Alport 症候群では前述の通り *COL4A3–5* のいずれかに変異を生じるため，糸球体基底膜のⅣ型コラーゲンの α3 / α4 / α5 鎖は消失する。一方菲薄基底膜病ではⅣ型コラーゲンの α3 / α4 / α5 鎖は認めるが，α5 鎖の α2 鎖に対する相対的な発現低下がみられる[6)]。IgA 腎症でも同様の発現低下を認めることもあるが，これは部分的に菲薄化した糸球体基底膜の所見を反映していると思われる（図 2）。

菲薄基底膜病では電顕像が最も特徴的な所見を示し，糸球体係蹄の 50％以上で基底膜の菲薄化を認める（図 3 b）。傍メサンギウム領域の基底膜はしばしば虚脱によるしわ状（wrinkling）を伴い肥厚していることも多く，係蹄末梢で基底膜の菲薄化を評価する必要がある。糸球体基底膜の分節性の菲薄化や網状化，層状化を認める場合には IgA 腎症（図 3c）や Alport 症候群の鑑別が必要となる。国際的にも菲薄基底膜病の係蹄基底膜の厚さの基準は存在せず，WHO の診断基準では 2～11 歳までの小児で 180 nm 以下，成人で 250 nm 以下とされているが[7)]，過去の研究からはその上限値は 200 ～ 264 nm までとばらつきがある[8～10)]。この差異には糸球体基底膜の厚さの計測方法の違いに

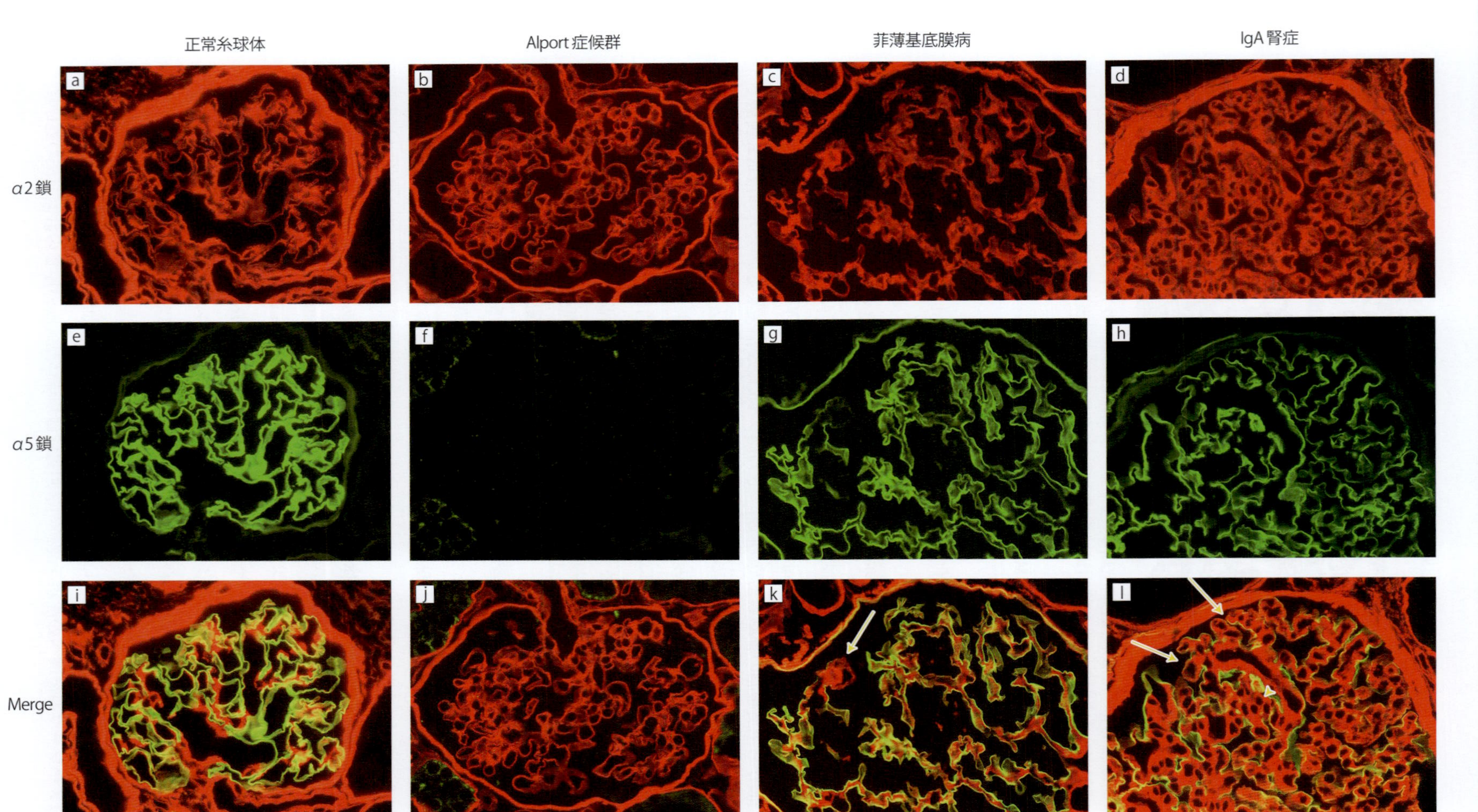

図2. 糸球体のIV型コラーゲンのα2鎖・α5鎖の蛍光二重染色像

正常糸球体ではIV型コラーゲンのα2鎖はメサンギウム領域に，α5鎖は糸球体基底膜に陽性である（a，e，i）。男性のX連鎖型Alport症候群では糸球体基底膜のIV型コラーゲンのα5鎖の染色性は完全に消失し（f），代わりに糸球体基底膜にはα2鎖を認めている（b，j）。菲薄基底膜病では正常糸球体とほぼ同様のα2，α5鎖の染色パターンを呈するが，一部ではα5鎖の染色性の低下と相対的なα2鎖の染色性の増強を認める部位（矢印）がある（c，g，k）。IgA腎症ではメサンギウム基質増加部にα2鎖の染色が拡大して認められ（矢頭），一部の係蹄ではα5鎖の染色性の低下（矢頭）と相対的なα2鎖の染色性の増強を認める（d，h，l）。

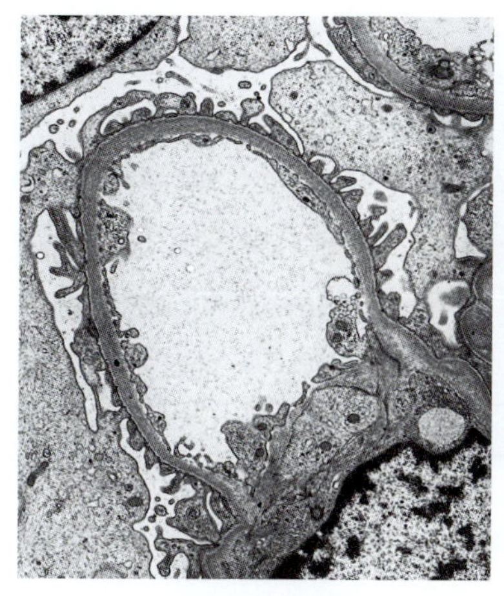

正常糸球体基底膜

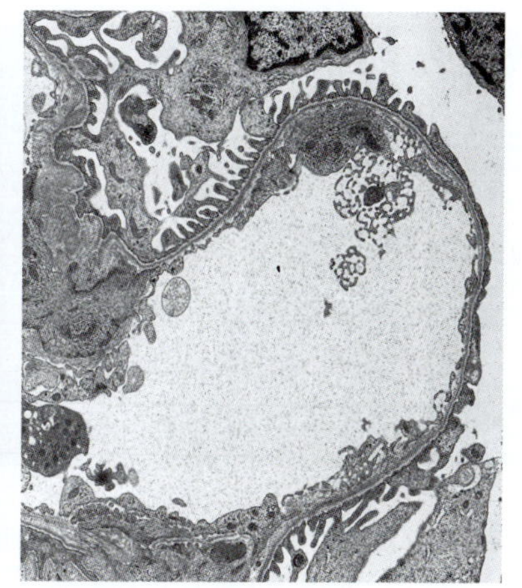

菲薄基底膜病
びまん性に糸球体基底膜の菲薄化を認める。

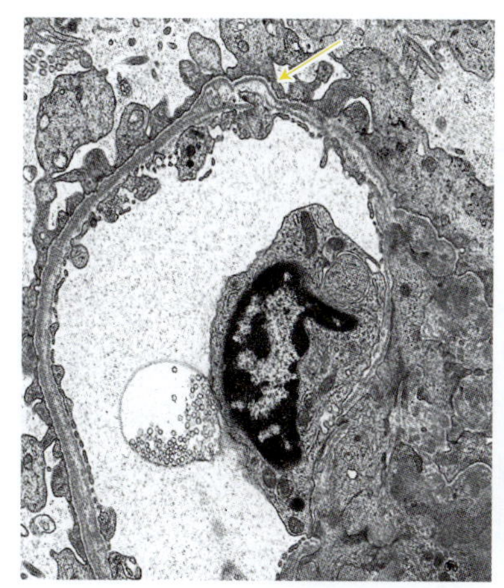

IgA 腎症
一部の係蹄基底膜に部分的に菲薄化を認めることがある(矢頭)。

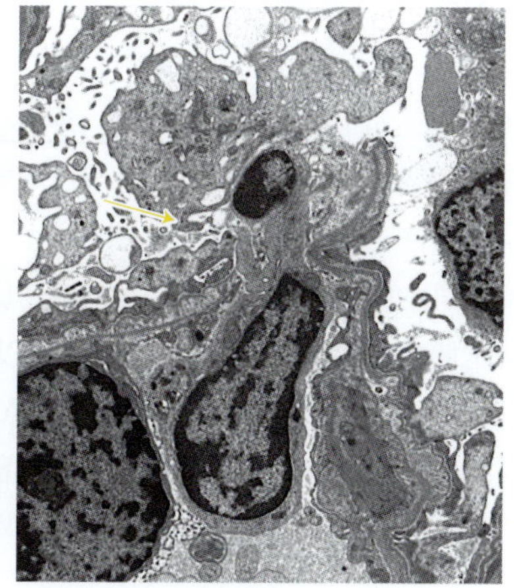

IgA 腎症
菲薄化した糸球体基底膜部に生じた裂孔よりリンパ球のボウマン嚢腔内への漏出を認める。

a	b
c	d

図 3. 各疾患における糸球体基底膜の菲薄化や破綻

も関連しており，共通した評価基準が必要である。

菲薄基底膜病の腎予後は良好と考えられてきたが，なかには進行性の経過をたどる症例も存在する。予後には糸球体基底膜の菲薄化の程度との関連はみられていないが [11]，診断時の尿蛋白や糸球体硬化病変の関連が報告されている [12, 13]。菲薄基底膜病で足細胞密度や足細胞数の低下が指摘されており [14]，腎機能低下に菲薄基底膜病での足細胞障害が示唆されている。基底膜障害を呈する Alport 症候群の動物モデルでは，足細胞障害のみならず糸球体内皮細胞障害の存在も報告されている [15]。

IgA 腎症と糸球体基底膜の菲薄化

IgA 腎症は糸球体基底膜の菲薄化を高頻度に合併する一次性糸球体疾患の一つであり，IgA 腎症の 35 ～ 50％で糸球体基底膜の菲薄化を認めている [16]。しかし，IgA 腎症の糸球体基底膜の菲薄化は，不規則な分節性の分布を呈することが多い(**図 3 c**)。IgA 腎症にびまん性の糸球体基底膜の

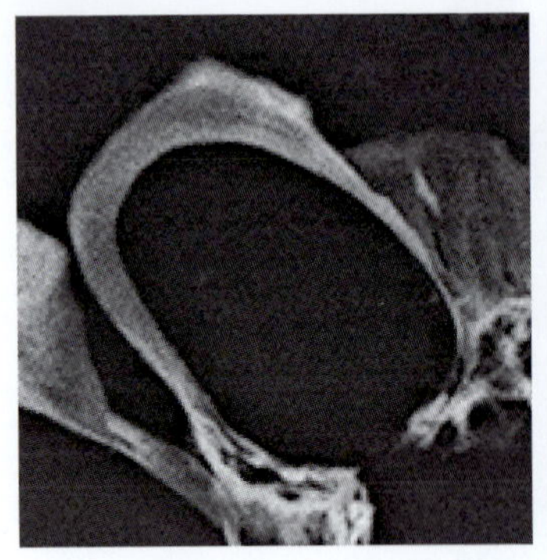

正常糸球体基底膜
ほぼ均一の濃度を示し，基底膜表面は平滑である。

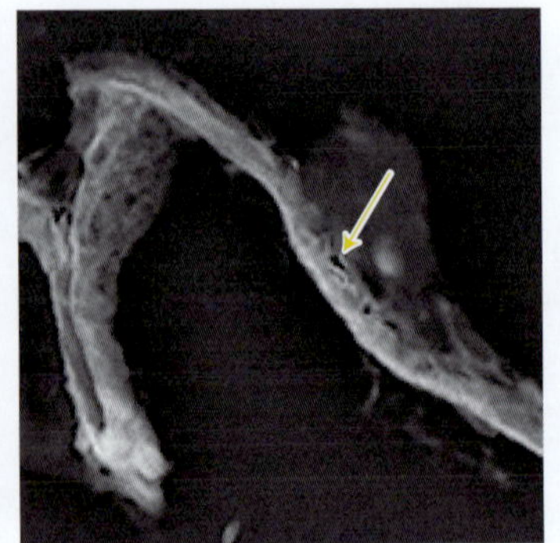

菲薄基底膜病
基底膜の菲薄化の影響を受け，基底膜の濃度は薄く不均一で表面も粗糙な印象となる。また基底膜に生じた小孔（矢印）も観察される。

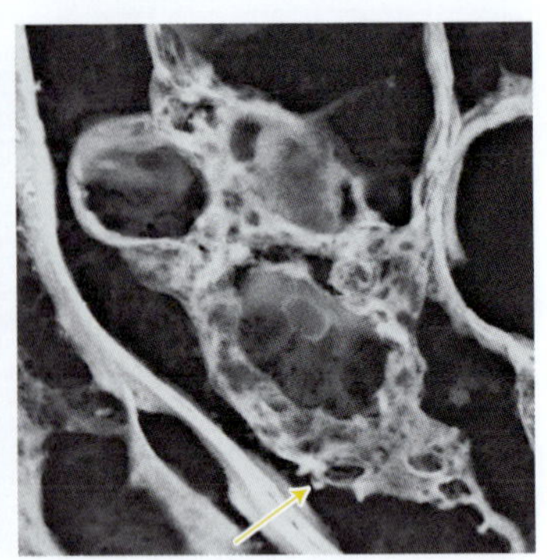

IgA 腎症
基底膜の表面は粗糙で小孔（矢印）も観察され，基底膜障害の存在が示唆される。

図 4. 低真空走査電子顕微鏡（LVSEM）による糸球体基底膜の評価

菲薄化を呈する場合には，菲薄基底膜病や Alport 症候群の合併を考慮する必要がある。IgA 腎症と菲薄基底膜病の合併例では，その腎予後は菲薄基底膜病より不良で，IgA 腎症と同様の経過をたどる[17]。IgA 腎症でも糸球体基底膜の不規則なⅣ型コラーゲン α 5 鎖の発現低下を認め，基底膜障害の存在が示唆されている[18]。**糸球体基底膜の菲薄化を合併した IgA 腎症では，より血尿の頻度が高いことも示されている[19]。**

近年，腎生検の凍結標本やパラフィン固定標本を用いて，3 次元的な超微形態観察に LVSEM が用いられている。光顕 PAM 染色標本の LVSEM で，通常では平滑に観察される糸球体基底膜が IgA 腎症では粗造化や小孔などを認め，糸球体基底膜の超微形態的障害像が観察される[18]。**菲薄基底膜病でも LVSEM では菲薄化した基底膜の表面に，IgA 腎症と同様にその脆弱性を反映して粗造化や小孔が散見される**（図 4）。

糸球体基底膜障害による血尿

血尿が生じるメカニズムについては未だ一定の見解は得られていない。一般的に血尿は赤血球が係蹄内腔から毛細血管内皮・基底膜・上皮を通過してボウマン嚢内へ漏出する。菲薄基底膜病では，菲薄化し脆弱な糸球体基底膜に生じた小孔から赤血球がボウマン嚢内へ漏出している像が確認されている[20]。**IgA 腎症でも同様に，電顕では菲薄化した係蹄基底膜の破綻部位からボウマン嚢内へリンパ球が漏出する像が認められる**（図 3 d）。**IgA 腎症や菲薄基底膜病での血尿には，基底膜が菲薄化し脆弱化することによる糸球体基底膜障害が関与している**と考えられている。

おわりに

菲薄基底膜病は予後良好な疾患であるとされてきたが，なかには進行性の経過をたどる症例も存在している。この**腎機能障害には糸球体硬化病変が関連し，糸球体硬化には糸球体基底膜の菲薄化や足細胞障害が関与していると考えられている。IgA 腎症においても，血尿の持続する症例は予後が不良であると報告されている[21]。**血尿持続の要因として糸球体基底膜障害の存在が示唆されることから，その詳細な評価による病態の把握や治療応用による疾患の制御が必要である。血尿や蛋白尿，糸球体硬化病変に関連する係蹄障害を，糸球体基底膜の超微形態変化を含めて詳細に評価することが重要である。

（岡林 佑典　清水 章）

文献

1) Hoshino Y, Kaga T, Abe Y, et al.：Renal biopsy findings and clinical indicators of patients with hematuria without overt proteinuria. Clin Exp Nephrol 19(5)：918-924, 2015
2) Yoshida K, Suzuki J, Suzuki S, et al.：A case of IgA nephropathy in three sisters with thin basement membrane disease. Am J Nephrol 18(5)：422-424, 1998
3) Vivante A, Calderon-Margalit R, Skorecki K.：Hematuria and risk for end-stage kidney disease. Curr Opin Nephrol Hypertens 22(3)：325-330, 2013
4) Sato S, Sasaki Y, Adachi A, et al.：Validation of glomerular basement membrane thickness changes with aging in minimal change disease. Pathobiology 77(6)：315-319, 2010
5) Steffes MW, Barbosa J, Basgen JM, et al.：Quantitative glomerular morphology of the normal human kidney. Lab Invest 49(1)：82-86, 1983
6) Ueda T, Nakajima M, Akazawa H, et al.：Quantitative analysis of glomerular type IV collagen alpha 3-5 chain expression in children with thin basement membrane disease. Nephron 92(2)：271-278, 2002
7) Churg J, Bernstein J, Glassock RJ：Renal disease：classification and atlas of glomerular diseases, 2 nd ed., Igaku-Shoin, New York, 1995
8) Vogler C, McAdams AJ, Homan SM.：Glomerular basement membrane and lamina densa in infants and children：an ultrastructural evaluation. Pediatr Pathol 7：527-534, 1987
9) Tiebosch AT, Frederik PM, van Breda Vriesman PJ, et al.：Thin-basement-membrane nephropathy in adults with persistent hematuria. N Engl J Med 320(1)：14-18, 1989
10) Cosio FG, Falkenhain ME, Sedmak DD：Association of thin glomerular basement membrane with other glomerulopathies. Kidney Int 46(2)：471-474, 1994
11) Szeto CC, Mac-Moune Lai F, Kwan BC, et al.：The width of the basement membrane does not influence clinical presentation or outcome of thin glomerular basement membrane disease with persistent hematuria. Kidney Int 78(10)：1041-1046, 2010
12) Nieuwhof CM, de Heer F, de Leeuw P, et al.：Thin GBM nephropathy：premature glomerular obsolescence is associated with hypertension and late onset renal failure. Kidney Int 51(5)：1596-1601, 1997
13) Dische FE, Weston MJ, Parsons V.：Abnormally thin glomerular basement membranes associated with hematuria, proteinuria or renal failure in adults. Am J Nephrol 5(2)：103-109, 1985
14) Wickman L, Hodgin JB, Wang SQ, et al.：Podocyte Depletion in Thin GBM and Alport Syndrome. PloS One 11(5)：e0155255, 2016
15) Tsuji K, Suleiman H, Miner JH, et al.：Ultrastructural Characterization of the Glomerulopathy in Alport Mice by Helium Ion Scanning Microscopy(HIM). Sci Rep 7(1)：11696, 2017
16) Haas M.：Alport syndrome and thin glomerular basement membrane nephropathy：a practical approach to diagnosis. Arch Pathol Lab Med 133(2)：224-232, 2009
17) Ju Hwang Y, Sub Kim D, Woo Ko C, et al.：Clinical manifestations of IgA nephropathy combined with thin glomerular basement membrane nephropathy in children. Kidney Res Clin Pract 32(3)：111-114, 2013
18) Masuda Y, Yamanaka N, Ishikawa A, et al.：Glomerular basement membrane injuries in IgA nephropathy evaluated by double immunostaining for α5(IV) and α2(IV) chains of type IV collagen and low-vacuum scanning electron microscopy. Clin Exp Nephrol 19(3)：427-435, 2015
19) Berthoux FC, Laurent B, Alamartine E, et al.：New subgroup of primary IgA nephritis with thin glomerular basement membrane (GBM)：syndrome or association. Nephrol Dial Transplant 11：558-559, 1996
20) Collar JE, Ladva S, Cairns TD, et al.：Red cell traverse through thin glomerular basement membranes. Kidney Int 59(6)：2069-2072, 2001
21) Sevillano AM, Gutiérrez E, Yuste C, et al.：Remission of Hematuria Improves Renal Survival in IgA Nephropathy. J Am Soc Nephrol 28(10)：3089-3099, 2017

column
コラム

腎生検低真空走査電子顕微鏡(LVSEM)診断法

稲賀 すみれ

腎生検低真空走査電子顕微鏡(LVSEM)診断法とは

通常の光学顕微鏡(光顕)用腎生検パラフィン切片を低真空走査電子顕微鏡(Low Vacuum Scanning Electron Microscope:LVSEM，日立卓上顕微鏡Miniscope®など)で観察することにより，電子顕微鏡レベル(～数万倍)の3次元情報が簡便・迅速に得られるわが国で開発された新しい腎生検組織の病理診断法である[1～3]。

試料作製は，通常のホルマリン固定後パラフィン包埋した切片を用いる。脱パラフィン後の切片に白金ブルー染色またはPAM染色など重金属染色を施して，カバーガラスをかけずにLVSEMで直接観察する。そのため，既にPAM染色をした標本のカバーガラスを剝がしてそのまま用いることが可能である。

観察方法

脱パラフィン後の切片に図で示す手順で染色を施し，LVSEMの反射電子モードで観察する。試料から放出される反射電子シグナル量の違い(細胞や組織の染色強度に依存)による明暗コントラストで腎臓組織の断面や表面の微細構造が立体的に描出される。

■ 観察像

糸球体上皮(足)細胞や血管内皮細胞などの細胞成分を観察するためには白金ブルー染色[4]を，基底膜や間質などの線維成分を観察するためにはPAM染色(これは普通のPAM染色法でよいが，LVSEM観察目的のみで光顕観察が不要であればHE染色を省略することができる)をそれぞれ別々の切片に施す。表に示すように両者が全く逆の(相補的な)染色効果を示すことを利用して，病変部の詳細な所見が得られる。特にPAM染色像では，糸球体基底膜の表面の上皮細胞や血管内皮細胞との関係性は保たれながら基底膜の形状を立体的に捉えることができるという利点がある。

■ 光顕との対比観察

LVSEMでは，光顕や透過電子顕微鏡(TEM)ではとらえることが困難な糸球体基本構造や間質などの3次元構造の所見がパラフィン切片上の広い範囲で比較的容易に得られ，同一切片を光顕であらかじめ観察することで光顕所見との対比観察も可能となる。

表. 染色で異なる糸球体の基本構造のLVSEM観察像(相補的な明暗像で立体形状が描出される)

染色法	陽性(明るい)	陰性(暗い)
白金ブルー染色	上皮(足)細胞，血管内皮細胞，血球，メサンギウム細胞など	基底膜，メサンギウム基質，膠原線維など
PAM染色	基底膜，メサンギウム基質，膠原線維など	上皮(足)細胞，血管内皮細胞，血球，メサンギウム細胞，免疫物質など

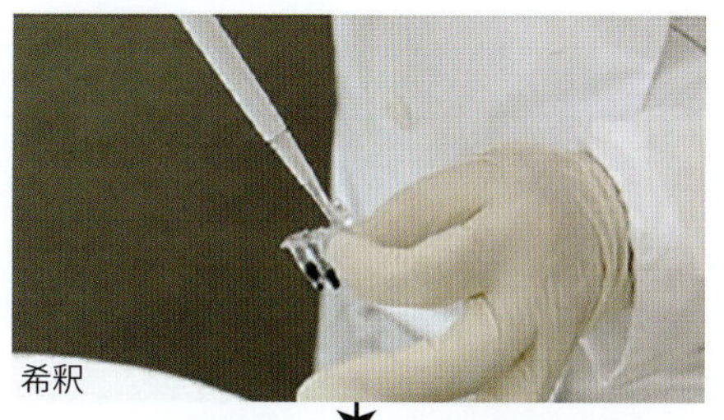

1) 切片の脱パラフィン：キシレン→エタノール系列→蒸留水
2) 染色剤の調整：図は白金ブルー
・TIブルー染色キット(日新EM社製)
使用時に添付の溶液(pH9)で希釈する
「TIブルー スモールキット」
(http://nisshin-em.co.jp/tiblue/index.html)

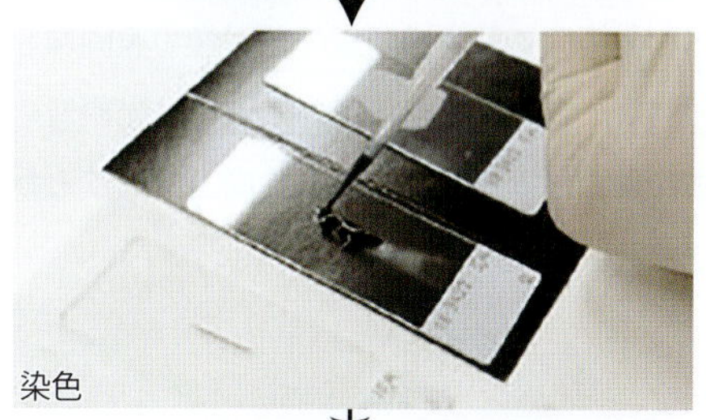

3) 染色(希釈した染色液を切片上に載せる)：15～20分(室温)
*PAM染色の場合は常法に従い染色するが，HE染色はLVSEM画像に反映されないので省略してもよい)

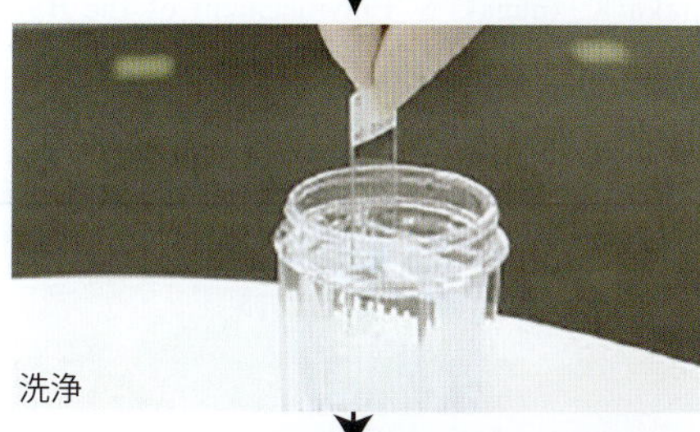

4) 水洗(蒸留水に1～2分浸漬する)

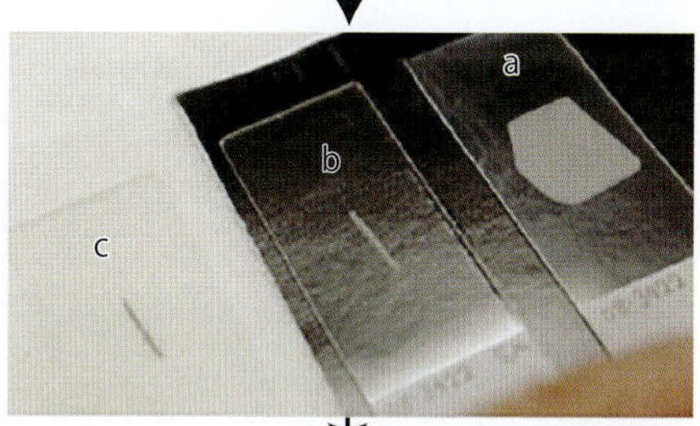

処理前後の切片の比較
a. パラフィン切片5μm厚
b. 脱パラフィン後の標本
c. 染色後の標本

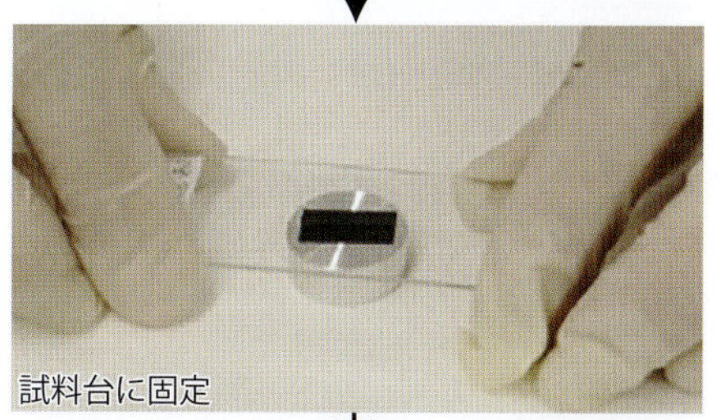

5) SEM用試料台（日新EM社製）に載せる
・両面カーボンテープ(日新EM社製)でスライドガラスを固定する
「SEM試料台：アルミ製M4ネジ切」
(http://nisshin-em.co.jp/catalogue/sem.html)
「SEM用カーボン両面テープ」
http://nisshin-em.co.jp/catalogue/sec7.html)

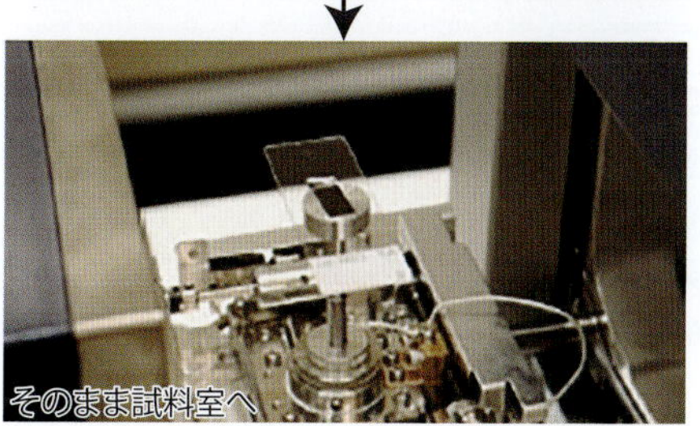

6) LVSEM観察（日立卓上顕微鏡Miniscope®）
試料室に入れて約3分で観察開始。まず低倍率(40～50倍)で切片全体を観察し，任意の糸球体を選んで1個ずつ1,000倍前後で観察。さらにその糸球体の各部分を順次拡大して詳細に観察。必要に応じて画像を保存。測長モードで計測も可能。みるべき部分が多いと時間を要する。低真空であっても観察中徐々に乾燥していくので，組織に亀裂が生じることや，場合によっては電子線によるダメージを受けることもあるが，後日，再観察することも可能。

図　染色および観察の手順

レトロスペクティブな検索

新しい標本だけでなく過去に作製された標本でも特にPAM染色標本は，カバーガラスを外す(スライドをキシレンに一晩浸漬する)だけで基底膜の形状が詳細に観察できる。過去の切片標本で上皮などを観察する場合は，キシレンに浸漬してカバーガラスを外した後，下降アルコール系列(100%：2回→70%→50%)を通して蒸留水に置換し，白金ブルーで追加染色する。

これにより，"新規の病理所見"の"レトロスペクティブな検索"も可能である。さらに，LVSEM像を従来の免疫染色像と重ね合わせる解析法(専用の解析ソフトが必要)も開発されている[5]。

LVSEM観察で腎生検組織の断面像や表面像を3次元的に詳細に把握することにより，光顕像の読みも深まり診断の精度がさらに向上することが期待される。

文献

1) Inaga S, Kato M, Hirashima S, et al.：Rapid three-dimensional analysis of renal biopsy sections by low vacuum scanning electron microscopy. Arch Histol Cytol 73 (3)：113–125，2010/2011
2) Okada S, Inaga S., Kawaba Y, et al.：A novel approach to the histological diagnosis of pediatric nephrotic syndrome by low vacuum scanning electron microscopy. Biomed Res 35 (4)：227-236，2014
3) Okada S, Inaga S, Kitamoto K, et al.：Morphological diagnosis of Alport syndrome and thin basement membrane nephropathy by low vacuum scanning electron microscopy. Biomed Res 35 (4)：345-350，2014
4) Tanaka K, Inagaki S: Enhancement of the BSE signal from hydrous SEM samples by use of a platinum blue. J. Electr. Microsc42：255, 1993
5) Masuda Y, Yamanaka Y, Ishikawa A, et al.：Glomerular basement membrane injuries in IgA nephropathy evaluated by double immunostaining for α5 (IV) and α2 (IV) chains of type IV collagen and low-vacuum scanning electron microscopy. Clin Exp Nephrol 19 (3)：427–435, 2015

4 章

IgA 腎症の治療の意義と実際

IgA腎症の治療のあゆみと介入

副腎皮質ステロイド治療

IgA腎症のステロイド治療が消極的であったのは，古くからネフローゼ症候群に副腎皮質ホルモンは使用されていたが，尿蛋白がネフローゼ状態に達しない原発性糸球体腎炎で使用することはなかったからである。

IgA腎症の副腎皮質ステロイド治療は，Mustonenらによる[1]がネフローゼ症候群を示す例で無効であったとする報告が最初である。わが国では，**小林ら[2, 3]がIgA腎症の腎生検組織で急性病変のある症例も多々認められることに気づき蛋白尿1g/日以上の患者に対して初めて副腎皮質ステロイド40mg/日で開始し，有効性があることを報告した。**また，副腎皮質ステロイドで治療介入したIgA腎症の対照群である副腎皮質ステロイド未投与群では，無治療でも尿所見が軽快する症例を認めるものの尿蛋白が多い患者においては腎機能低下が認められ，末期腎不全に至ることもわかってきた。

エビデンスに基づくIgA腎症診療ガイドラインでは，2014年版[4]，2017年版[5]ともに免疫抑制療法として，**尿蛋白1g/日以上で腎機能60mL/分/1.73m^{2}以上での短期間高用量経口ステロイド薬（プレドニゾロン0.8～1.0g/kg/日を約2カ月，その漸減し，6カ月間投与）を推奨する**と記載されている。「糸球体腎炎のためのKDIGO診療ガイドライン」[6]では，副腎皮質ステロイドの使用開始にあたり使用前3～6カ月間は至適な保存的治療（RA系阻害薬投与と血圧コントロール）を行うと記載され，その適応となる腎機能も50mL/分/1.73m^{2}と，わが国のガイドラインと比較して多少違いがある。また，「糸球体腎炎のためのKDIGO診療ガイドライン」では副腎皮質ステロイド使用時にはRA系阻害薬の併用も推奨している。

ステロイドパルス療法＋口蓋扁桃摘出

わが国のガイドラインでは，**ステロイドパルス療法（メチルプレドニゾロン1gを3日間，隔月で3回：Pozzi式）に加え，経口ステロイド薬（プレドニゾロン0.5g/kg隔日投与6カ月間）**も推奨している。この治療の妥当性に関しては，Pozziらのランダム化比較試験で，血清クレアチニンの1.5・2倍化の発症率を検討し，抑制されたとの報告に基づいている。

また，堀田らはメチルプレドニゾロンパルス療法＋口蓋扁桃摘出の治療結果を報告した[7, 8]。投与間隔などが異なるPozzi式でのメチルプレドニゾロンパルス療法との比較を表に示す。

かつて，ステロイド治療が行われていない時期

表．仙台方式とPozzi方式の比較

方式	仙台方式	Pozzi方式
メチルプレドニゾロンパルス療法 1クール：500mg/日，連日3日間	3週連続，計3回その間，4日間 プレドニゾロン30mg/日	1～2カ月に1度，計3回
治療方向性	寛解	進行遅延
メリット	1回の入院で済む	1回の入院期間が短い
デメリット	入院期間約3週間	1回でやめる施設もあり

扁桃摘出の実施は，メチルプレドニゾロンパルス前後のどちらでもよい。前期に行うことが多い。
扁桃摘出後，1週間以上はパルス療法まであける。閉経後の女性の場合，骨粗鬆症に注意を払う。

よりIgA腎症に対して扁桃摘出も行われていたが，腎機能低下症例や尿蛋白の量が多い症例のみであったため，扁桃摘出単独での有用性は明確でなかった。

RA系阻害薬の登場

その後，レニン・アンジオテンシン（RA）系を阻害する降圧薬としてアンジオテンシン変換酵素（ACE）阻害薬やアンジオテンシンⅡ受容体拮抗薬（ARB）によって糸球体内圧の調整による尿蛋白（アルブミン尿）減少効果が示された。多くの腎疾患で保険適用にはなっていないが，活動性病変の少なくなった慢性硬化病変で尿蛋白を認める症例には推奨される治療となっていった。IgA腎症では，高血圧を伴う非ネフローゼ型で腎機能低下速度を遅延したとの報告が最初である[9]。近年ではIgA腎症において，正常血圧であっても蛋白尿の減少と腎保護の立場から，RA系阻害薬の投与を積極的に使用すべきであるといわれている[10]。

糸球体内圧の調整と全身血圧の管理

糸球体内圧は一般の毛細管圧より高く50～60 mmHgに保たれている。腎動脈の血圧が80～200 mmHgの範囲であれば，血圧が上昇しても腎血流量や糸球体濾過量に変化は生じない。逆に，糸球体内圧が40 mmHgまで低下すると有効濾過圧はゼロになり，尿はつくられないように調整している。**アンジオテンシンⅡは輸出細動脈（輸入細動脈は輸出細動脈より太い）を狭くして糸球体内圧を上昇させる。その結果，尿蛋白を認める場合，蛋白尿が増加する。**注意すべきは，RA系阻害薬は腎に保護的に働くが糸球体濾過量は減少することである。そのため，血清クレアチニンが上昇することがある。血清クレアチニンが30％以上上昇しなければ腎保護効果を期待し，使用してよい。両側の腎臓脈狭窄があれば上昇するので，減量または中止する。

このように，尿蛋白が出現するIgA腎症において血圧が正常でも降圧薬として認可されているRA系阻害薬の使用が一般的になってきている。用量にもよるが，著しい降圧を示すことは多くないので，正常血圧でも使用可能である。血圧が下がり，眩暈などが出現するようであれば，投与を危険のない時間に設定する。

一方，尿蛋白が出現し，高血圧を合併している場合は腎機能も低下していることが多く，全身血圧の管理が重要となる。IgA腎症において，蛋白尿と高血圧は腎機能低下の2大促進因子である。

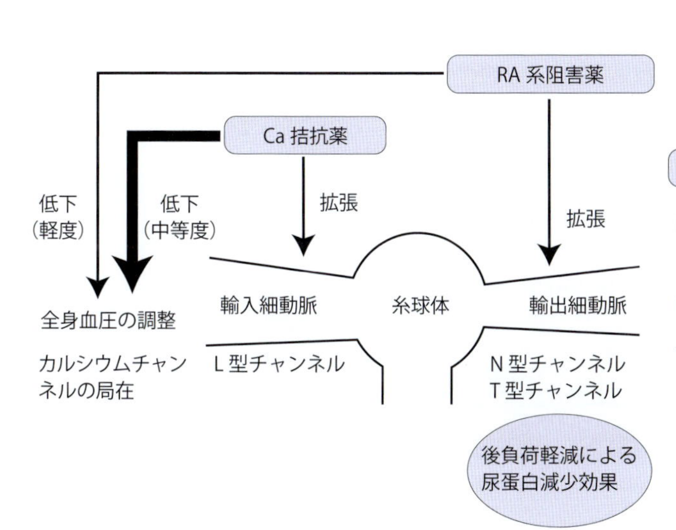

N型，T型チャンネルをもつCa拮抗薬

L型チャンネル：ジヒドロピリジン（DHP）系Ca拮抗薬はすべてがもっている
N型チャンネル：ベニジピン，シルニジピン，アムロジピン
T型チャンネル：ベニジピン，エホニジピン

図1．降圧薬による糸球体内圧に対する作用部位

血圧のコントロールは，CKD での降圧目標血圧 130 / 80 mmHg 未満にコントロールする。

尿蛋白を認め高血圧を呈し，腎機能低下を認める IgA 腎症の全身血圧管理には，**第 1 選択として RA 系阻害薬が用いられるが，それでも十分な降圧ができない場合は，糸球体内圧も低下させるといわれている N 型，T 型チャンネルをもつカルシウム拮抗薬を併用して，降圧を図ることが望ましい。**図 1 に降圧薬による糸球体内圧に対する作用部位を示す。さらに，腎機能低下により血圧コントロールが不十分な場合には交感神経遮断薬（α メチルドーパ）の併用も考慮し，腎機能保持に適切な降圧を積極的に図るべきである。なお，降圧治療介入の時期（eGFR ≧ 25 mL/ 分

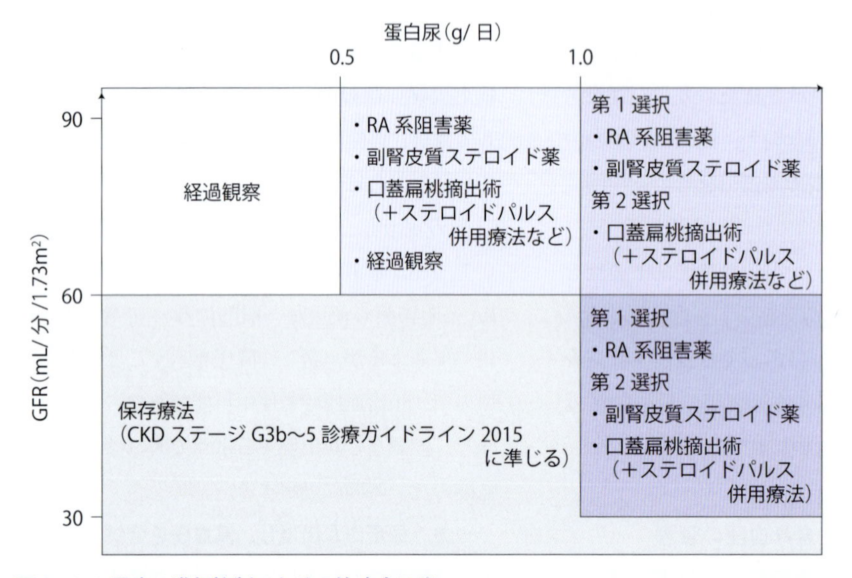

図 2. IgA 腎症の進行抑制のための治療介入案

IgA 腎症診療指針 - 第 3 版 - 日腎会誌 53（2）：2011 より引用，一部改変

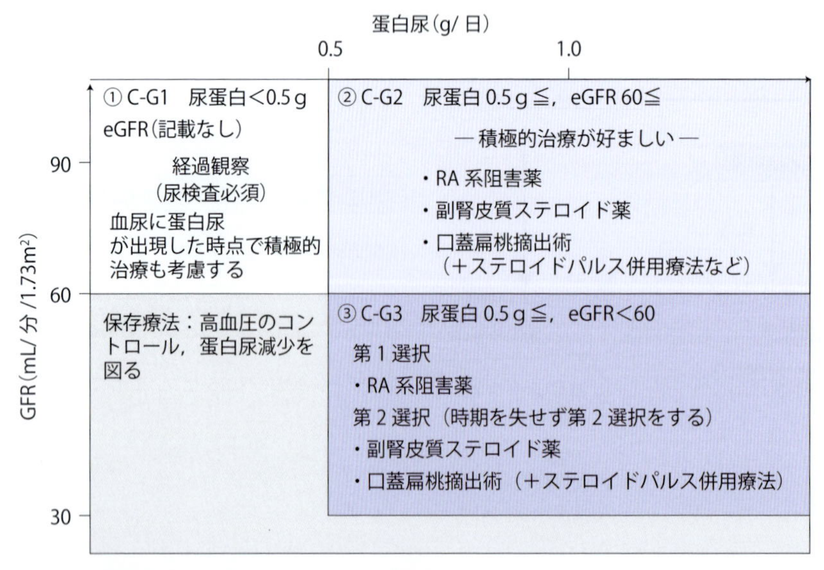

図 3. 臨床的重症度からみた治療介入（湯村案）

/1.73m^2) は，遅くなると適切な血圧にコントロールできても腎機能低下を阻止し得ないことを確認している[11]。

これからの治療の介入について

実際の IgA 腎症患者にどのような治療を進めるか，「エビデンスに基づく IgA 腎症診療ガイドライン 2017」[12, 13]では，「成人 IgA 腎症の腎機能障害の進行抑制を目的とした治療介入の適応」として図 2 のように示されている。ステロイド薬の選択は腎機能 60 mL/分/1.73 m^2 以上で蛋白尿 1 g/日以上が適切な選択であるとしている。

①腎機能 60 mL/分/ 1.73 m^2 以上であるが尿蛋白が 0.5 ～ 1 g/gCr の場合は，まず RA 系阻害薬を選択するとしており，原則ステロイド薬を含む治療介入の必要性はないとされているが，医師の判断で患者の利益と損失を考慮し，治療介入すべきであることも記載されている。

②尿蛋白 1 g/日以上であるが，腎機能 60 mL/分/ 1.73 m^2 以下でかつ腎機能 30 mL/分 / 1.73 m^2 以上の場合は，第 2 選択としてステロイド薬の治療もあるとされている。

注意すべきはいずれの提案も血尿の解釈・付記がなされていないことである。

医師の裁量に基づき私見も踏まえたうえで，わかりやすく説明を加え図 3 のようにした。図 2 では尿蛋白が 0.5 g/gCr 以下の場合は，無治療あるいは抗血小板薬投与でも尿異常が軽快・消失する場合もあることから経過観察となっている。**経過観察とは，"尿検査を行いながら" ということが前提であり，決して放置ではない。蛋白尿が増加する場合は，ステロイド薬を含めた積極的な治療介入が必要となることを忘れてはいけない。**

①の臨床的重症度 C-Grede (G) 1 は腎機能の記載がないため，低リスクから高リスクまで含まれることになるが，現実的に組織学的重症度は H-Grade (G) 1 に該当することがほとんどであり，低リスクである。つまり**尿検査が定期的行われ，尿蛋白が陽性となった時点で治療を考えてもよいことになるが，血尿の確認は常に重要である。**

② C-G 2 は尿蛋白陽性で蛋白尿 0.5 g/ 日以上であり，ほぼ腎機能が保たれている場合と考えることができる。組織学的重症度を考慮すると，中等から高リスクの可能性が考えられる。このため，**将来の透析回避のために積極的治療が最も適したステージであると考える。**図 2 では，蛋白尿が 0.5 g/ 日以上，1.0 g/ 日以下であっても経過観察の選択もありとしているが，尿蛋白が 0.5 g/ 日以上であれば経過観察すべきではない。**特に血尿を多く認める場合は比較的急な病変の進行も考慮し，積極的治療介入が望ましいと考える。**血尿は軽度で細胞性半月体形成も認められず，硬化糸球体が高頻度に認められる場合は，RA 系阻害薬併用の効果は期待できる。

③ C-G 3 は蛋白尿が 0.5 g/ 日以上で腎機能が低下している場合である。末期腎不全になる可能性が高く，高から超高リスクと分類される。組織学的重症度が低く，著明な腎不全状態でない場合は，C-G 2 にも通じるところであり，単に尿蛋白が多い場合は稀に微小変化群の合併などもあり，" 単に尿蛋白が多い " ため，積極的治療はしないという選択はすべきではなく，腎機能など総合的に考慮する。このように，多面的に腎生検所見の組織学的重症度や血尿も考慮した治療選択が望まれる。

エビデンスに基づき治療方針を考えるようになってきてはいるが，早期の IgA 腎症の治療介入判断は未だ施設により異なる。いずれにしても，尿蛋白の消失はどのような腎炎であっても腎機能の低下をきたすことは少なく，IgA 腎症も例外ではない。

免疫抑制療法に対する批判

近年，IgA 腎症の治療における免疫抑制療法は感染症のリスクが高く，腎機能を保持できる妥当性がないとの報告が相次いだので紹介する。

TESTING Randomized Clinical Trial[14)]

IgA腎症に対するステロイド薬の治療効果を確認するために，尿蛋白が1 g/日以上で腎機能がeGFR 20～120 mL/分/1.73 m^{2}で，血圧もRA系阻害薬で3カ月間はコントロールされた患者（ほとんどが中国人）を対象としてランダム化試験を行っている。尿蛋白平均2.4 g/日でeGFR 59.4 mL/分/1.73 m^{2}の患者262例に経口ステロイド薬0.6～0.8 mg/kg/日を2カ月間投与した群136例とプラセボ群126例に分け，平均2.1年間経過観察を行った結果を発表している。両群とも平均年齢38.6歳，男女比はほぼ半々である。顕微鏡的血尿は両群とも62％にのみ認められていた。腎組織所見では両群とも強い慢性化所見の頻度は40％強認められている。尿蛋白の消失（$<$ 0.001～0.005），血尿の消失（$p < 0.01$）は得られ，末期腎不全への移行/eGFR 50％低下率では優位性が認められた。しかし，副作用と考えられる感染症の発症が高く（$p < 0.01$），死亡が2例含まれていたことにより，試験が終了となっている。

STOP-IgA Clinical Trials[15)]

この試験は，免疫抑制療法行わない支持療法のみの群80例，支持療法＋免疫抑制療法（ステロイドパルス療法＋後療法のアザチオプリン投与）群82例に振り分け，3年間経過観察としている。2つの群で腎機能15 mL/分/1.73 m^{2}に低下した患者の割合に有意差がなかったとし，また感染症のリスクが$p < 0.07$，血糖が上昇し糖尿病の診断を受けた患者が$p > 0.02$であったことから，high-risk IgA nephropathyの患者に免疫抑制療法の有用性が証明されないと結論付けている。この論文では，年齢が43.7 ± 12.8歳と高めであり，女性が18％，腎機能が平均eGFR 61.5 ± 27.3mL/分/1.73m^{2}と低めの患者が対象である。組織所見の重症度は記載されておらず，尿所見で免疫抑制療法を併用した例で，半数近く血尿の消失（$p < 0.004$）がみられていたことは注目に値すると考えるが，これには触れていない。

これらの論文がどのような形でガイドラインに反映されるのかは不明であるが，IgA腎症のような慢性的な腎疾患において免疫抑制薬の使用の時期や対象には注意を払い，臨床治療効果を短期間に早急に追求すべきではないが，副作用がなく安全に行われるべきであるということを治療の基本姿勢として提唱した論文であることは言うまでもない。

治療介入のタイミング

このような論文が報告されるなかではあるが，今後もわが国においては，学校健診，職場健診での検尿でIgA腎症が発見されることが多く，粘膜免疫の異常が絡みつつ緩徐に進行し腎機能の低下をもたらすことの多いIgA腎症の治療が，副作用を極力少なくし，治療介入のタイミングを考慮した検討は継続して行われるべきであると考える。

（湯村 和子）

文献

1） Mustonen J, Pasternack A, Rantala I.：The nephrotic syndrome in IgA glomerulonephritis：response to corticosteroid therapy. Clin Nephrol 20（4）：172-176, 1983
2） Kobayashi Y, Fujii K, Hiki Y, et al.：Steroid therapy in IgA nephropathy. a prospective pilot study in moderate proteinuric cases. O J Med 61（234）：935-943, 1986
3） 小林 豊：IgA腎症のステロイド療法．IgA腎症研究会（編），酒井 紀（監）：（IgA腎症研究会第30回記念）IgA腎症の基礎と臨床，70-78，東京医学社，東京，2007
4） 厚生労働省難治性疾患克服研究事業進行性腎障害に関する調査研究班（編）：エビデンスに基づくIgA腎症診療ガイドライン2014．82-84，東京医学社，東京，2014
5） 厚生労働科学研究費補助金難治性疾患等政策研究事業難治性腎疾患に関する調査研究班（編）：エビデンスに基づくIgA腎症診療ガイドライン2017．88-90，東京医学社，東京，2017
6） 日本腎臓学会，KDIGOガイドライン全訳版作成ワーキングチーム（監訳）：糸球体腎炎のためのKDIGOガイドライン．75-81，東京医学社，東京，2013
7） Hotta O, Miyazaki M, Furuta T, et al.：Tonsillectomy and steroid pulse therapy significantly impact on clinical remission in patients with IgA nephropathy. Am J Kidney Dis 38（4）：736-743, 2001
8） 堀田 修（著）：IgA腎症の病態と扁摘パルス療法．メディカル・サイエンス・インターナショナル，東京，2008
9） Feriozzi S, Pierucci A, Roscia E, et al.：Angiotensin converting enzyme inhibition delays the progression of chronic renal failure in hypertensive patients with immunoglobulin A nephropathy. J Hypertens（Suppl）：s63-64, 1989
10） Horita Y, Tadokoro M, Taura K, et al.：Low-dose

combination therapy with temocapril and losartan reduces proteinuria in normotensive patients with immunoglobulin a nephropathy. Hypertens Res 27 (12)：963 - 970，2004
11) Yumura W, Nitta K.：Point of no return on progression to end-stage kidney disease in hypertensive patients with chronic kidney disease under long-term treatment by T/L type calcium channel blocker, benidipine. Therapeutic Research 33 (10): 1551 - 1560 , 2012
12) 厚生労働科学研究費補助金難治性疾患政策研究事業難治性腎疾患に関する調査研究班（編）．エビデンスに基づく IgA 腎症診療ガイドライン 2017．東京医学社，東京，82 - 85，2017
13) 高橋和男，湯澤由紀夫：IgA 腎症診療ガイドライン 2014．医学のあゆみ 255（11）：1077 - 1082，2015
14) Lv J, Zhang H, Wong MG, et al.：Effect of oral Methylprednisolone on clinical Outcomes in patients With IgA Nephropathy. The TESTING Randomized Clinical Trial. JAMA 318（5）：432 - 442 , 2017
15) Rauen T, Eitner F, Fitzner C, et al.：Intensive Supportive Care plus immunosuppression in IgA Nephropathy. N Engl Med 373（23）：2225 - 2236 , 2015

参考にした二次資料

・ 冨野康日己（編）：IgA 腎症診療マニュアル．南江堂，81 - 94，1999

IgA腎症の長期自然経過とステロイド療法

はじめに

IgA腎症の進行を抑制し腎死を防止する対応策を築くためには，まずIgA腎症の長期的自然経過を明らかにして進行性の過程を明確にする必要がある。蛋白尿が少なく，腎機能が保持されている病期に発見された早期IgA腎症においては，注意深い経過観察のもと，進行性の経過をたどるか否かを見極める必要がある。進行性の経過をたどると判断された場合には，その進行過程のどの病期に積極的治療介入をすべきか，その時点を見極めることが重要となる。また，積極的治療介入の有効性の厳密な評価が求められる。

筆者らは1972年から北里大学で尿蛋白1.0 g/日以上のIgA腎症に対してステロイド療法を開始した。IgA腎症に対して初めてステロイド薬を用いた報告は，1983年Mustonen Jらによるネフローゼ症候群を呈した病理組織学的に高度の病変を有する3症例に，3カ月間プレドニゾロン60～40 mg使用して無効としたものであった。その後1986年にLai KMらによって病理組織学的に高度の17例（対照群17例）にプレドニゾロン60～40 mgを4カ月間使用し，同様に無効と報告された。わが国においては1986年に中本らによって52例（対照例68例）の病理組織学的に中等度の症例にプレドニゾロン40 mgを1～1年半にわたり用いたところ，経過観察から6年後で有効と報告している。

積極的治療を行わなかった早期と思われるIgA腎症の（自然）経過

抗血小板薬を主体に1年以上，最長37年間経過観察した696例を対象とした。また，1972年から北里大学で尿蛋白1.0 g/日以上のIgA腎症に対して2年間のステロイド療法例（41例）も対象とした。

積極的治療を行わなかったIgA腎症の初回腎生検時の平均年齢は35±13歳（13～80歳），男女300/396例（43％/57％），蛋白尿0.6±0.6（0～4.0）g/日，CCr89±20（23～139）mL/分，高血圧114例（16％），腎生検の組織障害度を

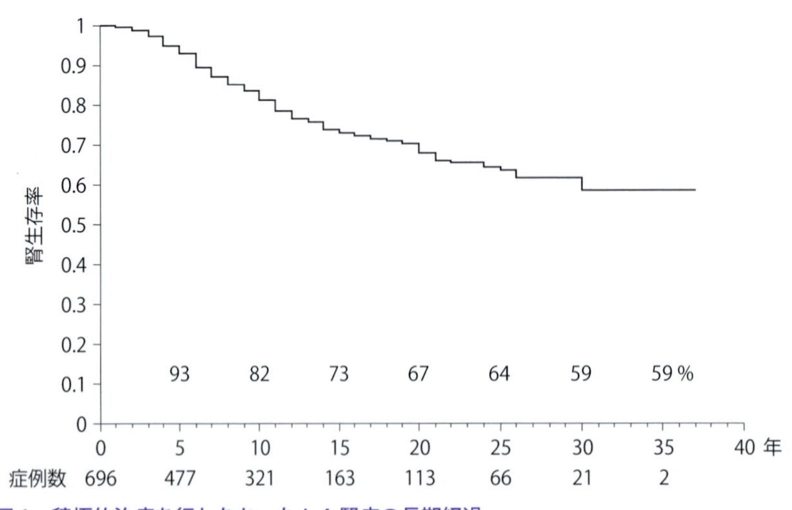

図1．積極的治療を行わなかったIgA腎症の長期経過

Pirani & Pollackの腎組織障害評価基準に準じて半定量的(0～24)に判定すると，平均組織障害度はスコア6.9±4.1であった。なお，組織障害度スコアは，軽度:0～6，中等度：7～11，高度12～24と規定した。

最終観察時の転帰

最終観察時の転帰としては，平均観察期間が11±8(1～37)年で腎機能安定群が482例(70%)，進行群(腎機能低下群)が79例(11%)，透析群が135例(19%)であった。進行群については初期のCCr値の15%以上を超えて腎機能が低下したが，腎死に至らなかった症例である。

図1にこの696例の最長37年間の腎生存率を示す。10年で82%，20年で67%，30年で59%であった。

経過観察からみた進行性の要因

早期IgA腎症の経過観察中，進行性の経過をたどり腎死に至る要因を診断確定時と経過観察の時点で検討した。

診断時の臨床，病理所見のなかで今後の腎死を規定する要因についてCox比例ハザードモデルによる多変量解析(χ2乗，p値，ハザード比(95%信頼区間)で検討した結果，初回蛋白尿は，5.837，p＜0.0157，5.797(1.393 - 24.121)であり，組織障害度は42.106，p＜0.0001，1.319(1.213 - 1.435)で，**早期IgA腎症の進行性を規定する要因は，初回蛋白尿の程度と組織障害度であった。**

経過観察中，今後の腎死を規定する要因として全経過観察期間に占める1.0 g/日以上の蛋白尿の期間の割合(%duration of proteinuria of 1.0 g/day or more：% DP)は106.885，p＜0.0001，1.052(1.042 - 1.062)と，有意な因子であった。

10年以上経過観察を行った294例を% DPと最終転帰の関連を検討した。経過観察中，蛋白尿が1.0 g/日以上を全く呈さなかった症例(安定群)

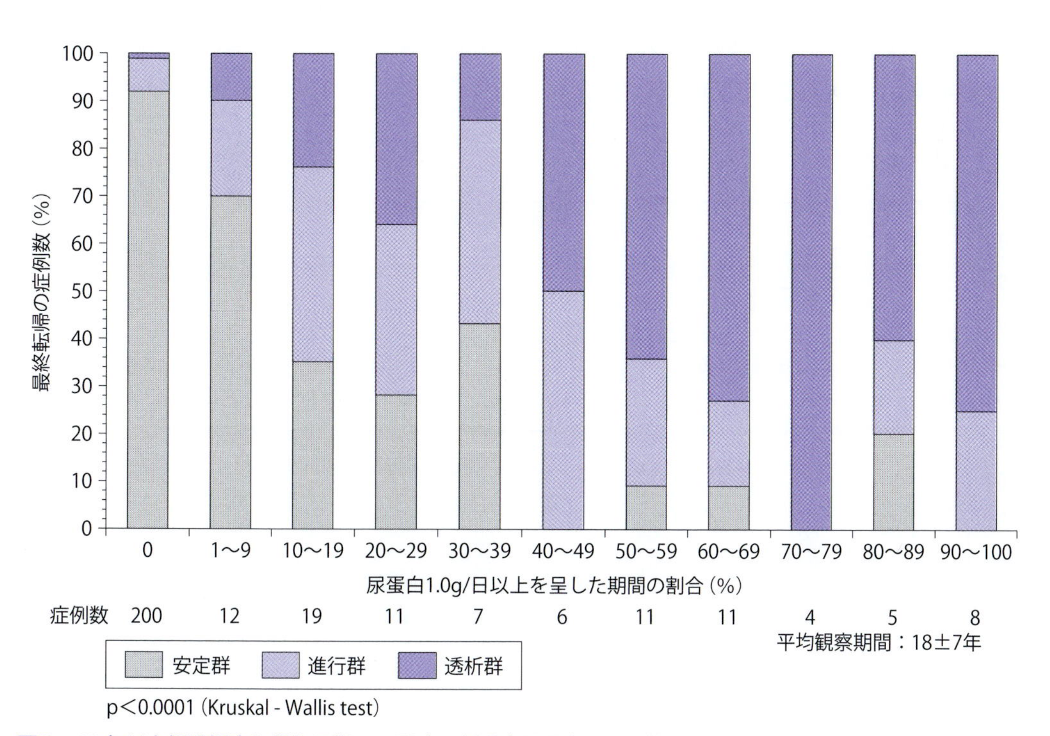

図2. 10年以上経過観察し得た早期IgA腎症の経過中尿蛋白量と予後

は92%，腎機能が低下したが腎死には至らなかった症例（進行群）は6%，腎死例（透析群）が2%であった。それに対し，経過観察期間の90～100%を占める期間において蛋白尿が1.0 g/日以上を呈した8症例においては，進行群が25%，透析群が75%であった。図2に示すように**経過観察中の尿蛋白が1.0 g/日以上を呈する期間の割合と最終転帰の割合も高い相関を示した（$p < 0.0001$）。**

蛋白尿量別の比較

全経過観察期間中，蛋白尿が1.0 g/日未満で経過した症例（A群）と全経過観察期間中最低1年以上1.0 g/日以上を呈した症例（B群）を比較した。A群：200例（年齢32±11歳，蛋白尿0.4±0.2g/日，CCr96±13mL/分，高血圧例12例），B群：94例（年齢35±11歳，蛋白尿0.5±0.2 g/日，CCr91±16mL/分，高血圧例9例）であった。両群において年齢，蛋白尿，腎機能CCr（mL/分），高血圧症例数に差異はなかったが，組織障害度においてA群：4.9+2.9でB群：7.7±3.8と有意差（$p < 0.0001$）を認めた。最終転帰はA群：経過観察平均18±7年，安定群187例（93%），進行群12例（6.5%），透析群1例（0.5%），B群：経過観察平均17±8年，安定群24例（25%），進行群29例（31%），透析群41例（44%）で，両群間に明らかな差異を認めた（$p < 0.0001$）。図3に早期IgA腎症の経過観察における腎生存率の推移を示す。

38年間の経過観察において，**A群（蛋白尿1.0 g/日未満）の腎生存率が10年以降99%であったのに対し，B群（蛋白尿1.0 g/日以上）は10年で83%，20年で61%，30年で35%と，明らかに予後が不良であった。**

治療介入時期の検討

早期IgA腎症において進行性の経過をたどると思われる場合，どの病期に積極的治療介入を行うかが問題となる。最終的に腎死を防止するために，以下のどちらに妥当性があるか，最終転帰を用いて検討した。

A. 経過中蛋白尿が1.0 g/日以上を1年間持続した時点

B. 経過中蛋白尿が0.5 g/日以上を1年間持続した時点

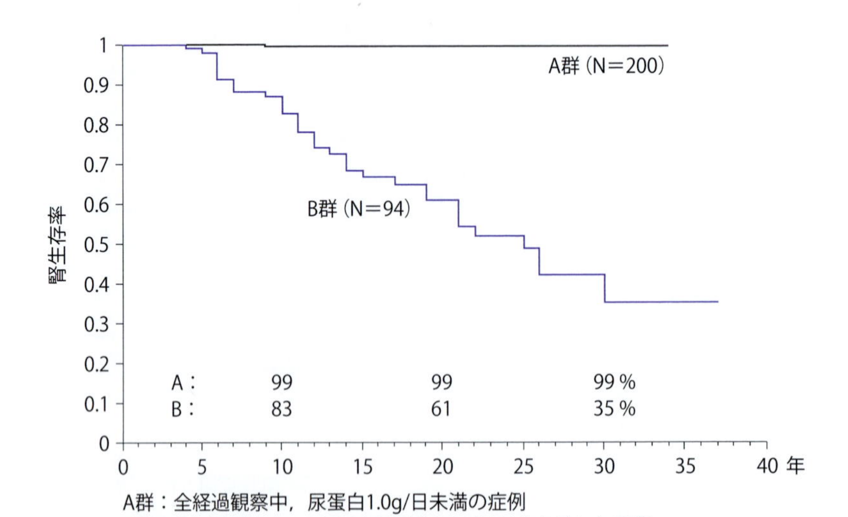

図3．早期IgA腎症：経過観察における腎生存率の推移

治療介入条件の評価

治療介入の条件評価として，感度は透析症例の正診率（選択された透析症例 / 全透析症例），特異度は腎機能安定症例の除外率（除外された安定例 / 全安定症例）で，最良の条件は感度 100％，特異度 100％とした。

早期 IgA 腎症の治療介入時期の評価

早期 IgA 腎症のうち，10 年以上経過観察を行った 295 例を対象に治療介入時期の評価を検討した。平均観察期間 17 年，最終転帰は透析例 42 例，進行例 41 例，腎機能安定例 212 例であった。

経過観察中，蛋白尿が 1.0 g/日の時期に治療介入とした場合の対象症例（A 群）は 94 例で，経過観察中，蛋白尿が 0.5 g/日の時期に治療介入とした場合の対象症例（B 群）は 208 例であった。2 群の最終転帰は A 群：透析例 41 例，安定例 24 例，B 群：透析例 42 例，安定例 127 例であった。これらの結果から，A 群の透析例正診率の感度は 98％，安定例除外率の特異度 89％で，B 群では感度は 100％，特異度 40％であった。

これは蛋白尿が 1.0 g/日より軽度の 0.5 g/日の時点で積極的治療に踏み切ることが末期不全に進行する有意差はなく，将来腎機能が低下しない可能性の症例約 60％を積極的治療の対象にする可能性がある。ただしこの結果は経過観察が平均 17 年での結果であり，経過観察期間が 30 年，40 年と長期に及んだ場合の腎機能の推移は，今後の経過観察の結果を待たなければならない。

早期 IgA 腎症の長期経過観察中，蛋白尿が 1.0 g/日を超えた群（A 群）と 0.5 g/日を超えて 1.0 g/日未満で経過した群（B 群）の腎生存率を図 4 に示す。経過観察期間中の腎生存率は診断確定後 10 年で A 群：83％，B 群：92％，20 年で A 群：57 ％，B 群 78 ％，30 年で A 群：36％，B 群：64％であった。

長期予後の後ろ向きに比較検討

早期 IgA 腎症の腎死を可能な限り減少させるための基礎データの構築として，積極的治療を行わず長期経過観察を行った症例の予後を検討してきた。明らかになったことは，早期 IgA 腎症において蛋白尿が 1.0 g/日以上に増加した症例の予後が極めて不良であったことである。そこで，これまで検討してきた症例と積極的治療を試みた症例の長期予後を後ろ向きに比較検討した結果を示す。

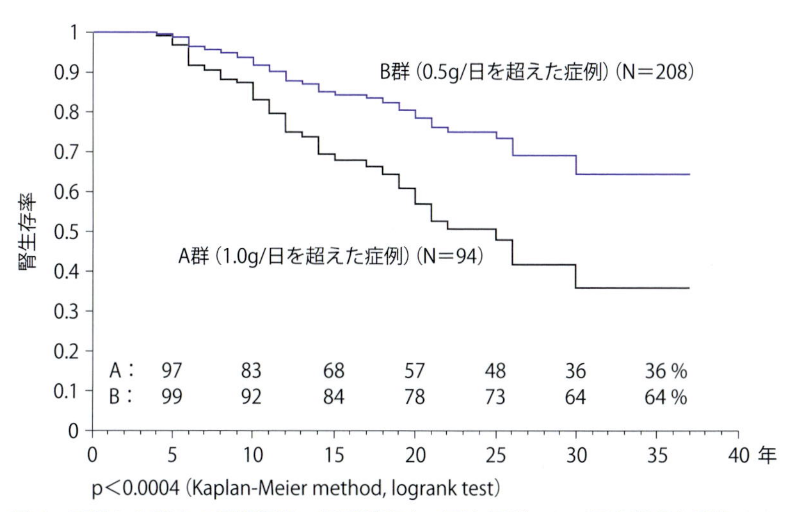

図 4. 早期 IgA 腎症の長期経過：経過観察中，蛋白尿が 1.0g / 日を超えた群と 0.5g / 日を超えた群の腎生存率

経過観察中の蛋白尿が 1.0 g/日に増加した時点で抗血小板薬のみで治療を行った症例に対し，経過観察中の蛋白尿が 1.0 g/日に増加した時点で 2 年間の経口副腎皮質ステロイド療法を行った症例の長期経過を比較検討した。すなわち，蛋白尿が 1.0 g/日に増加した時点で積極的治療介入を行った場合の長期経過に与える影響を確認した。なお，両群の症例はいずれも治療開始時 CCr 70 mL/分以上を保持していた。

治療開始時の検討では，抗血小板群（A 群），経口副腎皮質ステロイド群（B 群），A 群：99 例（年齢 30±12 歳， 蛋白尿 1.2 ± 0.2 g/日 CCr 92±14 mL/分，高血圧 15 例，組織障害度スコア 6.6 ± 2.9），B 群：41 例（年齢 31±10 歳，蛋白尿 1.2 ± 0.5 g/日，CCr 90±14 mL/分， 高血圧 3 例，組織障害度スコア 7.8±2.8）であった。A 群と B 群の最終転帰経過年数がそれぞれ 13±7 年：17 ±9 年， 安定群が 31 例（31 %）：20 例（49 %），進行群が 24 例（24%）：12 例（29%），透析群が 44 例（44%）：9（22%）で明らかに経口副腎皮質ステロイド群の予後が良好であった（p ＜ 0.01）。

図 5 に副腎皮質ステロイド療法群（A 群）と非副腎皮質ステロイド療法群（B 群）の腎生存率による長期経過を示す。治療開始後 10 年でそれぞれ A 群 93%：B 群 68%，20 年で A 群 78%：B 群 38 %，30 年で A 群 64 %：B 群 38 %と，二群間に明らかな有意差（p ＜ 0.003）がみられた。

今後の課題

現在の筆者らに課せられた **IgA 腎症の治療の着地点は一人ひとりの患者の腎死を防止すること**である。そのためには，まず，**病気の早期発見に努める必要がある。次にその進行性の経過を見極めることが重要である。**そのうえで，その進行性の経過のどの時点で適切な治療介入を行うべきかを見極めることが大切になる。

将来腎機能が低下せず，安定した腎機能を保持する可能性のある人々に積極的治療を行うのは極力避けるべきであり，逆に進行性の経過をたどる可能性の人々に対しては治療効果が発揮される病期を見逃してはならない。そして，この理念を達成するためには，近年急速に発展しつつある IgA 腎症の成因に基づいた根治的治療法の開発が肝要である。

なお，1986 年に筆者らが初めて IgA 腎症に対するステロイド療法の有効性を報告し，それ以降

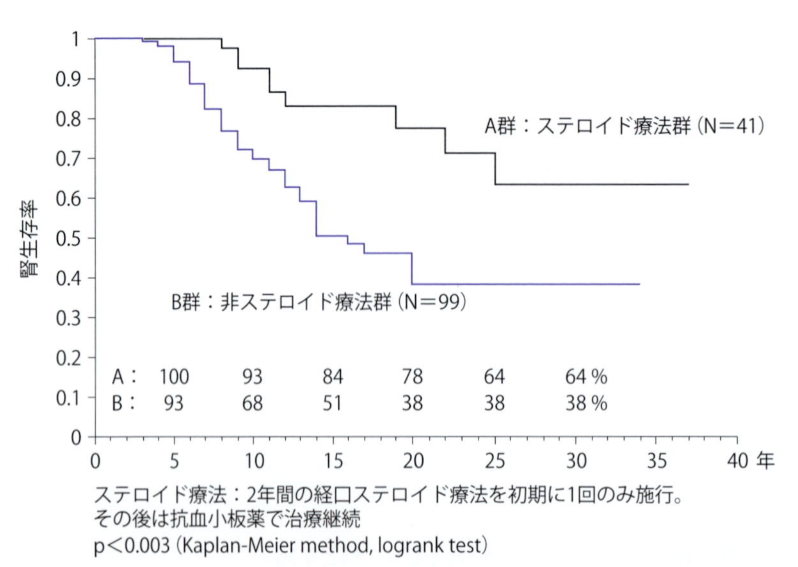

図 5. 蛋白尿 1.0g / 日時点でのステロイド療法群と非ステロイド療法群の長期経過

これまで多くの論文が発表されてきた。IgA腎症に対するステロイド療法の検討結果は下記文献を参照されたい。

（小林 豊）

文 献

1） Kobayashi Y, Fujii K, Hiki Y, et al.：Steroid therapy in IgA nephropathy: a prospective pilot study in moderate proteinuric cases. Q J Med 61 (234) : 935 - 943 , 1986
2） Kobayashi Y, Hiki Y, Kokubo T, et al.：Steroid therapy during the early stage of progressive IgA nephropathy. A 10 - year follow-up study. Nephron 72 (2) : 237 - 242 , 1996
3） Kobayashi Y, Hiki Y, Kokubo T, et al.：Steroid therapy in progressive IgA nephropathy. A 10 -year follow-up study. Nephrology 3 : S 739 - 745 , 1997
4） Pozzi C, Bolasco PG, Fogazzi G, et al.：Corticosteroids in IgA nephropathy: a randomized controlled trial. Lancet 353 (9156) : 883 - 887 , 1999
5） Shoji T, Nakanishi I, Suzuki A, et al.：Early treatment with corticosteroids ameliorates proteinuria, proliferative lesions, and mesangial phenotypic modulation in adult diffuse proliferative IgA nephropathy. Am J Kidney Dis 35 (2) : 194 - 201 , 2000
6） Katafuchi R, Ikeda K, Mizumasa T, et al.：Controlled, prospective trial of steroid treatment in IgA nephropathy: a limitation of low-dose prednisolone therapy. Am J Kidney Dis 41 (5) : 972 - 983 , 2003
7） Pozzi C, Andrulli S, Del Vecchio L, et al.：Corticosteroid effectiveness in IgA nephropathy: long-term results of a randomized, controlled trial. J Am Soc Nephrol 15 (1) : 157 - 163 , 2004
8） 小林 豊：IgA腎症の治療 - 副腎皮質ステロイド . 富野康日己（編）：IgA腎症診療マニュアル改訂第2版，102 - 115，南江堂，東京，2003
9） 厚生労働科学研究費補助金難治性疾患克服研究事業 進行性腎障害に関する調査研究班報告 IgA 腎症分科会：IgA 腎症診療指針―第3版―. 日腎会誌 53 (2) : 123 - 135，2011
10） 厚生労働省難治性疾患克服研究事業進行性腎障害に関する調査研究班：エビデンスに基づくIgA腎症診療ガイドライン 2014 . 東京医学社 , 東京，82 - 85 , 2015

column

コラム

わが国での副腎皮質ステロイド治療のはじまり

小林 豊

ステロイド治療への決心

筆者がIgA腎症にステロイド療法を行う決心をしたのは対照群の結果を確認してからではない。IgA腎症にステロイド療法を試みたきっかけは，1972年千葉大学から新設の北里大学に移ってからである。1964年に千葉大学を卒業し第1内科に入局し，腎臓班に加わった。当時の腎臓病に対する治療ではステロイド薬はその副作用の強さから一次性ネフローゼ症候群と膠原病の腎障害に限られ，蛋白尿が1.0g/日前後の慢性腎炎にはどの大学の腎臓内科でも使用されていなかった。勿論外国においても同様であった。

千葉大学に8年間大学院生と無給医局員として在籍していたが，縁あって新設された北里大学に転勤した。北里大学が建てた当時の“白亜の殿堂”のような相模原市は広大な野原のような土地柄で，そこに病院が建設され，相模原周辺の多くの地域から紹介状なしで一斉に患者が受診しにきた。腎臓疾患も例外ではなく，各大学病院は関連病院からの紹介患者しか診ない時代であり，卒業して8年間在職した千葉大学附属病院も同様であった。したがって，当時の千葉大学にも腎機能が低下した状態の患者やネフローゼ症候群の患者しか紹介されてくることはなく，蛋白尿が1.0g/日前後の患者は千葉大学在職当時，診療する機会はなかった。

北里大学腎臓内科からの出発

北里大学病院が開院した1972年当時，北里大学の腎臓内科には私と東京医科歯科大学から赴任した丸茂文昭先生しかおらず，私が千葉大学の大学院当時馬杉腎炎を世に出した病理学教室で同級生の重松秀一先生と実験腎炎の研究に没頭していたこともあり，腎炎，ネフローゼを担当し，丸茂先生が専門の腎生理学の立場から腎不全を分担してそれぞれ診療することになった。それ以来31年間，定年の65歳まで北里大学に在職する幸運に恵まれ，多くの患者を診ることができた。原発性糸球体疾患だけでなく，続発性糸球体疾患，とりわけ膠原病に由来する腎疾患も膠原病内科から腎生検を依頼され，その腎病変を学ぶ機会を得ることができた。そのなかでもIgA腎症の症例は群を抜いて多く，それは千葉大学と異なって患者が蛋白尿や血尿を指摘されると，紹介状がなくても自ら北里大学病院を受診することが可能だったことによると思っている。そのほとんどの患者を，まず検査入院という形で腎生検を施行した。その結果が多くのIgA腎症という病気を初期から進行期までみることができた要因であった。

ステロイド治療を試み

IgA腎症は蛋白尿が1.0g/日を超えて経過すると，ネフローゼ症候群を呈することなく徐々に腎機能が低下することがわかってきたこともあり，北里大学に赴任してからは自分の判断で診療内容を決定できる環境にあったことから，1.0g/日以上に蛋白尿が増加したIgA腎症の症例に積極的にステロイド治療を試みた。10年ほどしてステロイド群の予後が無治療群の予後より良好なことがわかったが，わが国では思惑から発表できずもっぱら外国の雑誌にこの結果を投稿した。後にその論文を日本腎臓学会でも発表する機会を得ることができた。このような古い話になるが，これから腎臓病学の研究を引っ張っていかれる先生方にわが国の初期のIgA腎症に対する環境の一端を理解していただければ幸いである。

現在の口蓋扁桃摘出術＋ステロイドパルス療法

筆者の経験では，IgA腎症の症例が蛋白尿0.5g/日前後で長期間経過する場合，腎機能が低下する症例はほとんどいない。世界的にみても蛋白尿0.5g/日の時点で積極的治療を行った報告はわが国以外に未だないであろう。蛋白尿0.5g/日の病期でどのような根拠に基づき扁摘パルス療法を積極的に行うのかを明らかにしていくことも大切と考える。

たしかに蛋白尿1.0g/日を超えてからでは糸球体病変が進行してしまい，治療効果が低いとの考えだと推測するが，それを確認するだけの対照試験がわが国ではない。そのため，これからの若い先生方にその点の治験を是非検討していただきたい。

扁桃病巣疾患としてのIgA腎症

はじめに

一般的に「**扁桃**」という呼称は**口蓋扁桃**を示し，中咽頭に存在する左右一対のリンパ組織である。腺組織ではないので，「扁桃腺」とよぶのは間違いである。**扁桃病巣疾患**とは「扁桃が原病巣となり，扁桃から離れた臓器に反応性の器質的または機能的傷害を引き起こす疾患」と定義され，その治療として口蓋扁桃摘出術が極めて有効である疾患群をいう。「病巣性扁桃炎」，「扁桃病巣感染症」という呼称が現在も使われているが，その病態は感染症ではなく，扁桃を病巣とした自己免疫的・自己炎症的機序であることが明らかになってきた。そのため近年では「扁桃病巣疾患（tonsillar focal diseases）」とよばれている。

病巣疾患の歴史は古く，紀元前650年には楔状文書に王の病気と齲歯の関係について記載され，さらにHippocratesは口腔疾患と関節リウマチとの関連を述べている。本症の病態として当初は原病巣の細菌感染から波及した敗血症が病因とする細菌感染そのもの，または細菌から生じる毒素が考えられていた。そのため，20世紀初頭まではβ溶連菌感染後の糸球体腎炎，リウマチ熱，急性関節リウマチ，心内膜炎，心筋炎などのリウマチ性疾患が扁桃病巣疾患として多かった。しかし，抗菌薬の普及によりβ溶連菌感染症が減少し，二次疾患の様相にも変化がみられるようになった。現在，**掌蹠膿疱症**，**SAPHO**（滑膜炎：Synovitis，ざ瘡：Acne，膿疱症：Pustulosis，骨化過剰症：Hyperostosis，骨炎：Osteitis）症候群（掌蹠膿疱症性骨関節炎，胸肋鎖骨過形成症を含む），および**IgA腎症**は口蓋扁桃摘出術の極めて高い有効性が報告されており，扁桃が病巣の代表的疾患として確立されている。これら3大疾患のほかに，**尋常性乾癬**，**膿疱性乾癬**，**結節性紅斑**，**IgA血管炎**などの皮膚疾患，**関節リウマチ**，反応性関節炎などの**骨関節疾患**，加えて**PFAPA**（周期性発熱：periodic fever，周期性発熱：aphthous stomatitis，咽頭炎：pharyngitis，頸部リンパ節炎：cervical adenitis）症候群，**Behçet病**などの全身疾患，炎症性腸疾患などで口蓋扁桃摘出術が著効を呈した症例も数多く報告されている（**図1**）。

急性扁桃炎を含む上気道炎によりIgA腎症患者の尿所見が悪化することや，それを契機にIgA腎症が発症することは以前から知られていた。1983年にIgA腎症に対する口蓋扁桃摘出術の有効性を示した報告がされて以降，耳鼻咽喉科の分野では扁桃病巣疾患としてIgA腎症を捉えるようになった。本項ではIgA腎症の発症機序を扁桃における粘膜免疫的視点から，筆者らの研究成果を中心に概説する。

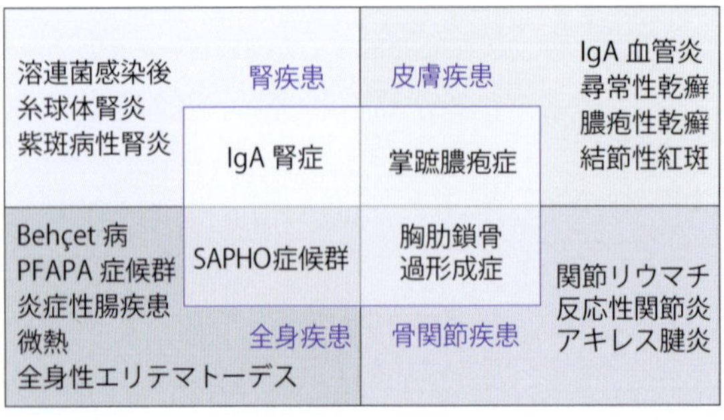

溶連菌感染後
糸球体腎炎
紫斑病性腎炎
腎疾患
皮膚疾患
IgA血管炎
尋常性乾癬
膿疱性乾癬
結節性紅斑
IgA腎症
掌蹠膿疱症
Behçet病
PFAPA症候群
炎症性腸疾患
微熱
全身性エリテマトーデス
SAPHO症候群
胸肋鎖骨
過形成症
関節リウマチ
反応性関節炎
アキレス腱炎
全身疾患
骨関節疾患

図1．これまで報告されている口蓋扁桃病巣疾患

口蓋扁桃の構造と機能

口蓋扁桃（扁桃）は，咽頭扁桃，耳管扁桃，舌根扁桃および咽頭側壁リンパ濾胞とともに，咽頭の環状に存在するリンパ組織であり，これらを総称してWaldeyer扁桃輪（図2a）とよぶ。その解剖学的位置から上気道における最初の砦として鼻腔，口腔から侵入する細菌やウイルスなどに対して防御的機能を有し，免疫臓器として小腸におけるパイエル板と同様に粘膜関連リンパ組織（mucosa-associated lymphoid tissue：MALT）に属する。

扁桃は末梢リンパ節と同様にB細胞優位のリンパ球と少数の骨髄球系細胞により構成されているが，末梢リンパ節とは異なり輸入リンパ管がない。扁桃の表面は非角化性扁平上皮で覆われ，この上皮は扁桃内に枝分かれして深く入り込み陰窩を形成する（図2b）。この陰窩構造により扁桃は咽頭粘膜全体の6倍の表面積を有する。陰窩先端の盲端部には陰窩上皮と扁桃実質が混在する部位があり，これはリンパ上皮共生部位とよばれる扁桃に特徴的な構造である。このリンパ上皮共生部位にはM細胞（membranous epithelial cells）や樹状細胞などの抗原提示細胞やメモリーB細胞が分布し，扁桃における抗原認識の開始点と考えられている。

リンパ上皮共生部位の深部は扁桃実質となり，末梢リンパ節と同様にリンパ濾胞と濾胞間領域からなる。濾胞間領域はT細胞依存領域ともよばれ，主にT細胞が分布している。リンパ上皮共生部位で樹状細胞がその抗原を補足，高血管内皮細静脈から流入するナイーブT細胞などに抗原提示が行われている。リンパ濾胞は暗殻と胚中心から構成される。暗殻は陰窩側に向かって発達しているのが特徴で，その形状からcap-zoneともよばれており，暗殻の深部には胚中心が存在する。暗殻には小型の成熟B細胞，胚中心には暗殻側に帯状に分布する濾胞ヘルパーT細胞やマクロファージが存在し，これらの細胞の働きによってB細胞は活性化しクラススイッチを経て，免疫芽球へ分化する。その後，体細胞超変異（somatic hypermutation）により抗体の多様性を得て，濾胞樹状細胞の修飾を経てメモリーB細胞へと分化する（図2c，図3）。

扁桃リンパ球はマイトジェンの非存在下で培養しても増殖反応がみられ，活発なDNA合成を示すとともにIgG，IgAなどの免疫グロブリンの高

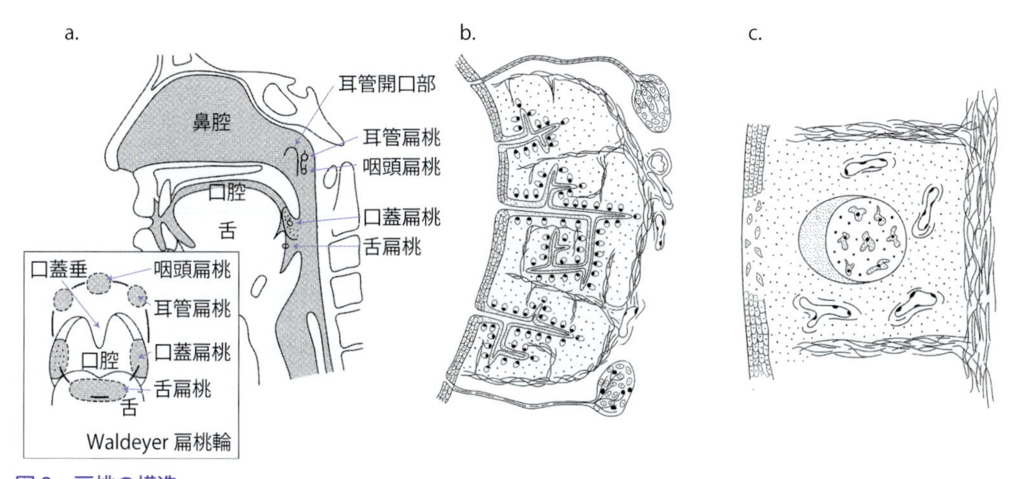

図2．扁桃の構造

a：Waldeyer扁桃輪　b：口蓋扁桃の縦割面（Fioretti,1961より引用，改変）　c：扁桃実質（Fioretti,1961より引用，改変）

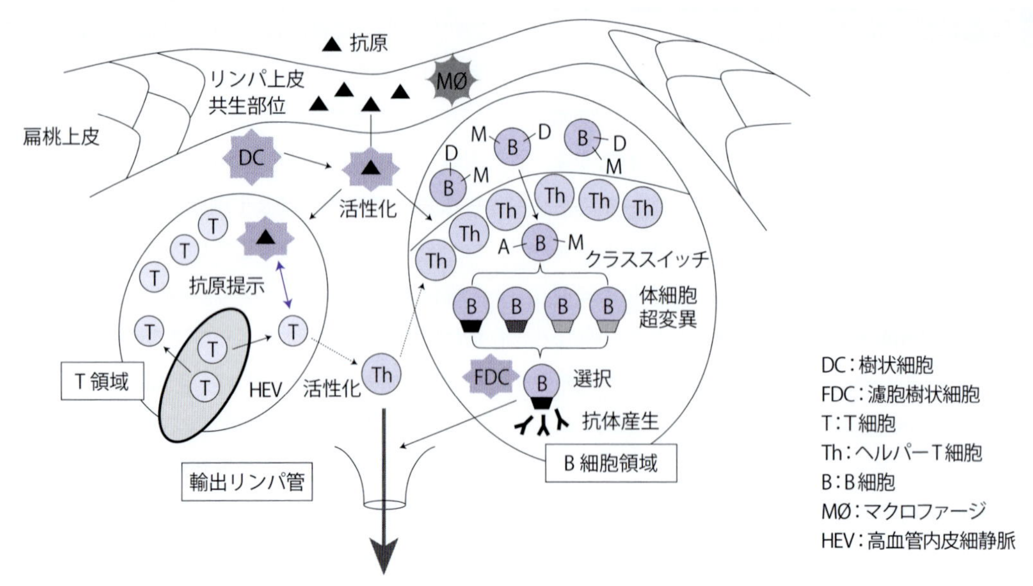

図 3．口蓋扁桃における免疫応答の模式図

い産生能を有する[1, 2]。また扁桃リンパ球は，肺炎球菌やインフルエンザ菌などの起炎菌や，上気道から侵入するダニやウイルスの抗原などで刺激すると活性化反応を示す[1, 2]。扁桃局所に破傷風ワクチンを感作すると，扁桃には特異的抗体を産生する細胞が数多く出現し，その後血清や咽頭分泌液中に抗体が検出されるようになる[3]。これらの所見から，扁桃は上気道粘膜免疫機構において実効組織と誘導組織しての両者の機能を有していると考えられる。

口蓋扁桃を病巣とした IgA 腎症の発症機序

IgA 腎症の口蓋扁桃における IgA 過剰産生

IgA 腎症と扁桃を結びつける要因として，①口蓋扁桃摘出術後血清 IgA 値の低下，②扁桃における J 鎖を有する多量体 IgA 産生細胞の増加，③扁桃リンパ球をマイトジェン刺激すると多量体 IgA の産生が亢進される，これらが以前からいわれていた。また近年では，IgA 腎症患者は血中および糸球体に沈着する IgA 1 のみならず，扁桃においても糖鎖不全 IgA1 が増加している[4]。Horie ら[5]によると，IgA 腎症では扁桃リンパ球培養上清中の糖鎖不全 IgA 1 量は有意に高いとことが報告されている。糖鎖不全の一因となる糖修飾酵素の発現低下が IgA 腎症扁桃において認められた[6]ことから，扁桃が糖鎖不全 IgA の過剰産生部位であると考えられる。

通常，扁桃の免疫反応は病原菌に対して働き，αレンサ球菌などの扁桃常在菌に対しては免疫寛容機構が働いているため，活性化反応を示さない[7]。しかしながら，IgA 腎症の扁桃では免疫寛容が破綻しており，常在菌や細菌由来 DNA に対して過剰に免疫応答している。Suzuki ら[8]によると，IgA 腎症患者の血清に扁桃常在菌であるパラインフルエンザ菌特異的 IgA 抗体が有意に上昇し，その腎組織においてパラインフルエンザ菌抗原が存在することが報告された。また Fujieda ら[9]によると，IgA 腎症扁桃リンパ球をパラインフルエンザ菌外膜抗原で刺激すると IgA が過剰産生されることが報告された。

あらゆる細菌に共通して存在する DNA 配列（非メチル化 CpG-ODN）は，Toll-like receptor（TLR）

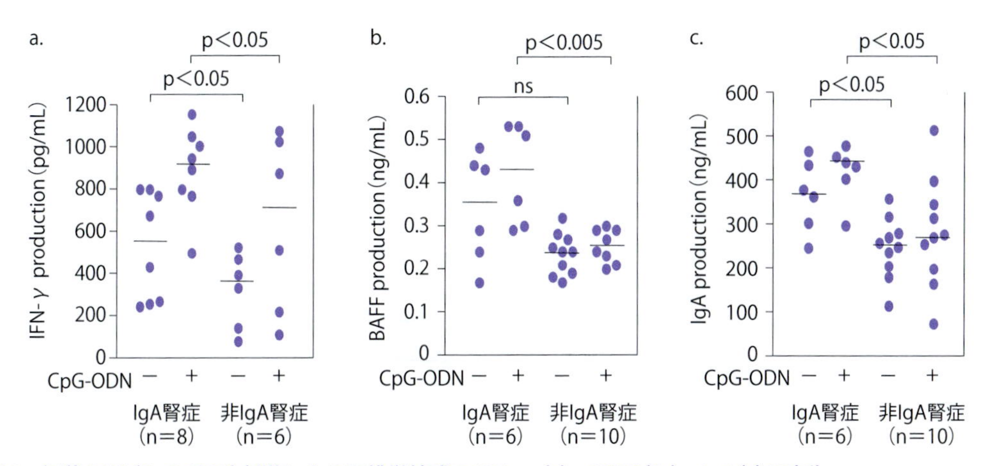

図 4. 細菌 DNA(CpG-ODN)刺激による扁桃単核球の IFN- γ (a)，BAFF(b)，IgA(c)の産生

扁桃単核球をCpG-ODN存在下に3日間培養し，培養上清中のIFN- γ，BAFF，IgAの濃度をELISAにて測定した。IgA腎症では非IgA腎症より，CpG-ODN刺激時のIFN- γ，BAFF，IgAの産生が有意に高かった。

Gotoら[10]2008より引用，一部改変

9のリガンドとなり自然免疫応答を誘導する。筆者ら[10, 11]はこの非メチル化CpG-ODNが免疫応答のトリガー抗原である可能性について検討した。その結果，IgA腎症の扁桃単核球ではTLR 9発現が増強しており，*in vitro*にてCpG-ODNで刺激すると，IFN-γ，T細胞非依存的に免疫グロブリンの産生を促すB-cell activating factor belonging to the TNF family(BAFF)やAberrant Expression of a Proliferation-Inducing Ligand(APRIL)，およびIgAが過剰産生することを確認した(**図4**)。さらに筆者ら[10]は，IgA腎症の扁桃単核球ではIFN-γ刺激によりBAFFが過剰に産生されることを明らかにした。したがってIgA過剰産生のメカニズムの一つとして，細菌由来DNAの刺激によるIFN-γなどのサイトカインを介したBAFFやAPRILの過剰発現が関与している可能性があるといえる。これを支持する報告として，Suzukiら[12]はIgA腎症モデルマウス(ddyマウス)にCpG-ODNを鼻腔内投与した結果，血清IgA値の上昇と腎糸球体へのIgA沈着増加を認めている。また臨床的にも扁桃におけるTLR 9やAPRIL高発現群では，口蓋扁桃摘出術＋ステロイドパルス療法の効果が高いことが報告されている[13, 14]。

口蓋扁桃T細胞の腎へのホーミング

自己免疫疾患の標的臓器では，20種のT細胞受容体(TCR)Vβファミリーのうち特定のTCR Vβを有するT細胞が増加していることが報告されている。筆者ら[15]はIgA腎症における扁桃T細胞のレパートリーについて解析した。その結果，IgA腎症の扁桃T細胞ではTCR Vβ6の発現がmRNAレベル，蛋白レベルともに増加していることが判明した。加えて，扁桃リンパ球をパラインフルエンザ菌の菌体抗原で*in vitro*にて刺激したところ，TCR Vβ6陽性T細胞の増加を認めた(**図5 a**)。さらに末梢血T細胞のTCR Vβ6発現を検討したところ，IgA腎症群は習慣性扁桃炎群に比較して増加しており，口蓋扁桃摘出術によって発現が低下した(**図5 b**)。IgA腎症での腎浸潤T細胞はTCR Vβ6，8の発現が高く，パラインフルエンザ菌によって選択増殖したTCR Vβ6陽性扁桃T細胞が，体循環を経て腎臓で腎炎発症に関わる可能性が示唆される。

近年，糸球体あるいは間質におけるケモカインの産生と炎症細胞の腎組織へのホーミングが注目されている。T細胞上に発現しているケモカインレセプターのなかで，CXCR 3とCX 3 CR 1はIgA腎症の腎組織に有意に発現亢進しており，腎

機能低下や血尿に関連している。筆者ら[16, 17]が扁桃におけるケモカインレセプターの発現を解析した結果，IgA 腎症の扁桃 T 細胞では CXCR 3 と CX 3 CR 1 の発現が増強していた（図 6 a，図 6 b）。さらに IgA 腎症の扁桃単核球を CpG-ODN で刺激すると，CD 8 細胞における CX 3 CR 1 発現の増強を認めた（図 6 c）[17]。また末梢血単核球において，IgA 腎症群での CX 3 CR 1 ＋ CD 8

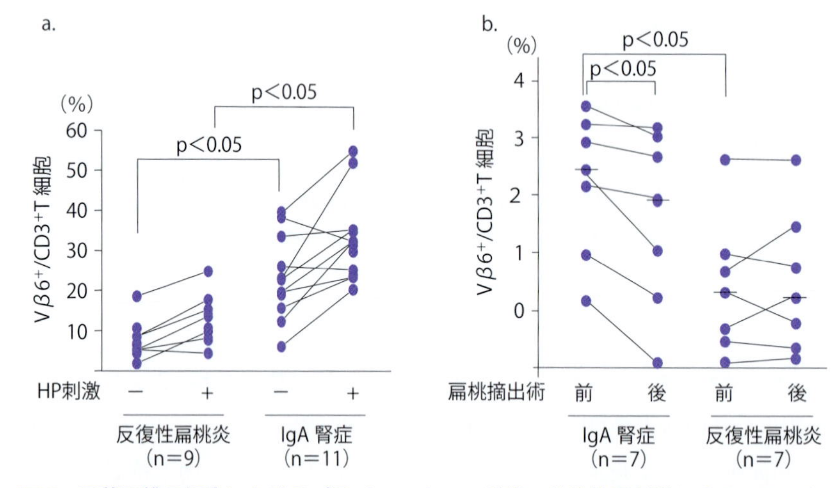

図 5. 口蓋扁桃 T 細胞におけるパラインフルエンザ菌の菌体抗原刺激による TCR Vβ6 陽性細胞の変化（a）と末梢血 TCR Vβ6 陽性 T 細胞の口蓋扁桃摘出術前後の推移（b）

a：反復性扁桃炎群，IgA 腎症群ともにパラインフルエンザ菌の菌体抗原刺激によって TCR Vβ6陽性細胞が有意に増加したが，その割合は刺激前，刺激後ともにIgA腎症が有意に高かった。

b：末梢血 TCR Vβ6陽性T細胞数はIgA 腎症にて多く，口蓋扁桃摘出術後有意に低下した。

Goto ら[10] 2008 より引用，一部改変

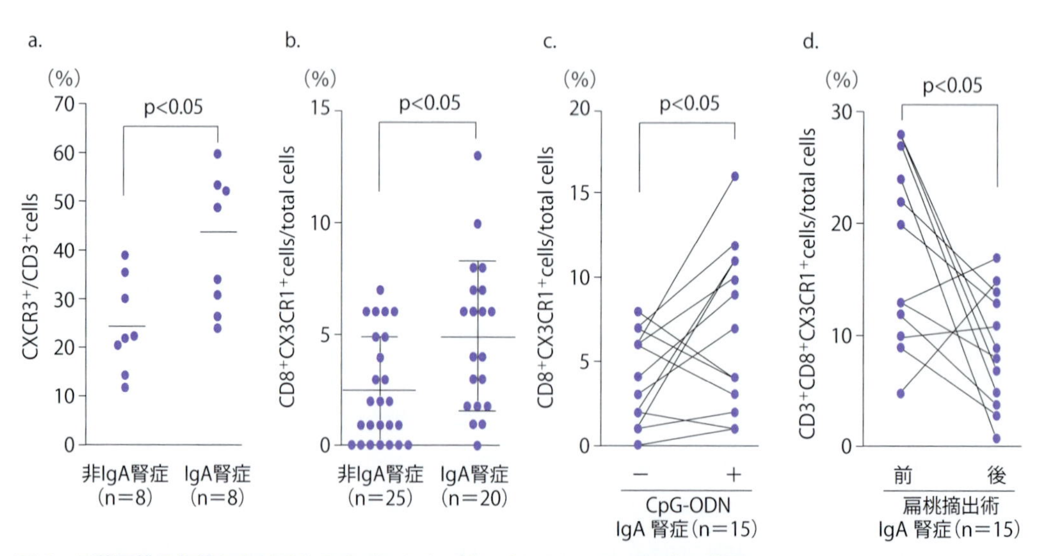

図 6. 口蓋扁桃 T 細胞におけるケモカインレセプター（CXCR3，CX3CR1）の発現

口蓋扁桃単核球におけるCXCR3陽性T細胞（a）とCX3CR1陽性CD8細胞の割合（b）。

c：細菌DNA（CpG-ODN）刺激によるIgA腎症の扁桃におけるCX3CR1陽性CD8細胞の増加。

d：IgA腎症の末梢血におけるCX3CR1陽性CD8細胞の口蓋扁桃摘出術前後の推移。

a. 高原[16] 2014より引用，一部改変　d. Otaka ら[17] 2017より引用，一部改変

細胞数の割合は非IgA腎症群と比較して有意に増加し，口蓋扁桃摘出術後その割合は有意に減少した（**図6d**）[17]。したがってIgA腎症の扁桃における常在菌や細菌DNAに対する過剰免疫応答（免疫寛容の破綻）が，これらのケモカインレセプターの発現を亢進させ，扁桃T細胞が末梢血を介してケモカインの高発現している腎組織にホーミングしている可能性が考えられる。

口蓋扁桃を病巣したIgA腎症の発症機序

これまでの研究から扁桃を病巣としたIgA腎症の発症機序を考察した（**図7**）。IgA腎症患者の扁桃では，パラインフルエンザ菌などの扁桃常在菌や細菌由来DNA（非メチル化CpG-ODN）に対する過剰免疫応答（免疫寛容の破綻）によってBAFF，APRILを介したT細胞非依存性経路により変異IgAが過剰産生され，腎糸球体に沈着する。一方，T細胞上のTCR Vβ6や腎組織親和性のケモカイン受容体CXCR3やCX3CR1が過剰発現され，体循環を経て腎へホーミングし，組織傷害に関与していると考えられる。

口蓋扁桃摘出術の安全性

かつて腎臓内科医のなかには“口蓋扁桃摘出術は侵襲的な手術であるから危険である”と，口蓋扁桃摘出術に対して否定的な意見もあった。口蓋扁桃摘出術は耳鼻咽喉科医が最初に習得する手術であり，日常的に行われる手術である。全身麻酔で施行され，両側の扁桃を被膜に沿って摘出する。手術時間は1時間前後で，入院期間は術後1週間程度である。最も多い術後合併症は口蓋扁桃摘出術後の咽頭痛であるが，術後6日で消失し，非ステロイド系鎮痛薬で対応可能である。痛みは経口摂取が可能な程度であり，退院時には多くの患者で鎮痛薬が不要となる。

創部からの術後出血も稀にみられるが，全身麻酔で止血術を施行した患者は1～3%であり，輸血が必要な術後出血の発生率は0.03～0.3%である。そのリスクファクターとしては，高齢，男性，習慣性扁桃炎などが指摘されているものの，扁桃病巣疾患においてリスクが高いとする報告は存在しない。口蓋扁桃摘出術による死亡率は16,381例に1例（0.006%）と報告されている[18]が，その死因の大部分は全身麻酔によるもので，出血に起因するものは1/3にも満たない。実際

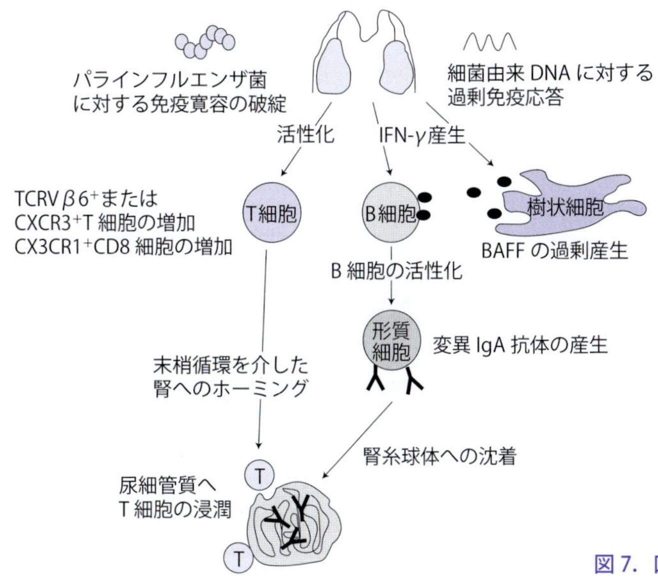

図7．口蓋扁桃を病巣としたIgA腎症の発症機序

に筆者らが行った口蓋扁桃摘出術257例の統計においても，術後出血で全身麻酔下止血術の施行は3例（1.1％）であり，扁桃病巣疾患症例は存在しなかった。口蓋扁桃摘出術後に死亡した症例は1例も存在せず，このように口蓋扁桃摘出術は極めて安全性の高い手術であるといえる。

診断と術後フォローのピットフォール

IgA腎症において，扁桃自体には特異的な所見や扁桃固有の症状は認めない。一部の腎臓内科医は，扁桃炎で尿所見が悪化する症例や扁桃肥大を認める症例のみを口蓋扁桃摘出術の適応としているが，扁桃炎の病歴や扁桃の所見はIgA腎症の予後と関連性はない[19, 20]。

従来では扁桃病巣疾患における扁桃と二次疾患との因果関係を明らかにするため，扁桃誘発試験が行われていた。扁桃誘発試験は扁桃を超短波で刺激することにより，体温や白血球数，赤沈の上昇をバイオマーカーとして扁桃の病巣性を診断する検査である。しかし過去に扁桃研究会で行った扁桃病巣感染症診断基準の標準化に関する委員会報告[21]によると，健常成人でも扁桃刺激後に白血球数などが変動し，二次疾患群と比べて有意差はなく，また扁桃誘発試験の結果とIgA腎症の予後との関連性も認められなかった。したがって，従来のパラメーター（体温や白血球数，赤沈の上昇）を指標にした扁桃誘発試験の診断的意義は疑問視されており，本疾患の病態を反映しているバイオマーカーを指標とすることが期待されている。

不十分な扁桃の摘出による遺残扁桃があると，尿所見の寛解が得られないことが報告されている。朴澤ら[22]によると，口蓋扁桃摘出術＋ステロイドパルス療法後も緩解が得られなかった症例のうち，遺残扁桃が認められ再摘出術を行った13例において，11例（85％）に尿所見の寛解を得たと報告している。したがって仮に扁桃遺残を生じたとしても，再摘出により寛解は可能と考える。口蓋扁桃摘出術後の経過観察には腎臓内科での尿所見，特に血尿の持続や再出現などの指摘がある場合は，耳鼻咽喉科として遺残扁桃の可能性を考え，**口腔内診察を行うことが重要である。**

おわりに

IgA腎症に対する口蓋扁桃摘出術＋ステロイドパルス療法の有効性は，最近のランダム化比較試験によって臨床的なエビデンスが確立され，IgA腎症診療ガイドラインにも推奨される治療法として掲載されるようになった。また，IgA腎症に対しても生物学的分子標的薬の有効性が報告されてきているが，薬価が極めて高額なため医療経済上大きな問題となっている。

口蓋扁桃摘出術は安全な手術であり，IgA腎症に対する治療として医療経済的にも極めて有効といえる。しかしながら，科学的エビデンスについては未だ不明な点も多く，口蓋扁桃摘出術＋ステロイドパルス療法をわが国のみならず国際的に啓発するには，科学的解析結果を積み上げることが重要である。今後，数多くの研究者によって扁桃と腎を結ぶ新たなエビデンスが確立されることを望む。

（原渕 保明）

文 献

1） Harabuchi Y, Hamamoto M, Shirasaki H, et al.：Specific immune response of the adenoids to a respiratory antigen. Am J Otolaryngol 10（2）：138 - 142, 1989
2） Harabuchi Y, Hamamoto M, Kodama H, et al.：Spontaneous immunoglobulin production by adenoidal and tonsillar lymphocytes in relation to age and otitis media with effusion. Int J Pediatr Otorhinolaryngol 35（2）：117 - 125, 1996
3） Quiding-Järbrink M, Granström G, Nordström I, et al.：Induction of compatmentalized B-cell responses in human tonsils. Infect Immun 63：853 - 857, 1995
4） Hiki Y, Ito A, Yamamoto Y, et al.：IgA nephropathy and aberrant glycosylation of tonsillar, serum and glomerular IgA 1. Adv Otorhinolaryngol 72：68 - 70, 2011
5） Horie A, Hiki Y, Odani H, et al.：IgA 1 molecules produced by tonsillar lymphocytes are under-O-glycosylated in IgA nephropathy. Am J Kidney Dis 42（3）：486 - 496, 2003
6） Inoue T, Sugiyama H, Hiki Y, et al.：Differential expression of glycogenes in tonsillar B lymphocytes in association with proteinuria and renal dysfunction in IgA nephropathy. Clin Immunol 136（3）：447 - 455, 2010
7） Murakata H, Harabuchi Y, Kataura A.：Increased interleukin- 6, interferon-gamma and tumour necrosis

factor-alpha production by tonsillar mononuclear cells stimulated with alpha-streptococci in patients with pustulosis palmaris et plantaris. Acta Otolaryngol 119 (3)：384 - 391, 1999
8) Suzuki S, Nakatomi Y, Sato H, et al.：Haemophilus parainfluenzae antigen and antibody in renal biopsy samples and serum of patients with IgA nephropathy. Lancet 343 (8888)：12 - 16, 1994
9) Fujieda S, Suzuki S, Sunaga H, et al.：Induction of IgA against Haemophilus parainfluenzae antigens in tonsillar mononuclear cells from patients with IgA nephropathy. Clin Immunol 95 (3)：235 - 243, 2000
10) Goto T, Bandoh N, Yoshizaki T, et al.：Increase in B-cell-activation factor (BAFF) and IFN-gamma productions by tonsillar mononuclear cells stimulated with deoxycytidyl-deoxyguanosine oligodeoxynucleotides (CpG-ODN) in patients with IgA nephropathy. Clin Immunol 126 (3)：260 - 269, 2008
11) 高原 幹，熊井琢美，駒林優樹，他：IgA腎症患者における APRIL (A ProlifeRation-Inducing Ligand) の検討．耳鼻咽喉科免疫アレルギー 31 (2)：57 - 58, 2013
12) Suzuki H, Suzuki Y, Narita I, et al.：Toll-like receptor 9 affects severity of IgA nephropathy. J Am Soc Nephrol 19 (12)：2384 - 2395, 2008
13) Sato D, Suzuki Y, Kano T, et al.：Tonsillar TLR 9 expression and efficacy of tonsillectomy with steroid pulse therapy in IgA nephropathy patients. Nephrol Dial Transplant 27 (3)：1090 - 1097, 2012
14) Muto M, Manfroi B, Suzuki H, et al.：Toll-Like Receptor 9 Stimulation Induces Aberrant Expression of a Proliferation-Inducing Ligand by Tonsillar Germinal Center B Cells in IgA Nephropathy. J Am Soc Nephrol 28 (4)：1227 - 1238, 2017
15) Nozawa H, Takahara M, Yoshizaki T, et al.：Selective expansion of T cell receptor (TCR) V beta 6 in tonsillar and peripheral blood T cells and its induction by in vitro stimulation with Haemophilus parainfluenzae in patients with IgA nephropathy. Clin Exp Immunol 151 (1)：25 - 33, 2008
16) 高原 幹：IgA腎症の病態における扁桃T細胞の役割．口咽科 27 (1)：25 - 28, 2014
17) Otaka R, Takahara M, Ueda S, et al.：Up-regulation of CX 3 CR 1 on tonsillar CD 8 -positive cells in patients with IgA nephropathy. Hum Immunol 78 (4)：375 - 383, 2017
18) Pratt LW：Tonsillectomy and adenoidectomy：mortality and morbidity. Trans Am Acad Ophthalmol Otolaryngol 74 (6)：1146 - 1154, 1970
19) 赤木博文，西崎和則：IgA腎症に対する扁桃摘出術の適応基準．口咽科 17 (2)：197 - 204, 2005
20) Sato M, Adachi M, Kosukegawa H, et al.：The size of palatine tonsils cannot be used to decide the indication of tonsillectomy for IgA nephropathy. Clin Kidney J 10 (2)：221 - 228, 2017
21) 形浦昭克，志藤文明，増田 游：扁桃誘発試験の再評価：扁桃病巣感染症診断基準の標準化に関する委員会報告第4報．口咽科 9 (2)：213 - 221, 1997
22) 朴澤孝治，高橋 悦，安達美佳：遺残扁桃がIgA腎症の予後に及ぼす影響．口咽科 24 (2)：167 - 170, 2011

column
コラム

低侵襲・短期入院での口蓋扁桃摘出術

中川 雅文　杉田　玄

はじめに

病巣感染の原因である口蓋扁桃を摘出することによってIgA腎症をコントロールするという古くから行われてきた治療法が近年再び注目されている。この背景には2つの要因があると考えられる。

①口蓋扁桃摘出術とステロイドパルス療法の併用によってIgA腎症が寛解する治療成績のエビデンスが確立してきたこと[1, 2]。

②手術デバイスの技術革新により口蓋扁桃摘出術がこれまでと比較して格段に低侵襲であり，短期間の入院で可能となったこと。

口蓋扁桃摘出術の変遷と，近年普及が進んでいる低侵襲・短期入院を可能としたHot Instrument（主にコブレーター）による口蓋扁桃摘出術について解説する。

口蓋扁桃摘出術

口蓋扁桃摘出術は，耳鼻咽喉科において最も頻繁に行われている手術の一つである。古くは局所麻酔下で，鉗子，剝離子，メスなどのCold Instrumentを用いて口蓋扁桃や咽頭扁桃（アデノイド）を切除（減量）する方法が行われてきたのだが，断端の遺残や術中出血（50～400 mL）が問題となっていた。1980年代以降は全身麻酔下で口蓋扁桃摘出術が行われるようになったため，安全性は高まり遺残の問題も軽減した。これにより止血の確実性は高まったが，術後合併症（疼痛，後出血など）は課題として残っていため術後5～10日程度の入院を要していた[3]。

2014年には従来のCold Instrumentにかわり，サクションコアギュレーター，超音波切開凝固装置，マイクロデブリッダー，コブレーターなどのHot Instrumentとよばれる手術デバイスが臨床で導入されるようになった[4]。さらに，内視鏡下や顕微鏡下で口蓋扁桃摘出術を行うようになった。明視野での操作でより安全に行われるようになり，扁桃の遺残，術中出血，後出血といった問題は著しく減少した。術後の疼痛の軽減のみでなく在院日数の短縮も可能となり患者QOLは著しく向上した。わが国でのHot Instrument導入率は，大学病院でのデバイス使用率が86％と広く普及している[5]（2017（株）アダチ調べ）。

コブレーターを用いた顕微鏡下での口蓋扁桃摘出術

筆者らが用いている低周波ラジオ波を利用したバイポーラシステム（コブレーター，アースロケア®，米国）について解説する。

コブレーターは，低周波ラジオ波を利用したバイポーラシステムで，生理食塩水下にプラズマを発生させることで低温（70～90℃）での切除（同時に止血も行う）を可能とするHot Instrumentである。低温による切除のメリットとして術後疼痛が小さいことがあげられる。また，術中出血も極めて軽微である（5 mL未満）。米国における口蓋扁桃摘出術は，そのほとんどがHot Instrumentで行われており，約半数がコブレーターとされる。また24時間の短期入院で運用されていることがほとんどである[6]。

止血しながら切除していくことが可能なコブレーターの場合，顕微鏡下あるいは内視鏡下では，扁桃被膜と上咽頭収縮筋，頬咽頭筋膜の間での切除を確実に実施することが可能となる。これが，術中の出血量を最小限に抑えることを可能にしていると筆者らは考えている。収縮筋損傷を容易に回避できるため，短期入院が可能となっている。

しかし，術後の疼痛が少ないがゆえ，食形態，会話制限，禁煙，過度ないきみの禁止など，十分な術後の生活指導が退院後の術後出血をなくす重要ポイントと考えている。

自験例

筆者らはこのコブレーターを用いた顕微鏡下での口蓋扁桃摘出術を2002年から導入し，良好な成績をあげている。自験例（筆者執刀の症例）154例（平均21.7歳，最低年齢3.5歳，最高年齢70歳。2011年6月～2017年12月）について集計してみると，口蓋扁桃摘出術に要する時間は平均20分弱で，咽頭（アデノイド）扁桃の焼灼術を合わせても30分未満である。全症例において，前日夕入院，術翌日朝退院（在院時間40時間）の短期入院を実現している。術後合併症としての疼痛は内服薬でコントロール可能な範囲にとどまっており，疼痛を理由とした入院期間の延長例はない。また懸念される術後合併症についても後出血が4/154例に認めたのみで，いずれも退院指導を行ったにもかかわらず自宅で禁止された食形態での食事を摂食したことが原因のものであった。いずれの症例も外来での観察のみで対応できており，外科的処置は必要としなかった[7]。

おわりに

IgA腎症を取り扱う腎臓内科医は，口蓋扁桃摘出術＋ステロイドパルス療法の高い寛解率に関心を示す一方で，外科的侵襲的処置となる口蓋扁桃摘出術に対しては躊躇するするケースが少なくない。手術を躊躇する理由の多くは，入院期間や後出血のリスクなど患者負担を考慮してのことであることがほとんどであるが，コブレーターに代表されるHot Instrumentを用いて行う現代の口蓋扁桃摘出術はそうした旧来のイメージと異なるものである。一般医や腎臓内科医は，病巣感染症にともなう口蓋扁桃摘出術の適応の是非について検討する場合，こうした手術デバイスの革新にともなう最新の情報も考慮したうえで外科的アプローチの検討をして欲しいと考えている。

文献

1) 堀田　修：IgA腎症における扁摘エビデンスの変遷．口腔咽頭科 25 (1)：53-59，2012
2) 渡辺浩介，平賀幸弘，森山元大：IgA腎症に対する口蓋扁桃摘出術の有効性と安全性の検討．耳鼻臨床 110 (3)：187-193，2017
3) 福岩達哉，黒野祐一：口蓋扁桃摘出術Cold Instrumentによる術式（解説）．頭頸部外 18 (1)：21-25，2008
4) 本橋　玲，塚原清彰，中村一博，他：口蓋扁桃摘出術における電気メスおよび手術用顕微鏡の使用経験．耳鼻臨床 107 (2)：127-131，2014
5) 杉田　玄，河野正充，戸川彰久，他：コブレーション扁桃摘出術の有効性と医療経済的検討．耳鼻臨床 105 (10)：989-997，2012
6) Benninger M, Walter D.：Coblation：improving outcome for children following adenotonsillectomy. Clin Cornerstone 9 (Supp 1)：S13-23，2007
7) 中川雅文：コブレーター扁桃摘出術におけるショートステイサージェリーの実際．口腔咽頭科 28 (3)：299，2015

IgA腎症治療における口蓋扁桃摘出の臨床的意義

はじめに

IgA腎症に対する治療ステイトメントとしてエビデンスに基づくCKD診療ガイドラインでは**口蓋扁桃摘出術＋ステロイドパルス（扁摘パルス）療法は腎機能障害の進行を抑制する可能性があり，治療選択肢として検討してもよい（推奨グレードC）**とされている。実際の臨床の場でも臨床的寛解効果を認める症例が多いことから，わが国において広く実施されている。

わが国における扁摘パルス療法の成り立ち

口蓋扁桃摘出術（扁摘）のIgA腎症における報告は1980年代後半から1990年代までさかのぼる[1～3]。いずれの報告も観察期間が短く，少数例で既に進行したIgA腎症症例が含まれていた可能性もあるが，当時の認識としては腎症の寛解に有効と考えられていた。しかし，腎機能保持には無効とする結果などであり，実際に進行は阻止できず矛盾したものであった。

2001年，Hottaらにより IgA腎症に対する扁摘パルス療法の有用性が報告されて[4]以来，わが国では多くの施設で扁摘パルス療法が施行されている。扁摘パルス療法の施行有無で尿所見寛解率を比較すると，非扁摘施行群35.3％に対し扁摘パルス療法群は59.3％と有意に高い寛解率を認めており，臨床的寛解となった症例のその後の腎予後は極めて良好であった。

Xieらは，IgA腎症における扁摘施行群（48例）と非扁摘施行群（70例）を平均192.9カ月間観察し，末期腎不全への進行は扁摘施行群のほうが非扁摘施行例に比べ，有意に少なかったことを報告

表1．扁摘の有無による腎予後

対象：IgA腎症118例（扁摘施行群48例　非施行群70例）
方法：扁摘の有無と腎予後を後ろ向きに検討（平均観察期間192.9カ月）
結果：末期腎不全への進行は扁摘施行群5例（10.4%）　非施行群18例（25.7%）
結論：末期腎不全への進行は扁摘施行群が非施行群に比べて有意に少なかった。

	患者背景	
	扁摘群（n=48）	非扁摘群（n=70）
男/女	28/20	36/34
年齢	30.35±11.46	33.64±12.03
尿蛋白（g/24時間）	0.91±1.12	1.09±1.43
尿潜血（尿RBC/HPF）	39.53±43.0	44.58±42.77
血清Cr（mg/dL）	1.07±0.27	1.07±0.31
腎病理組織		
メサンギウム増殖	2.73±0.73	2.47±0.92
全節性硬化	0.77±0.94	0.90±1.00
間質変化	0.77±0.77	0.89±0.96
半月体形成	0.46±0.66	0.34±0.60

腎病理組織グレード
なし（間質変化<5%）=0，<25%（間質変化≧5% <25%）=1，≧25%（間質変化＜50%）=2，≧50（間質変化<75%）=3，≧75%＝4

Xieら[5] 2003より引用

している(**表1**)[5]。またKomatsuらは，扁摘パルス療法群とステロイドパルス単独療法群の比較検討において，扁摘パルス療法群で検尿異常の寛解率が高く，再生検での組織学的評価においても細胞増殖やIgA沈着の程度に変化があることを報告した(**表2**)[6]。近年，わが国ではランダム化比較試験が行われ，扁摘パルス療法がステロイド単独療法に比べて蛋白尿減少に関して有効との結果が報告されている(**表3**)[8]。

筆者らの検討では，IgA腎症62例において扁摘パルス療法群(41例)とステロイドパルス単独療法群(21例)のあいだに臨床的寛解率における有意差は認めなかったが，**臨床的に寛解した症例において，平均観察期間70.1±35.3カ月で，ステロイドパルス単独療法に比べて扁摘パルス療法のほうが尿異常の改善のみならず有意に寛解後の再発が少なく，長期間寛解が持続していた**[9]**(表4)。**

いずれの報告でも扁摘の有効性が示されているが，世界的にみるとKDIGO Clinical Practice Guideline for Glomerulonephrotis(IgA nephropathy)[11]ではエビデンスレベルの低さから望ましくない(2C)とされている。

他国でのIgA腎症治療における扁摘

扁摘の施行に関しては，わが国を中心に他国で施行されていると考えられる。その理由として，一つ目は原発性糸球体腎炎に占めるIgA腎症の割合がわが国を含む東アジアで多いこと，二つ目は扁摘パルス療法の報告がHottaらを中心に報告されたことなどが考えられる。扁摘パルス療法におけるメタアナリシスが2011年，2015年，2017年に報告されている[12~14]が，中国からの3論文以外はすべてわが国からの報告であることからも，**扁摘はわが国を中心に施行されている**ものと考えられる。またこれらのメタアナリシスでは，扁摘単独群よりも扁摘パルス療法群で臨床的寛解率が向上するとの結論で結んでいる。

表2. 扁摘パルス療法とステロイドパルス単独療法の臨床効果

対象：IgA腎症55例(扁摘パルス施行群35例　パルス単独群20例)
方法：扁摘パルス療法群とステロイドパルス単独療法群での血清クレアチニン2倍化と検尿所見寛解を前向きに検討(平均観察期間54.0カ月)
結果：検尿所見寛解率は扁摘パルス療法群がステロイドパルス単独群に比べて有意に高かった。血清クレアチニン2倍化とした症例は扁摘パルス療法群では認めなかったが，ステロイドパルス単独療法群では1例が末期腎不全に至った。
結論：扁摘パルス療法はIgA腎症を臨床的寛解を導ける。

	患者背景	
	扁摘パルス療法群(n=35)	ステロイドパルス単独療法群(n=20)
男/女	11/24	10/10
年齢	30.9±12.3	27.0±10.7
尿蛋白(g/24時間)	1.06±1.01	1.41±1.05
尿潜血(スコア)	2.17±0.86	2.40±0.75
血清Cr (mg/dL)	0.72±0.29	0.84±0.30
腎病理組織(グレード)※		
1	0	0
2	13	3
3	19	15
4	3	2

※IgA腎症治療ガイドライン第2版[7]による分類

Komatsuら[6]2008より引用

表3. IgA腎症における扁摘パルス療法とステロイドパルス単独療法の臨床効果をみたランダム化比較試験

対象：IgA腎症72例(扁摘パルス療法群33例　ステロイドパルス単独療法群39例)
方法：扁摘パルス療法群とステロイドパルス単独療法群での尿蛋白量と検尿所見寛解をランダム化比較(観察期間12カ月)
結果：扁摘パルス療法群はステロイドパルス単独療法群に比べて有意に尿蛋白の減少を認めたが，検尿所見寛解には有意差はなかった。
結論：扁摘パルス療法群はステロイドパルス単独療法群に比べて有意に尿蛋白減少効果がある。

	患者背景	
	扁摘パルス療法群(n=33)	ステロイドパルス単独療法群(n=39)
男/女	17/16	18/21
年齢	36±13	40±13
尿蛋白(g/gCr)	1.7±1.0	1.7±1.0
eGFR (mL/分/1.73 m^2)	75±24	69±22
腎病理組織		
予後良好群	0	0
予後比較的良好群	2	3
予後比較的不良群	20	23
予後不良群	11	13

Kawamuraら[8] 2014より引用

表4. IgA腎症における扁摘パルス療法とステロイドパルス単独療法の検尿所見寛解からの再発率

対象:IgA腎症62例(扁摘パルス療法群41例　ステロイドパルス単独療法群21例)
方法：扁摘パルス療法群とステロイドパルス単独療法群での検尿所見寛解と寛解からの再発を後ろ向きに検討(平均観察期間70.1カ月)
結果：検尿所見寛解は，扁摘パルス療法群とステロイドパルス単独療法群で有意差は認めなかった。寛解からの再発において扁摘パルス療法群がステロイドパルス単独療法群に比べて有意に少なかった。
結論：扁摘の有無は検尿所見の臨床的寛解率の差ではなく，寛解してからの再発率において差がある。

	患者背景	
	扁摘パルス群(n=41)	ステロイドパルス単独群(n=21)
男/女	13/28	7/14
年齢	34.3±10.4	34.9±11.3
尿蛋白(mg/24時間)	933.5±942.6	731.1±596.7
尿潜血スコア	2.7±0.5	2.9±0.2
血清Cr (mg/dL)	0.8±0.3	0.9±0.4
腎病理組織(H-Grade)※	1.6±0.8	1.0±0.9
急性病変(%)	0	0
慢性病変(%)	2	3

※腎病理組織(H-Grade)
IgA腎症治療ガイドライン第3版による分類[16]
急性病変：細胞性半月体，線維細胞性半月体，糸球体係蹄壊死
慢性病変：全節性硬化，分節性硬化

Ohyaら[9] 2013より引用

病巣感染としての扁摘の意義

IgA腎症の病態には病巣感染という考え方があり，扁桃が深く関与していると考えられている。扁摘は炎症を引き起こす根本原因である病巣感染の除去を目的として行う。Suzukiらは，扁桃に存在するToll-like receptor 9(TLR 9)は主にB

細胞・樹状細胞に発現し，そのリガンドとなるCpG-DNAは免疫担当細胞を活性化し，Th1サイトカインを誘導することを報告している[15]。また，Satoらは扁桃のTLR 9の発現が高い群では扁摘後の血清IgA値の減少や検尿異常が早期改善傾向にあることを報告している[16]。さらに，Satoらは扁桃のサイズによる扁摘パルス療法の臨床的寛解には有意差はなかったと報告している[17]。

前述のメタアナリシスでの結論でも，**扁摘単独よりもステロイドパルス療法との併用で，より臨床的寛解率が向上する**とされる。その根拠として臨床的寛解からの再発に関しては，**ステロイドパルスによりいったん炎症が消失しても病巣感染などの根本原因が残存すれば時間が経つと再び炎症が再燃する。**これは病巣感染が扁桃であると考えればあたり前のことなのかもしれない。前述した筆者らの検討でも扁摘パルス療法群のほうが，扁摘を加えていないステロイドパルス単独療法群に比べて臨床的寛解からの再発が少なく，寛解期間が持続していたことは扁摘治療の意義を考えるうえでも，大変意味のある結果であると考えられる。

おわりに

わが国において，診療指針やガイドラインで扁摘術の推奨は高くない。しかし，実際の臨床において扁摘パルス療法は広く行われており，EBMの確立が待たれる。

（大矢 昌樹）

文 献

1) Masuda Y, Terazawa K, Kawakami S, et al.：Clinical and immunological study of IgA nephropathy before and after tonsillectomy. Acta Otolaryngol 454 (Suppl)：248 - 255 , 1998
2) Sugiyama N, Shimizu J, Nakamura M, et al.：Clinicopathological study of the effectiveness of tonsillectomy in IgA nephropathy accompanied by chronic tonsillitis. Acta Otolaryngol 508 (Suppl)：43 - 48 , 1993
3) Béné MC, Hurault de Ligny B, Kessler M, et al.：Tonsils in IgA nephropathy. Contrib Nephrol 104：153 - 161 , 1993
4) Hotta O, Miyazaki M, Furuta T, et al.：Tonsillectomy and steroid pulse therapy significantly impact on clinical remission in patients with IgA nephropathy. Am J Kidney Dis 38 (4)：736 - 743 , 2001
5) Xie Y, Nishi S, Ueno M, et al.：The efficacy of tonsillectomy on long-term renal survival in patients with IgA nephropathy. Kidney Int 63 (5)：1861 - 1867 , 2003
6) Komatsu H, Fujimoto S, Hara S, et al.：Effect of tonsillectomy plus steroid pulse therapy on clinical remission of IgA nephropathy: a controlled study. Clin J Am Soc Nephrol 3 (5)：1301 - 1307 , 2008
7) Tomino Y, Sakai H.：Clinical guidelines for immunoglobulin A (IgA) nephropathy in Japan, second version. Clin Exp Nephrol 7 (2)：93 - 97 , 2003
8) Kawamura T, Yoshimura M, Miyazaki Y, et al.：A multicenter randomized controlled trial of tonsillectomy combined with steroid pulse therapy in patients with immunoglobulin A nephropathy. Nephrol Dial Transplant 29 (8)：1546 - 1553 , 2014
9) Ohya M, Otani H, Minami Y, et al.：Tonsillectomy with steroid pulse therapy has more effect on the relapse rate than steroid pulse monotherapy in IgA nephropathy patients. Clin Nephrol 80 (1)：47 - 52 , 2013
10) 厚生労働科学研究費補助金難治性疾患克服研究事業進行性腎障害に関する調査研究班報告IgA腎症分科会：IgA腎症治療ガイドライン第3版．日腎会誌 53 (2)：123 - 135 , 2011
11) KDIGO：Immunoglobulin A nephropathy. Kidney Int 2 (Supple 2)：209 - 217 , 2012
12) Wang Y, Chen J, Wang Y, et al.：A meta-analysis of the clinical remission rate and long-term efficacy of tonsillectomy in patients with IgA nephropathy. Nephrol Dial Transplant 26 (6)：1923 - 1931 , 2011
13) Liu LL, Wang LN, Jiang Y, et al.：Tonsillectomy for IgA nephropathy：a meta-analysis. Am J Kidney Dis 65 (1)：80 - 87 , 2015
14) Duan J, Liu D, Duan G, et al.：Long-term efficacy of tonsillectomy as a treatment in patients with IgA nephropathy: a meta-analysis. Int Urol Nephrol 49 (1)：103 - 112 , 2017
15) Suzuki H, Suzuki Y, Narita I, et al.：Toll-like receptor 9 affects severity of IgA nephropathy. J Am Soc Nephrol 19 (12)：2384 - 2395 , 2008
16) Sato D, Suzuki Y, Kano T, et al.：Tonsillar TLR 9 expression and efficacy of tonsillectomy with steroid pulse therapy in IgA nephropathy patients. Nephrol Dial Transplant 27 (3)：1090 - 1097 , 2012
17) Sato M, Adachi M, Kosukegawa H, et al.：The size of palatine tonsils cannot be used to decide the indication of tonsillectomy for IgA nephropathy. Clin Kidney J 10 (2)：221 - 228 , 2017

口蓋扁桃摘出術＋ステロイドパルス療法の実際と効果

口蓋扁桃摘出術＋ステロイドパルス（扁摘パルス）療法は，わが国で普及したIgA腎症治療の選択肢の一つである[1～5]。国外ではまだ実施されていないため，近年では扁摘パルス療法を希望して来日する外国人IgA腎症患者も散見するようになってきている。このような現状のなか，「エビデンスに基づくIgA腎症診療ガイドライン2014」，「エビデンスに基づくIgA腎症診療ガイドライン2017」ともに口蓋扁桃摘出術（扁摘）に関しての記載に変更はなく，**「口蓋扁桃摘出術＋ステロイドパルス療法はIgA腎症の尿所見を改善し，腎機能障害の進行を抑制する可能性があり，治療選択肢として検討してもよい」とされているが，これは提案でもなく，推奨でもない。**

このように，臨床現場では扁摘パルス療法の適応をめぐる混沌が未だに存在し，時に医師と患者の齟齬が生じている。その主な原因はIgA腎症患者の診療にあたる医師が“IgA腎症の本質”と“扁摘パルス療法が効く病態は何か？”ということを十分理解していないことや，扁摘パルスの最適な運用が患者ごとに行われていないことにあると考えている。

IgA腎症の病態の本質と扁摘パルス

IgA腎症の糸球体病変を“**糸球体血管炎**”と“**二次性巣状分節性糸球体硬化**”の2つの要素に分割すると個々の症例の状態が理解しやすい（図1）。

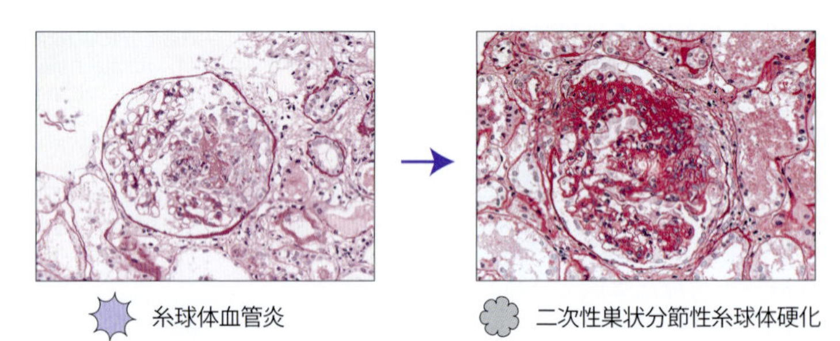

		糸球体血管炎	二次性巣状分節性糸球体硬化
病理	病理所見	係蹄壊死・断裂 半月体 管内細胞増殖	分節性硬化 ボウマン嚢癒着 基底膜二重化
	可逆性	あり	なし
	累積性	なし	あり

		糸球体血管炎	二次性巣状分節性糸球体硬化
臨床	血尿	あり（必発）	なし
	蛋白尿	なし～あり	あり
	免疫抑制治療反応性	あり	なし
	RA系阻害薬反応性	なし	あり

図1．IgA腎症を規定する2つの病態と臨床・病理所見の特徴

糸球体血管炎：IgA 腎症の中核を成す病態であり，糸球体係蹄の断裂を生じることで IgA 腎症の必須臨床所見である血尿の原因となる。

二次性巣状分節性糸球体硬化（FSGS）：原発性巣状糸球体硬化症に類似した光学顕微鏡による所見で，癒着，分節性硬化などが IgA 腎症でも見られるため，このように呼んでいる。

IgA 腎症の本質

IgA 腎症の病理所見を“メサンギウムへの IgA 沈着を伴う，くすぶり型の糸球体血管炎”であると捉えることで IgA 腎症患者に最適な治療が実施できると考えている。また，Henoch-Schönlein 紫斑病は 2012 年に「IgA 血管炎」と名称変更されたが，IgA 腎症も本来は「IgA 糸球体血管炎」と改称するべき病態であるといえる。

IgA 腎症には多彩な糸球体病変が存在するため，従来は腎生検病理所見をもとに活動性病変と慢性病変という大きな 2 つの括りで捉えられてきたが，扁摘パルス療法の適応を決めるうえではこの括りは必ずしも有用ではない。IgA 腎症で認められる多彩な糸球体病変のなかで IgA 沈着の程度を反映し，すべての糸球体にびまん性分布で認められるメサンギウム増殖は IgA などのメサンギウム沈着による反応性病変と考えられる。それ以外の病変に関しては，①管内細胞増殖，係蹄壊死・断裂は“糸球体血管炎の中核病変”，②半月体と巣状分節性に認められる顕著なメサンギウム増殖は“糸球体血管炎の修復病変”，③分節性硬化と癒着は“糸球体血管炎の瘢痕病変”と捉えると，腎生検病理所見から IgA 腎症の本質がみえてくると考えている。つまり，**糸球体血管炎⇒修復・瘢痕病変というプロセスが数十年にわたって持続するのが IgA 腎症の本質**である。修復・瘢痕病変の典型が二次性 FSGS であることから，糸球体血管炎⇒二次性 FSGS の重積が IgA 腎症における糸球体病変進行の本質といえよう。

扁摘パルス療法の適応の指標

糸球体血管炎の程度は当然のことながら患者ごとで異なり，また同一患者でも咽頭炎に伴い悪化するなど，経過中に変動する。したがって **IgA 腎症の重症度は，“糸球体血管炎の強度×罹病期間”の積分によって規定される。そして，扁摘パルス療法は“糸球体血管炎に有効で，修復・瘢痕病変（二次性 FSGS）には無効”な治療**である。このように，IgA 腎症の本質と扁摘パルス療法の効く病態が理解できれば，自ずと扁摘パルス療法の適応と患者ごとの到達可能な治療ゴールがみえてくる[6]。

糸球体血管炎の強弱を知る手段として腎生検は有用な手段であるが，糸球体血管炎の分布は巣状分節性であるため常に偽陰性の可能性が存在する。したがって**腎生検で活動性病変の存在が明白でない場合，腎生検単独で活動性を評価すべきではなく，臨床所見における糸球体血管炎の指標である血尿の程度を重視すべきである[7]**。これまで血尿（糸球体性）は IgA 腎症の短期・中期予後の指標として重要でないという論文が多く，日常臨床において血尿は軽視されがちであったが，近年になりようやく血尿の消失が IgA 腎症の長期予後の改善に関係することを示唆する重要な報告がなされた[8]。**IgA 腎症の本質がくすぶり型の糸球体血管炎と考えれば，糸球体血管炎の消失を反映する血尿の陰性化が IgA 腎症の長期予後の改善に寄与することは当然と思われる。つまり血尿は扁摘パルス療法の適応や治療のゴールを設定するうえで，簡便で重要な指標といえる。**

“尿潜血陽性＝糸球体血管炎が存在する”と，“尿潜血陰性＝糸球体性血管炎が存在しない”の理解が重要である。

尿潜血陽性：糸球体血管炎が存在する場合

尿蛋白の程度にかかわらず，すなわち尿蛋白陰性例でも扁摘パルス療法は有効であるとの報告もされるようになってきた[5]。また高度な蛋白尿を認め，かつ血尿の程度も高度である場合には扁摘パルス療法が特に有効であり，さらに罹病期間が3年以内と短い場合では腎機能障害が存在しても臨床的寛解が得られることが多い[9]。

尿潜血陰性：糸球体性血管炎が存在しない場合

尿潜血が陰性で尿蛋白のみ陽性の場合は，糸球体血管炎が存在しないので腎機能が正常であっても扁摘パルス療法は無効である。またIgA腎症の腎機能低下例では，尿潜血が陰性となることがしばしばあるが，そのような場合では糸球体血管炎はもはや存在せず，硬化・慢性病変が主体であるため，高度な蛋白尿が存在する例においても扁摘パルス療法は無効であり，試みる価値は低い。

特異な場合

腎機能が保持されており，尿潜血が軽度だが血清アルブミン値の低下を伴い，高度な蛋白尿を認めた場合には，微小変化型ネフローゼや膜性腎症の合併はないかなど，腎生検による確認が必要である。

扁摘パルスの介入時期と期待し得るゴール

IgA腎症の早期段階においては糸球体血管炎が進行因子の主体であり，その病変の強弱・程度が進行速度を規定する。腎症の進行に伴い二次性FSGSに陥った糸球体が増加し，ネフロン数が減ることによる“残存ネフロンの過剰濾過・糸球体高血圧”，糸球体を通過した蛋白粒子による“尿細管・間質障害”，間質線維化に伴う尿細管周囲毛細血管の脱落などによる**“腎虚血”が相乗的に進行因子として腎症の悪化を促進し，糸球体血管炎の関与は相対的に小さくなる(図2)。**

糸球体血管炎以外の進行因子の関与が少ない場合

二次性FSGSに陥った糸球体が少ないうちに扁摘パルス療法などで糸球体血管炎を消滅させ，臨床的寛解を得ることができれば，その後の進行は加齢による極めて緩やかなものに留まる。したがって，この段階であれば**IgA腎症治療のゴールは「寛解・治癒」**ということになる。

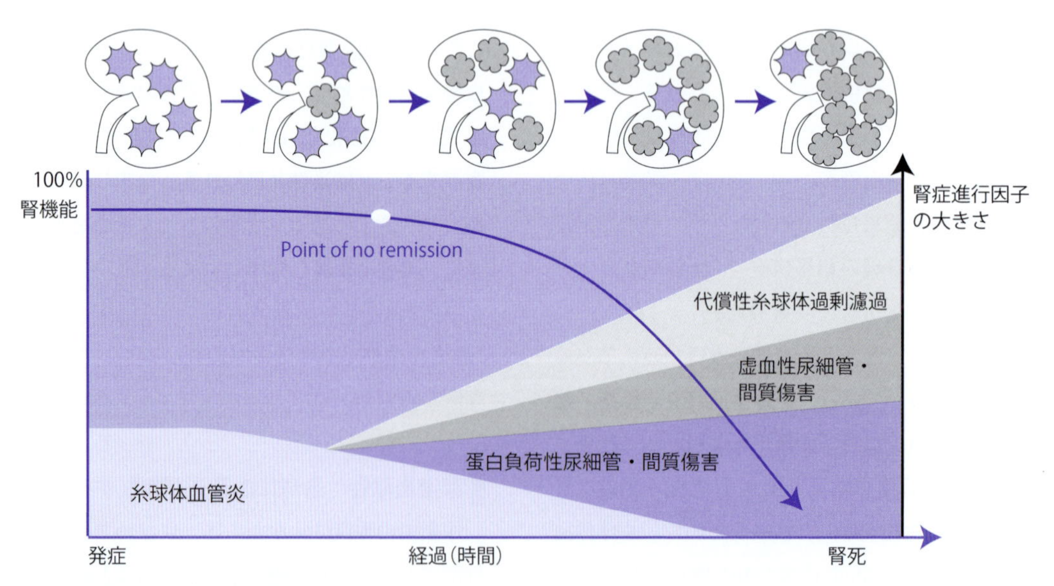

図2. IgA腎症の病態と進行因子

腎症の最初は糸球体血管炎が主病態であるが，腎症が進行すると二次性FSGSの要素が増加しさまざまな腎症進行因子が相乗的に増大する。IgA腎症の経過には寛解・治癒を目指せなくなる分岐点“point of no remission”がある。

二次性 FSGS に陥った糸球体が増えた段階

糸球体血管炎を消滅させることは可能であるが，仮にそれができた場合でも二次性 FSGS の糸球体から蛋白粒子が漏れ出るので，尿潜血陰性化が得られたあとも尿蛋白は残存することになる。この段階になると寛解・治癒を目指すことはもはや困難となり[9]，糸球体内圧を調整する RA 系阻害薬の使用や高血圧を認めた場合の Ca 拮抗薬の使用，また併用による全身血圧の調整によって可能な限り尿蛋白の減少に努め，治療のゴールを“生涯にわたる末期腎不全の回避”もしくは“透析導入時期の先延ばし”とすることになる（図 3）。

医師と患者との齟齬

患者の満足度という点においては“寛解・治癒”と“生涯にわたる末期腎不全の回避・透析導入時期の先延ばし”の選択の違いには雲泥の差があり，筆者は寛解・治癒が目指せなくなる分岐点を**“point of no remission”**として重要視している[10]。一方，現在の「IgA 腎症診療ガイドライン 2017」では，治療目標は“腎症の進行遅延”のみであり[11]，患者の関心事である“寛解・治癒を目指す”というコンセプトが欠落しており，患者の立場や権利を十分に包括したものとはいい難い。そのため，医師がこの点を考慮に入れずにガイドライン一辺倒の対応をとると患者との間で齟齬が生じることにつながる。

IgA 腎症は寛解しない限り経過の長い疾患であり，“腎症の進行遅延”や“生涯にわたる末期腎不全の回避”を目標にするのであれば，実臨床では最低でも 20 年を超える観察期間を有する臨床研究のエビデンスを要するが，そのようなエビデンスは現状皆無である。したがって観察期間のほとんどが 5 年以下のランダム化比較試験の結果から策定された**診療ガイドラインをもとに，医師が個別性を有する患者ごとの最善の治療選択肢を決定することには，実際しばしば困難が伴う。そのため，腎生検病理所見を含めた検査結果とガイドラインの記載を拠り所に医師が治療方法を選択し，それを患者に説明して納得を得るような従来の“インフォームド・コンセント型の診療”では，必ずしも患者のニーズに応えることができない。**

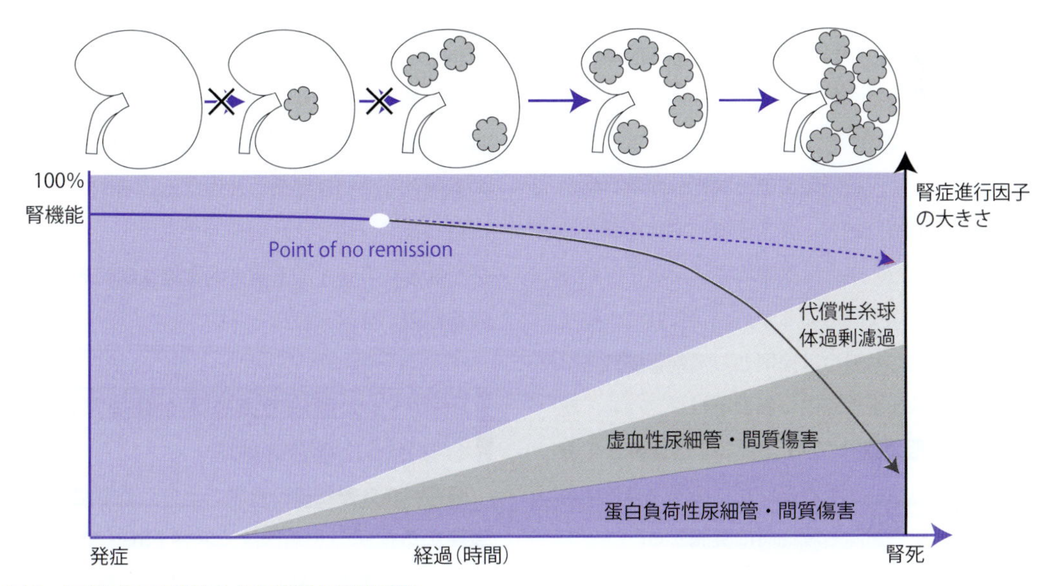

図 3. 扁摘パルス療法の介入時期と長期予後

扁摘パルス療法は糸球体血管炎を消滅させる治療であるため，扁摘パルス後も二次性FSGSは残る。“point of no remission” の前の段階であれば寛解により腎機能の安定を得られる（紫点線），しかし，分岐点を過ぎてからの介入では糸球体血管炎以外の進行因子の関与により，腎症の進行を完全に阻止することはできない（黒実線）。

患者が有するIgA腎症の現在の病態のみでなく，患者の年齢，患者が置かれた社会的状況，患者の精神的特性などを総合的に考慮し，ガイドラインを参考にしつつもそれに固執することなく柔軟に医師が患者に共感したうえで，最終的にその患者にとって最善の治療を患者が医師とともに選択する“インフォームド・チョイス型診療”が必要である。

扁摘パルス療法の実際

扁摘パルス療法の理論的背景（仮説）は，“IgA腎症を惹起するリンパ球の教育機関である扁桃を摘出し，さらに副腎皮質ステロイドパルスにより腎臓で起こっている糸球体血管炎の鎮静化ならびにIgA腎症に関与するメモリーリンパ球のアポトーシスを誘導する”ことにある[12)]。それにより得られる結果は糸球体血管炎の消滅であり，治療の成否は尿潜血の陰性化が指標となる。また，尿潜血が消失した後も尿蛋白が残存するのは病理組織像を確認すればわかることだが，二次性FSGSによるものであり，治療介入時期が遅すぎたことを意味する。

扁摘と副腎皮質ステロイドパルスはどちらが先でも問題はない。耳鼻咽喉科と連携して診断後すぐに扁摘を実施できる施設は少ないので，活動性の高いIgA腎症の場合は副腎皮質ステロイドパルスを先行させ，扁摘時にまだ活動性が高い場合は扁摘後に追加で副腎皮質ステロイドパルスを行う。扁摘が先行の場合は副腎皮質ステロイドパルスまでの期間は不問であるが，副腎皮質ステロイドパルスが先行の場合は原則として副腎皮質ステロイドパルス後半年以内に扁摘を行う。なお，**成人の場合は咽頭扁桃（アデノイド）は退縮しており問題にならないことが多いが，小児では原則としてアデノイド切除も扁摘時に実施する。**

現在，副腎皮質ステロイドパルスに関しては全国的にみると大きく分けて「3週連続のパルス」と「間隔を1，2カ月あける1回/1～2カ月×3のパルス」のいずれかのプロトコルで実施されることが多い。いかなるプロトコルであれ，プレドニゾロン終了時に糸球体性血尿が残存していればその治療が糸球体血管炎消滅において不成功であったことを意味し，長期的には患者の不利益につながることになる。

強い血尿と高度な蛋白尿を呈する活動性の高いIgA腎症の場合，副腎皮質ステロイドパルスの間隔をあけないほうが効果的であることは明白である。さらに，3週連続パルスでも不十分である症例も少なくないこともあり，特定のプロトコルに固執せず患者の病態に即した柔軟性のある対応が重要である。

副腎皮質ステロイドパルス療法の副作用

副腎皮質ステロイドパルス療法の副作用はステロイドによるさまざまな副作用が懸念されているが，実際に問題となるのは交感神経刺激によるほてり感，動悸，不眠などの自律神経症状，食後高血糖である。40歳以上の場合，自律神経症状と食後高血糖については約半数に認められる。**自律神経症状は副腎皮質ステロイドパルス施行の初回が最も顕著であるのに対し，食後高血糖は回数を重ねるにつれて悪化する傾向がある[7)]。注意すべきは，朝の血糖値は正常化していることが多く，食後（特に夕食後）血糖値を測定しないと高血糖の見落としにつながることになる。**早期に食後の高血糖をインスリン注射などで是正し，膵臓β細胞を保護することで**不可逆的な糖尿病状態への進展を回避**しなければならない。

扁摘パルス療法で糸球体血管炎が消失しなかった場合の対応

扁摘パルス療法後，血尿が消失しても蛋白尿が残存する症例の主病態は二次性FSGSであるため，ACE阻害薬，ARBなどの**RA系阻害薬を中心とした糸球体内圧降下作用を有する薬剤で蛋白尿の減少を図る。**

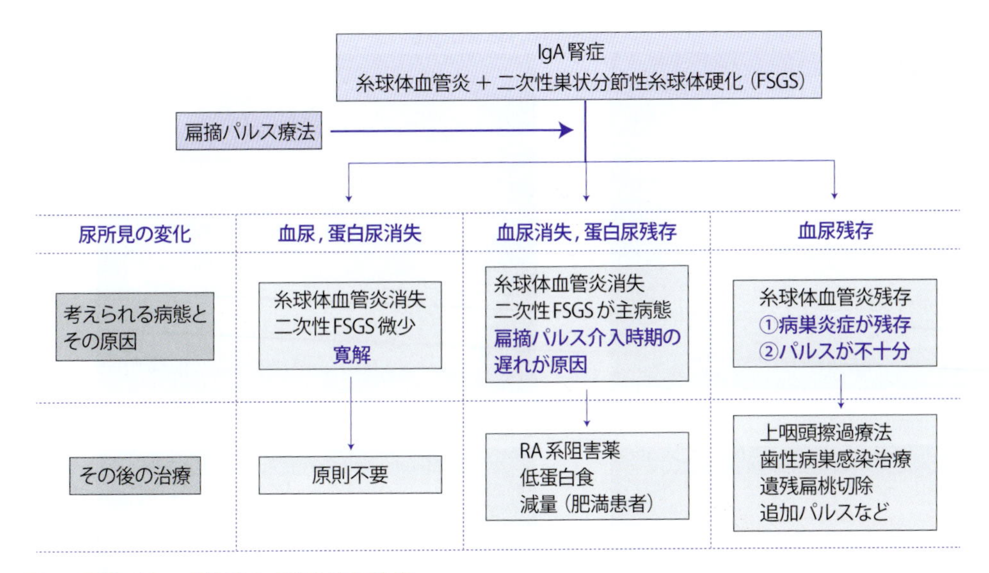

図4. 扁摘パルス療法後の病態と追加治療

一方，血尿が陰性化しなかった場合は糸球体血管炎が残存することを意味する。その原因には①，②の可能性がある。

①不十分な副腎皮質ステロイドパルス治療

②糸球体血管炎を惹起し続ける**病巣炎症**の存在

原因が①であった場合は追加で副腎皮質ステロイドパルスを行う。このとき経口プレドニゾロンの増量は原則不要である。

扁摘パルス療法でいったんは改善した血尿，蛋白尿がプレドニゾロン減量中，あるいは中止後に再び悪化する場合は②が関与している可能性が高い。病巣炎症の候補には①**慢性上咽頭炎**，②歯性病巣感染（特に根尖性歯周炎），③慢性咽頭扁桃炎（アデノイド切除未施行例）④遺残扁桃などがあげられ，なかでも慢性上咽頭炎が重要である（図4）。

慢性上咽頭炎と上咽頭擦過療法

上咽頭は活性化リンパ球が豊富な生理的炎症部位であり，感冒時の炎症増悪は必発である。感冒初期には上咽頭のTリンパ球の活性化が顕著となり，回復期にBリンパ球の活性化が認められる[13]。成人の場合，感冒時の血尿増悪で急性扁桃炎の併発は稀であり，IgA腎症の急性増悪は主に上咽頭の炎症が糸球体血管炎のトリガーとして密接に関与していると推察される。実際，咽頭炎の自覚がない場合においても，IgA腎症の急性増悪時には例外なく激しい慢性上咽頭炎を認める。

また，IgA腎症患者では無自覚の慢性上咽頭炎を有している頻度が高く，IgA腎症患者の診療において留意すべき病態である。慢性上咽頭炎では慢性炎症に伴う“うっ血”のため，鼻綿棒を用いた上咽頭の擦過で容易に出血を認めることより耳鼻咽喉科医でなくとも簡単に診断できる。しかしその一方で，経鼻内視鏡検査ではその判別に熟練が必要となる。慢性上咽頭炎では上咽頭のうっ血所見や軽微な点状出血を認めるが，残念なことに慢性上咽頭炎という概念が耳鼻咽喉科医の間でもあまり知られておらず，現状では耳鼻咽喉科医に診療を依頼しても見逃されてしまうことが少なくない（図5）。

上咽頭擦過療法

慢性上咽頭炎に対する診断と治療は0.5〜1％塩化亜鉛溶液に浸けた綿棒（鼻綿棒と咽頭捲綿子）を用いて鼻と咽頭から上咽頭を擦過する単純で安全なものである。そのためコツを会得すれば内科

a. 健常者

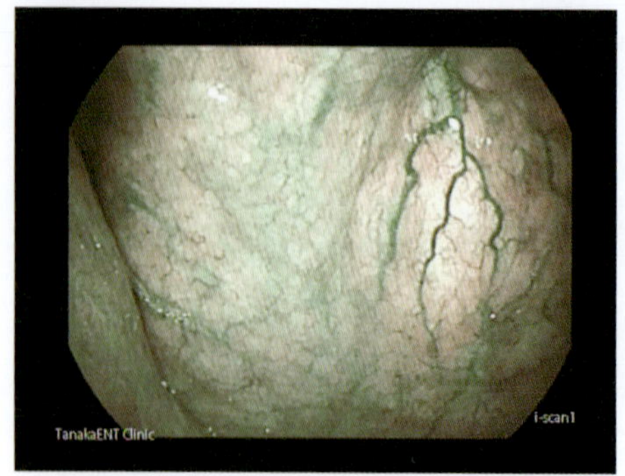

b. IgA腎症患者

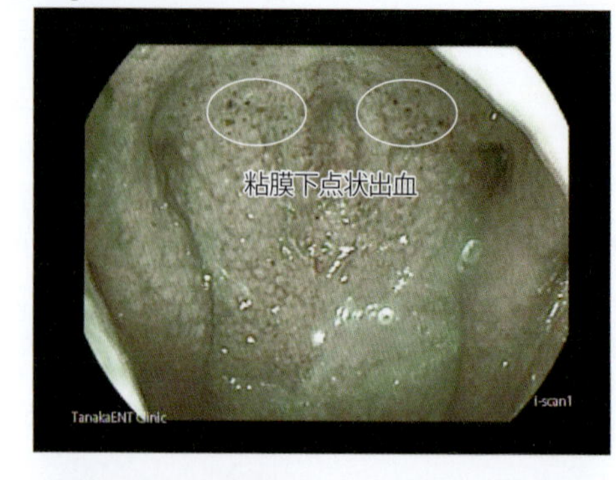

c. IgA腎症（上咽頭処置前）

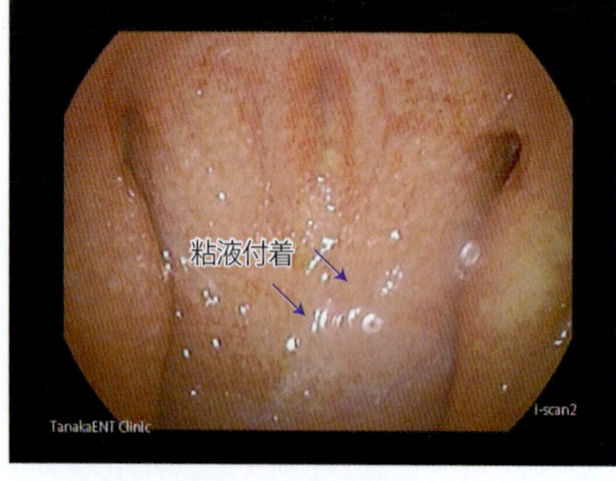

d. IgA腎症（上咽頭処置中）

擦過による膿瘤の排膿

図5．慢性上咽頭炎の内視鏡像

a：健常者，b〜d：IgA腎症同一患者

標準モードでは慢性上咽頭炎は所見に乏しい（c）。帯域制限光モードでは慢性上咽頭炎（b）では健常者（a）に比べ粘膜下うっ血により静脈網が不鮮明で点状出血が明らかである。慢性上咽頭炎では綿棒の擦過で容易に出血し，ときに排膿を伴う（d）。

田中亜矢樹博士より提供

医でも容易に実施することが可能であり，腎炎の病態との関連も把握しながら施行できるので腎臓内科医が実施するメリットは大きい。

慢性上咽頭炎の重症度は出血の程度が相関するとされており，原則として血液の付着がなくなるまで上咽頭擦過療法を繰り返すが，週に一度の頻度でも通常10回以上の実施が必要である。糸球体血管炎のトリガーである慢性上咽頭炎が改善することで，追加の副腎皮質ステロイドパルスが必要な場合でもパルスの反応性が改善する症例が多い。

潜在的IgA腎症への積極的対応

職場健診や学校健診などで尿潜血陽性＋尿蛋白陰性の尿異常が発見される頻度は高い。このなかにはナットクラッカー現象などの非糸球体疾患も含まれるが，**①血尿が糸球体性血尿（変形赤血球）である，②以前は尿潜血陰性であったことが過去の健診結果記録などで確認できる，③尿潜血陽性の家族が一人もいない（基底膜菲薄病の疑いがないこと）を確認し，これら3つの条件を満たせば早期で軽症のIgA腎症である可能性が高い（腎生検未施行のため「潜在的IgA腎症」と呼ぶ）。**潜在的IgA腎症は全国で100万人程度と推定されており，日本人では健常者の10％以上にIgA沈着症が存在することを示唆する報告があることから[14]，IgA腎症予備軍が100万人いると推定するのは驚くことではない。

この潜在的IgA腎症の段階では腎生検の適応にはならず，無治療で半年〜年に1度の経過観察の扱いとなるのが一般的な対応である。血尿が軽度に留まる限りこの方針で問題はないが，咽頭炎などを契機に血尿の悪化や尿蛋白の出現を生じるリスクは健常者に比べ高いと想定される。充分な経過観察は必要であるがベネフィットとリスクのバランスを考慮し，扁摘や副腎皮質ステロイドが実施されない段階でも上咽頭擦過療法はリスクがほぼ皆無であり，さらに安価であることから腎生検を行っていない潜在的IgA腎症においても考慮する価値がある。自験例では約2/3の潜在的IgA腎症例において，上咽頭擦過療法による慢性上咽頭炎の改善に伴ない尿潜血陰性化が得られている。また，特筆すべき点として上咽頭擦過療法は，掌蹠膿疱症，乾癬，胸肋鎖骨過形成症などの自己免疫疾患に加え，頭痛，浮動性眩暈，全身倦怠感などの自律神経系の機能障害がかかわる病態にも関係しており，有効であることが報告されている[15, 16]。

そのため，①慢性上咽頭炎が関与し得る腎外症状が存在する場合，②何もせずに経過観察という状況に患者が不安を感じている場合には，上咽頭擦過療法で潜在的IgA腎症に対して積極的に尿潜血陰性化を図るという選択肢は考慮に値する。

これからのIgA腎症診療の提案

腎生検の適応にならない潜在的IgA腎症から，いずれ透析導入が不可避な進行したIgA腎症に至るまでIgA腎症の病態の捉え方と，筆者の提案する治療戦略について要約する。

① IgA腎症の本質は“くすぶり型のIgA糸球体血管炎”であり，重症度は“糸球体血管炎の強度×罹病期間”の積分で規定される。

② 患者ごとの達成可能な治療目標を定め，その目標を達成するために有効で過不足のない治療法を選択する。

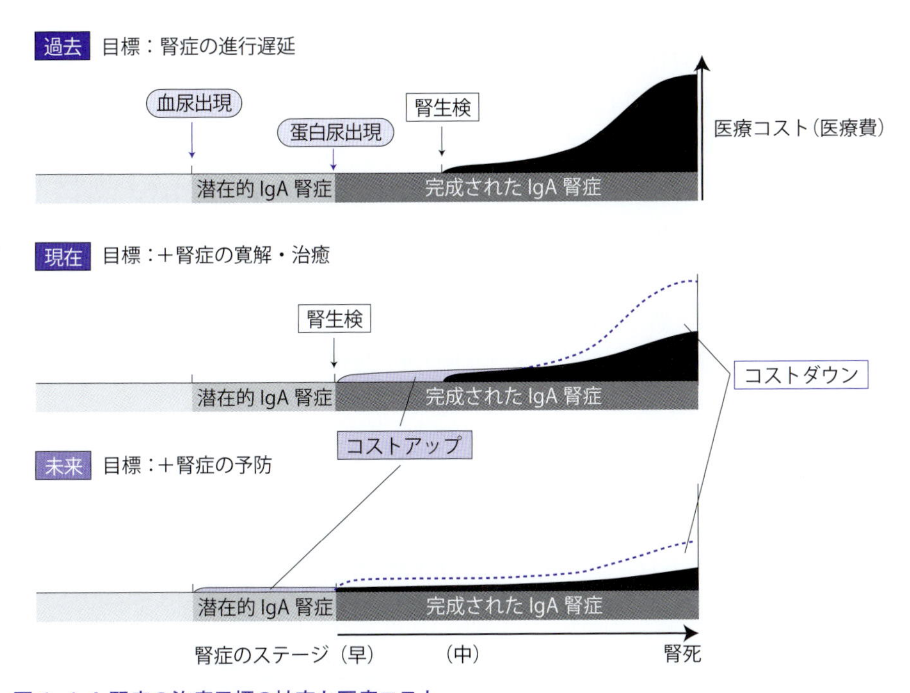

図6. IgA腎症の治療目標の拡充と医療コスト

かつてのIgA腎症の治療目標は“腎症の進行遅延”のみであったが，現在では“腎症の寛解・治癒”が早期IgA腎症の治療目標として加わり，比較的早期に腎生検を行う傾向にある。さらに将来的には“腎症の予防”の概念が臨床に取り入れられることが予想される。これら治療目標の拡充により，腎不全に至る患者数の減少とそれに伴う医療コストの低減が期待される。

堀田ら[16] 2015より引用

③ 寛解・治癒を目指すことができる分岐点である"point of no remission"に至る前のステージでは，診療ガイドラインに準拠した治療の選択は必ずしも有用でなく，長期的視野に立つことと帰納的推論が重要である。

④ IgA糸球体血管炎のトリガーとなる慢性上咽頭炎の概念を診療に取り入れる。

このなかでも慢性上咽頭炎はIgA糸球体血管炎との関連において注目に値する病態であり，今後IgA腎症診療にこの概念を導入することで新たなダイナミズムがもたらされることを期待している。慢性上咽頭炎に対する上咽頭擦過療法は簡便で安全な処置であり，腎臓内科医が容易に日常臨床に取り入れることが可能である。また，潜在的IgA腎症の段階においても実施に支障はなく，**上咽頭処置が顕性IgA腎症への進展を防ぐ一助になる可能性もあり，医療経済的観点からも意義が大きい（図6）[16]。**

欧米の腎臓内科医と議論して筆者が感じる違和感は，医療事情も関係していると思われるがIgA腎症診療において傍観者的立場の医師が実に多いことである。世界に類のない発達した健診・検尿制度を有するわが国において国民が満足するIgA腎症診療を実現させるためには，医師が"わが国のIgA腎症による新規透析導入患者数を限りなくゼロに近づける"という気概をもって個々のIgA腎症患者に対応することが不可欠であり，そのような時代が到来することを期待したい。

（堀田 修）

文献

1) Miura N, Imai H, Kikuchi S, et al.：Tonsillectomy and steroid pulse (TSP) therapy for patients with IgA nephropathy：a nationwide survey of TSP therapy in Japan and an analysis of the predictive factors for resistance to TSP therapy. Clin Exp Nephrol 13 (5)：460 - 466, 2009
2) Hotta O, Miyazaki M, Furuta T, et al.：Tonsillectomy and steroid pulse therapy significantly impact on clinical remission in patients with IgA nephropathy. Am J Kidney Dis 38 (4)：736 - 743, 2001
3) Komatsu H, Fujimoto S, Hara S, et al.：Effect of tonsillectomy plus steroid pulse therapy on clinical remission of IgA nephropathy：a controlled study. Clin J Am Soc Nephrol 3：1301 - 1307, 2008
4) Sato M, Hotta O, Tomioka S, et al.：Cohort study of advanced IgA nephropathy：efficacy and limitations of corticosteroids with tonsillectomy. Nephron Clin Pract 93 (4)：c 137 - c145, 2003
5) Kawaguchi T, Ieiri N, Yamazaki S, et al.：Clinical effectiveness of steroid pulse therapy combined with tonsillectomy in patients with immunoglobulin A nephropathy presenting glomerular haematuria and minimal proteinuria. Nephrology 15 (1)：116 - 123, 2010
6) Hotta O, Furuta T, Chiba S, et al.：Regression of IgA nephropathy：a repeat biopsy study. Am J Kidney Dis 39 (3)：493 - 502, 2002
7) 堀田 修：IgA腎症の病態と扁摘パルス療法. メディカル・サイエンス・インターナショナル，東京，2008
8) Sevillano AM, Gutiérrez E, Yuste C, et al.：Remission of Hematuria Improves Renal Survival in IgA Nephropathy. J Am Soc Nephrol 28 (10)：3089 - 3099，2017
9) Ieiri N, Hotta O, Sato T, et al.：Significance of the duration of nephropathy for achieving clinical remission in patients with IgA nephropathy treated by tonsillectomy and steroid pulse therapy. Clin Exp Nephrol 16 (1)：122 - 129, 2012
10) Hotta O：Tonsillectomy with steroid pulse：a curative therapy for IgA nephropathy. Adv Otorhinolaryngol 72：37 - 39, 2011
11) 厚生労働科学研究費補助金難治性疾患等政策研究事業（難治性疾患政策研究事業）難治性腎疾患に関する調査研究班（編）：エビデンスに基づくIgA腎症ガイドライン2017．東京医学社，東京，2017
12) Hotta O：Use of corticosteroids, other immunosuppressive therapies, and tonsillectomy in the treatment of IgA nephropathy. Semin Nephrol 24 (3)：244 - 255, 2004
13) 堀田 修：内科疾患における上咽頭処置の重要性：今，またブレイクスルーの予感. 口咽科 29 (1)：99 - 106, 2016
14) Suzuki K, Honda K, Tanabe K, et al.：Incidence of latent mesangial IgA deposition in renal allograft donors in Japan. Kidney Int 63 (6)：2286 - 2294, 2003
15) Hotta O, Tanaka A, Torigoe A, et al.：Involvement of chronic epipharyngitis in autoimmune (autoinflammatory) syndrome induced by adjuvants (ASIA). Immunol Res 6 (1)：66 - 71, 2017
16) 堀田 修，相田能輝：道なき先の道を診る. 医薬経済社，東京，2015

column
コラム

慢性上咽頭炎の診断と上咽頭擦過療法(EAT)

中川 雅文　杉田 麟也

はじめに

1960年代，堀口ら[1]は慢性上咽頭炎と全身疾患との関係を明らかにする研究を精力的に行った。上咽頭の制御によって局所感染の制御のみならず，遠隔臓器における病変のコントロールや自律神経機能の調節が期待できるとし，1％塩化亜鉛液付き咽頭捲綿子による上咽頭ぬぐい処置の実践を推奨した。Bスポット療法〔鼻咽腔の「び(Bi)」に由来〕と呼ばれたこの上咽頭への薬液塗布の手技は，病巣感染説の勢いが衰えた1980年代以降，忘れられたものとなった。

しかし，2010年に腎臓内科医の堀田によって再び上咽頭擦過療法(EAT，Bスポット療法)が注目されるようになった。堀田はIgA腎症の病巣として慢性上咽頭炎の存在に言及し，経鼻的に綿棒で1％塩化亜鉛液を上咽頭に塗布することで病巣感染が制御できると提唱した。現在では口蓋扁桃摘出術＋ステロイドパルス療法の寛解率の高さなどから，病巣としての上咽頭の制御が再び腎臓内科と耳鼻咽喉科での関心領域となっている[2, 3]。

ここでは，杉田らの提唱する慢性上咽頭炎の診断および堀口のBスポット療法についてと，塩化亜鉛塗布の意義およびアデノイドが病巣となっている理由について解説する[4]。

慢性上咽頭炎の診断

■ 臨床症状

慢性上咽頭炎の特徴は不定愁訴である。起床時に喉(咽)がヒリヒリする，あるいはイガイガすると訴えたり，飲み込み時の違和感，痛み，つまり感などを訴える。乾性咳や後鼻漏を伴うこともある。また，頭痛や耳のかゆみ・耳痛，肩こり，めまいなどを伴うこともあり，不定愁訴として取り扱われることが少なくない[5, 6]。

■ 診断方法

診断は①頸部の触診，②綿棒による上咽頭の易出血の確認によって行う。内視鏡で上咽頭の観察ができれば診断は確実である。

①頸部の触診

両手の中指で左右の胸鎖乳突筋の停止部直下(耳下部)を同時に中指でしっかりと(強く)圧迫する。

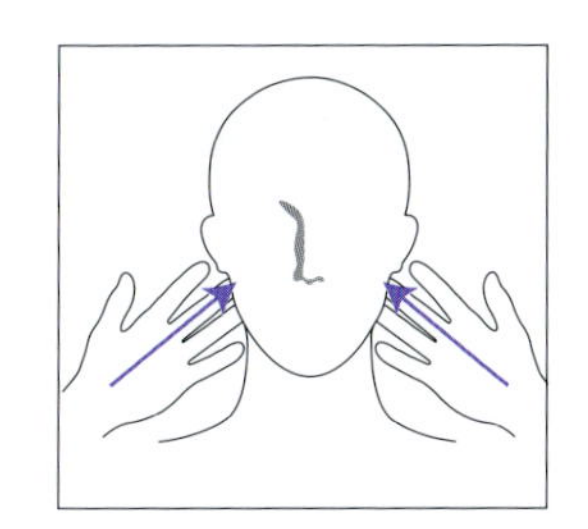

圧痛や違和感を訴えたり，リンパ節に触れるようであれば，炎症が上咽頭にあることを疑う。

1％塩化亜鉛液の調整方法

塩化亜鉛液は薬局製剤品となる。筆者らの施設で行っている調整方法を示す。

処　方	
塩化亜鉛	2g
希硫酸	1～2滴
蒸留水	全量200mL
調整法	
塩化亜鉛を蒸留水に溶解後，ほぼ全量とし，	
希硫酸を白濁が消失するまで加えた後，全量とし，	
綿栓濾過し製する。	
適　応	
局所収斂，止血。局所数連作用によって上咽頭炎に適応する。	
使用期限	
1カ月	
容器および貯法	
褐色瓶，保管は冷蔵庫(ポリ瓶は不可)。	

②1％塩化亜鉛液付き綿棒による経鼻的探診

1％塩化亜鉛液に浸滴させた綿棒を左右の鼻腔に少なくとも2本ずつ挿入する(粘膜面の変化をみるためには1本では面積が不十分なことが多い)。咽頭扁桃のある咽頭後壁に達するまで十分に刺入し，十数秒間留置し抜去する。刺入時に抵抗を感じたり，擦過を行わないにもかかわらず綿棒の先端に血液の付着を認めた場合，上咽頭局所腺組織の腫脹，すなわち慢性上咽頭炎の存在を疑う。

触診と上咽頭への綿棒処置のいずれでも所見を認めた場合，慢性上咽頭炎の存在を強く疑う。

上咽頭の観察

上咽頭粘膜の表面を口腔や鼻腔から視診で観察することはできない。上咽頭の確実な観察のためには内視鏡下での観察が望ましい。

経鼻内視鏡(硬性・軟性)，間接鏡による観察のいずれにも共通する所見として，1％塩化亜鉛液での上咽頭処置部位，または内視鏡が軽く触れただけで同部位から出血するなどを認めた場合，上咽頭炎と診断できる。

内視鏡所見としては，上咽頭粘膜の充血，浮腫，リンパ濾胞の腫脹，粘膜付着や擦過部の膿栓・排膿などを認めた場合，上咽頭炎と診断される。

■ 経鼻的内視鏡による観察

上咽頭の観察は，軟性ファイバースコープを用いて行うのがよい。前処置として鼻腔内にエピネフリン(血管収縮作用)とリドカイン(表面麻酔)を噴霧し，操作時の痛みや絞扼反射を予防できる。細径(3.8 mm)の内視鏡の場合，前処置は不要である[7]。

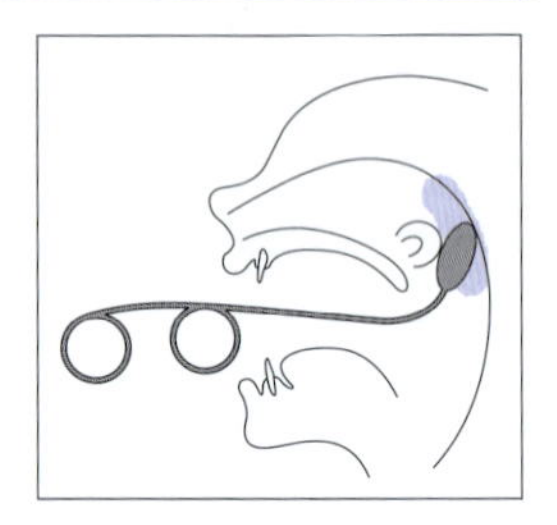

■ 間接鏡による経口アプローチでの観察

間接鏡の操作に慣れた耳鼻咽喉科医は，間接鏡による視診をしばしば行う。上咽頭部位での出血，膿の付着，粘膜面の腫脹・炎症を間接鏡下(明視下)に確認することで上咽頭炎の診断ができる。1％塩化亜鉛液を用いた経鼻的探診を行っている場合，出血の確認はより容易となる。

堀口のBスポット療法について

堀口[1]は1％塩化亜鉛液付き咽頭捲綿子による上咽頭ぬぐい処置をBスポット療法と呼称し，この方法で局所感染の制御や遠隔臓器の病変のコントロールなどに期待できるとした。現在，この1％塩化亜鉛溶液を用いた上咽頭擦過治療は，EAT(Epipharyngeal Abrasive Therapy，上咽頭擦過治療〔日本病巣疾患研究会〕)と呼ばれるようになっている。

咽頭捲綿子の先端1 cm程度を1％塩化亜鉛液に浸滴させ，これを経口アプローチで上咽頭に鈍的にしっかりと押しつけるよう全体へ塗布する(ローゼンミューラー窩は特に圧すように塗布する)。炎症の軽快に伴い処置時の出血は減少する。塩化亜鉛の粘膜収斂作用とそれに伴う炎症沈静化，上咽頭のうっ滞に対する瀉血作用や迷走神経刺激による自律神経機能の調整作用などから慢性上咽頭炎の症状を沈静化させると考えられている(日本病巣疾患研究会HP　http://jfir.jp/chronic-epipharyngitis/)。

■ アデノイド切除手術の既往がある患者に対しての留意事項

肉眼での鉗子，剝離子，メスなど，Cold Instrumentを用いて行うアデノイド切除手術は，手技的限界から咽頭(アデノイド)扁桃の一部を遺残させるリスクがある。また4歳以下で行ったアデノイド切除の場合，断端の遺残アデノイドの再増殖が生じる例がある。そのため小児期にアデノイド切除や口蓋扁桃摘出術の既往があったとしても，遺残扁桃が病巣となる可能性がある。アデノイド切除術の既往の有無にかかわらず，病巣感染を疑う場合は上咽頭の精緻な観察が求められる。遺残扁桃の確認は，鼻咽喉内視鏡による検査で確認することが望ましい[8, 9]。Bスポット療法の効果が乏しく，かつ遺残扁桃を認める患者に対してはHot Instrumentを用いたアデノイド切除手術を行うことも検討すべきであろう。

おわりに

1980年代以降，内科医や小児科医は病巣感染説への関心を薄めた。そして耳鼻咽喉科において頻雑に行われてきたアデノイド切除と口蓋扁桃摘出術も次第に積極的には行われなくなった。この背景としては，Cold Instrumentを用いた手術の技術的課題，遺残によって手術的治療のエビデンスが弱くなったことが考えられる。また，面倒で患者負担の少なくない扁桃誘発試験が次第に行われなくなり，アデノイド切除+口蓋扁桃摘出術の適応の厳格化とあいまって手術を受けていない人の割合が大きくなったこともあると考える。

上咽頭擦過療法(EAT，Bスポット療法)は，IgA腎症の病巣としての上咽頭の慢性炎症をコントロールする保存的治療法として，今再びその価値が再認識されているが，ここ20年のアデノイド手術の歴史的変遷を考えるとこれからも慢性上咽頭炎が増えることはあっても減ることはないと思われる[2, 3]。こうした歴史的経緯もあり，耳鼻咽喉科医であっても上咽頭擦過療法の実施に対しては懐疑的な立場の者も少なくない。耳鼻咽喉科への紹介にあたっては，まずあらかじめ上咽頭擦過療法への対応可能か確認する必要がある。

文献

1) 堀口申作：全身諸疾患と耳鼻咽喉科-特に鼻咽頭炎について-. 日耳鼻(補1)：1-82, 1966
2) 堀田 修：病巣感染としての慢性上咽頭炎の意義. 口腔咽頭科 23 (1)：37-42, 2010
3) 堀田 修，田中 亜矢樹，谷 俊治：内科疾患における上咽頭処置の重要性-今，またブレイクスルーの予感-. 口腔咽頭科29 (1)：99-106, 2016
4) 杉田麟也：上咽頭疾患と各種病態への対応. JOHNS 33 (11)：1599-1604, 2017
5) 杉田麟也：上咽頭炎の診断方法と治療：細胞診による病態の把握. 口腔咽頭科23 (1)：23-35, 2010
6) 原渕保明，岸辺 幹：耳鼻咽喉科診療 私の工夫 扁桃処置と上咽頭処置. ENTONI 113：91-98, 2010
7) 大野芳祐，国弘幸伸：上咽頭炎に対する局所療法の治療効果　自覚症状および硬性内視鏡による局所所見の評価. 耳鼻展望42 (1)：50-56, 1999
8) 大竹宏直，大竹康敬：アデノイド切除術の合併症への対処. JOHNS 33 (11)：1563-1565, 2017
9) 濱本真一，原 浩貴：アデノイド切除術の歴史的変遷. JOHNS 33 (11)：1559-1562, 2017

Pozzi式ステロイドパルス療法の実際と効果

Pozzi式ステロイドパルス療法とは

IgA腎症に対するステロイド療法の有効性に関して，2000年以前に報告された成績は主として後方視的研究によるものであった。これに対してPozziらはランダム化比較試験（RCT）を行い，1999年に5年間の経過観察の結果をLancet誌[1]に，2004年に10年間の観察結果をアメリカ腎臓学会誌[2]に報告した。**Pozziらは，尿蛋白1.0〜3.5 g/日，血清Cr 1.5 mg/dL以下のIgA腎症86例を，ステロイド群**（ステロイドパルス療法〔メチルプレドニゾロン1,000 mgの3日間連続点滴静注〕を治療開始時，2カ月後，4カ月後に3クール行い，経口プレドニゾロン0.5 mg/体重の隔日投与を6カ月間行う）**43例と，対照群**（ステロイド薬，免疫抑制薬，抗炎症薬を使用せず補助的な治療を行う）**43例に無作為に割り付け，尿蛋白と腎機能の推移を前向きに観察した。10年間の経過観察の結果，血清Cr値が治療前の100％上昇（2倍化）に至らなかった率（腎機能保持率）は，ステロイド群で43例中42例（98％）と，対照群の43例中30例（53％）に比べ有意に高率であった**（図1）[2]。この結果は10年間という長期経過観察が可能であったRCTとして世界的な注目を集め，「KDIGO（Kindney Disease：Improving Global Outcomes）Clinical Practice Guideline for Glomerulonephritis」のステートメントにも反映された。

IgA腎症に対するステロイドパルス療法

わが国でも2000年以降徐々に普及し，特に2001年のHottaらによる扁桃摘出術＋ステロイドパルス（扁摘パルス）療法の臨床的寛解導入における有用性の報告[3]以降，全国的に多くの施設で施行されるようになった。Hottaらのいわゆる

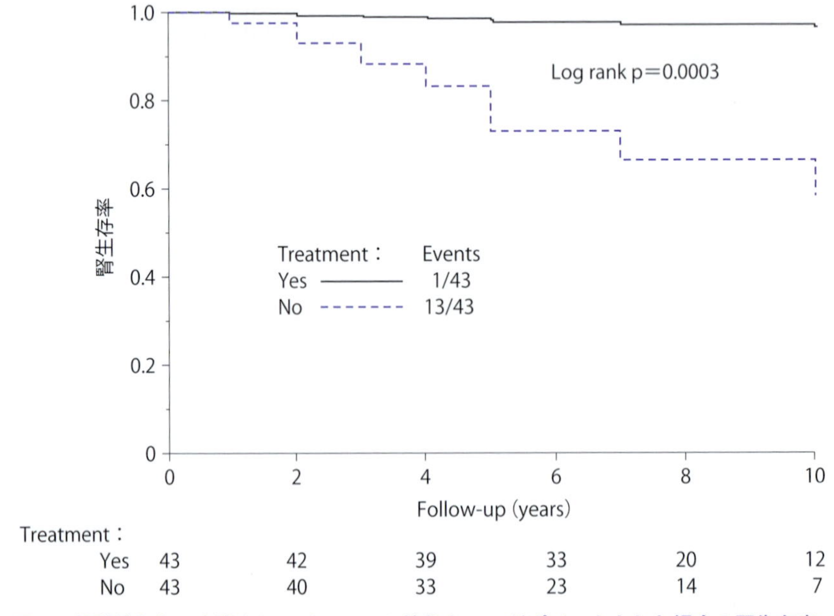

図1．基礎値からの血清クレアチニンの2倍化をエンドポイントとした場合の腎生存率

Pozzi Cら2004[2]より引用，一部改変

仙台式ステロイドパルス療法は，3日連続でメチルプレドニゾロン500 mgの点滴を行った後，経口プレドニゾロン30 mgを連日4日間で継ぎ，これを1クールとして3週連続で計3クール施行する。その後はプレドニゾロン30 mg/隔日を2カ月，25 mg/隔日を2カ月と，最長投与期間を12カ月として2カ月ごとに5 mgずつ漸減中止する方法であり，Pozzi式ステロイドパルス療法とはパルス療法の間隔が異なっている。

2008年に厚生労働科研費補助金難治性腎疾患に関する調査研究のIgA腎症分科会で行われたIgA腎症の治療に関する全国アンケート調査によると，回答のあった376施設のうちステロイドパルス単独療法は192施設(51.1%)で行われており，このうちPozzi式(隔月で3クールのパルス療法)を行っている施設は65施設(33.9%)であったことが報告されている[4)]。筆者らの施設では，Pozzi式ステロイドパルス療法のメチルプレドニゾロンの1回投与量をオリジナルの1000 mgでなく500 mgとして行っているが，このアンケート調査でも500 mgを採用している施設が多かった。

Pozzi式ステロイドパルス療法のガイドラインとしての位置付け

IgA腎症の治療に関する主なガイドラインとして，現在わが国では「IgA腎症診療指針－第3版－」[5)]における透析導入リスク群別の治療指針，「エビデンスに基づくCKD診療ガイドライン2013」[6)]，「エビデンスに基づくIgA腎症診療ガイドライン2014」[7)]が汎用されている。一方，国外のガイドラインとしては2012年に発表された「KDIGO Clinical Practice Guideline for Glomerulonephritis」[8)]がある。

KDIGO Clinical Practice Guideline for Glomerulonephritisの位置付け

「3～6カ月間の至適な保存的治療(ACE阻害薬またはARBの投与と血圧コントロール)にもかかわらず，尿蛋白1 g/日以上が持続する患者で，GFR > 50 mL/分/1.73 m^2であれば，6カ月間の副腎皮質ステロイドによる治療を行うことが望ましい(推奨グレード2，エビデンスレベルC)」とされている。このKDIGOのステートメントは，Lvら[9)]とMannoら[10)]による2つのRCTの結果を受けての提言である。これら2つのRCTでは，“Run-in period”にRA系阻害薬を投与しても1.0 g/日以上の高度蛋白尿が持続するCKDステージG1～2のIgA腎症患者をランダム化の対象としており，短期間高用量経口ステロイド療法(プレドニゾン0.8～1.0 mg/kg体重/日を約2カ月間，その後漸減し約6カ月間で投与中止)＋ACE阻害薬の併用投与が，ACE阻害薬単独投与に比べて腎機能予後(血清Cr値の基礎値からの1.5倍化と2倍化)が良好であったというエビデンスを高く評価した提言である。これに対してPozziらのRCTでは，ランダム化の時点でわずか15%の患者しかACE阻害薬を服用しておらず，血圧のコントロールが至適範囲に達していなかった点が問題とされている。

わが国のガイドラインの位置付け

「エビデンスに基づくCKD診療ガイドライン2013」および「エビデンスに基づくIgA腎症診療ガイドライン2014」のステートメントでは，「尿蛋白1.0 g/日以上かつCKDステージG1～2のIgA腎症における腎機能障害の進行を抑制するため，ステロイドパルス療法〔メチルプレドニゾロン1 gを3日間点滴静注(あるいは静脈内投与)を隔月で3回＋プレドニゾロン0.5 mg/kg隔日を6カ月間投与〕を推奨する(推奨グレードB)」とされている。さらに，「エビデンスに基づくIgA腎症診療ガイドライン2014」でPozzi式ステロイドパルス療法は，上述の短期間高用量経口ステロイド療法とともに推奨グレードBとされているが，短期間高用量経口ステロイド療法が

RA系阻害薬の併用下においても腎機能予後を改善させるとういう成績が2つの異なる研究で報告されているのに対し，Pozzi式ステロイドパルス療法による腎機能予後の改善の報告はわずか1つであることから，その結果の妥当性を再確認する必要があると評価されている。

Pozzi式ステロイドパルス療法の有効性とその予後予測因子

尿蛋白1.0～3.5 g/日という高度蛋白尿を呈するIgA腎症患者は，近い将来腎障害の進展が予測される患者群であることから，Pozzi式ステロイドパルス療法がそのようなハイリスク患者の98％において腎障害の進展(血清Cr値の100％上昇)を阻止したという成績がRCTによって報告された意義は大きい。

東京慈恵会医科大学での解析

2004～2010年に筆者らは東京慈恵会医科大学4附属病院でPozzi式ステロイドパルス療法(ただしメチルプレドニゾロンの1回投与量は500 mg)を施行し，その後1年以上経過観察し得た141例を対象に腎機能予後(血清Cr値の50％上昇)をエンドポイントとして，その予測因子を後方視的に解析した[11]。その結果，中央値3.8年の経過観察において，13例(9.2％)がエンドポイントに達した。治療開始後，尿蛋白は徐々に減少し，1年後の尿蛋白減少率は中央値で78.2％と経過中最大となり，49例(34.8％)の患者が臨床的寛解(尿蛋白0.3 g/日未満かつ尿沈渣RBC 5/HPF未満)に至った。これはPozziらによるRCTの報告においても最大の尿蛋白減少は治療1年後であったが，治療前の尿蛋白が1～3.5g/日と高度であったことからか尿蛋白が0.5 g/日未満に減少した症例は26％に留まっていた。

これらのことから治療後1年目の尿蛋白がどこまで減少すれば腎機能予後の改善につながるのかをスプラインモデルにて解析したところ，1年目の尿蛋白が0.3 g/日以下の症例ではエンドポイントに達するリスク比が限りなく0に近いが，0.4 g/日以上になるとリスク比が突然高くなり，0.4 g/日以上では直線的にリスク比が増していくことが明らかになった。そこで1年目の尿蛋白を寛解(0.30g/日未満)，軽度(0.30～0.39g/日)，中等度(0.40～0.99 g/日)，高度(1.0 g/日以上)の4群に分け，エンドポイントの予測因子をCox比例ハザードモデル(年齢，性別，喫煙，治療前eGFRが60 mL/分/1.73 m^2未満，扁桃摘出術，RA系阻害薬治療などで調整)で多変量解析したところ，高度尿蛋白に対して寛解のみならず軽度尿蛋白もエンドポイントに達するリスクを有意に低下させること(HR 0.02，95％信頼区間0.00～0.29)，また治療前のeGFRが60 mL/分/1.73 m^2未満であることがそのリスクを有意に上昇させること(HR 24.3，95％信頼区間2.72 - 217)が明らかとなった。さらに1年目の尿蛋白が0.4 g/日未満に減少することは，Oxford分類の病理所見(M，E，S，T)とわが国の組織学的重症度分類(H-Grade Ⅰ～Ⅳ)を説明変数とするCox比例ハザードモデルにおいても，これらとは独立した予後改善の予測因子であった[11]。

名古屋大学での解析

Tatematsuら[12]も，Pozziらと同一のプロトコルで治療されたIgA腎症109例(ただし20例ではメチルプレドニゾロンの1回投与量は500 mg)を後方視的に解析した。その結果，中央値39.7カ月の観察期間において，治療後2年までの尿蛋白寛解(0.2 g/日未満)と臨床的寛解(尿蛋白0.2 g/日未満かつ尿沈渣RBC 5 /HPF未満)の累積発生率はそれぞれ54.5％と46.8％であったこと，2年以上経過を追えた81例のeGFRのslopeと関連する有意な独立因子は性別(男性でslopeが急峻となる)と2年以内の臨床的寛解であったことを多変量解析(年齢，治療前の尿蛋白，収縮期血圧，eGFR，組織学的重症度で調整)で明らかにしている。

これらのことから**Pozzi式ステロイドパルス療法施行後，1年目の尿蛋白が0.4 g/日未満まで減少すること，2年以内に臨床的寛解に達することが，その後の腎機能予後の改善につながる**可能性が示唆された。これらの報告は，Pozzi式ステロイドパルス療法を施行したIgA腎症患者をフォローアップする際の治療目標としても有用と考えられる。

Pozzi式ステロイドパルス療法の問題点

近年，IgA腎症に対するステロイド療法に副作用の点から疑問を投げかけるエビデンスが，The Supportive Versus Immunosuppressive Therapy for the Treatment of Progressive IgA Nephropathy (STOP-IgAN) trial[13]とThe Therapeutic Evaluation of Steroids in IgA Nephropathy Global (TESTING) study[14]のRCTによって報告された。

STOP-IgAN試験より

STOP-IgAN試験[13]は，6カ月間のRun-in phaseに，血圧125/75未満，尿蛋白0.75 g/日未満を目標としてRA系阻害薬を含む至適な保存療法行い，Run-in phase終了時に0.75 g/日以上の蛋白尿が持続した症例のうち，尿蛋白3.5 g/日以上，eGFR 30 mL/分/1.73 m^2未満，およびRun-in phase中にeGFRが30%減少の症例を除く162例を，免疫抑制療法群（eGFRが60 mL/分/1.73 m^2以上の症例はPozzi式ステロイドパルス療法，eGFRが30～59 mL/分/1.73 m^2未満の症例は経口プレドニゾロン40 mg/日＋シクロホスファミド1.5 mg/kg/日）と保存的治療群の2群に無作為に割り付け，3年間の治療効果を比較した。その結果，一次エンドポイントの一つである臨床的寛解（尿蛋白0.2 g/日未満かつeGFRの低下が5 mL/分/1.73 m^2未満）の発生率は，免疫抑制療法群（17%）で保存的治療群（5%）に比べて有意に高かった（$p = 0.01$）。しかし，もう一つの一次エンドポイントである15 mL/分/1.73 m^2以上のeGFR低下の発生率は，2群間で同等であったことが明らかにされた。さらに，免疫抑制療法群では保存的治療群に比べて重篤な感染症，耐糖能異常，5 kg以上の体重増加が有意に多く，特にPozzi式ステロイドパルス療法群では免疫抑制薬併用群に比べて耐糖能異常を合併する症例が多く認められた。これらの結果から，強力な保存的治療に免疫抑制療法を併用しても腎機能予後の改善は得られず，免疫抑制療法群では感染症などの有害事象発生率が有意に高かった，と結論付けている。

TESTING試験より

一方のTESTING試験[14]は，4～12週間のRun-in periodにRA系阻害薬を含む至適な保存療法を行っても尿蛋白が1.0 g/日以上を呈し，eGFRが20～120 mL/分/1.73 m^2のIgA腎症262例を経口メチルプレドニゾロン（0.6～0.8 mg/kg/日）群とプラセボ群に無作為に割り付け，一次複合エンドポイント（末期腎不全や腎不全による死亡/eGFR 40%低下の複合発生率）を両群間で比較した。一次複合エンドポイントの発生率は，プラセボ群（15.9%）に比べメチルプレドニゾロン群（5.9%）で有意に低かったが，メチルプレドニゾロン群では感染症などの重篤な有害事象発生率がメチルプレドニゾロン群（14.7%）でプラセボ群（3.2%）に比べて有意に高く，試験は中止となった。

Pozzi式ステロイドパルス療法に関連した有害事象として，筆者らの腎予後予測因子に関する後方視的研究[11]でも，6カ月の治療期間中に3例が2型糖尿病を発症したが，1年後には食事療法のみでHbA1cは正常化した。また7例が感染症（5例が細菌感染症，2例がインフルエンザウイルス感染症）を併発したが，重篤な合併症には至っていない。しかし，上述のRCTにおける有害事象の報告は重く受け止めるべきであり，特に**Pozzi式ステロイドパルス療法における耐糖能異常と感染症の合併には，厳重な注意を払う必要**があろう。

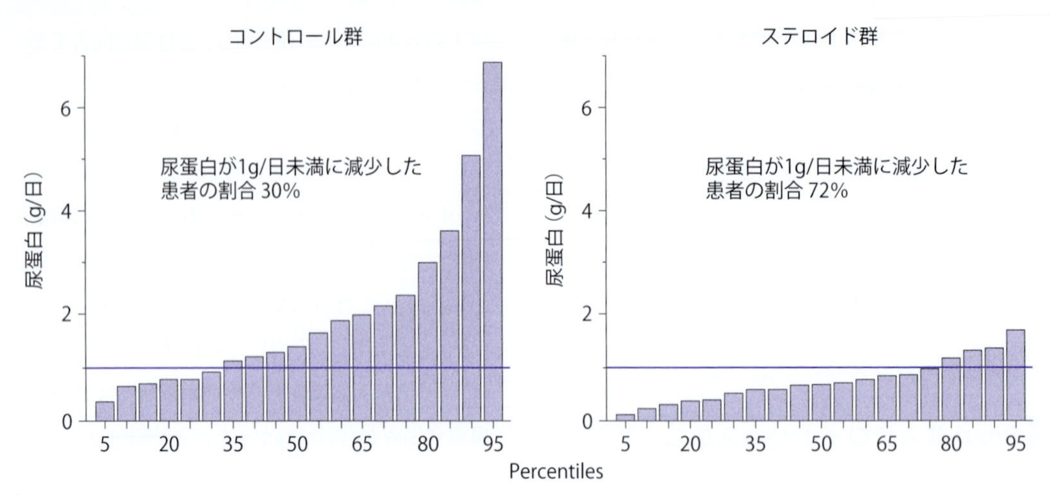

図 2. コントロール群とステロイド群における治療後 1 年目の尿蛋白のパーセンタイル分布

Pozzi C ら[2]より引用，一部改変

Pozzi 式ステロイドパルス療法の今後の展望

近年，わが国においては厚生労働省進行性腎障害に関する調査研究班 IgA 腎症分科会が主体となり，IgA 腎症に対する扁摘パルス療法の有効性を明らかにするために世界初の RCT が行われた[15]。この RCT における患者登録基準（尿蛋白 1.0 ～ 3.5 g/ 日，血清 Cr 1.5 mg/dL 以下など）と対照群の治療プロトコルは，メチルプレドニゾロンの 1 回投与量を 500 mg としたことを除けば, まさに Pozzi らの RCT と同じものを採用した。その結果，1 年間の試験期間において，扁摘パルス療法はパルス単独療法に比べて尿蛋白減少が有意に高度であったこと，また尿蛋白の寛解に対して扁摘は唯一の有意な独立因子であったことが明らかになった。しかし，一次評価項目である尿蛋白寛解率は扁摘パルス群で 63％とパルス単独群の 39％に比べて高率ではあったが，p 値が 0.052 と統計学的な有意差には至らなかった。これは，Pozzi らの報告[2]による**図 2** から，Pozzi 式ステロイドパルス療法施行後 1 年目の尿蛋白が 0.3g/ 日未満の寛解に至った症例は約 10％と読み取れ，扁摘パルス療法後 1 年目の尿蛋白寛解率を 40％と推定した場合，2 群間で有意差を検出するために必要な登録症例数は各群 40 例の合計 80 例と推算されたのだが，実際には Pozzi 式ステロイドパルス療法施行後 1 年目の尿蛋白寛解率は前述のように 39％と予想よりかなり高かったため，統計学的有意差に至らなかったものと考えられた。この結果を，Pozzi の RCT において 1 年後に尿蛋白が 0.5 g/ 日以下まで減少した症例がわずか 26％であったこと（**図 2**）と照らし合わせると，わが国の RCT における高率な尿蛋白寛解率は，本 RCT の対照群が Pozzi の RCT におけるステロイドパルス群に比べて急性病変をより多くもっていた可能性を示唆しているとも考えられる。

一方，この RCT の病理学的サブ解析として Katafuchi ら[16]は治療前 1 年以内に施行された腎生検における腎病理所見と，治療後 1 年目の尿蛋白寛解および臨床的寛解との関連を検討し，病理学的に重症［組織学的重症度（H-Grade）Ⅱ およびⅢ，急性病変 5％以上，慢性病変 20％以上，分節性硬化あり（S 1）］な症例では，Pozzi 式ステロイドパルス単独療法では尿蛋白寛解や臨床的寛解に至らず，扁摘の併用が臨床的寛解に有用であったことを報告した。これは**病理学的重症度の高い症例における Pozzi 式ステロイドパルス単独療法の限界**を示唆しているものと考えられる。

また，Hiranoら[17]は，Pozzi式ステロイドパルス療法施行後1年目の尿蛋白が0.4 g/日未満に減少したIgA腎症101例を対象に中央値3.4年の経過観察を行ったところ，27例(26.7％)に再発(尿蛋白1.0g/日以上の増加または追加治療を行った場合と定義)が認められたことを報告した。さらにOxford分類でのメサンギウム細胞増多(M1)を認める症例において，扁摘の併用が再発のリスクを有意に低下させたことを明らかにした[17]。

扁摘パルス療法とパルス単独療法の寛解導入効果と長期的な腎機能保持効果は，現在実施中のIgA腎症前向きコホート研究(J-IGACS)で比較，検討中であり，その解析結果が待たれる。今後は，Pozzi式ステロイドパルス療法の適応と限界が更なる研究で明らかにされることを期待したい。

(川村 哲也)

文 献

1) Pozzi C, Bolasco PG, Fogazzi GB, et al.: Corticosteroids in IgA nephropathy: a randomised controlled trial. Lancet 353(9156): 883 - 887, 1999
2) Pozzi C, Andrulli S, Del Vecchio L, et al.: Corticosteroid effectiveness in IgA nephropathy: long-term results of a randomized, controlled trial. J Am Soc Nephrol 15(1): 157 - 163, 2004
3) Hotta O, Miyazaki M, Furuta T, et al.：Tonsillectomy and steroid pulse therapy significantly impact on clinical remission in patients with IgA nephropathy. Am J Kidney Dis 38(4): 736 – 743, 2001
4) Matsuzaki K, Suzuki Y, Nakata J, et al.: Nationwide survey on current treatments for IgA nephropathy in Japan. Clin Exp Nephrol 17(6): 827 - 833, 2013
5) 厚生労働科学研究費補助金難治性疾患克服研究事業進行性腎障害に関する調査研究班報告IgA腎症分科会：IgA腎症診療指針ー第3版ー．日腎会誌 53(2)：123 - 135, 2011
6) 日本腎臓学会(編)：IgA腎症．エビデンスに基づくCKD診療ガイドライン2013． 102-123，東京医学社，東京，2013
7) 日本腎臓学会(編)：エビデンスに基づくIgA腎症診療ガイドライン2014． 75 - 119, 東京医学社，東京，2014
8) Immunoglobulin A nephropathy, KDIGO Clinical Practice Guideline for Glomerulonephritis. Kidney Int (Suppl 2): 209 - 217, 2012
9) Lv J, Zhang H, Chen Y, et al.：Combination therapy of prednisone and ACE inhibitor versus ACE-inhibitor therapy alone in patients with IgA nephropathy: a randomized controlled trial. Am J Kidney Dis 53(1): 26 - 32, 2009
10) Manno C, Torres DD, Rossini M, et al.：Randomized controlled clinical trial of corticosteroids plus ACE-inhibitors with long-term follow-up in proteinuric IgA nephropathy. Nephrol Dial Transplant 24(12): 3694 - 3701, 2009
11) Hirano K, Kawamura T, Tsuboi N, et al.: The predictive value of attenuated proteinuria at 1 year after steroid therapy for renal survival in patients with IgA nephropathy. Clin Exp Nephrol 17(4): 555 - 562, 2013
12) Tatematsu M, Yasuda T, Morita Y, et al.: Complete remission within 2 years predicts a good prognosis after methylprednisolone pulse therapy in patients with IgA nephropathy. Clin Exp Nephrol 16(6): 883 - 891, 2012
13) Rauen T, Eitner F, Fitzner C, et al.: Intensive Supportive Care plus Immunosuppression in IgA Nephropathy. N Engl J Med 373(23): 2225 - 2236, 2015
14) Lv J, Zhang H, Wong MG, et al.: Effect of Oral Methylprednisolone on Clinical Outcomes in Patients With IgA Nephropathy: The TESTING Randomized Clinical Trial. JAMA 318(5): 432 - 442, 2017
15) Kawamura T, Yoshimura M, Miyazaki Y, et al.：A multicenter randomized controlled trial of tonsillectomy combined with steroid pulse therapy in patients with immunoglobulin A nephropathy. Nephrol Dial Transplant 29(8): 1546 - 1553, 2014
16) Katafuchi R, Kawamura T, Joh K, et al.: Pathological sub-analysis of a multicenter randomized controlled trial of tonsillectomy combined with steroid pulse therapy versus steroid pulse monotherapy in patients with immunoglobulin A nephropathy. Clin Exp Nephrol 20(2): 244 - 252, 2016
17) Hirano K, Amano H, Kawamura T, et al. : Tonsillectomy reduces recurrence of IgA nephropathy in mesangial hypercellularity type categorized by the Oxford classification. Clin Exp Nephrol 20(3): 425 - 432, 2016

口蓋扁桃摘出術＋ステロイドパルス療法の注意点

口蓋扁桃摘出術

IgA腎症患者における口蓋扁桃摘出術（扁摘）の適応として一般的には，腎機能が正常であり，血尿・蛋白尿が多く，腎生検で活動性病変の多い場合，さらに長期にわたり腎機能を保持する必要がある若年者などが，よい適応と考えられている。施設によっても扁摘の基準は異なり，年齢が若年に限られている施設もある。

当院では，原則として全身麻酔が可能な70歳以下，eGFR 20 mL/分/1.73 m^2以上，またIgA腎症で腎移植前の透析患者や腎移植後患者も適応としている。扁摘時の尿所見の有無や程度，腎炎の活動性は問わない。感冒や扁桃炎により腎炎が増悪するので，予防的措置としての意義からも施行可能としている。腎移植例や腎機能低下例では術後に尿量が減少することもあるが，術前からの十分な補液と利尿薬の投与で対応できる。特に腎移植後の患者は術後の飲水確保が困難なため，通常より補液量も多く投与日数も長くしている。

口蓋扁桃を刺激するため，術後に尿所見の悪化や肉眼的血尿が出現することもある。現在まで当院で扁摘を行った700例中3例において，翌日から数日後に消化管出血を認めた（退院後内視鏡検査を施行するも所見なし）。これはIgA血管炎との類似性を示唆する現象であると考える。重篤な合併症としては，700例中2例で術後抜管後に上気道部に顕著な腫脹をきたすことによる再挿管で，数日間ICU管理となった。

施設により異なる（耳鼻咽喉科医による）が，当院では**扁摘先行の場合はステロイドパルス療法の施行を扁摘から2週間後以降**としている。一方で**ステロイドパルス療法先行の場合は，扁摘の施行を1カ月後以降**としている。

表1．IgA腎症に対するステロイドパルス療法施行時の注意点

パルス前検査
感染症 特にB型肝炎（HBsAg，HBsAb，HBcAb）・潜在性結核感染含む
耳鼻咽喉科受診 扁摘で受診済みが多いが扁摘未施行の場合は患者と相談，副鼻腔炎治療
眼科受診
歯科受診 病巣感染（歯周病・抜歯治療），ビスホスホネートの可否
骨塩量
精神科受診（必要時）
パルス入院中
併用薬 消化性潰瘍治療薬，骨粗鬆症の治療薬，ST合剤，抗結核薬，抗てんかん薬
食事療法 朝>昼>夕，血糖管理，生活指導
パルス後外来フォロー
血糖，脂質，感染症（B型肝炎既往感染ではHBV-DNA定量），眼科受診，骨塩量，痤瘡，精神・消化器症状，自己尿確認

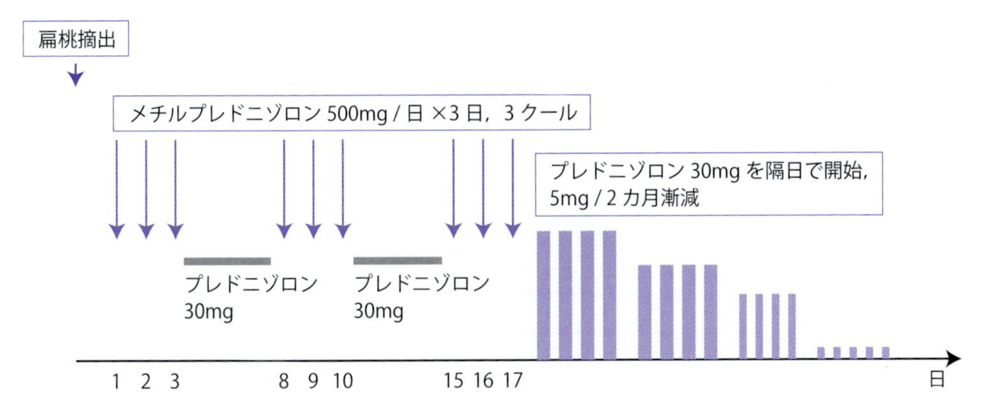

図 1．口蓋扁桃摘出術＋ステロイドパルス療法（仙台式）プロトコル

ステロイドパルス療法の注意点（表 1）

仙台式のプロトコルを図 1 に示す。セミパルス（メチルプレドニゾロン 500 mg × 3 日間）を 3 クール（3 週連続）で施行するため，ステロイド薬の副作用[1]には十分な注意が必要となる。

ステロイドパルス療法前

感染症検査

現在および既往感染の確認を行う。特に B 型肝炎ウイルス（HBV）については B 型肝炎治療ガイドライン（第 3 版）2017 年[2]の HBV 再活性化の項に，免疫抑制・化学療法により発症する B 型肝炎対策ガイドライン（図 2）が示されている。HBV キャリアのみではなく，HBV 既往感染においてもステロイドパルス療法はほかの免疫抑制薬，特にリツキシマブと同様のリスク（表 2）[3]で HBV 再活性化の報告が散見される。**HBV 再活性化による肝炎は劇症化しやすく，死亡率が高い。**また肝障害・肝炎が発症してから抗ウイルス薬を開始しても間に合わないため，**あらかじめ HBV 再活性化リスクを評価し，そのリスクに応じた対策を講じることが重要**である。ステロイドパルス療法施行前に HBsAg，HBsAb，HBcAb を検査し，HBsAb または HBcAb が陽性の場合には既往感染であることから，HBV-DNA 量測定を行う。さらにパルス療法施行後は毎月 HBV-DNA 量を測定し，HBV-DNA モニターは治療終了後 12 カ月間継続する。HBV-DNA 20 IU / mL 以上で肝臓専門医に相談し，抗ウイルス薬を開始する。抗ウイルス薬を投与した場合はステロイド中止後（ステロイド中止後に HBV-DNA が上昇することある）12 カ月間継続し，抗ウイルス薬投与中止後（中止に際しては肝臓専門医に相談），12 カ月間は HBV-DNA をモニターする。

結核においても潜在性感染（QFT-G，T-SPOT 陽性の場合は胸部 CT 検査）を含む検査を行う。**潜在性結核感染症の発病リスク**を表 3 に示す[4]。経口プレドニゾロン 15 mg / 日（またはその同等量）の 1 カ月以上の投与は，統計的に明らかに結核発病のリスク要因（勧告レベル B）とされている。副腎皮質ステロイド投与に関しては，投与経路，投与量，副腎皮質ステロイド投与以外の結核の発病リスクと副作用が発生するリスクを考慮し，**潜在性結核感染治療の必要性を検討**する。治療は**原則としてイソニアジドを 6 カ月または 9 カ月内服**する。**イソニアジドが使用できない場合はリファンピシンを 4 カ月または 6 カ月投与**する。

骨塩量検査

ステロイドパルス療法前から定期的に骨塩量測定を行う。骨粗鬆症の予防治療ガイドライン 2015 年版[5]にステロイド性骨粗鬆症の管理と治

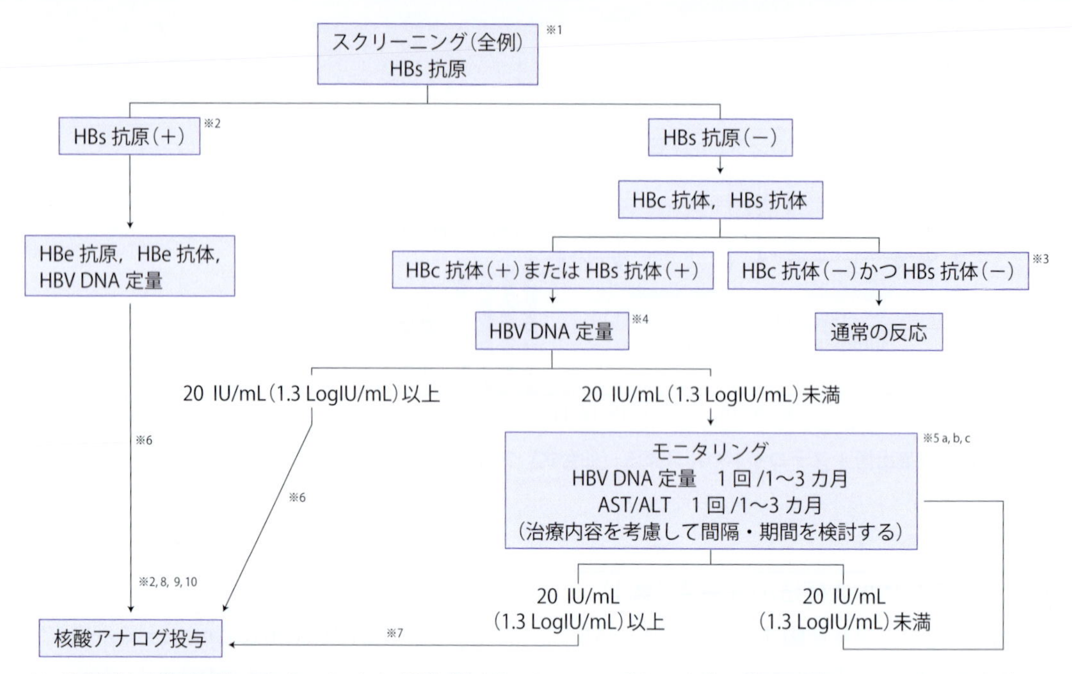

※1 免疫抑制・化学療法前に，HBVキャリアおよび既往感染者をスクリーニングする。まずHBs抗原を測定して，HBVキャリアかどうか確認する。HBs抗原陰性の場合には，HBc抗体およびHBs抗体を測定して，既往感染者かどうか確認する。HBs抗原・HBc抗体およびHBs抗体の測定は，高感度の測定法を用いて検査することが望ましい。また，HBs抗体単剤陽性(HBs抗原陰性かつHBc抗体陰性)例においても，HBV再活性化は報告されており，ワクチン接種歴が明らかである場合を除き，ガイドラインに従った対応が望ましい。

※2 HBs抗原陽性例は肝臓専門医にコンサルトすること。また，すべての症例において核酸アナログの投与開始ならびに終了にあたって肝臓専門医にコンサルトするのが望ましい。

※3 初回化学療法開始時にHBc抗体，HBs抗体未測定の再治療例および既に免疫抑制療法が開始されている例では，抗体価が低下している場合があり，HBV DNA定量検査などによる精査が望ましい。

※4 既往感染者の場合は，リアルタイムPCR法によりHBV DNAをスクリーニングする。

※5a リツキシマブ(±ステロイド)，フルダラビンを用いる化学療法および造血幹細胞移植：既往感染者からのHBV再活性化の高リスクであり，注意が必要である。治療中および治療終了後少なくとも12カ月の間，HBV DNAを月1回モニタリングする。造血幹細胞移植例は，移植後長期間のモニタリングが必要である。

※5b 通常の化学療法および免疫作用を有する分子標的治療薬を併用する場合：頻度は少ないながら，HBV再活性化のリスクがある。HBV DNA量のモニタリングは1〜3カ月ごとを目安とし，治療内容を考慮して間隔および期間を検討する。血液悪性疾患においては慎重な対応が望ましい。

※5c 副腎皮質ステロイド，免疫抑制薬，免疫抑制作用あるいは免疫修飾作用を有する分子標的治療薬による免疫抑制療法：HBV再活性化のリスクがある。免疫抑制療法では，治療開始後および治療内容の変更後(中止を含む)少なくとも6カ月間は，月1回のHBV DNA量のモニタリングが望ましい。なお，6カ月以降は3カ月ごとのHBV DNA量測定を推奨するが，治療内容に応じて高感度HBs抗原測定(感度0.005 IU/mL)で代用することを考慮する。

※6 免疫抑制・化学療法を開始する前，できるだけ早期に核酸アナログ投与を開始する。ことに，ウイルス量が多いHBs抗原陽性例においては，核酸アナログ予防投与中であっても劇症肝炎による死亡例が報告されており，免疫抑制・化学療法を開始する前にウイルス量を低下させておくことが望ましい。

※7 免疫抑制・化学療法中あるいは治療終了後に，HBV DNA量が20 IU/mL(1.3 LogIU/mL)以上になった時点で直ちに核酸アナログ投与を開始する(20 IU/mL未満陽性の場合は，別のポイントでの再検査を推奨する)。また，高感度HBs抗原モニタリングにおいて1 IU/mL未満陽性(低値陽性)の場合は，HBV DNAを追加測定して20 IU/mL以上であることを確認した上で核酸アナログ投与を開始する。免疫抑制・化学療法中の場合，免疫抑制薬や免疫抑制作用のある抗腫瘍薬は直ちに投与を中止するのではなく，対応を肝臓専門医と相談する。

※8 核酸アナログは薬剤耐性の少ないETV，TDF，TAFの使用を推奨する。

※9 下記の①か②の条件を満たす場合には核酸アナログ投与の終了が可能であるが，その決定については肝臓専門医と相談した上で行う。

①スクリーニング時にHBs抗原陽性だった症例では，B型慢性肝炎における核酸アナログ投与終了基準を満たしていること。

②スクリーニング時にHBc抗体陽性またはHBs抗体陽性だった症例では，(1)免疫抑制・化学療法終了後，少なくとも12カ月間は投与を継続すること。(2)この継続期間中にALT(GPT)が正常化していること(ただしHBV以外にALT異常の原因がある場合は除く)。(3)この継続期間中にHBV DNAが持続陰性化していること。(4)HBs抗原およびHBコア関連抗原も持続陰性化することが望ましい。

※10 核酸アナログ投与終了後少なくとも12カ月間は，HBV DNAモニタリングを含めて厳重に経過観察する。経過観察方法は各核酸アナログの使用上の注意に基づく。経過観察中にHBV DNA量が20 IU/mL(1.3 LogIU/mL)以上になった時点で直ちに投与を再開する。

図2. 免疫抑制薬・化学療法により発症するB型肝炎対策ガイドライン

B型肝炎ガイドライン第3版[2] 2017より引用

療ガイドライン(**図 3，表 4**)が提示されている。

ステロイドパルス療法のみスコア 4 で薬物療法の予防投与の適応となる。推奨度 A のビスホスネート製剤の副作用によって服用中の抜歯による顎骨壊死が報告され，服用前の歯科受診が推奨されている。閉経後の女性，ダイエットの既往がある患者，栄養状態に問題がある患者，運動不足の患者では，若年(男性)でも副腎皮質ステロイド投

表 2．免疫抑制薬と B 型肝炎再活性化リスク

	HBs抗原(＋)/HBc抗体(＋)	HBs抗原(－)/HBc抗体(＋)
B細胞障害薬	高	高
副腎皮質ステロイド 中・高用量の4週間以上	**高**	**中**
アントラサイクリン誘導体	高	中
TNF α阻害薬	中	中
その他のサイトカイン	中	中
チロシンキナーゼ阻害薬	中	中
副腎皮質ステロイド：中・高用量の4週間以上	高	中
副腎皮質ステロイド：低用量の4週間以上	**中**	**低**
経口ステロド：1週間以下(いかなる投与量)	**低**	**低**
関節内副腎皮質ステロイド	低	低
典型的な免疫抑制薬	低	低

HBV再活性化の頻度　高：＞10%，中：1～10%，低：＜1%

Reddyら[3] 2015より引用，一部改変

表 3．感染者中の活動性結核発症リスク要因

対象	発症リスク※	警告レベル	備考
HIV/AIDS	50～170	A	
臓器移植(免疫抑制薬使用)	20～74	A	移植前のLTBI治療が望ましい
珪肺	30	A	患者が高齢化しており，注意が必要
慢性腎不全による血液透析	10～25	A	高齢者の場合には慎重に検討
最近の結核感染(2年以内)	15	A	接触者健診での陽性者
胸部X線画像で線維結節影 (未治療の陳旧性結核病変)	**6～19**	**A**	**高齢者の場合には慎重に検討**
生物学的製剤使用	4.0	A	発病リスクは薬剤によって異なる
副腎皮質ステロイド(経口)使用	**2.8～7.7**	**B**	**用量が大きく，リスクが高い場合には検討**
副腎皮質ステロイド(吸入)使用	2.0	B	高用量の場合は発病リスクが高くなる
その他の免疫抑制薬使用	2～3	B	
コントロール不良の糖尿病	1.5～3.6	B	コントロール良好であればリスクは高くない
低体重	2～3	B	
喫煙	1.5～3	B	
胃切除	2～5	B	
医療従事者	3～4	C	最近の感染が疑われる場合には実施

勧告レベル
A：積極的にLTBI治療の検討を行う，B：リスク要因が重複した場合に，LTBI治療の検討を行う，C：直ちに治療の考慮は不要，
※発病リスクはリスク要因のない人との相対危険度

潜在性結核感染症治療指針[4] 2013より引用，一部改変

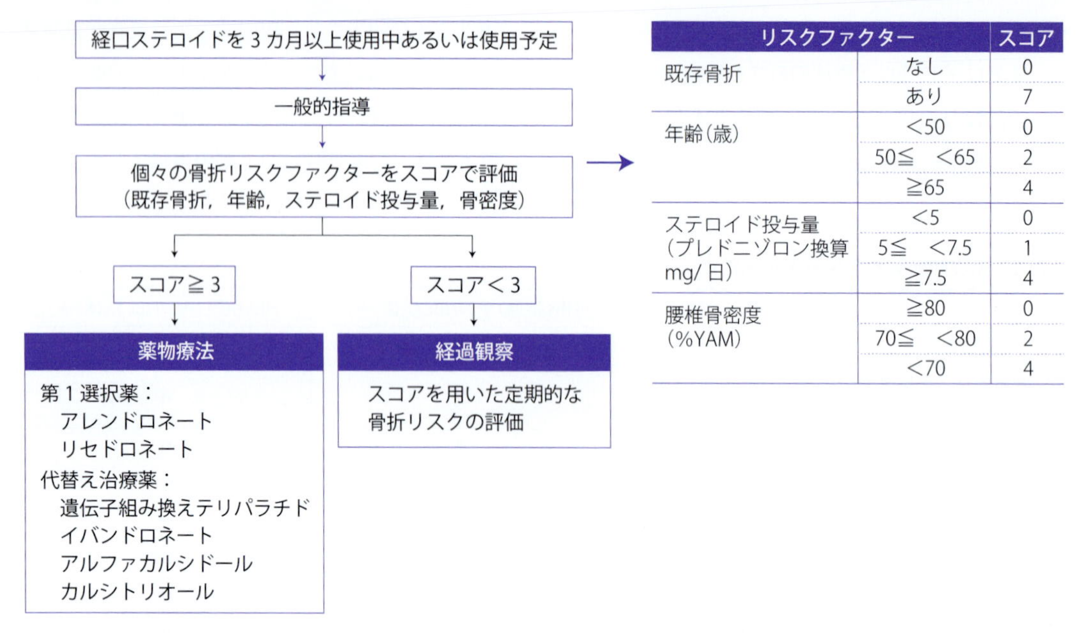

図3. ステロイド性骨粗鬆症の管理と治療ガイドライン

骨粗鬆症の予防と治療ガイドライン[5]2015より引用

表4. ステロイド性骨粗鬆症薬物療法推奨度

製剤	薬剤名	推奨度※	剤形・用量
ビスホスホネート製剤	アレンドロネート	A	5mg/日，35mg/週 経口，900μg/4週 点滴
	リセドロネート	A	2.5mg/日，17.5mg/週，75mg/月 経口
	エチドロネート	C	200mg，400mg，2週間/3カ月 間欠投与経口
	ミノドロン酸	C	1mg/日，50mg/4週 経口
	イバンドロネート	B	1mg/月 静中
活性型ビタミンD_3製剤	アルファカルシドール	B	0.25μg，0.5μg，1μg/日 経口
	カルシトリオール	B	0.25μg，0.5μg/日 経口
	エルデカルシトール	C	0.5μg，0.75μg/日 経口
ヒト副甲状腺ホルモン(1-34)	遺伝子組み換え テリパラチド	B	20μg1日1回 皮下注
	テリパラチド酢酸塩	C	56.5μg/週1回 皮下注
ビタミンK_2製剤	メナテトレノン	C	45mg/日 経口
SERM	ラロキシフェン	C	60mg/日 経口
	バゼドキシフェン	C	20mg/日 経口
ヒト型抗RANKLモノクローナル抗体	デノスマブ	C	60mg/6カ月 皮下注

推奨度
A：第1選択薬として推奨する薬剤
B：第1選択薬が禁忌などで使用できない，早期不耐容である，あるいは第1選択薬の効果が不十分であるときの代替薬として使用する。
C：現在のところ推奨するだけの有効性に関するデータが不足している。

骨粗鬆症の予防と治療ガイドライン[5]2015より引用

■ 食事：1,600〜1,800 kcal/ 日
■ 血糖測定
（前日入院血糖チェック）
ステロイドパルス 1 日目……… 4 検（各食前＋就寝前）
2 日目以降 …2 検（夕食前＋就寝前）
■ インスリンスライディングスケール対応
食前血糖＞150 mg/dL ヒューマログ… 2 単位
151〜200 mg/dL ………… 4 単位
201〜mg/dL ……………… 6 単位
■ パルス中の血糖高値 ──▶ 経口ステロイド薬でも血糖チェック
■ 経口薬でも血糖高値 ──▶ 血糖降下薬を追加して 2 クール目を施行

図 4. ステロイドパルス療法入院血糖管理プロトコル

与前から既に骨密度が低下していることもある。

眼科受診

白内障や緑内障など，ステロイド薬による副作用の早期発見・治療のため，定期的に眼科受診をする。

歯科受診

骨粗鬆症予防としてのビスホスホネート製剤の服用前検診と IgA 腎症の病巣感染検査を兼ねて歯科受診をする。

耳鼻咽喉科受診

扁摘で受診済みであるが，副鼻腔炎についても検査する。

精神科受診

併存症として精神疾患治療中または治療歴があり，かかりつけ医がいる場合は，ステロイド療法開始前に連携をとる。また治療に対する不安が強い場合，患者の希望によっては紹介受診とする。

ステロイドパルス療法入院中

血糖管理

入院期間は最低 9 日間（パルス 3 日間× 3 クール（金土日などもあり）〜最長 19 日間（パルス前日〜 3 クールパルス終了日翌朝）で，仕事の都合など患者希望と血糖上昇の可能性・程度により異なる。入院目的はパルス中の血糖管理のみではなく，個々の耐糖能と食事内容を患者に自覚してもらうための患者指導の意味合いが大きい。

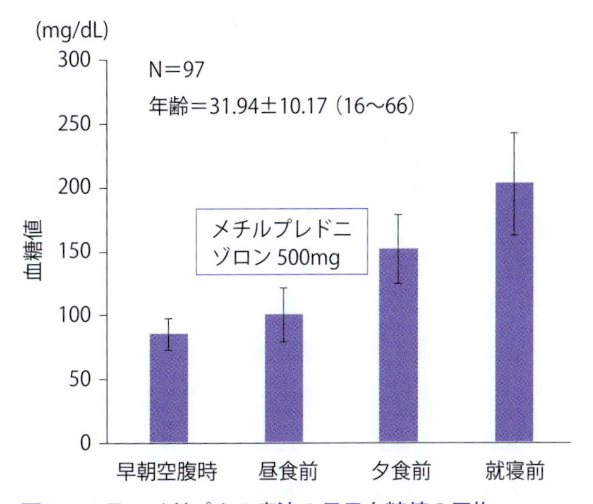

図 5. ステロイドパルス療法 1 日目血糖値の平均

ステロイドパルス療法中は入院によって血糖管理を行う。1 日 1,600 〜 1,800 カロリーに設定し，夕方から就寝前にかけて血糖を確認する。当院でのステロイドパルス入院の血糖平均を図 4 に示す。**患者への指導が重要となり，夕方にかけて血糖が上昇すること（図 5）を入院中に認識してもらう。**

1 クール目のステロイドパルス療法（メチルプレドニゾロン 500 mg）中かつ**経口プレドニゾロン 30 mg/ 日でも血糖が上昇する場合は，2 クール目から血糖降下薬を併用する。**

血糖に対して早期に治療介入し，HbA1c は上昇することなく正常範囲内で推移する。

消化管障害

プロトンポンプ阻害薬（PPI）または H_2 受容体拮抗薬の予防投与する。

ステロイドパルス療法後外来での注意

血糖管理

1 日の食事のカロリー配分を朝＞昼＞夕として夜間に夜食や間食をしないよう，また患者に血糖を意識した食生活を心がけるように指導する。

食欲が亢進するが血糖を管理することで，ムーンフェースや肥満も予防できる。

自己尿確認

退院後の血糖に不安を示す患者または希望者には，血糖管理，疾患活動性の自己管理ができるように尿試験紙（糖，蛋白，潜血の 3 種類）の購入を指示する。

尿糖は，ステロイド服用中は夕食後 2 時間で検査し，尿糖有無・程度の確認が可能であり，患者のプレドニゾロン服用日・非服用日と食事内容関係を自身で確認でき，血糖コントロールに有用である。疾患の活動性が低下してくると，尿所見は間欠的となり 1 日のなかでも変動する。尿希釈，尿濃縮，起床時，活動時，感冒・下痢罹患時など，生活パターンに合わせた自己検尿を実施し，患者自身が活動性の把握をして生活していくツールとして尿試験紙を活用する。

感染症

HBV キャリアは肝臓専門医と併診し，HBV 既往感染においては HBV-DNA 定量を毎月確認する。HBV-DNA 20 IU/mL 以上で抗ウイルス薬を開始する。

感冒や下痢などは IgA 腎症の活動性に影響を与えるため，外来で聴取する。うがい・手洗いを徹底する。採血で WBC，CRP をチェックする。

プレドニゾロン換算で 20 mg/ 日以上を 4 週間以上投与，さらにほかの免疫不全がある患者には ST 合剤の予防投与が推奨されているが，仙台式では後療法がプレドニゾロン 30 mg 隔日投与であるため，ST 合剤などの予防投与は行っていない。Pozzi 式では必要となり，**ST 合剤予防投与は連日 1 錠または 1 日 2 錠を週に 3 回投与する。**発熱や皮疹など ST 合剤による薬物アレルギーを認め，継続困難と判断した場合は一度中止し，症状軽快後に脱感作療法後に再導入が検討される。

予防投与薬の副作用

PPI または H_2 受容体拮抗薬，骨粗鬆症治療薬，血糖降下薬，睡眠薬，痤瘡治療薬，感染症に伴う薬（ST 合剤，抗結核薬，抗ウイルス薬など）などの副作用に注意する。

併用薬相互作用

抗結核薬のリファンピシン，および抗てんかん薬のフェノバルビタール，フェニトイン，カルバマゼピンなどの薬剤は副腎皮質ステロイドの代謝速度を速めるため，併用時には副腎皮質ステロイドの効果が減弱することがある（ステロイド薬を多めに使用する）[1]。

眼科受診

間隔は眼科医の指示に従う。

骨密度

半年ごとに確認する。

（若井 幸子）

文 献

1） 副腎皮質ステロイド．浦部晶夫，島田和幸，川合真一（編）：今日の治療薬 2017．9．南江堂，東京，249-256，2017
2） 日本肝臓学会：HBV 再活性化．肝炎診療ガイドライン作成委員会（編）：B 型肝炎ガイドライン第 3 版 2017．877-93，2017
3） Reddy KR, Beavers KL, Hammond SP, et al.：American Gastroenterological Association Institute guideline on the prevention and treatment of hepatitis B virus reactivation during immunosuppressive drug therapy. Gastroenterology 148（1）：215-219，2015
4） 日本結核病学会予防委員会・治療委員会：潜在性結核感染症治療指針．結核 88（5）：497-512，2013
5） 第 VI 章続発性骨粗鬆症．C 治療関連骨粗鬆症．a ステロイド性骨粗鬆症．骨粗鬆症の予防と治療ガイドライン作成委員会（日本骨粗鬆症学会，日本骨代謝学会，骨粗鬆症財団）（編）：骨粗鬆症の予防と治療ガイドライン 2015 年．ライフサイエンス出版，東京，138-139，2015

IgA 腎症の組織分類による予後予測と治療

腎生検診断においては，確定診断のみならずその**重症度や活動性の評価が治療方針決定のために極めて重要**である。IgA 腎症の組織重症度分類については，これまで数多く報告されており，各々の研究者がそれぞれの施設で独自の重症度分類に基づき治療方針を決定していたため，統一された分類が待ち望まれていた。このような歴史的背景から 2009 年に IgA 腎症の国際分類ともいえる Oxford 分類が提唱された[1, 2]。一方，わが国では 2011 年に「IgA 腎症診療指針－第３版－」が刊行され，エビデンスに基づいた組織学的重症度分類，臨床的重症度分類，これらを組み合わせた透析導入リスク表，さらにこれに基づく診療指針が発表された[3]。本項では治療反応性と Oxford 分類の関係について，また組織学的重症度や臨床的重症度からどのように治療方針を決定すべきかについて「IgA 腎症診療指針－第３版－」に沿って概説する。

Oxford 分類と治療反応性

Oxford 分類は臨床的パラメータと独立して予後に影響を及ぼす病変を抽出したものであり，このままでは治療方針決定に応用できないことが欠点である。ただし抽出された病変のうち，治療反応性を理由に採択されたのが管内細胞増多（E 病変）である。すなわち，免疫抑制薬（副腎皮質ステロイドを含む）非投与群では E 病変ありの症例がなしの症例に比べ eGFR の傾きが有意に大きかった。これに対し，免疫抑制薬使用例では eGFR の傾きは E 病変の有無で差がなかった。これらの結果から，副腎皮質ステロイドなどの免疫抑制薬に反応する病変として E 病変が採択された。

また，2017 年に Oxford 分類の New version として半月体（細胞性または線維細胞性：C 病変）が追加された[4]。「IgA 腎症診療指針－第３版－」の組織学的重症度分類では半月体が重要視されており，C 病変の追加は待ち望むところであった。C

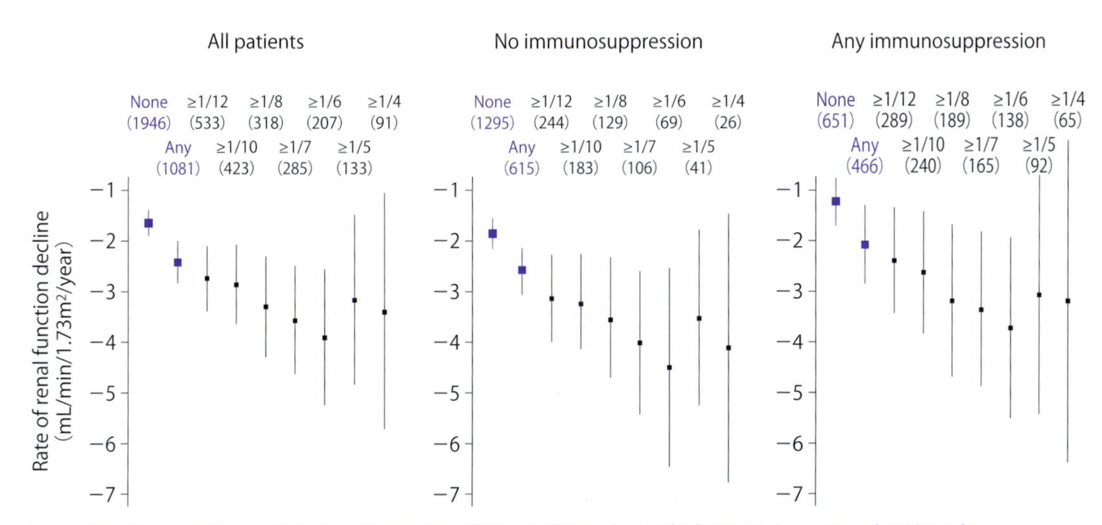

図 1．半月体の有無別，半月体を有する糸球体が採取糸球体に占める割合別にみた eGFR の年間低下率

平均と95％信頼区間で表示している。全例の解析（左）のほか，免疫抑制薬（副腎皮質ステロイドを含む）使用なしの症例（中央），免疫抑制薬（副腎皮質ステロイドを含む）ありの症例（右）を別々に解析した結果を示す。半月体を有する糸球体の割合が上がるごとに段階的に eGFR の低下速度が速くなっている。

Haas ら[5] 2017 より引用

病変追加は Oxford 分類 Crescent working group による国際共同研究（Original Oxford cohort，VA-LIGA cohort，Nanking cohort，Fukuoka cohort を統合して解析）に基づくものである[5)]。C 病変で特筆すべきは，治療反応性が加味されている点である。すなわちこの研究により，C 病変が腎予後に有意に影響を及ぼすことが示されただけでなく，半月体が採取糸球体に占める割合と治療反応性の関係が示され，分類にいかされた。C 病変が0より大，かつ 25％未満の場合は免疫抑制薬（副腎皮質ステロイドを含む）非使用例で有意な予後不良因子となるが，使用例では予後因子とはなり得なかった。つまり，半月体を認めても 25％未満であれば免疫抑制薬の使用により予後不良因子とはならないという結果が得られた。一方，25％以上の糸球体に半月体を認めた症例では免疫抑制薬使用の有無に関わらず，予後不良因子となった。このため C 病変は C 0：半月体なし，C 1：半月体

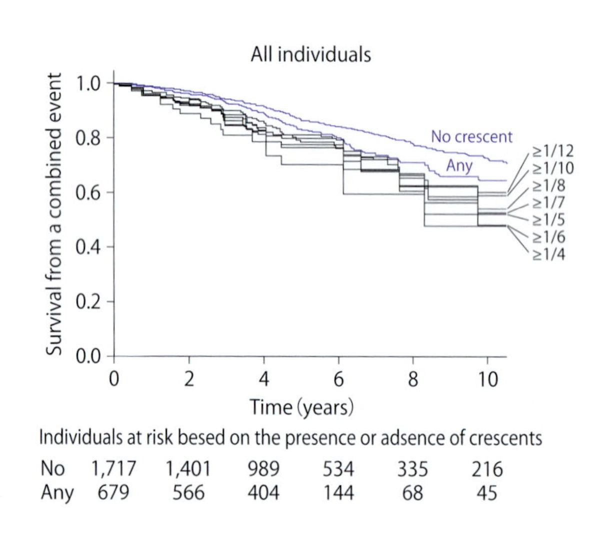

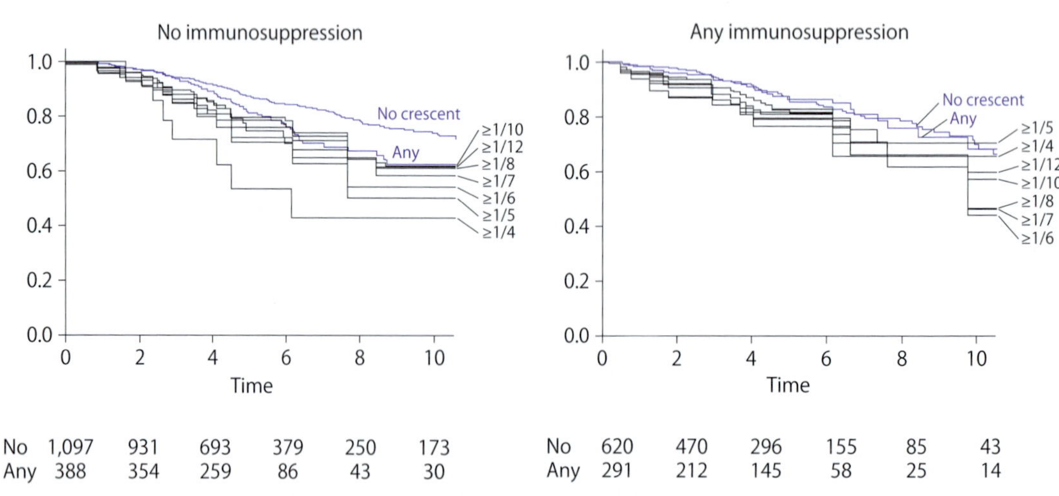

図 2．半月体の有無別，半月体が糸球体に占める割合別にみた腎生存率

アウトカムはeGFRの50％以上の低下または末期腎不全の複合イベントである。全例の解析（上）のほか，免疫抑制薬（副腎皮質ステロイドを含む）使用なしの症例（左），免疫抑制薬（副腎皮質ステロイドを含む）ありの症例（右）で別々に解析した。下段に示す数字は半月体の有無別に Baseline，2，4，6，8，10年後の患者数。半月体が糸球体に占める割合が上がるごとに段階的に腎生存率が低下している。

Haas ら[5)] 2017より引用

はあるが25%未満，C 2：半月体25%以上という3段階で追加された。ただしここで注意すべきは，この研究はC病変の治療反応性を解析するのが主目的ではなかったため，副腎皮質ステロイドや免疫抑制薬による治療の適応基準もそのプロトコルもコホートによりさまざまであったことである。

治療反応性のカットオフ値についてはValidation studyによる検証が必要である。この論文のデータで注目すべきは，半月体を有する糸球体が採取糸球体に占める割合別に描いたeGFRの傾きやeGFR 50%低下または末期腎不全をアウトカムとした腎生存率は，半月体を有する糸球体の割合が上がるごとに段階的にリスクが上昇していることである（図1，図2）。そういう意味では無理に治療反応性のカットオフ値を決める必要はないのかもしれない。

IgA 腎症診療指針第3版

治療選択の指針として臨床応用できる点において「IgA腎症診療指針第3版」はOxford分類に比べ格段に優れている。この診療指針は厚生労働省難治性疾患克服研究事業進行性腎障害に関する調査研究班IgA腎症分科会による「IgA腎症の腎病理所見と予後の関連に関する後ろ向き多施設共同研究」に基づいて作成された。

組織学的重症度分類（表1）

細胞性または線維細胞性半月体，全節性または分節性糸球体硬化，線維性半月体が腎予後と関連した。これらの病変を有する糸球体の割合により，組織学的重症度をH-Grade Ⅰ（25%未満），Ⅱ（25%以上50%未満），Ⅲ（50%以上75%未満），Ⅳ（75%以上）の4段階に分類した結果，重症度が増すに従い透析導入リスクのオッズ比が有意に高くなった。病変の活動性については，細胞性または線維細胞性半月体，係蹄壊死を急性病変A，線維性半月体，全節性または分節性糸球体硬化を慢性病変Cとし，A, A/C, CをGradeに付記する。なお，組織学的重症度分類が予後予測に有用であることは報告されている[6)]。

臨床的重症度分類（表2）

臨床的重症度を，尿蛋白0.5 g/日未満のC-Grade Ⅰ，尿蛋白0.5 g/日以上かつeGFR 60 mL/分/1.73 m^2以上のC-Grade Ⅱ，尿蛋白0.5 g/日以上かつeGFR 60 mL/分/1.73 m^2未満のC-Grade Ⅲ

表1．IgA腎症診療指針第3版組織学的重症度分類

組織学的重症度	腎予後と関連する病変*を有する糸球体／総糸球体数	急性病変のみ	急性病変＋慢性病変	慢性病変のみ
H-Grade I	0～24.9%	A	A/C	C
H-Grade II	25～49.9%	A	A/C	C
H-Grade III	50～74.9%	A	A/C	C
H-Grade IV	75%以上	A	A/C	C

*急性病変（A）：細胞性半月体（係蹄壊死を含む），線維細胞性半月体
慢性病変（C）：全節性硬化，分節性硬化，線維性半月体

表2．臨床的重症度分類（Clinical Grades）

臨床学的重症度	尿蛋白（g/日）	eGFR（mL/分/1.73 m^2）
C-Grade I	0.5未満	－
C-Grade II	0.5以上	60以上
C-Grade III	0.5以上	60未満

表3. 組織学的重症度に臨床的重症度を加味した場合の透析導入リスク

上段：透析導入患者数/患者総数(%)
下段：H-Grade I & C-Grade Iに対する透析導入リスク(オッズ比)

	H-Grade I	H-Grade II	H-Grade III＋IV
C-Grade I	1/72(1.4)	0/10(0.0)	1/5(20)
	1	0	17.8
C-Grade II	7/64(11)	6/41(15)	3/18(17)
	8.7	12.2	14.2
C-Grade III	2/5(40)	6/21(29)	22/34(65)
	47.3	28.4	130

表4. IgA腎症患者の透析導入リスクの層別化

	H-Grade I	H-Grade II	H-Grade III＋IV
C-Grade I	低リスク群	中等リスク群	高リスク群
C-Grade II	中等リスク群	中等リスク群	高リスク群
C-Grade III	高リスク群	高リスク群	超高リスク群

	透析療法に至るリスク	透析導入/症例数(%)	腎生検〜透析導入(年)
低リスク群	少ない	1/72 (1.4)	18.6
中等リスク群	中程度	13/115 (11.3)	3.7〜19.3 (11.5)
高リスク群	高い	12/49 (24.5)	2.8〜19.6 (8.9)
超高リスク群	高い(5年以内)	22/34 (64.7)	0.7〜13.1 (5.1) (14例は5年以内)

※ただし，経過中に他のリスク群に移行することがある。(後ろ向き多施設共同研究からみた参考データ)

IgA腎症診療指針第3版[3] 2011より引用，一部改変

の3群に分けたところ，透析導入リスクのオッズ比は重症度が増すにつれて有意に高くなった。しかし，具体的なデータは診療指針に示されていない。

透析導入リスクの層別化表

「IgA腎症の腎病理所見と予後の関連に関する後ろ向き多施設共同研究」の対象症例を組織学的重症度分類(I，II，III＋IV)と臨床的重症度分類を組み合わせて3×3の表にし，透析導入率と透析導入リスクのオッズ比を**表3**に示す。このデータに基づき大まかではあるが，低リスク群，中等リスク群，高リスク群，超高リスク群の4群に層別化したリスク表が**表4**である。後ろ向き多施設共同研究の対象症例をリスク表に当てはめると，リスクが高くなるに従い透析導入率は増加し，さらに腎生検から透析導入までの期間が短くなっている。

臨床・病理学的分類と治療原則

治療原則は，進行が予想されるIgA腎症には積極的に副腎皮質ステロイドなどの免疫抑制療法を行うが，そうでない場合の免疫抑制療法は不要であるということである。わが国のIgA腎症の自然経過は1997年にKoyamaらにより報告されているが，平均12年の観察期間において20年腎生存率は60%であった[7]。すなわち約60%の症例の予後は良好ということである。ただし，進行が予想される症例にはタイミングを逸しないように積極的な治療介入が必要である。

表 5. IgA 腎症患者の透析導入リスク別治療指針：薬物療法

	H-Grade I	H-Grade II	H-Grade III＋IV
C-Grade I	低リスク ステロイド療法（含：パルス）は糸球体に急性活動性病変を有する場合に考慮	中等リスク ステロイド療法（含：パルス）	高リスク ステロイド療法（含：パルス）
C-Grade II	中等リスク 糸球体に急性活動性病変を認める場合は，ステロイド療法（含：パルス）の適応を積極的に考慮		高リスク ステロイド療法（含：パルス）：糸球体に急性活動性病変を認める場合，考慮
C-Grade III	高リスク ステロイド療法（含：パルス）		超高リスク ステロイド療法（含：パルス）：慢性病変が主体の場合には，ステロイドの適応については慎重に考慮

すべてのリスク群で尿蛋白量，高血圧の有無や腎組織所見を参考に，抗血小板薬や降圧薬を用いる。

免疫抑制療法のうち，High level のエビデンスがでているのは Pozzi らによるステロイドパルス療法である[8,9]。「IgA 腎症診療指針－第３版－」の治療指針によると，中等リスク群，高リスク群では副腎皮質ステロイド療法は選択肢の一つであるが，急性活動性病変を有する場合は積極的に副腎皮質ステロイド療法を考慮し，eGFR 60 mL/分 / 1.73 m^2 以上の場合は特に積極的に考慮するとされている。低リスク群においては積極的にはステロイド療法を勧めているわけではないが，糸球体に急性活動性病変を有する場合は考慮するとされている。一方，超高リスク群においては慢性病変が主体の場合はステロイド療法の適応は慎重に判断すべきであるとされている。すなわち**進行するリスクが極めて高い症例においても，活動性病変がない場合はステロイド療法を行うべきではない**ということである。**表 5** はリスク別に「IgA 腎症診療指針－第３版－」の治療指針のステロイド療法に関する部分を抜粋したものである。

また，わが国では口蓋扁桃摘出術＋ステロイドパルス（扁摘パルス）療法が普及しているが，国際的には " エビデンスがない " として受け入れられていない。厚生労働省難治性疾患克服研究事業進行性腎障に関する調査研究班 IgA 腎症分科会によるIgA 腎症における扁摘パルス療法のランダム化比較試験[10]では，扁摘パルス群はステロイドパルス単独群に比べ有意に尿蛋白減少効果が得られたがその差は Marginal として，扁摘パルス療法は IgA 腎症の確立された治療法として国際的に認められるに至らなかった。欧米では腸管免疫の関与が強調されており[11]，**IgA 腎症の発症機序が人種によって異なる可能性がある**ため，口蓋扁桃摘出術の効果についてはわが国から High level のエビデンスを出す必要がある。

（片渕 律子）

文 献

1）Working Group of the International IgA Nephropathy Network and the Renal Pathology Society, Roberts IS, Cook HT, et al.：The Oxford classification of IgA nephropathy: pathology definitions, correlations, and reproducibility. Kidney Int 76（5）：546 - 556 , 2009
2）Working Group of the International IgA Nephropathy Network and the Renal Pathology Society, Cattran DC, Coppo R, et al.: The Oxford classification of IgA nephropathy: rationale, clinicopathological correlations, and classification. Kidney Int 76（5）：534 - 545, 2009
3）厚生労働科学研究費補助金難治性疾患克服研究事業進行性腎障害に 関する 調査研究班報．IgA 腎症分科会. IgA 腎症診療指針―第３版―．日腎会誌 53（2）：123 - 135，2011
4）Trimarchi H, Barratt J, Cattran DC, et al.：Oxford Classification of IgA nephropathy 2016：an update from the IgA Nephropathy Classification Working Group. Kidney Int 91（5）：1014 – 1021，2017
5）Haas M, Verhave JC, Liu ZH et al.：A Multicenter Study of the Predictive Value of Crescents in IgA Nephropathy. J Am Soc Nephrol 28（2）：691 – 701 , 2017

6) Kawamura T, Joh K, Okonogi H, et al.：A histologic classification of IgA nephropathy for predicting long-term prognosis：emphasis on end-stage renal disease. J Nephrol 26(2)：350-357，2013
7) Koyama A, Igarashi M, Kobayashi M.：Natural history and risk factors for immunoglobulin A nephropathy in Japan. Research Group on Progressive Renal Diseases. Am J Kidney Dis 29(4)：526-532，1997
8) Pozzi C, Bolasco PG, Fogazzi GB, et al.：Corticosteroids in IgA nephropathy：a randomised controlled trial. Lancet 353(9156)：883-887，1999
9) Pozzi C, Andrulli S, Del Vecchio L, et al.：Corticosteroid effectiveness in IgA nephropathy：long-term results of a randomized, controlled trial. J Am Soc Nephrol 15(1)：157-163，2004
10) Kawamura T, Yoshimura M, Miyazaki Y, et al.：A multicenter randomized controlled trial of tonsillectomy combined with steroid pulse therapy in patients with immunoglobulin A nephropathy. Nephrol Dial Transplant 29(8)：1546-1553，2014
11) Coppo R：The intestine-renal connection in IgA nephropathy. Nephrol Dial Transplant 30(3)：360-366，2015

組織学的重症度分類と臨床的重症度分類の解釈と治療選択

はじめに

IgA腎症患者の約20〜40％は10〜20年以内に末期腎不全に至るとされており[1, 2]，比較的予後不良な腎疾患であるといえる。また腎生検が施行された腎疾患患者のなかで，IgA腎症と診断されるのは，地域性や施設によっても異なるが約10〜40％程度とされており[3〜6]，頻度が高い原発性糸球体疾患である[7]。IgA腎症は腎生検組織による確定診断が必須であり，光学顕微鏡検査，免疫組織化学染色検査もしくは免疫蛍光抗体法検査，電子顕微鏡検査から得られた病理所見の情報をもとに活動性や進行度を判定する。さらに臨床所見も加味し，治療方針を決めることが重要とされている。

組織学的重症度分類と臨床的重症度分類の解釈

IgA腎症の組織学的予後分類法は従来から海外でも数多く提唱されており，Lee SMらの分類[8]，Haasの分類[9]，Lee HSらの分類[10]などがある。2009年には多施設共同の後ろ向き研究をもとに国際的にOxford分類が作成され[11, 12]，その有用性や問題点が多くの医療研究施設で検証されている。わが国では，2002年に厚生労働省特定疾患進行性腎障害に関する調査研究班：IgA腎症分科会）「IgA腎症診療指針第2版」において，日本独自の組織学的重症度分類が提唱された[13]。その後2011年の「IgA腎症診療指針第3版」では，日本国内の多施設共同後ろ向き研究により新しい組織学的重症度分類が提唱された[14]。またこの組織学的重症度分類は，2013年にKawamuraらによってThe Japanese histologic classification 2013（JHC 2013）として報告された[15]。従来から臨床所見においては，尿蛋白定量，推算糸球体濾過量（eGFR），血圧など[16〜20]を臨床的予後影響因子として評価し，治療方針を決定している。「IgA腎症診療指針第3版」では，臨床的重症度分類を行う際に腎生検時の尿蛋白とeGFRが臨床的予後影響因子とされている[14]。

診療ガイドラインに関しては，「エビデンスに基づくIgA腎症診療ガイドライン2014」[21]，「エビデンスに基づくIgA腎症診療ガイドライン2017」[22]が提唱されている。予後分類については，Oxford分類と「IgA腎症診療指針第3版」における組織学的重症度分類と臨床的重症度分類の両方の分類法がガイドラインに提唱され，IgA腎症の日常診療に用いられている。

組織学的重症度分類

Oxford分類2009（MEST score）

現在，組織学的予後分類においてはOxford分類が国際的に使われている。2009年に提唱されたOxford分類2009では，eGFR 30 mL/分/1.73 m^2以上で総採取糸球体が8個以上の症例を対象に，多変量線形回帰分析と多変量Cox回帰分析で腎機能悪化に対する予後影響因子の結果が出されている。メサンギウム細胞増多，分節性糸球体硬化，尿細管萎縮/間質線維化の3つの病理所見が独立予後影響因子として定められた。メサンギウム細胞増多はM（メサンギウム細胞増多スコアM0：≦0.5，M1：>0.5），分節性糸球体硬化はS（S0：なし，S1：あり），尿細管萎縮/間質線維化はT（T0：≦25％，T1：26〜50％，T2：>50％）と表記される。管内細胞増多は免疫抑制療法（主にステロイド療法）が施行されている症例で予後良好であったため，潜在的な予後影響因子として定められE（E0：なし，

E 1：あり）と表記される。これらの頭文字を合わせ，Oxford 分類 2009 では「MEST score」と称されている。多くの施設で IgA 腎症の病理診断には MEST の所見の評価を記載し，さらに Oxford 分類 2009 での各所見の組み合わせによる年間 eGFR 変化速度の解析結果が出されている（正確には MST の 3 所見の組み合わせの年間 eGFR 変化速度の解析結果が出されている）。例えば“M：＞0.5，E：なし，S：あり，T：≦25％”ならば“M 1，E 0，S 1，T 0”と記載され，この組み合わせを Oxford 分類 2009 の解析結果にあてはめると，年間 eGFR 変化速度は“－4.7 ± 7.6 /mL/分 / 1.73 m^2 / 年”となっている。

Oxford 分類 2009 は病変の内容がわかりやすいという利点はあったが，従来のさまざまな組織学的予後分類の検討では予後影響因子の重要所見とされる[8～10, 13, 14]。半月体は Oxford 分類 2009 では統計学的な解析結果のもと予後影響因子とは判定されず組み込まれなかった。また，Oxford 分類 2009 の 対象が eGFR 30 mL / 分 / 1.73 m^2 未満の病状進行期の症例を除外して解析結果が得られているため，病状進行期症例に対しては不向きと判断できる。

Oxford 分類 2016（MEST-C score）

世界的に多くの医療研究施設で Oxford 分類 2009 の Validation study が施行されており，わが国でも Katafuchi らによって Validation study が施行され，半月体が総糸球体の 10％以上認める群は予後不良であると報告された[23]。他施設での Oxford 分類 2009 の Validation studies においても同様に半月体が予後不良因子であるとする結果が出ており，2016 年に IgA Nephropathy Working Group が Oxford 分類 2009 を 再検討した[24]。細胞性半月体 / 線維細胞性半月体（線維性半月体は含まない）が予後影響因子として新しく定められ，細胞性半月体 / 線維細胞性半月体は C（C 0：なし，C 1：少なくとも 1 個以上，C 2：25％以上）と表記されることとなり，Oxford 分類 2009（MEST score）から Oxford 分類 2016（MEST-C score）への更新が提唱された[24]。MEST におけるそれぞれの詳細についても再検討され，MST は Oxford 分類 2009 と同じように予後影響因子と定められ，E については免疫抑制療法を行っていない症例の E が予後影響因子としての価値をもつということが提唱され，さらに S において S 1 の場合は，podocyte hypertrophy や tip lesion の所見

病理所見：
光学顕微鏡検査，免疫組織化学染色検査もしくは免疫蛍光抗体法検査，電子顕微鏡検査から得られた所見を記載

MEST-C score を以下の評価法で記載

病理所見（予後影響因子）	評価内容
メサンギウム細胞増多（M）	M0：≦0.5，M1：＞0.5（総採取糸球体の 50％以上で，メサンギウム細胞の 4 個以上の増殖を認める）
管内細胞増多（E）	E0：なし，E1：あり
分節性糸球体硬化（S）	S0：なし，S1：あり
尿細管萎縮 / 間質線維化（T）	T0：≦25%，T1：26～50%，T2：＞50%
細胞性 / 線維細胞性半月体（C）	C0：なし，C1：少なくとも 1 個以上，C2：＞25%（総採取糸球体の 25％以上）

以下の所見は，糸球体数を定量データとして記載
総採取糸球体数
各糸球体病変所見数：管内細胞増殖，係蹄壊死，管外細胞増殖（細胞性 / 線維細胞性半月体），全節性糸球体硬化，分節性糸球体硬化

図 1．Oxford 分類 2016（MEST-C score）にて推奨される病理所見記載内容

Trimarchi ら[24] 2016 より引用，一部改変

の有無を記載することが提唱された。Oxford分類2016では図1に示すように，IgA腎症の病理診断の際は各顕微鏡検査所見から得られた病理所見の詳細を記載し，MEST-Cの評価を記載し，定量データとして各糸球体病変所見の数を記載することが推奨されている[24]。

The Japanese histologic classification 2013 (JHC 2013)

日本独自のJHC 2013 studyは，Oxford studyで提唱された各組織所見の定義[12]に従い，病理専門医に厳重に診断された各組織所見をもとに，予後影響の可否，臨床所見との関連，予後予測について統計学的解析が十分に行われた。

メサンギウム細胞増多や管内細胞増多は予後に影響しないと判明し，JHC 2013ではメサンギウム細胞増多と管内細胞増多は予後影響因子から除外されている[15]。活動性病変の細胞性半月体と線維細胞性半月体（係蹄壊死を含む）の2所見は予後影響因子であり，慢性病変の分節性糸球体硬化と線維性半月体の2所見も予後影響因子であった[15]。また，尿細管間質病変は予後影響因子と判明した。尿細管間質病変は全糸球体硬化と強く相関しており，尿細管間質病変の所見は全節性糸球体硬化に代用され，全節性糸球体硬化が予後影響因子の一つとして組み込まれた[15]。

JHC 2013は図2に示すように，腎生検の総採取糸球体をもとにし，糸球体病変率＝［細胞性半月体（係蹄壊死を含む），線維細胞性半月体，全節性糸球体硬化，分節性糸球体硬化，線維性半月体の総数］/ 採取総糸球体数×100（%）で算出し，Histologic Grades（H-Grades）としてH-Grade Ⅰ（25％未満），H-Grade Ⅱ（25～49％），H-Grade Ⅲ（50～74％），H-Grade Ⅳ（75％以上）の4群に分け，Gradeに応じて腎予後（10年後時点で透析導入の確率とオッズ比）を予測する予後分類法である。なお，JHC 2013では採取総糸球体数が9個以下の症例を対象症例から除外しており，

多変量ロジスティック回帰分析にて，5～10年後の透析導入に影響する腎病理所見を検証

	透析導入に影響する因子として5つの糸球体病変所見が決定
急性病変（A）	細胞性半月体（係蹄壊死所見を含む）
	線維細胞性半月体
急性病変（C）	線維性半月体
	全節性糸球体硬化
	分節性糸球体硬化

JHC 2013では尿細管萎縮/間質線維化は腎予後影響因子であったが全節性硬化と相関が強かったため（r=0.9），予後分類判定に使用する病変を糸球体病変に統一するため，全節性硬化を採択。
JHC 2013は採取総糸球体数が9個未満の症例は除外され，10個以上の症例にて解析結果が得られた分類法であることを念頭におく必要がある。

↓

糸球体病変率＝糸球体病変所見数 / 採取総糸球体数 ×100（%）

↓

Histologic Grades（25%区切りで4群化）
H-Grade I（糸球体病変率：25% 未満）
H-Grade II（糸球体病変率：25～49%）
H-Grade III（糸球体病変率：50～74%）
H-Grade IV（糸球体病変率：75% 以上）

図2. 組織学的重症度分類（Histologic Grades） - JHC 2013 -

表 1. JHC 2013 study：H-Grade 群における「10 年後の時点での透析導入」の頻度とオッズ比

H-Grade 群	症例		単変量ロジスティック回帰分析（末期腎不全）	
	症例数	末期腎不全（頻度）	オッズ比（95% 信頼区間）	p
H-Grade Ⅰ	151	11（7.3%）	1.0	
H-Grade Ⅱ（vs H-Grade Ⅰ）	75	12（16%）	2.4（1.0-5.8）	＜0.05
H-Grade Ⅲ（vs H-Grade Ⅰ）	42	13（31%）	5.7（2.33-13.99）	＜0.001
H-Grade Ⅳ（vs H-Grade Ⅰ）	19	13（68%）	27.6（8.77-86.69）	＜0.001

Kawamura ら[15)]，2013 より引用，一部改変

表 2. 秋田大学の JHC 2013 Validation study：H-Grade 群における「10 年後の時点での 50% eGFR 減少，もしくは透析導入」の頻度とオッズ比

H-Grade 群	症例		単変量ロジスティック回帰分析（50%eGFR 減少もしくは末期腎不全）	
	症例数	50%eGFR 減少もしくは末期腎不全（頻度）	オッズ比（95%信頼区間）	p
H-Grade Ⅰ	94	12（12.8%）	1.0	
H-Grade Ⅱ（vs H-Grade Ⅰ）	65	21（32.3%）	3.3（1.5-7.2）	0.004
H-Grade Ⅲ/Ⅳ（vs H-Grade Ⅰ）	39	18（46.2%）	5.9（2.4-14.0）	0.0001

Sato ら[25)] 2015 より引用，一部改変

10 個以上の症例で解析結果が得られた分類法である。

表 1 に各 H-Grade の透析導入の頻度（%）とオッズ比を示しており，**H-Grade が上がるごとに腎機能は悪化し，腎予後は不良となる**結果が得られた[15)]。JHC 2013 は「IgA 腎症診療指針第 3 版」の組織学的重症度分類のもととなっており，H-Grade Ⅲ（50〜74%）と H-Grade Ⅳ（75%以上）が統一され，H-Grade Ⅰ（25 % 未満），H-Grade Ⅱ（25 〜 49 %），H-Grade Ⅲ / Ⅳ（50 % 以上）の 3 群となっている[14)]。

JHC 2013 の Validation study

筆者らは秋田大学で JHC 2013 の有用性を確認するために Validation study を後ろ向きコホート研究で行った[25)]。それぞれの H-Grade における腎予後の比較検証，予後影響因子の検証として糸球体病変率（%）と臨床的パラメータ（腎生検時の尿蛋白，血圧，eGFR，ステロイド療法，RA 系阻害薬）によるロジスティック回帰分析を施行した。各 H-Grade の 10 年後の 50 % eGFR 減少もしくは透析導入の頻度（%）とオッズ比を表 2 に示す。JHC 2013 と同様に H-Grade が上がるごとに腎機能は悪化し，腎予後は不良となる結果が得られた[25)]。

また，多変量ロジスティック回帰分析において，糸球体病変率が 10%上昇するごとに腎予後が悪化する（オッズ比 1.3，p=0.001）という結果が得られており，**糸球体病変率が高値になること自体が独立腎予後影響因子（蛋白尿，高血圧，eGFR 低値，治療介入の有無にかかわらない）となっていることが判明し**[25)]，**糸球体病変率をもとにした JHC 2013 は IgA 腎症の組織学的予後分類法として有用である**といえる。

臨床的重症度分類

IgA 腎症の腎予後を規定するには病理所見のみならず，性差，尿蛋白定量，腎生検時の腎機

能，および高血圧などの臨床所見も重要である。2002年に提唱された「IgA腎症診療指針第2版」では，予後判定の際の臨床所見として，血圧，血清Cr値，CCrおよび1日尿蛋白定量の4項目があげられていたが，これはあくまでも参考基準であった。腎生検から得られた組織所見の状態から治療方針を決定し，腎予後を予測することが最重要であることは従来から変わりのない事実であるが，実際の臨床においては腎生検の施行が困難な症例や，組織学的重症度分類を行うのにOxford分類では総糸球体数が8個以上[11, 24]，JHC 2013では総糸球体数が10個以上[15]が適応条件であり，十分な組織が得られないと予後を予測することが困難な場合がある。このため，治療方針の決定や予後の予測に役立つ臨床的重症度分類も必要と考えられた。

臨床的重症度分類の有用性

臨床的重症度分類の報告は少なく，2006年にMagistroniらがイタリアにおけるIgA腎症の症例を対象に，Lee SMの分類を用いて臨床パラメータ，組織パラメータの予後予測を行っており，主要評価項目を末期腎不全とした多変量解析では，腎生検時の血清Cr値，尿蛋白，高血圧，年齢（高齢）が，臨床所見としての腎予後影響因子であると報告している[16]。わが国においては2011年にOkonogiらによるIgA腎症の症例を対象とした後ろ向き研究が行われ，臨床的重症度分類について報告された[17]。この研究では，腎生検時の尿蛋白とeGFRから臨床的重症度分類が設定され，予後分類法としての有用性ついて検討された。ロジスティック回帰分析で，腎生検時の尿蛋白とeGFRが独立した末期腎不全発症の予後影響因子であることが判明し，Two-graph ROC解析で得られた末期腎不全への進行予測の閾値は尿蛋白1.0 g/日，eGFR 64 mL/分/1.73 m^2であった[17]。これらの解析結果をもとに尿蛋白とeGFRによる臨床的重症度分類が提案された。

Grade Ⅰ：尿蛋白＜1.0 g/日，eGFR≧64 mL/分/1.73 m^2

Grade Ⅱ：尿蛋白＜1.0 g/日，eGFR＜64 mL/分/1.73 m^2

Grade Ⅲ：尿蛋白≧1.0 g/日，eGFR≧64 mL/分/1.73 m^2

Grade Ⅳ：尿蛋白≧1.0 g/日，eGFR＜64 mL/分/1.73 m^2

Grade Ⅰ～Ⅳにおける末期腎不全に至った頻度は，それぞれ2%，0%，15.2%，47.6%であった。ロジスティック回帰分析では，末期腎不全発症リスクは，Grade Ⅰ＋Ⅱをreferenceとすると，Grade Ⅲで10.9倍，Grade Ⅳで55.5倍とGradeが上がるごとに有意に上昇していた[17]。これらの結果からこの**臨床的重症度分類はIgA腎症における末期腎不全への進行を予測するために有用**であると結論づけられた。

臨床的予後影響因子

2011年に提唱された「IgA腎症診療指針第3版」における**臨床的重症度分類では，予後影響因子として腎生検時の尿蛋白とeGFRが使用**され，尿蛋白の基準については従来の尿蛋白1 g/日から尿蛋白0.5 g/日と設定され，eGFRの基

表3. 臨床的重症度分類（Clinical Grades）

臨床学的重症度	尿蛋白（g/日）	eGFR（mL/分/1.73 m^2）
C-Grade Ⅰ	0.5未満	問わない
C-Grade Ⅱ	0.5以上	60以上
C-Grade Ⅲ	0.5以上	60未満

Satoら[25] 2015より引用，一部改変

準はCKDのステージ分類とも照合した60 mL/分/1.73 m^2を基準として設定された。臨床的重症度(Clinical Grades)は**表3**に示すように3群に分類している。予後を検討したところ，**C-Gradeが上がるごとに腎予後は有意に不良となる**ことが報告されている[14]。

病理所見と臨床所見の関連性

現実的には頻回の腎生検による腎組織のサンプリングは限界があり，日常診療の治療方針の決定の際には，臨床所見を参考にする場合が多い。臨床所見からIgA腎症の病状や活動性を想定し，腎機能の状態を考え，治療方針をその都度変更していくことが求められる。

Oxford分類では各病理所見と臨床所見の関連性，そしてJHC 2013や秋田大学でのJHC 2013 validation studyでは各H-Gradeと臨床所見の関連性も解析されている。それぞれの研究における臨床所見としては，尿蛋白，eGFR，血圧の3所見と病理所見の関連性について検討されている。

Oxford分類での臨床所見との関連性

Oxford分類では，単変量解析に各病理所見と臨床所見の関連性が示された[11, 12]。

①尿蛋白高値と関連性がある所見

② eGFR低値と関連性がある所見

③血圧高値と関連性がある所見

その結果をもとに①～③を検討すると，それぞれの臨床所見は，メサンギウム細胞増多，管内細胞増多，糸球体硬化，尿細管間質病変，血管病変が共通した関連性であった。ここで興味深いのは**尿蛋白高値のみに半月体形成が関連**していたことである。すなわち尿蛋白が高値になっている場合は，半月体の存在を疑っても良いのかもしれない。しかし，IgA腎症は各病理所見が複合的であるため，この解析結果はあくまでも参考的な解釈といえる。

また，血尿(尿潜血)と有意に関連性がある所見については，統計学的に未だ証明されていないが，**血尿の出現や持続は組織病理学的には主に糸球体の炎症やそれによる損傷と想定**しても差し支えないであろう。

表4. JHC 2013 studyと秋田大学のJHC 2013 Validation studyにおける各H-Greadeと臨床所見の関連性

尿蛋白1g/日以上になるとH-Grade II以上になっている可能性が高い。eGFR 60mL/分/1.73 m^2未満になるとH-Grade III以上になっている可能性が高い。JHC 2013では，平均血圧の上昇ごとにH-Gradeが上がる可能性を示唆している。(※秋田大学のValidation studyでは，平均血圧の上昇はH-Gradeに関連性はなかった。)

JHC 2013 study

臨床所見 / H-Grade	尿蛋白(中央値，g/日)	eGFR(中央値，mL/分/1.73 m^2)	平均血圧(平均値，mmHg)
H-Grade I	0.44	90.0	90.0
H-Grade II	1.08	67.3	94.7
H-Grade III	1.63	57.3	97.3
H-Grade IV	2.7	45.4	110.0

秋田大学のJHC 2013 Validation study

臨床所見 / H-Grade	尿蛋白(平均値，g/日)	eGFR(平均値，mL/分/1.73 m^2)	平均血圧(中央値，mmHg)
H-Grade I	0.88	79.7	96
H-Grade II	1.85	69.2	98
H-Grade III/IV	2.58	55.1	98

Kawamuraら[15] 2013，Satoら[25] 2015より引用，一部改変

JHC 2013 分類での臨床所見との関連性

JHC 2013 や秋田大学での JHC 2013 validation study での各 H-Grade と臨床所見の関連性を表 4 に示す。JHC 2013 では H-Grade が上がるごとに，尿蛋白（中央値）は有意に上昇（$p < 0.001$），eGFR（中央値）は有意に低下（$p < 0.001$），平均血圧（平均値）は有意に上昇していた（$p < 0.001$）[15]。

秋田大学での JHC 2013 validation study では H-Grade が上がるごとに，尿蛋白（平均値）はより有意に上昇（$p < 0.0001$），eGFR（平均値）はより有意に低下（$p < 0.0001$）と JHC 2013 と同じ結果で，平均血圧（中央値）は有意な変化を認めない結果となった（$p = 0.23$）[25]。

尿蛋白，eGFR，血圧の変化，特にこれらが悪化傾向にある場合は H-Grade が上がっている可能性を想定すべきである。JHC 2013 と Validation study の結果から，尿蛋白 1 g/ 日以上になると H-Grade Ⅱ以上である可能性が高く，eGFR 60 mL/ 分 / 1.73 m^2 未満になると H-Grade Ⅲ以上である可能性が高くなる。また JHC 2013 では，平均血圧の上昇ごとに H-Grade が上がる可能性を示唆している。**尿蛋白の上昇については，半月体などの活動性病変の出現や悪化が否定できないため，注意すべき所見**である。これらは診療担当医師の判断に任せられるが，臨床所見から H-Grade や病理所見を想定し，治療方針を検討していくことも有用であるといえる。

重症度分類・診療ガイドラインをもとにした治療選択

IgA 腎症診療ガイドラインは 2014 年と 2017 年に上梓されている [21, 22]。「IgA 腎症診療指針第 3 版」の重症度分類をもとに，H-Grade Ⅰ，Ⅱ，Ⅲ / Ⅳと C-Grade Ⅰ，Ⅱ，Ⅲをそれぞれ組み合わせて，低リスク群，中リスク群，高リスク群，超高リスク群の 4 群にカテゴリー化し（表 5），治療方針と治療内容（表 6，表 7）を参照しつつ個々の患者に対して治療が行われる [14, 21, 22]。

また，成人 IgA 腎症の腎機能障害の進行抑制を目的とした治療介入の適応（主にランダム化比較試験の結果に基づいた検討）については，IgA 腎症診療ガイドラインに示されている（図 3）。**成人 IgA 腎症に対する治療介入の適応は，腎機能と尿蛋白に加え，年齢や腎病理所見なども含めて判断**する。主要な治療法としては，RA 系阻害薬，副腎皮質ステロイド，免疫抑制薬，口蓋扁桃摘出術（＋ステロイドパルス併用療法），抗血小板薬，n- 3 系脂肪酸（魚油）とされている。また必要に応じて，血圧管理，減塩，脂質管理，血糖管理，体重管理，禁煙指導などを行うこととされている [21]。

このように，日常診療では臨床所見から診療内容をその都度選択するが，ガイドラインはあくまでも基準的なものであり，治療方針の選択・決定の判断については，診療担当医師による臨機応変な状況判断と患者とのインフォームド・コンセントのもと，治療法を選択する必要がある。すなわ

表 5．IgA 腎症患者の透析導入リスクの層別化

臨床学的重症度	H-Grade Ⅰ	H-Grade Ⅱ	H-Grade Ⅲ / Ⅳ
C-Grade Ⅰ	低リスク群	中等リスク群	高リスク群
C-Grade Ⅱ	中等リスク群	中等リスク群	高リスク群
C-Grade Ⅲ	高リスク群	高リスク群	超高リスク群

低リスク群：透析療法に至るリスクが少ないもの。[72例中1例（1.4%）のみが生検後18.6年で透析に移行]
中等リスク群：透析療法に至るリスクが中程度あるもの。[115例中13例（11.3%）が生検後3.7〜19.3（平均11.5）年で透析に移行]
高リスク群：透析療法に至るリスクが高いもの。[49例中12例（24.5%）が生検後2.8〜19.6（平均8.9）年で透析に移行]
超高リスク群：5年以内に透析療法に至るリスクが高いもの。[34例中22例（64.7%）が生検後0.7〜13.1（平均5.1）年で，また14例（41.2%）が5年以内に透析に移行]
※ただし，経過中にほかのリスク群に移行することがある。[ ]内は後ろ向き多施設共同研究からみた参考データ

IgA 腎症診療指針第 3 版 [14]，2011 より引用，一部改変

表6. IgA腎症の治療指針

IgA腎症患者を「IgA腎症の透析導入に対するリスク層別化」に基づき，1. 低リスク群，2. 中等リスク群，3. 高リスク群，4. 超高リスク群のいずれかに分類する。それぞれの群における治療指針を記す。
生活習慣および食事療法については，CKD診療ガイドおよびCKD診療ガイドラインを参考に各CKDステージに従い指導する。さらに，本症における薬物療法については，エビデンスに基づいたIgA腎症の薬物療法を参照とする。なお，経過中にほかのリスク群に移行することがあることを念頭に定期的観察が必要である。

すべてのリスク群に共通する治療指針

A. 生活習慣の是正：禁煙，適正飲酒量の指導，体重の管理を行う※1。

B. 診察・検査項目：定期的な血圧測定および腎機能の評価(血清Cr, eGFRなど)を含む血液生化学検査，尿定性試験・沈渣，尿蛋白/Cr比，可能であれば蓄尿検査による1日尿蛋白排泄量やクレアチニンクリアランスの測定を行う。

C. エネルギー摂取量：エネルギー摂取量は，年齢，性別，運動量を加味しながら25～35 kcal/kg標準体重/日を目安とする。なお，摂取エネルギーの決定後は，体重変化を観察しながら適正エネルギー量となっているかを経時的に評価しつつ調整を加える。

リスク群別の治療指針

1. 低リスク群

A. 生活指導：特に運動制限を行う必要はないが，生活習慣の是正を指導する。診察は少なくとも3～6カ月に1回とする。

B. 食事療法：過剰の塩分摂取を避け，腎機能低下例では過剰なたんぱく質摂取を避ける(0.8～1.0g/kg標準体重/日)。

C. 薬物療法：尿蛋白量，高血圧の有無や腎組織所見を参考に，抗血小板薬や降圧薬を用いる※2。副腎皮質ステロイド療法(パルス療法を含む)は糸球体に急性活動性病変を有する場合に考慮する※3。

2. 中等リスク群

A. 生活指導：個々の血圧，尿蛋白，腎機能などを慎重にみながら運動量を調節する。診察は少なくとも1～3カ月に1回とする。

B. 食事療法：腎機能，尿蛋白量，血圧に応じた，たんぱく質摂取(0.8～1.0 g/kg標準体重/日)や食塩の制限(基本は6 g/日未満)を行う。

C. 薬物療法：尿蛋白量，高血圧の有無や腎病理所見を参考に，抗血小板薬，降圧薬や副腎皮質ステロイド(パルス療法を含む)を用いる※2, ※3。特に，糸球体に急性活動性病変を認め，尿蛋白量が0.5 g/日以上で，eGFRが60 mL/分/1.73 m^2以上の場合は，副腎皮質ステロイド療法(パルス療法を含む)の適応を積極的に考慮する(表7)。

3. 高リスク群

A. 生活指導：個々の血圧，尿蛋白，腎機能などを慎重にみながら運動量を調節する。診察は原則として1カ月に1回とする。妊娠・出産には注意が必要である。

B. 食事療法：腎機能，尿蛋白量，血圧に応じてたんぱく質制限(0.6～0.8 g/kg標準体重/日)や食塩の制限(基本は6 g/日未満)を行う。必要に応じてカリウム制限を行う。

C. 薬物療法：腎機能，尿蛋白量，高血圧の有無や腎組織所見を参考に，抗血小板薬，降圧薬や副腎皮質ステロイド療法(パルス療法を含)を用いる※2, ※3。特に，糸球体に急性活動性病変を認め，eGFRが60 mL/分/1.73 m^2以上の場合に，副腎皮質ステロイド療法(パルス療法を含む)を考慮する(表7)。

4. 超高リスク群

A. 生活指導：高リスク群に準じた生活指導を行う。妊娠・出産には厳重な注意が必要である。

B. 食事療法：食塩制限(6g/日未満)，たんぱく質制限(0.6～0.8g/kg標準体重/日)および適切なカリウム制限を行う。

C. 薬物療法：高リスク群に準じるが，病態によっては慢性腎不全の治療を行う。ただし，慢性病変が糸球体病変の主体である場合には，副腎皮質ステロイド療法の適応については慎重に考慮すべきである(表7)。

※1 体重の管理は，標準体重[(身長m)^2×22] (kg)に近づけるように指導する。
※2 降圧には，ACE阻害薬，ARBを第1選択薬とし，降圧目標が達成できないときには第2選択薬として利尿薬またはCa拮抗薬の併用療法を考慮する。
※3 使用に際しては，腎臓専門医の意見を参考にすることが望ましい。現在わが国では治療法の一つとして扁桃摘出術(病巣感染巣除去)と副腎皮質ステロイドパルス療法の併用の有効性について調査・研究が行われている。

IgA腎症診療指針第3版[14] 2011より引用，一部改変

表 7．IgA 腎症の薬物療法

エビデンスに基づいたIgA腎症の薬物療法を提示する。

すべてのリスク群に共通する治療指針
1. 経口副腎皮質ステロイド薬：尿蛋白0.5g/日以上かつeGFR 60mL/分/1.73m^{2}以上の症例が良い適応となる。組織学的に急性病変を含む症例を対象とする。プレドニゾロン30～40mg/日を初期投与量とする2年間の持続漸減療法では，尿蛋白減少と腎機能障害進展抑制が認められた※1。一方，20mg/日を初期投与量とするランダム化比較試験の成績では，尿蛋白低下効果は認められるものの腎機能障害進展抑制に対する有効性は認められなかった。腎機能低下例（eGFR60mL/分/1.73m^{2}未満）における腎機能障害進展抑制効果は明らかにされていない。
2. ステロイドパルス療法：血清Cr 1.5mg/dL以下および尿蛋白1.0～3.5g/日を呈する症例において，メチルプレドニゾロン1gの3日間投与を1クールとして，隔月で計3回施行する点滴静注療法が尿蛋白を減少させ，腎機能の長期予後を改善させるというエビデンスがある※2。一方，血清Cr 1.5mg/dL以上を呈する症例での有効性に関しては明確なエビデンスがない。
3. 口蓋扁桃摘出術＋ステロイドパルス（扁摘パルス）療法：臨床的寛解が期待できる治療法として，わが国から報告されている。扁摘後のステロイドパルス療法は1カ月以内に3クール施行する方法と，隔月で3クール施行する方法の2つに大別される※3。ステロイドパルス単独療法に比較して高率に臨床的寛解に導入できるかどうかに関して，現在，扁摘パルス療法の有効性に関する多施設共同ランダム化比較試験が行われている。一方，血清Cr 1.5～2.0mg/dLの症例に対しても有効であるとする報告もあるが，症例対照研究のため十分なエビデンスとはいえない。
4. 降圧薬：高血圧または正常高値血圧を呈する症例を対象とし，130/80mmHg未満（ただし，尿蛋白が1g/日以上の場合は125/75mmHg未満）を降圧目標とする。ACE阻害薬やARBが第1選択薬となる。腎機能低下例においても，血清Cr値やカリウム値に注意し少量投与から漸増する。降圧や抗蛋白尿効果が不十分であれば，少量の降圧利尿薬，Ca拮抗薬を併用，さらに不十分であれば，ほかの降圧薬を併用する。またACE阻害薬とARBの併用が，それぞれの単独投与よりも強い抗蛋白尿効果を示すとする報告もある。正常血圧の症例においても，両薬物は抗蛋白尿効果を発揮するが，わが国では保険適用はない。
5. 免疫抑制薬：第2版では「通常使用しない」と記されていたが，血清Cr 1.5mg/dL以上，中等度から高度の組織障害を有する進行性IgA腎症に対して，シクロホスファミドやアザチオプリンが副腎皮質ステロイドとの併用において腎機能保持に有効であるとする成績がある。
6. 抗血小板薬：ジピリダモールや塩酸ジラゼプは蛋白尿減少効果を有するが，腎機能障害の進展抑制に関する有効性は明らかではない。
7. 抗凝固薬：腎生検で半月体形成，糸球体硬化，糸球体係蹄のボウマン嚢との癒着などが目立つ場合はワルファリンを用いるが，入院患者ではヘパリンを用いることもある。

※1 ステロイドの初期投与量や患者背景によっては，日和見感染や消化管出血などの重大な副作用の合併予防の立場から，長期入院を必要とする場合がある。

※2 進行性腎障害に関する調査研究班が2008年に行った「IgA腎症の治療に関する全国アンケート調査」では，わが国ではメチルプレドニゾロン0.5gを3日間連続で投与する施設が多かった。

※3 同アンケート調査では，プロトコル明記のあった111施設のうち，53施設が7日間隔で3クールを，21施設が60日間隔で3クールを施行していた。

IgA腎症診療指針第3版[14] 2011より引用，一部改変

ち，**臨床所見から診療ガイドラインの基準をもとに治療方針を決定し，H-Grades，活動性病変の出現や悪化，病状進行度などを想定したうえで，降圧薬，ステロイド薬，その他の治療法を積極的に行っていくことが有用**であろう。

今後の課題

IgA腎症で最も頻度が高い臨床所見の一つとして血尿（尿潜血陽性）があり，疾患を発見するきっかけとなる重要な所見である。血尿の予後への影響については現在まで研究・検討されているが，診断時における予後影響因子とはされていない[21]。しかし**血尿の出現や持続は組織病理学的に，糸球体や尿細管から赤血球が漏出していると考えられていることから，糸球体での半月体形成，基底膜の断裂や裂孔，メサンギウムにおけるアンカー剥離なども診断時の尿潜血陽性が予後影響因子ではなくても，治療経過中の尿潜血陽性の持続**

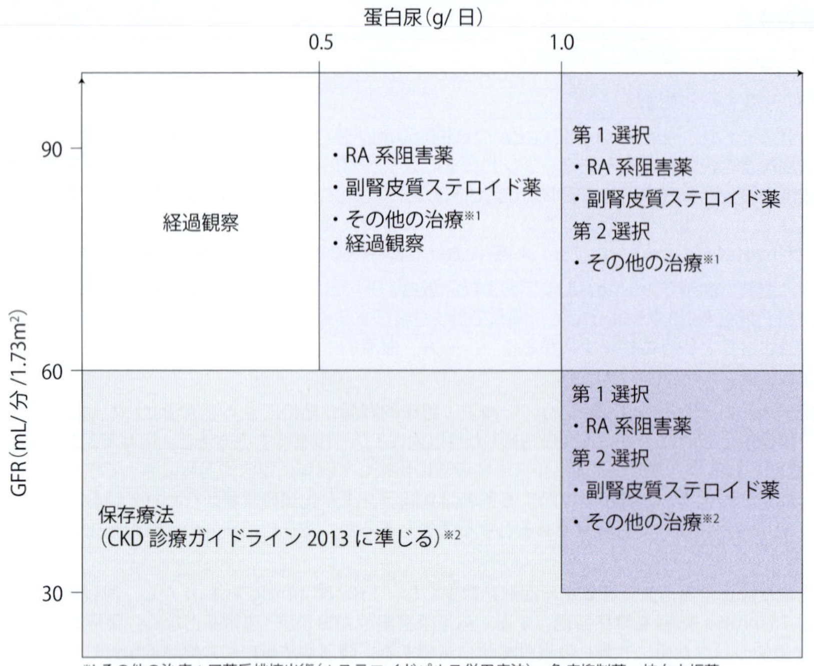

※1 その他の治療：口蓋扁桃摘出術(＋ステロイドパルス併用療法)，免疫抑制薬，抗血小板薬，n-3系脂肪酸(魚油)
※2 その他の治療：保存療法を行う。必要に応じて，高血圧(エビデンスに基づくCKD診療ガイドライン2013)，食塩摂取，脂質異常症，耐糖能異常，肥満，喫煙，貧血，CKD-MBD，代謝性アシドーシスなどの是正，管理を行う。

図3. 成人IgA腎症の腎機能障害の進行抑制を目的とした治療介入の適応

実際の診療では腎機能と尿蛋白に加え，腎病理組織学的所見や年齢などを考慮して治療介入の適応を慎重に判断すべきである。

エビデンスに基づくIgA腎症診療ガイドライン[22] 2017より引用，一部改変

は腎炎が持続していることが示唆される。そのため，蛋白尿の増加や腎機能悪化に注意を払いつつ，炎症が増悪して病状が進行していると想定し，抗炎症を有する薬物の投与(免疫抑制薬など)が検討されるべきであろう。血尿自体が診断時の予後影響因子になり得るかどうか，そして治療経過中の治療法の再検討になり得るかどうかについての検証は，今後の重要な検討課題であると考える。

IgA腎症の治療法で，副腎皮質ステロイド以外の免疫抑制薬についてはガイドラインに示されており，小児症例での効果はエビデンスが得られているものの成人症例においては未だ十分なコンセンサスが得られておらず，今後，ランダム化比較試験などで検証していく必要があると考える。

国際的な予後分類法であるOxford分類2009はOxford分類2016へと更新され，国際的な分類としての評価がさらに高くなってきているが，後ろ向きコホート研究で解析された結果に基づいて作成された分類であり，今後は更なる臨床応用も含めた有用性に関する検証を継続させる必要がある。わが国ではJHC 2013をもとに重症度分類が作成され，この予後分類法は比較的簡便であることから組織学的重症度を総合的に判定できるという利点がある。一方，この予後分類法も後ろ向きコホート研究で解析された結果に基づいて作成されており，Validation studyもごく僅かしか報告されておらず，今後も十分な検証を行う必要がある。現在の**臨床的重症度分類は蛋白尿とeGFRが主体となっているが，血圧が予後影響因子である**という研究結果も多く再検討が必要である。また，galactose-deficient IgA 1や自己抗体などのバイオマーカーが今後，診断，重症度判定，そして

治療方針の決定するうえで重要な因子になり得る可能性も示唆されてきており[26]，検証が必要とされる。

治療内容は年々進歩しており，各予後分類法の有用性の評価や臨床応用については，エビデンスを発信していかなければならない。

（佐藤 隆太）

文 献

1) Koyama A, Igarashi M, Kobayashi M.：Natural history and risk factors for immunoglobulin A nephropathy in Japan. Research Group on Progressive Renal Diseases. Am J Kidney Dis 29（4）：526 - 532 , 1997
2) D'Amico G.：Natural history of idiopathic IgA nephropathy：role of clinical and histological prognostic factors. Am J Kidney Dis 36（2）：227 - 237 , 2000
3) Nakamoto Y, Asano Y, Dohi K, et al.：Primary IgA glomerulonephritis and Schönlein-Henoch purpura nephritis：Clinicopathological and immunohistological characteristics. Q J Med 47（188）：495 - 516 , 1978
4) Johnston PA, Brown JS, Braumholtz DA, et al.：Clinico-pathological correlations and long-term follow-up of 253 United Kingdom patients with IgA nephropathy. A report from the MRC Glomerulonephritis Registry. Q J Med 84（304）：619 - 627 , 1992
5) Li LS, Liu ZH.：Epidemiologic data of renal diseases from a single unit in China：analysis based on 13 , 519 renal biopsies. Kidney Int 66（3）：920 - 923 , 2004
6) Sugiyama H, Yokoyama H, Sato H, et al.：Japan Renal Biopsy Registry and Japan Kidney Disease Registry：Committee Report for 2009 and 2010 . Clin Exp Nephrol 17（2）：155 - 173 , 2013
7) D'Amico G.：The commonest glomerulonephritis in the world：IgA nephropathy. Q J Med 64（245）：709 - 727 , 1987
8) Lee SM, Rao VM, Franklin WA, et al.：IgA nephropathy：morphologic predictors of progressive renal disease. Hum Pathol 13（4）：314 - 322 , 1982
9) Haas M.：Histologic subclassification of IgA nephropathy：a clinicopathologic study of 244 cases. Am J Kidney Dis 29（6）：829 - 842 , 1997
10) Lee HS, Lee MS, Lee SM, et al.：Histological grading of IgA nephropathy predicting renal outcome：revisiting H. S. Lee's glomerular grading system. Nephrol Dial Transplant 20（2）：342 - 348 , 2005
11) Cattran DC, Coppo R, Cook HT, et al.：The Oxford classification of IgA nephropathy：rationale, clinicopathological correlations, and classification. Kidney Int 76（5）：534 - 545 , 2009
12) Roberts IS, Cook HT, Troyanov S, et al.：The Oxford classification of IgA nephropathy：pathology definitions, correlations, and reproducibility. Kidney Int 76（5）：546 - 556 , 2009
13) 厚生労働省特定疾患進行性腎障害に関する調査研究班報告：IgA 腎症分科会. IgA 腎症診療指針 - 第 2 版 -. 日腎会誌 44（7）：673 - 679, 2002
14) 厚生労働科学研究費補助金難治性疾患克服研究事業進行性腎障害に関する調査研究班報告　IgA 腎症分科会. IgA 腎症診療指針 - 第 3 版 -.　日腎会誌 53（2）：123 - 135, 2011
15) Kawamura T, Joh K, Okonogi H, et al.：A histologic classification of IgA nephropathy for predicting long-term prognosis：emphasis on end-stage renal disease. J Nephrol 26（2）：350 - 357 , 2013
16) Magistroni R, Furci L, Leonelli M, et al.：A validated model of disease progression in IgA nephropathy. J Nephrol 19（1）：32 - 40 , 2006
17) Okonogi H, Utsunomiya Y, Miyazaki Y, et al.：A predictive clinical grading system for immunoglobulin A nephropathy by combining proteinuria and estimated glomerular filtration rate. Nephron Clin Pract 188（3）：c 292 - 300 , 2011
18) Wakai K, Kawamura T, Endoh M, et al.：A scoring system to predict renal outcome in IgA nephropathy：from a nationwide prospective study. Nephrol Dial Transplant 21（10）：2800 - 2808 , 2006
19) Goto M, Kawamura T, Wakai K, et al.：Risk stratification for progression of IgA nephropathy using a decision tree induction algorithm. Nephrol Dial Transplant 24（4）：1242 - 1247 , 2009
20) Goto M, Wakai K, Kawamura T, et al.：A scoring system to predict renal outcome in IgA nephropathy：a nationwide 10 -year prospective cohort study. Nephrol Dial Transplant 24（10）：3068 - 3074 , 2009
21) 厚生労働省難治性疾患克服研究事業進行性腎障害に関する調査研究班（編）：エビデンスに基づく IgA 腎症診療ガイドライン 2014．東京医学社，東京，2015
22) 難治性疾患政策研究事業難治性腎疾患に関する調査研究班（編）：エビデンスに基づく IgA 腎症診療ガイドライン 2017．東京医学社，東京，2017
23) Katafuchi R, Ninomiya T, Nagata M, et al.：Validation study of Oxford classification of IgA nephropathy：the significance of extracapillary proliferation. Clin J Am Soc Nephrol 6（12）：2806 - 2813 , 2011
24) Trimarchi H, Barratt J, Cattran DC, et al：Oxford Classification of IgA nephropathy 2016 : an update from the IgA Nephropathy Classification Working Croup. Kidney Int 91：1014 - 1021 , 2017
25) Sato R, Joh K, Komatsuda A, et al.：Validation of the Japanese histologic classification 2013 of immunoglobulin A nephropathy for prediction of long-term prognosis in a Japanese single-center cohort. Clin Exp Nephrol 19（3）：411 - 418 , 2015
26) Berthoux F, Suzuki H, Thibaudin L, et al.：Autoantibodies targeting galactose-deficient IgA 1 associate with progression of IgA nephropathy. J Am Soc Nephrol 23（9）：1579 - 1587 , 2012

IgA腎症に対するさまざまな治療：免疫抑制薬の併用

IgA腎症の治療は，口蓋扁桃摘出＋ステロイドパルス療法などの積極的治療が普及した結果，尿異常の消失などによる臨床的寛解に至る症例が増加したことで副腎皮質ステロイド以外の免疫抑制療法はあまり行われなくなってきている。しかし，これまで**蓄積されている免疫抑制薬の併用使用経験の理解は，難治例に遭遇したときに役に立ち，重要な選択肢になる可能性がある。**

免疫抑制薬の種類

免疫抑制薬は，表1に示すように3種類ある。

アルキル化薬

思春期・青年期に発病することが多いIgA腎症では，アルキル化薬であるシクロホスファミドの使用報告はわが国で少なく，「糸球体腎炎のためのKDIGO診療ガイドライン」[1]のIgA腎症の治療では，シクロホスファミド，アザチオプリンは，半月体形成を伴う急速な腎機能低下を認める場合に使用できると記載されている。また，IgA腎症はネフローゼ症候群を示すことが少ないため，積極的にカルシニューリン阻害薬が使われることもない。「エビデンスに基づくIgA腎症診療ガイドライン2017」[2]では，シクロホスファミド，アザチオプリン，シクロスポリン，ミコフェノール酸モフェチル，ミゾリビンは，臨床研究の規模が小さく，結論は出ていないが，「IgA腎症の腎予後を改善する可能性があり，治療選択肢として検討してもよい(保険適用外)」とも記載されている。推奨度としては，2Cで効果の推定値に対する確信は限定的であり，弱く推奨(提案)するとしている。

プリン代謝拮抗薬

このような状況から使用される免疫抑制薬は，プリン代謝拮抗薬が主となり，アザチオプリン，ミコフェノール酸モフェチル，ミゾリビンがあげられる。アザチオプリンに関しては白血球減少や肝障害で中止した症例があり，副作用の発症率が高く使用すべきでないとしている。

いずれの代謝拮抗薬も，図1に示すような2つの代謝経路をブロックする。ミコフェノール酸モフェチルとミゾリビンは*de novo* pathway(新生経路)のみに作用し，活性化リンパ球の細胞増殖を特異的に抑制する。アザチオプリンは，*de novo* pathway(新生経路)のみならず，*salvage* pathway(再利用経路)もブロックし，リンパ球以外の種々の細胞増殖も抑制する。

表1．併用できる可能性のある免疫抑制薬の種類

アルキル化薬	シクロホスファミド
プリン代謝拮抗薬 (核酸の合成を阻害する薬剤)	アザチオプリン(イムラン，アザニン) ミゾリビン(ブレディニン) ミコフェノール酸モフェチル(セルセプト)
カルシニューリン阻害薬 (サイトカインの産生阻害薬)	シクロスポリン(ネオーラル) タクロリムス水和物(プログラフ)

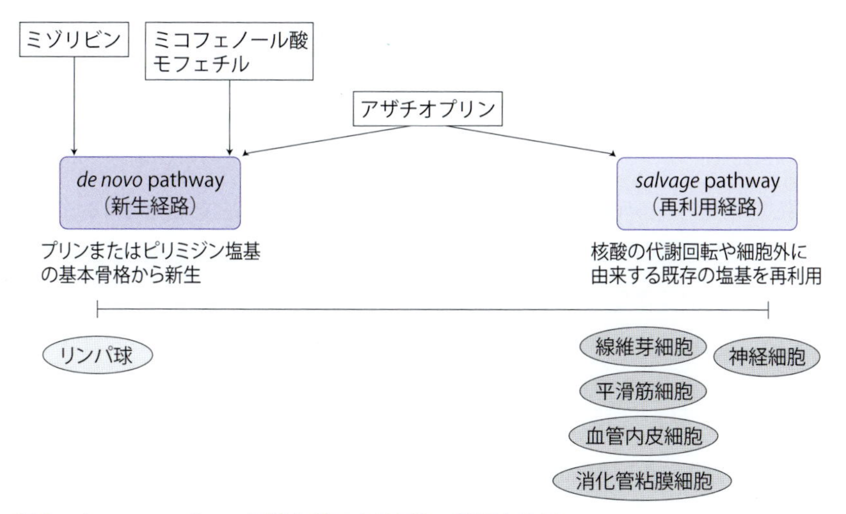

図 1．*de novo*，*salvage* 経路を利用する細胞の種類と差異

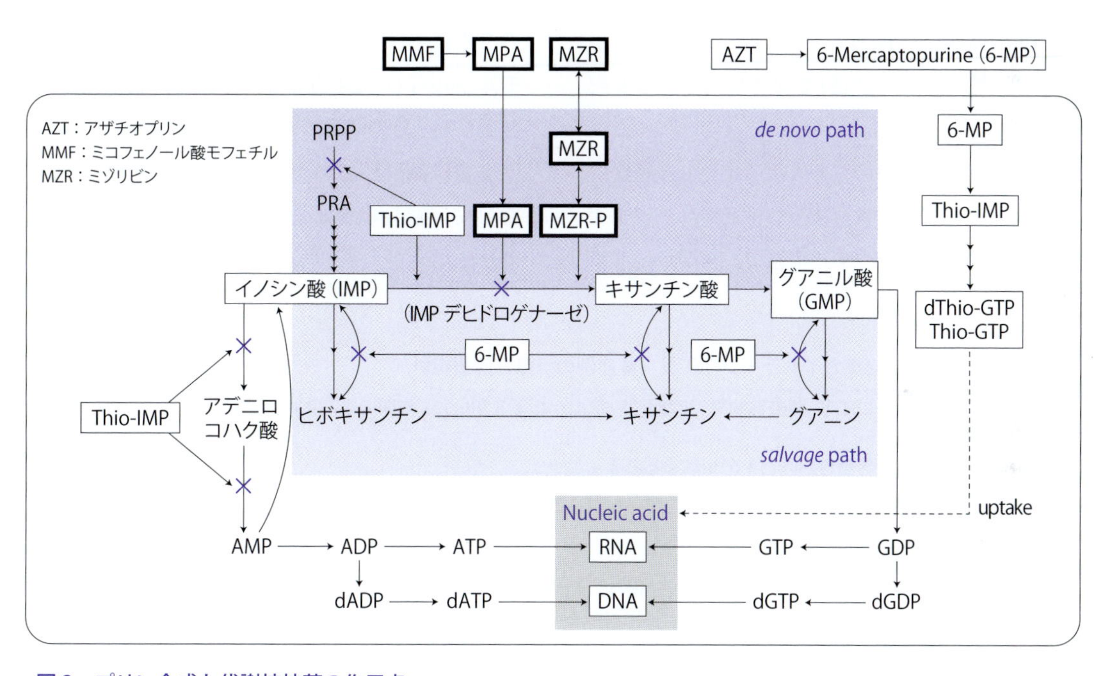

図 2．プリン合成と代謝拮抗薬の作用点

プリン代謝拮抗薬の作用部位は**図 2** に示すように，ミコフェノール酸モフェチルとミゾリビンはグアニル酸（GMP）の新規合成経路にあたるイノシン酸（IMP）からキサンチン酸を合成する IMP デヒドロゲナーゼに対し選択的に作用するが，ミゾリビンは競合的に，ミコフェノール酸モフェチルは非競合的に合成阻害する。一方，アザチオプリンはメルカプトプリン誘導体（6-MP, Thio-IMP）に代謝され細胞内に入るとアデノシンとグアノシンノの合成を阻害する。またプリン体として高分子核酸中にも取り込まれるため，細胞毒性が強く認められ，重篤な副作用としての骨髄抑制や肝細胞毒性が出現しやすい。

ステロイド薬＋ミゾリビンの併用療法の実際

小児

わが国では尿蛋白が軽減しない難治な小児例などに，副腎皮質ステロイドと免疫抑制薬の併用による多剤併用(カクテル)療法が行われてきた。「小児 IgA 腎症治療ガイドライン」[3]では，重症例は高度蛋白尿（早朝尿蛋白が 1 g/gCr 以上）または腎組織で半月体形成，硬化，癒着などを 80％以上に認めるか，半月形成を 30％以上の糸球体に認める場合である。このようなときには経口ステロイド薬（2 mg/kg から減量し，2 年間使用）に加え，免疫抑制薬アザチオプリン（2 mg/kg/日，最大量 100 mg/日）あるいはミゾリビン（4 mg/kg/日，最大 150 mg/日）を 2 年間投与すると記載されている（**表 2**）。

このガイドラインのもとになる小児 IgA 腎症における治療の検討では，ステロイド薬にアザチオプリンを併用したカクテル療法で，ステロイド単独に比べ蛋白尿減少率が有意であり，糸球体硬化も阻止できていたと報告されている[4]。さらに 10 年間の長期予後でも改善率に差がみられている[5]。また，アザチオプリンの副作用を軽減する目的で，IgA 腎症と診断された尿蛋白を認める 18 歳以下の未治療 23 例にミゾリビンを併用し，2 年間の経過観察を行ったところ尿蛋白 0.2 g/日以下になった例の蛋白消失率（尿蛋白が 0.2 g/日以下になった割合）は 80.4％に達し，腎生検組織での糸球体硬化を阻止できたことが報告されている[6]。

ミゾリビンを併用した比較検討も報告されており[7]，対象は 15 歳以下の小児 61 例を年代別に A 群：経口プレドニゾロン，B 群：ステロイドパルス療法，C 群：経口ステロイド薬＋ミゾリビンの 3 群に分け，全例ワルファリン，ジピリダーモルを投与し，24 カ月後の尿蛋白，組織変化を評価した。その結果，いずれの群も尿蛋白，血尿は有意に減少していた（$p < 0.05$）。組織変化において活動性病変は低下し，慢性病変は C 群で低かった。

表 2. 小児 IgA 腎症治療ガイドライン 1.0 版（重症例の治療）治療指針

治療は副腎皮質ステロイド，免疫抑制薬，抗凝固薬，抗血小板薬を用いた2 年間の多剤併用療法（カクテル療法）とする 本治療の実施には，腎臓専門医と十分相談すること ※薬物投与量は身長をもとにした標準体重により計算する
・副腎皮質ステロイド プレドニゾロン内服 1）2 mg/kg/ 日（最大量：80 mg/ 日）分3，連日投与，4 週間 2）その後，2mg/kg 分1，隔日投与とし，以後漸減中止 投与期間は原則2 年間とする
・免疫抑制薬 アザチオプリン（注1）またはミゾリビン（注1）内服 アザチオプリン：2 mg/kg/ 日（最大量：100mg/ 日）分1，2 年間 ミゾリビン：4mg/kg（最大量：150mg/ 日）分2，2 年間
・抗凝固薬 ワルファリンカリウム（注1）内服 朝分1，トロンボテストで20～50％となるよう投与量を調節 安全のために0.5～1 mg/ 日より開始すること 遮光して保管すること
・抗血小板薬 ジピリダモール内服 3mg/kg/ 日分3 で開始し，副作用がなければ1 週間後から6～7 mg/kg/ 日（最大量：300 mg/ 日）

注1：催奇形性があるので，妊娠可能年齢になった女児には十分に説明を行い，挙児希望がある場合は投与を中止すること

成人

成人IgA腎症に対するミゾリビンの有用性についても検討されている。Kanekoら[8]は，後ろ向き検討において口蓋扁桃摘出＋ステロイドパルス療法後にミゾリビンを12カ月間併用した42例で，尿蛋白，血尿の寛解率は6カ月後33.3％，12カ月後69.1％，24カ月時76.2％であり，腎機能もCKDステージG3の患者では開始時44.8 mL/分/1.73 m^2から24カ月時には57.6 mL/分/1.73 m^2に改善していた。その後，前向き研究も行われ[9]口蓋扁桃摘出後にステロイドパルス療法＋ミゾリビン群（34例）とミゾリビンを併用しない群（32例）で比較したところ両群の尿蛋白消失率に有意差は認めなかったが，腎機能保持効果に関しては1年後にミゾリビン併用群で腎機能の改善に有意差が認められた。

ミゾリビンを用いた前向き比較試験も実施されている。Mitaraiら[10]は，経口副腎皮質ステロイド＋ミゾリビン150 mg 1回投与群（平均年齢39歳：25例）：ミゾリビン投与群と，経口ステロイド薬のみ非投与群（平均年齢33歳：20例）を無作為に割り付けた。経口ステロイド薬は30 mgで開始し，2カ月ごとに5 mg減量，6カ月目には15 mgに減量して半年間使用後，開始1年後からは10 mgを1年間投与した（標準的な経口ステロイドの使い方）。治療期間は，2年間であった。各群，口蓋扁桃摘出3例と4例で，既に副腎皮質ステロイドによる治療を行っていたにもかかわらず，尿蛋白が持続する患者は3例含まれていた。プロトコルを図3に示す。

この結果，1年後の臨床的寛解はミゾリビン併用群が40％，非投与群で7％と，有意差（$p = 0.049$）を認めた（図4）。また腎機能が低下した症例はいずれの群でも1例ずつおり，腎機能には両群とも有意差は認められなかった。また，尿蛋白の減少がミゾリビン投与群で有意に減少していた。

この試験のなかで，筆者の所属していた施設から9例登録した。患者は全例20代，5例がステロイド単独群（A群），4例がミゾリビン併用群（B群）に振り分けられた[11]。尿蛋白の推移を図5に示すが，ステロイド単独群の1例に尿蛋白の増加を認め，ほかの治療を行うことになり脱落となった。

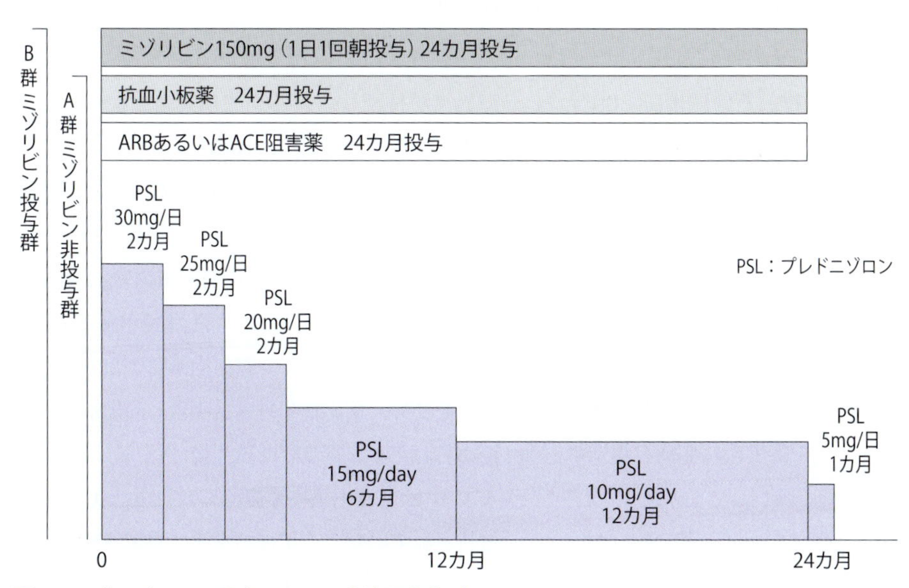

図3. ミゾリビンIgA腎症カクテル療法研究会プロトコル

Mitaraiら[10] 2015より引用

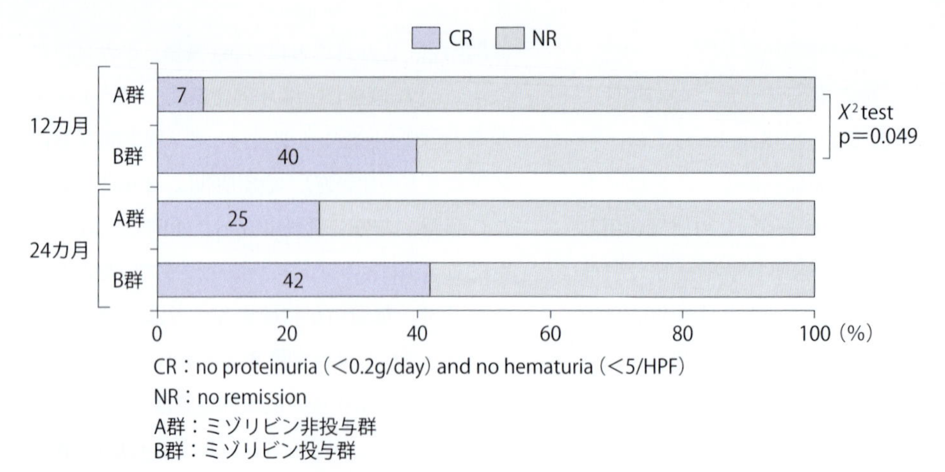

図 4. IgA 腎症に対するミゾリビンカクテル療法の寛解率　　Mitarai ら[10] 2015 より引用

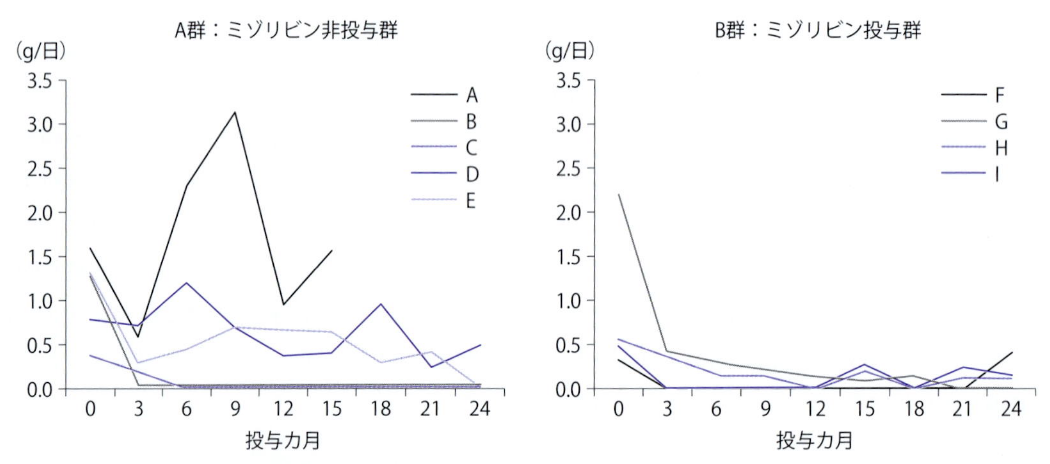

図 5. ミゾリビン投与群と非投与群の尿蛋白の推移（自施設症例の提示）

ステロイド単独群（A 群）では尿蛋白 1.09 ± 0.22 g/日で，脱落例を除き最終的尿蛋白は 0.18 ± 0.15 g/日であった。B 群のミゾリビン併用群では尿蛋白 0.9 ± 0.44 g/ 日で，4 例とも速やかに尿蛋白が減少し，ステロイドの減量を行っても尿蛋白が増加することはなく最終で 0.18 ± 0.09 g/日，腎機能も変わらなかった。

ミゾリビン併用群（B 群）で治療開始時尿蛋白が 2.21 g/日であった 23 歳男性の症例を提示する（**図 6**）。中学校の時，蛋白尿と血尿を指摘された。腎生検を施行せずステロイド薬の投与が行われたが，頭痛のため中止となりその後は放置していた。大学進学後，咽頭痛と肉眼的血尿を認め，尿異常が持続したため腎生検実施となった。入院時血圧が高めであり，ARB（ニューロタン®）投与され，血圧 120 / 73 mmHg となったが尿蛋白は減少しなかった。3 カ月後ミゾリビン投与群にエントリーとなった。開始時尿蛋白 2.21 g/ 日，CCr 84 mL/ 分 / 1.73 m^2，　尿沈渣 RBC 5 /HPF と血尿は軽微であった。腎生検所見として慢性化所見を認め，線維性半月体，癒着，硬化糸球体も認められた。ミゾリビン投与後，蛋白尿は軽快し，ミゾリビン血中最高濃度は，1.5 μg/mL 前後に維持されていた。2 年後の状態は臨床的寛解であり，腎機能は 79.3 mL/ 分 /1.73 m^2 であった。

Xie ら[12] は，副腎皮質ステロイドは使用せず

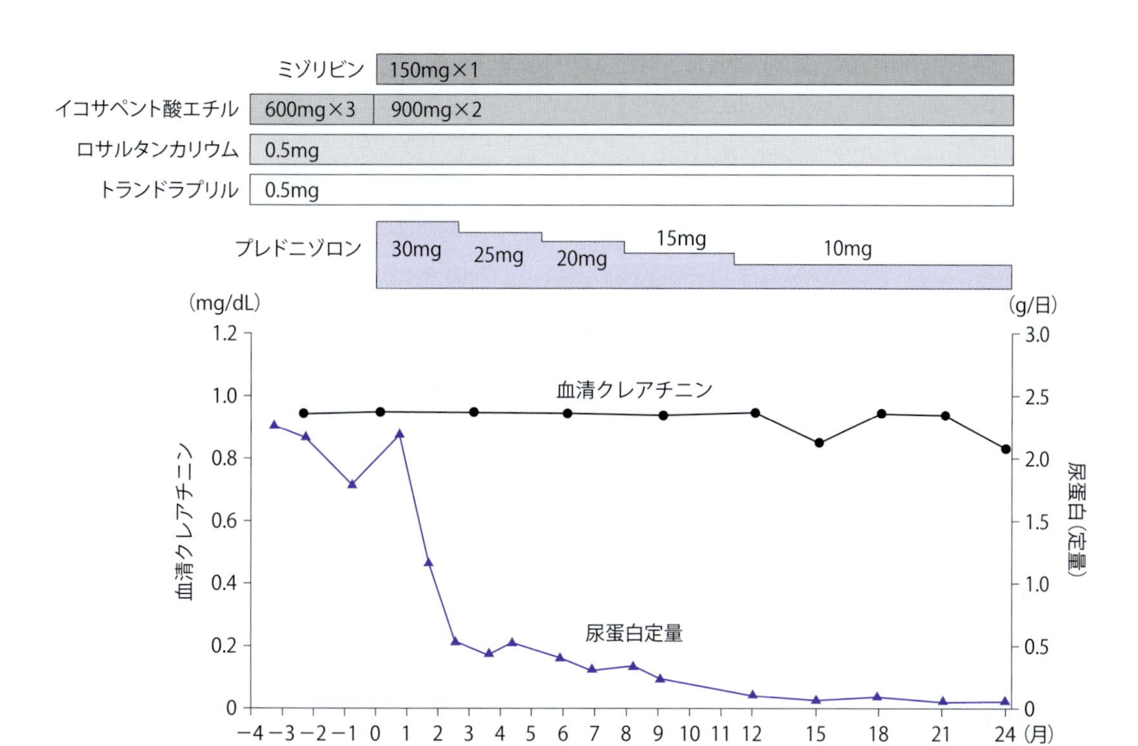

図6. ミゾリビンを投与し，尿異常改善に奏功したIgA腎症の1例

湯村[11] 2007より引用，一部改変

にRA系阻害薬とミゾリビン併用の無作為割り付け試験を報告している。RA系阻害薬（ロサルタン100 mg）単独群（30例），ミゾリビン（150～250 mg，分2）単独群（35例），ロサルタン＋ミゾリビン併用群（34例）の3群を比較している。1年後の尿蛋白はいずれの群も治療開始前に比べ有意に尿蛋白は減少していた。また，ロサルタン群に比較し，ミゾリビン単独群（$p < 0.05$），ミゾリビン併用群（$p < 0.01$）で有意であった（図7）。ミゾリビン投与による高尿酸血症がミゾリビン単独群とミゾリビン併用群の各群3例に認められたが，中止する症例はなかった。

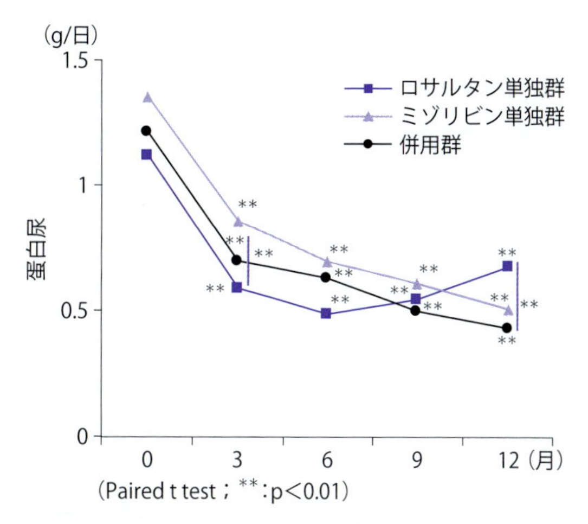

図7. ステロイド非投与でロサルタン，ミゾリビン投与による尿蛋白の経時的変化

Xieら[12] 2011より引用して作図

また近年，口蓋扁桃摘出術＋ステロイドパルス湯村療法が実施された70％以上の症例を対象として，ミゾリビンを無作為割り付け多施設オープン比較試験が報告されている[13]。方法はミゾリビン150 mg投与群（21例）（ミゾリビンは1年間投与で中止）と非投与群（21例）に分け，3年間の比較を行った。その結果，尿蛋白減少率に有意差は認めなかったが，血尿の消失では15カ月時点でミゾリビン投与群100％，非投与群53.3％とミゾリビン投与群で有意に高かった。ま

た最終観察時での血尿は有意ではないが，ミゾリビン投与群で減少が維持されていた。結果では，ミゾリビン併用による治療の効果に有意差を認めなかったとしているが，3年間経過観察を行い得た症例は，ミゾリビン投与群で9例，非投与群で15例のみであった。この試験は，サンプルサイズが小さく，口蓋扁桃摘出やステロイド薬も含めた治療が治験開始前に行われているなど，効果に差がつきにくく妥当な薬効評価はできないと考える。

なお，ここにあげた論文の検討では，腎機能の低下例は含まれていないが，ミゾリビンは腎排泄の薬物であり，腎機能低下例に使用する場合は，投与量の調整が必要である。

ミゾリビンの薬理作用

ミゾリビンのIgA腎症に対する腎組織評価も報告されている。ミゾリビンは糸球体硬化を抑制し，マクロファージ浸潤と平滑筋型αアクチンの発現抑制の所見を得て，ミゾリビンが直接的に間質の線維化抑制作用(オステオポンチン発現抑制，CD 68陽性細胞の浸潤抑制など)によりIgA腎症の進展を抑制していると考えられる[7]。また，ミゾリビン投与により，ステロイド抵抗性IgA腎症で間質への活性化マクロファージの浸潤抑制が減少したとの報告もある[14]。

このように，ミゾリビンはIgA腎症に対して寛解導入効果や組織学的な改善効果，免疫細胞への直接的な関与が示されている。ミゾリビン投与による重篤な副作用に関する報告はない。したがって，**難治性IgA腎症に対してミゾリビンが有用な症例もあり，ミゾリビン使用の選択肢も残しておくべきではないかと考える。**

ミコフェノール酸モフェチルのIgA腎症の使用に関しては「糸球体腎炎のためのKDIGO診療ガイドライン」のIgA腎症の治療でミコフェノール酸モフェチルの使用は推奨されていない。

(湯村 和子)

文 献

1) 日本腎臓学会，KDIGOガイドライン全訳版作成ワーキンググチーム(監訳)：糸球体腎炎のためのKDIGO診療ガイドライン．東京医学社，東京，2013
2) 厚生労働科学研究費補助金難治性疾患政策研究事業難治性腎疾患に関する調査研究班(編)：エビデンスに基づくIgA腎症診療ガイドライン2017．東京医学社，東京，95 - 100，2017
3) 日本小児腎臓病学会学術委員会小委員会.「小児IgA腎症治療ガイドライン1.0版」2007 . http://www.jspn.jp/file/pdf/Iga.pdf(2018. 7. 10アクセス)
4) Yoshikawa N, Honda M, Iijima K, et al.：Steroid treatment for severe childhood IgA nephropathy：a randomized, controlled Trial. Clin J Am Soc Nephrol 1(3)：511 - 517 , 2006
5) Kamei K, Nakanishi K, Ito S, et al.：Long-term results of a randomized controlled trial in childhood IgA nephropathy. Clin J Am Soc Nephrol 6(6)：1301 - 1307, 2011
6) Yoshikawa N, Nakanishi K, Ishikura K, et al.：Combination therapy with mizoribine for severe childhood IgA nephropathy : a pilot study. Pediatr Nephrol 23(5)：757 - 763 , 2008
7) Kawasaki Y, Hosoya M, Suzuki J, et al.：Efficacy of multidrug therapy combined with mizoribine in children with diffuse IgA nephropathy in comparison with multidrug therapy without mizoribine and with methylprednisolone pulse therapy. Am J Nephrol 24(6)：576 - 581 , 2004
8) Kaneko T, Hirama A,UedaK, et al.：Methylprednisolone pulse therapy combined with mizoribine following tonsillectomy for immunoglobulin A nephropathy: clinical remission rate, steroid sparing effect, and maintenance of renal function. Clin Exp Nephrol 15(1)：75 - 78 , 2011
9) Kaneko T, Arai M, lkeda M, et al.：Comparison of immunosuppressive therapies for IgA nephropathy after tonsillectomy：three-course versus one-course steroid pulse combined with mizoribine. Int Urol Nephrol 47(11)：1823 - 1830 , 2015
10) Mitarai T, Iwano M, Shiki H, et al.：Prospective randomized trial of treatment for adult patients with intermediate-severity IgA nephropathy using multiple-drug combined therapy with or without Mizoribine (MZR). 新薬と治療 64(1)：3 - 14 , 2015
11) 湯村和子：IgA腎症患者にミゾリビンを投与し，尿異常改善に奏功した2例．炎症と免疫 15(2)：263 - 270, 2007
12) Xie Y, Huang S, Wang L, et al.：Efficacy and safety of mizoribine combined with losartan in the treatment of IgA nephropathy: a multicenter, randomized, controlled study. A m J Med Sci 341(5)：367 - 372 , 2011
13) Hirai K, Ookawara S, Kitano T, et al.：Efficacy and safety of adding mizoribine to standard treatment in patients with immunoglobulin A nephropathy: A randomized controlled trial. Kidney Res Clin Pract 36(2)：159 - 166 , 2017
14) Ikezumi Y, Suzuki T, Karasawa T, et al.：Use of mizoribine as a rescue drug for steroid-resistant pediatric IgA nephropathy. Pediatr Nephrol 23(4)：645 - 650 , 2008

IgA腎症に対するさまざまな治療：RA系阻害薬

はじめに

IgA腎症を含む慢性糸球体腎炎の進行にはレニンアンジオテンシン系（renin-angiotensin：RA系）の亢進が強くかかわっており，その経路を抑えるRA系阻害薬に腎保護効果があることは既知の事実である。実際に**RA系阻害薬**であるアンジオテンシン変換酵素（angiotensin converting enzyme：ACE）阻害薬，アンジオテンシンII受容体拮抗薬（angiotensin receptor blockers：ARB）は**蛋白尿を認める慢性腎臓病に伴う高血圧の第1選択薬**である。IgA腎症の治療にも有用なことは多くの論文で報告されており，本項ではこれまでのエビデンスから，その使用の実践に関してを概説する。

RA系の腎障害機序

RA系のなかでもアンジオテンシンIIは，全身血圧のみでなく糸球体の血行動態にも大きく関与する。腎血管の直接的収縮作用や，腎のノルアドレナリン作動性の交感神経活動の亢進により腎血流を減少させ，近位尿細管でのNa再吸収の増大とアルドステロンの分泌を促進し，体液貯留を促す。また，腎組織に対しても輸出細動脈の血管収縮を促進することで血管抵抗を増大させ，糸球体高血圧を引き起こすほか，メサンギウム細胞における transforming growth factor-β（TGF-β）の発現や細胞外マトリックスの産生亢進を促し，糸球体障害・尿細管の線維化を引き起こすといわれている[1]。

RA系はまずレニンがアンジオテンシノーゲンに作用し，アンジオテンシンIを切り出す。アンジオテンシンIはACEによって切断されアンジオテンシンIIを生じる（図）。アンジオテンシンIIは腎組織においても認められ，全身的なRA系と別に固有に腎に作用していることがわかっている。IgA腎症を含む慢性糸球体腎炎ではアンジオ

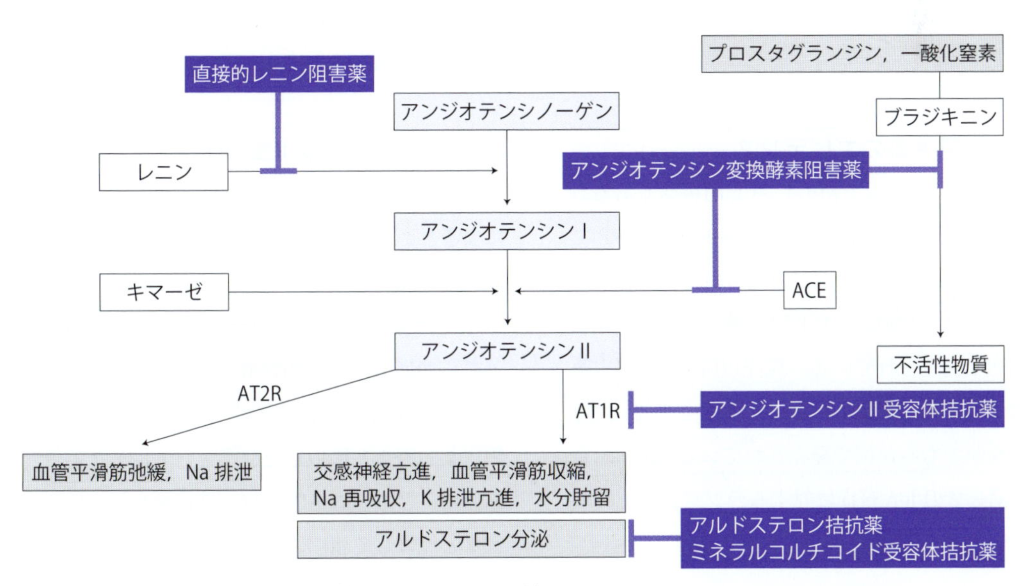

図．レニン・アンジオテンシン・アルドステロン経路図（キニン・カリクレイン経路の一部を含む）

テンシンⅡによる輸出細動脈の収縮による糸球体高血圧に加え，糸球体硬化に伴い残存ネフロンの減少を認め糸球体高血圧が増悪しやすい病態を呈しているほかに，腎固有の RA 系の影響による，糸球体・尿細管障害を惹起している[1)]。RA 系を阻害することで腎保護効果が得られることが期待されるが，RA 系阻害薬は大きく分けて 4 種類あり，ACE 阻害薬はアンジオテンシンⅡの産生を抑え，ARB はアンジオテンシンⅡのタイプⅠ受容体(angiotensin type 1 receptor：AT 1 R) を阻害することによりアルドステロンの分泌を抑制する。

また，直接的レニン阻害薬（アリスキレンフマル酸塩）は最上流であるレニンを阻害し，アルドステロン拮抗薬（スピロノラクトン），ミネラロコルチコイド受容体拮抗薬（エプレレノン）はアンジオテンシンⅡにより分泌されるアルドステロン，すなわち最下流を阻害する薬剤である（図）。

RA 系阻害薬の作用機序については，まず IgA 腎症の主要なリスクファクターの一つである高血圧に対して全身血圧を下げることである。さらに，**アンジオテンシンⅡの腎固有に対する作用に拮抗し輸出細動脈拡張を促進することで，糸球体内圧の減少効果による腎保護効果，糸球体・尿細管障害の抑制効果を発揮し，蛋白尿の減少効果**につながっている。

RA 系阻害薬のエビデンス

1983 年，わが国で初めて ACE 阻害薬であるカプトプリルが発売され，その後 1998 年に ARB であるロサルタンカリウムが発売された。それから現在までに 12 種類の ACE 阻害薬，7 種類の ARB が国内で発売されている。発売以降 RA 系阻害薬の腎保護効果に関しては数多く報告されており，そのなかでもわが国で発売されている RA 系阻害薬に関しての IgA 腎症に対するランダム化比較試験を表に示す[2～13)]。

アンジオテンシン変換酵素（ACE）阻害薬

ACE 阻害薬は Cheng ら[3)]の長時間タイプの β -blocker であるナドロールとカプトプリルの比較で有意性を示せなかった報告以外，3 年以内の短期試験において蛋白尿減少効果を Ca 拮抗薬もしくはプラセボと比較し有意に得られたと報告している[2, 5～7)]。これらの報告では腎機能保持効果に関して有意性を示すことができなかったが，IgA 腎症は緩徐に進行する疾患であることを考慮すると観察期間が短期であった影響による結果と考えられる。一方，70 カ月超の長期試験である Praga らの報告[4)]によると，ベースラインの血清 Cr 1.5 mg/dL 以下で蛋白尿 0.5 g/ 日以上認めた 44 例を対象に，**腎機能保護効果**に関してベースラインから 50％の Cr 上昇到達をエンドポイントとした Kaplan-Meyer 曲線における **7 年間の経過で，累積生存率はエナラプリル（40 mg）使用群の 92％に対し非使用群は 55％であり，エナラプリル使用群が有意（$p < 0.05$）に高値**であった。また，蛋白尿減少効果に関しては，単変量解析において腎生存にかかわる因子を蛋白尿減少とエナラプリルの使用としている。これらの報告はどれも平均 CCr が 90 ～ 120 mL/ 分 / 1.73 m^2 と腎機能が保たれており，平均蛋白尿が 1 ～ 2 g/ 日程度と蛋白尿も中～高度である症例が多い。

アンジオテンシンⅡ受容体拮抗薬（ARB）

ARB に関する Li ら[9)]と Nakamura ら[7)]の報告によると平均 Ccr は Li らが 87mL/ 分 /1.73m^2（対照は 78 mL/m 分 / 1.73 m^2，$p = 0.29$），Nakamura らが両群ともに 100 mL/分/ 1.73 m^2 以上とどちらの研究も比較的腎機能が保たれ，蛋白尿も 2 g/ 日前後と中～高度認めている。前述の ACE 阻害薬の報告と類似した症例を対象にした報告であるが，どちらも ARB が Ca 拮抗薬もしくはプラセボと比較して蛋白尿減少効果が優れていたと報告している。また，Nakamura らの報告は 3 カ月の短期間観察であったため腎機能保持に有意差はな

表．RA系阻害薬のランダム化比較試験

筆頭著者	治療	対象群の治療	症例数	観察期間	開始時腎機能	開始時尿蛋白	蛋白尿減少効果	腎機能保持効果
	ACE阻害薬	Control						
Bannister KM[2]	エナラプリル	ニフェジピン	13 vs 10	12カ月	30＜GFR＜90 mL/分	記載なし	ACE阻害薬＞Ca拮抗薬	ACE阻害薬＝Ca拮抗薬
Cheng IKP[3]	カプトプリル	ナドロール	12 vs 16	36カ月	0.12＜SCr＜0.4 mmol/L	＞1.0 g/日	ACE阻害薬＝β blocker	ACE阻害薬＝β blocker
Praga M[4]	エナラプリル	ほかの降圧剤	23 vs 21	78 vs 74カ月	SCr≦1.5 mg/dL	≧0.5 g/日	記載なし	ACE阻害薬＞others
Coppo R[5]	ベナゼプリル	プラセボ	32 vs 34	35 vs 38カ月	CCr＞50 mL/分	1〜3.4 g/日	ACE阻害薬＞プラセボ	ACE阻害薬＝プラセボ
Kanno Y[6]	テモカプリル or トランドラプリル	アムロジピン	26 vs 23	3年	1.07 vs 1.18 mg/dL	1.09 vs 1.10 g/日	ACE阻害薬＞Ca拮抗薬	ACE阻害薬＝Ca拮抗薬
Nakamura T[7]	トランドラプリル	プラセボ	8 vs 8	3カ月	CCr＞80 mL/分	＜3 g/日	ACE阻害薬＞プラセボ	ACE阻害薬＝プラセボ
	ARB	Control						
Park HC[8]	ロサルタン	アムロジピン	20 vs 16	12週	SCr＜3.0 mg/dL	＞1 g/日	ARB＞Ca拮抗薬	記載なし
Li PK[9]	バルサルタン	プラセボ	54 vs 55	104週	SCr＜2.8 mg/dL	＞1 g/日	ARB＞Ca拮抗薬	ARB＞Ca拮抗薬
Nakamura T[7]	カンデサルタン	Verapamil	8 vs 8	3カ月	CCr＞80 ml/分	＜3 g/日	ARB＞Ca拮抗薬	ARB=Ca拮抗薬
	ACE阻害薬	ARB						
Nakamura T[7]	トランドラプリル	カンデサルタン	8 vs 8	3カ月	CCr＞80 mL/分	＜3 g/日	ACE阻害薬＝ARB	ACE阻害薬＝ARB
Russo D[10]	エナラプリル	ロサルタン	10 CO	8週ずつ内服	CCr＞80 mL/分	1〜3 g/日	ACE阻害薬＝ARB	記載なし
Nakamura T[12]	テモカプリル	オルメサルタン	8 vs 8	3カ月	1.0 vs 1.1 mg/dL	2.0 vs 2.0 g/日	ACE阻害薬＝ARB	ACE阻害薬＝ARB
Horita Y[11]	テモカプリル	ロサルタン	14 vs 16	12カ月	CCr＞50 mL/分	0.4〜1.6 g/日	ACE阻害薬＝ARB	ACE阻害薬＝ARB
	ACE阻害薬 and ARB	ACE阻害薬 or ARB						
Russo D[10]	エナラプリル＋ロサルタン	エナラプリル	10 CO	8週ずつ内服	CCr＞80 mL/分	1〜3 g/日	併用＞ACE阻害薬	記載なし
		ロサルタン	10 CO	8週ずつ内服	CCr＞80 mL/分	1〜3 g/日	併用＞ARB	記載なし
Nakamura T[12]	テモカプリル＋オルメサルタン	テモカプリル	8 vs 8	3カ月	1.1 vs 1.1 mg/dL	1.9 vs 2.0 g/日	併用＞ACE阻害薬	記載なし
		オルメサルタン	8 vs 8	3カ月	1.1 vs 1.0 mg/dL	1.9 vs 2.0 g/日	併用＞ARB	記載なし
Horita Y[11]	テモカプリル＋ロサルタン	テモカプリル	13 vs 14	12カ月	CCr＞50 mL/分	0.4〜1.6 g/日	併用＞ACE阻害薬	併用＝ACE阻害薬
		ロサルタン	13 vs 16	12カ月	CCr＞50 mL/分	0.4〜1.6 g/日	併用＞ARB	併用＝ARB
	DRI	Control						
Szeto CC[13]	アリスキレン	プラセボ	22 CO	16週ずつ内服	eGFR＞30 mL/分	＞1 g/日	DRI＞プラセボ	DRI= プラセボ

CO：Cross Over, DRI: Direct Renin Inhibitors

かったが，Liらの報告ではARB群で開始時腎機能に有意差はないがやや良好であったというバイアスは含んでいるものの，55カ月にわたる長期報告において腎機能保持効果が優れていた。Parkらの報告[8]によると，平均CCrは63 mL/分/1.73 m^{2}と既に腎機能が低下している症例も多く含まれているが，12週間の蛋白尿減少効果はアムロジピン(5 mg)群が2.1 g/日から2.2 g/日と変化がないのに対し，ロサルタン(50 mg)群で2.3 g/日から1.2g/日と有意($p < 0.05$)に減少していた。また，腎機能は両群ともに変化なかった。

このように**ARBはACE阻害薬と同様に腎機能が保持されている症例においては短期間で蛋白尿減少効果に優れ，長期間の報告では腎機能保護効果も報告されているのに加え，腎機能低下症例に関しても蛋白尿減少効果が報告**されている。

アンジオテンシン変換酵素（ACE）阻害薬とアンジオテンシンⅡ受容体拮抗薬（ARB）

実際にACE阻害薬とARBを比較したランダム化比較試験では，前述のNakamuraらの報告のなかでトランドラプリル(2 mg)とカンデサルタン(8 mg)も比較しているが，蛋白尿減少効果，腎機能保持効果ともに同等であったと報告している[7]。またこの研究では糸球体障害マーカーとして尿中のポドサイトを測定し，トランドラプリル，カンデサルタンとも同等に，Ca拮抗薬，プラセボと比較し優位に低下させると報告している。

Russoらの報告によると，平均CCr 110 mL/分/1.73 m^2，平均蛋白尿1.5 g/日の症例に対してエナラプリル(10 mg，20 mg)とロサルタン(50 mg，100 mg)，2剤併用のクロスオーバー試験を行っているが，ACE阻害薬とARBは同等に蛋白尿を低下させるとしている。これら2剤はそれぞれ容量依存に蛋白尿を減少させることはなかったが，2剤併用によりその蛋白尿減少効果は更に高まり，また容量依存性が出現したことも確認されている[10]。Nakamuraらは正常血圧の平均CCr 90 mL/分/1.73 m^{2}の症例にテモカプリル(2 mg)かオルメサルタン(10 mg)を投与し3カ月後の蛋白尿減少効果を調べたところ，テモカプリル群で2.0 g/日から1.3 g/日，オルメサルタン群で1.9 g/日から1.5 g/日と両群とも同等かつ優位な減少効果があったことを報告している[11]。またこの報告でも併用群との比較を行っているが，併用群では1.9 g/日から0.8 g/日とその減少効果は単独群と比較して優位に増強されたとしている。さらに尿細管間質障害のマーカーとして尿中L型脂肪酸欠乏蛋白(liver type fatty acid-binding protein：L-FABP)と遺伝子損傷，酸化ストレスマーカーとして尿中8-hydroxydeoxy-guanosine(8-OHdG)を測定し，治療前後で優位に，特に併用群で強く低下したと報告している。Horitaらの報告[11]によると，正常血圧を呈する平均GFR 90 mL/分/1.73 m^{2}弱の症例における1年間の観察期間で蛋白尿減少効果を調べたところ，テモカプリル(1mg)群が0.6g/日から0.3g/日で47.9％の低下，ロサルタン(12.5 mg)群が0.8 g/日から0.44 g/日で40.9％の低下と，どちらも同等に減少させた。この報告においても併用群で0.80 g/日から0.23 g/日で72.2％の蛋白尿減少率で効果が増強している。

これらの報告から**ACE阻害薬とARBは同等の効果であり，併用することでその効果が増強されることがわかる**。さらに，Horitaらはアルドステロンブレークスルー現象が約50％の症例に発症しており，ACE阻害薬とARBの単独使用では優位に蛋白尿減少効果が低下し，併用群においては低下していないと報告している[11]。

アルドステロンブレークスルー現象

アルドステロンブレークスルー現象とは，ACE阻害薬とARBの使用によりRA系を介したアルドステロンが抑制されるが，約半年程度でアルドステロンの血中濃度が再上昇する現象である。これはアルドステロンの低下に伴いネガティブフィードバックが起き，その他の経路（プロレニンを介するMAP Kinaseカスケード，ACE阻害薬で抑制されないキマーゼ経路など）を介してアルドステロンが分泌されることである。また，アルドステロンブレークスルー現象はアルドステロンを直接阻害するアルドステロン拮抗薬（スピロノラクトン）やミネラロコルチコイド受容体拮抗薬（エプレレノン）やレニンのみならずプロレニンを介する経路も遮断できる直接的レニン阻害薬（アリスキレンフマル酸塩）の効果が得られると考えられるが，関連する報告は未だない。

直接的レニン阻害薬

アリスキレンフマル酸塩に関しては，Szetoらが，アルドステロンブレークスルー現象には言及していないものの，ACE阻害薬，ARBを内服にもかかわらず1 g/gCre以上の蛋白尿が持続する症例に対しアリスキレンフマル酸塩（300 mg）とプラセボのクロスオーバー試験を行った。その結果，蛋白尿は平均1.76 g/gCrから4週間後1.03 g/gCrと優位（$p < 0.0001$）に低下し，観察期間である16週まで低下したままであった。腎機能は平均eGFR 57.2 mL/分1.73 m^2とベースラインで既に低下している症例であったが，2週間後eGFR 54.8 mL/分/1.73 m^2と 優位（$p = 0.013$）に低下したもののその後は横ばいで経過し，16週目，20週目には若干回復し有意差は消失している。

症例におけるRA系阻害薬の使い方

RA系阻害薬には多くのエビデンスが報告されているが，実臨床においてどのように使用すべきかについて解説する。

ACE阻害薬もしくはARBどちらを使用すべきか？

ACE阻害薬とARBの大きな違いは，ACE阻害薬はアンジオテンシンⅡのもう一方の経路であるキマーゼ経路をブロックできないため完全にアンジオテンシンⅡの作用を阻害できない。AT 1受容体選択性ではないため，血管拡張，血圧低下に働くAT 2受容体の作用も低下させるが，ブラジキニンの分解を抑制することにより，プロスタグランジンや一酸化窒素の産生亢進を促し，血管拡張，血圧低下や抗炎症作用を有する（図）。ARBは受容体レベルでの阻害であり，キマーゼ経路からの刺激もブロックできるほか，AT 1受容体の選択性が高くAT 1受容体を特異的に阻害し，更にAT 2受容体に結合することで血管拡張などの作用を強めるが，ブラジキニン分解抑制による血管拡張効果などはない。このように経路の阻害するポイントにより作用は異なるが，**どちらもIgA腎症に対しては同等の効果があるという位置づけであり，それぞれの薬理効果以外にも薬価，降圧効果，併用薬（合剤の有無）などを考慮して使用**すべきである。

容量依存性に使うべきか併用すべきか？

Tominoらは，正常血圧のIgA腎症25例にオルメサルタンを5 mgから開始し，40 mgまで4週ごとに低血圧がない場合は段階的に増量したところ，CCrは100 mL/分/1.73 m^2で不変で，蛋白尿は1.09 g/gCrから16週目で56.2％の減少が得られ，この蛋白尿減少効果は降圧効果と無関係であったと報告している[14]。Joらの報告によると，正常血圧，正常腎機能のIgA腎症患者をバルサルタン80 mg（20例），バルサルタン40 mg（23例）に分けて24週間にわたり比較したところ，血圧，腎機能は不変であったが，24週目の蛋白尿は80 mg投与群において0.68 g/gCrから0.38 g/gCrと有意（$p < 0.001$）に低下し，40 mg投与群においても0.57 g/gCrから0.42 g/gCrと有意（$p = 0.015$）に低下した。両群の低下率はそれぞれ41.3％と21.1％で，80 mg投与群のほうが2倍近く低下率は高かっ

たものの同等（$p = 0.358$）であったと報告している[15]。表のランダム化比較試験のなかでは併用のほうがACE阻害薬・ARBそれぞれ単剤より蛋白尿減少効果は得られていると報告されており，容量依存性についてはRussoらの報告[10]がある。この報告はエナラプリル10mgと20mgの比較，ロサルタン50mgと100mgの比較，更に併用のそれぞれ10＋50mgと20＋100mgの比較であるが，単剤群では増量しても蛋白尿減少効果は増強していないのに対し，併用群ではそれぞれの単剤より効果が増強している。表のSzetoらの報告[13]もACE阻害薬もしくはARBとアリスキレンフマル酸塩300mgとの併用により蛋白尿増強効果を報告している。このようにランダム化比較試験では，併用療法のほうが蛋白尿減少効果に関して優れているが，長期予後においての優位性は証明されておらず，また症例数が少ない報告が多いことより適切なデザインによる大規模の前向き研究が望まれる。

どのような患者に使用すべきか？

蛋白尿を認めるIgA腎症に高血圧を伴う患者でRA系阻害薬は第1選択薬であるが，正常血圧の症例ではどうであろうか？　前述のTominoらやJoらの正常血圧症例を対象とした報告のほかに，表のなかでもBannisterら[2]，Nakamuraら[7, 12]，Russoら[10]，Horitaら[11]の報告も正常血圧症例を対象としている。これらはACE阻害薬，ARB少量投与において全身の降圧を必要最小限にとどめたうえでの蛋白尿減少効果を報告しており，正常血圧症例も血圧をモニタリングし，腎保護目的に使用するのが好ましいといえる。

腎機能に関しては表のACE阻害薬の論文はどれも比較的腎機能のよい症例に投与されており，安全に使用できている。ARBの報告でも同様のことがいえ，Parkら[8]の腎機能低下症例を含む報告でロサルタン50mg投与にてベースラインの平均CCr 63 mL/分/1.73 m^2から12週後62 mL/分/1.73 m^2と腎機能の低下はなく，血清カリウム値は4.3 mEq/Lから4.2 mEq/Lと上昇はなく安全に使用できている。またSzetoらの報告[13]でも，eGFR＞30 mL/分/1.73 m^2の症例で平均eGFR 57.9 mL/分/1.73 m^2と腎機能低下症例も含まれているが，アリスキレンフマル酸塩300mgの追加投与で一時腎機能は有意に低下するも最終的には回復し，また6.0 mEq/Lを超える重篤な高カリウム症例はなかったと報告している。

このように正常腎機能症例のみでなく，腎機能低下症例でも安全に使用されている報告はあり，腎機能やカリウムをモニタリングしながら，病態的には残存ネフロンの減少に伴う糸球体高血圧が強く起きている腎機能低下症例でも慎重に使用したい。

蛋白尿に関しては表のランダム化比較試験のほとんどが平均蛋白尿1g/日を超えている報告であるが，Horitaらの報告のみ1g/日以下の報告でテモカプリル，ロサルタン，2剤の併用，すべて有意な蛋白尿減少効果を報告している。「KDIGOガイドライン」や「エビデンスに基づくIgA腎症診療ガイドライン2017」においても表の論文の多くが使用されており，1g/日以上の症例は推奨され，0.5～1.0g/日の症例も使用が望ましいとしている。

このように，血圧，腎機能，尿蛋白量などに限らず，腎保護という観点からも広く使用が推奨されるといえる。

投与における注意点

腎機能低下症例にはもちろんのこと，増量時や併用時の高カリウム血症には十分注意を要する。ACE阻害薬はブラジキニンの蓄積を促し空咳が誘発される。また若年女性に投与する際には催奇形性があることに注意されたい。

おわりに

RA系阻害薬はIgA腎症の活動性の抑制を目的とする口蓋扁桃摘出術やステロイド治療と別に，残存糸球体の保護を目的として主に使用される。IgA腎症は若年で好発することから，その後長期間腎機能を保持しなければならない症例が多い疾患である。加齢でもネフロンは減少し，高齢者になれば動脈硬化も進行する。全身疾患や癌などをきたすこともあり，その検査・治療などさまざまな腎臓への負担が訪れることを考慮すると，長期間のネフロン保持を目的にRA系阻害薬は積極的かつ長期的に使用すべき薬剤であると考える。

（森山 能仁）

文献

1) Lai KN, Leug JCK：Renin-Angiotensin system. Lai KN(ed)：Recent Advances in IgA nephropathy, 289-308, World Scientific, 2008
2) Bannister K, Weaver A, Clarkson AR, et al.：Effect of angiotensin-converting enzyme and calcium channel Inhibition on progression of IgA nephropathy. Contrib Nephrol 111 : 184-193, 1995
3) Cheng IKP, Fang GX, Wong MC, et al.：A randomized prospective comparison of nadolol, captopril with or without ticlopidine on disease progression in IgA nephropathy. Nephrology 4：19-26, 1998
4) Praga M, Gutiérrez E, González E, et al.：Treatment of IgA nephropathy with ACE inhibitors: a randomized and controlled trial. J Am Soc Nephrol 14(6)：1578-1583, 2003
5) Coppo R, Peruzzi L, Amore A, et al.：IgACE: a placebo-controlled, randomized trial of angiotensin-converting enzyme inhibitors in children and young people with IgA nephropathy and moderate proteinuria. J Am Soc Nephrol 18(6)：1880-1888, 2007
6) Kanno Y, Okada H, Yamaji J, et al.：Angiotensin-converting-enzyme inhibitors slow renal decline in IgA nephropathy, independent of tubulointerstital fibrosis at presentation. Q J M 98(3)：199-203, 2005
7) Nakamura T, Ushiyama C, Suzuki S, et al.：Effects of angiotensin-converting enzyme inhibitor, angiotensin II receptor antagonist and calcium antagonist on urinary podocytes in patients with IgA nephropathy. Am J Nephrol 20(5)：373-379, 2000
8) Park HC, Xu ZG, Choi S, et al.：Effect of losartan and amlodipine on proteinuria and transforming growth factor-bete 1 in patients with IgA nephropathy. Nephrol Dial Transplant 18(6)：1115-1121, 2003
9) Li PK, Leung CB, Chow KM, et al.：Hong Kong study using valsartan in IgA nephropathy (HKVIN) : a double-blind, randomized, placebo-controlled study. Am J Kidney Dis 47(5)：751-760, 2006
10) Russo D, Minutolo R, Pisani A, et al.：Coadministration of losartan and enalapril exerts additive antiproteinuric effect in IgA nephropathy. Am J Kidney Dis 38(1)：18-25, 2001
11) Horita Y, Taura K, Taguchi T, et al.：Aldosterone breakthrough during therapy with angiotensin-converting enzyme inhibitors and angiotensin II receptor blockers in proteinuric patients with immunoglobulin A nephropathy. Nephrology 11(5)：462-466, 2006
12) Nakamura T, Inoue T, Sugaya T, et al.：Beneficial effects of olmesartan and temocapril on urinary liver-type fatty acid binding protein levels in normotensive patients with immunoglobulin A nephropathy. Am J Hypertens 20(11)：1195-1201, 2007
13) Szeto CC, Kwan BC, Chow KM, et al.：The safety and short-term efficacy of aliskiren in the treatment of immunoglobulin a nephropathy- a randomized cross-over study. PLos One 8(5)：e 62736, 2013
14) Tomino Y, Kawamura T, Kimura K, et al.：Antiproteinuric effect of olmesartan in patients with IgA nephropathy. J Nephrol 22(2)：224-231, 2009
15) Jo YI, Na HY, Moon JY, et al.：Effect of low-dose valsartan on proteinuria in normotensive immunoglobulin A nephropathy with minimal proteinuria: a randomized trial. Korean J Intern Med 31(2)：335-343, 2016

参考にした二次資料

・厚生労働省科学研究費補助金難治性疾患等政策研究事業（難治性疾患政策研究事業）難治性腎疾患に関する調査研究班（編）：エビデンスに基づくIgA腎症診療ガイドライン2017．東京医学社，東京，2017
・KDIGO Clinical Practice Guideline for Glomerulonephritis, Chapter 10：Immunoglobulin A nephropathy, 209-217, Kidney Int (Supple 2), 2012

IgA腎症に対するさまざまな治療：抗血小板薬

IgA腎症における抗血小板薬（ジピリダモール，ジラゼプ塩酸塩水和物）の治療は，「IgA腎症診療ガイドライン2014」において推奨グレードＣ１（科学的根拠は弱いが行うよう勧められる）とされている[1]。「IgA腎症診療ガイドライン2017」では推奨グレード２Ｃ（弱く推奨し，効果の推定値に対する確信は限定的である）とされ，治療の選択肢としてよいとされている[2]。2014年，2017年とも本文は同じである。また，わが国では魚油も血小板凝集抑制作用があることから抗血小板薬（脂質異常症薬）として保険適用になっている。IgA腎症における抗血小板薬による治療は，ネフローゼ症候群などの腎疾患に対して広く行われていた薬物治療で，ステロイド薬による治療が導入される前から，唯一の治療として行われていた。

抗血小板薬はジピリダモール（ペルサンチン®），ジラゼプ塩酸塩水和物（コメリアン®）などがあり，近年ではEBMが示されている魚油イコサペント酸エチル（エパデール）がある。魚油（n-３系脂肪酸）は，腎保護効果を評価したランダム化比較試験は少数小規模で有効性は一定の見解はないとしているが，IgA腎症の予後を改善する可能性があり，治療選択肢として検討してよい（推奨度グレード２C）。ジピリダモール（ペルサンチン®）は糸球体腎炎に対して，ジラゼプ塩酸塩水和物（コメリアン®）は唯一IgA腎症に対して保険適用されている抗血小板薬である。

抗血小板薬の作用機序

糸球体腎炎が起こる（血管内皮細胞の損傷，基底膜コラーゲンの露出，免疫複合体，補体の活性化など）と血小板が活性化され，血小板活性化因子のplatelet activating factor（PAF）によりセロトニン，thromboxane A２（TXA２），platelet-derived growth factor（PDGF）などの血小板由来成長因子が出される。その結果，炎症細胞遊走を誘導し，さまざまな成長因子やサイトカインを放出したうえで糸球体基底膜透過性亢進，糸球体細胞の増殖や糸球体硬化促進が起こるといわれている。

血小板にはGTPからcGMPを介してGMPが放出される経路があるが，特にジピリダモールはホスホジエステラーゼ５（PDE5）の作用を抑制し，cGMPを増加させることによって血小板放出反応を抑制する。また，血管内皮細胞からのプロスタグランジンＩ２の産生を促進して血小板凝集を抑制する。

ジラゼプ塩酸塩水和物はアデノシンがアデノシンＡ２受容体を介して血小板が活性化される経路でホスホリパーゼＡ２活性を阻害し，血小板膜の安定化作用により血小板の放出反応を抑制する。

薬理作用

①血小板凝集作用および粘着作用の抑制
②血小板のホスホリパーゼＡ ２の抑制
③赤血球の柔軟性・変形能の亢進

腎糸球体に対する作用

④糸球体基底膜の陰性荷電の減少抑制により基底膜の透過性亢進の抑制
⑤腎血流，糸球体濾過量（GFR）の増加・保持
⑥アデノシンの細胞内への取り込み抑制によりアデノシン受容体を介する腎局所での活性酸素産生を阻害
⑦セロトニン抑制によるメサンギウム細胞の増殖抑制
⑧インターロイキン-6（IL-6）産生抑制などにより尿蛋白減少効果
⑨血小板由来成長因子（PDGF）のメサンギウム細胞での発現抑制

これらの作用があるといわれている[3,4]。

抗血小板薬の効果

1986年，1987年にわが国で東條らの抗血小板薬の比較試験[5〜7]が報告されているが，ヒトでの新しい知見はない。Hayashiらによるddyマウスでのジラゼプ塩酸塩水和物の投与で，IgA，C3の沈着，メサンギウム病変の軽減を認め，尿蛋白が減少したと報告された[8]。

ジピリダモールは，1日300 mg分3で投与され，尿蛋白減少効果がある。ジピリダモールにはペルサンチンL 150 mgがあり，分2投与も可能で比較的持続性がある。ジゼラプ塩酸塩水和物は，半減期が4時間と短い。“飲めば効くが，飲み忘れると聞かない”ともいわれたりしている。肝臓で分解され尿中に50%，糞中に20%の割合で排泄される。100 mgと50 mgの錠剤があり，作用時間が短いためか成人では300 mg分3投与である。動悸などの副作用がなければ飲み忘れを防ぐために100 mg＋50 mgを1日2回投与する場合もある。

ジピリダモール，ジゼラプ塩酸塩水和物の副作用は，頭痛，動悸，顔，手の熱感である。血管拡張作用が起こり，一時的なことも多い。1回投与量を減らすことで副作用は軽減でき，重篤な副作用は報告されていない。

自験例

長期にジラゼプ塩酸塩水和物を投与している39歳男性（大学生→弁護士）

大学生の時，初めて健診で蛋白尿・血尿を指摘され実家のある地方の大学病院で腎生検を施行し，IgA腎症と診断された。治療の指示はなく，口蓋扁桃摘出やステロイド薬の投与も行っていない。大学の診療所でARBとジラゼプ塩酸塩水和物の投与が開始された。24歳からは尿蛋白が消失し，血尿のみとなったのでARBを中止。その後も継続してジラゼプ塩酸塩水和物が投与されている。以後，35歳まで尿蛋白は－あるいは±で，尿潜血も－あるいは±，尿沈渣RBC 5 / HPFを超えることはほとんどなく，腎機能も正常であった。2015年，尿蛋白2＋，尿潜血3＋，尿沈渣RBC 10〜19 / HPF，来院を中断したり服薬していなかったりした。最近の尿所見の経過を表に示す。服薬を再開したことで尿所見は改善傾向と

表．IgA腎症の予後判定参考基準（腎生検所見以外の臨床所見）

年	2008年4月	2008年7月	2008年12月	2010年1月	2010年5月	2012年2月	2012年4月	2013年3月	2013年6月	2013年10月
尿蛋白	＋	＋	－	－	－	＋	±	－	±	－
尿潜血	±	±	±	±	－	－	＋	－	－	－
尿沈渣RBC	1〜3	1〜3	1〜3	7〜10	1〜3	1〜3	1〜4	0〜1	1未満	
血清Cr							0.74			

年	2014年1月	2014年4月	2014年8月	2014年10月	2015年1月	2015年4月	2017年3月	2017年6月	2017年10月	2018年1月	2018年5月
尿蛋白	±	±		±	2＋		1＋	1＋	1＋	±	±
尿潜血	－	－		－	3＋		2＋	2＋	2＋	2＋	1＋
尿沈渣RBC	1未満	1未満	薬のみ	1〜4	10〜19	薬のみ	5〜9	10〜19	5〜9	10〜19	10〜19
血清Cr		0.72					0.8			0.84	0.89
eGFR							87.9			82.6	77

なったが，eGFR は正常範囲であるもののやや低下しているようにも思う。急性扁桃炎の既往もないが，口蓋扁桃摘出も考慮すべきか思案中である。

抗血小板薬の効果判定は，主に尿異常，特に尿蛋白の軽減や血尿の消失で判定するが，筆者らの少ない経験から遅効性であると考えられる[9]。また，尿蛋白が多い場合，抗血小板薬単独では限界がある。

（湯村 和子）

文 献

1）厚生労働省難治性疾患克服研究事業進行性腎障害に関する調査研究班（編）：エビデンスに基づく IgA 診療ガイドライン 2014．東京医学社，東京，97 - 99，2014
2）厚生労働科学研究費補助金難治性疾患政策研究事業難治性腎疾患に関する調査研究班（編）．エビデンスに基づく IgA 診療ガイドライン 2017．東京医学社，東京，103 - 105，2017
3）冨野康日己（編）：IgA 腎症診療マニュアル．南江堂，東京，73 - 80，1999
4）IgA 腎症研究会（編）：IgA 腎症の基礎と臨床．酒井 紀（監修）．東京医学社，東京，85 - 90，2007（非売品）
5）Taji Y, Kuwahara T, Shikata S, et al.：Meta-analysis of antiplatelet therapy for IgA nephropathy. Clin Exp Nephrol 10（4）：268 - 273，2006
6）東條静夫，成田光陽，波多野道信，ほか：慢性糸球体腎炎（ネフローゼ症候群を含む）における RAD（dipyridamole 除放カプセル）の臨床評価．一全国多施設共同二重盲検比較試験一．腎と透析 22（4）：751 - 776，1987
7）東條静夫，本田西男，柴田昌雄，ほか：慢性糸球体腎炎に対する AS- 05（Dilazep）の臨床評価―全国多施設共同二重盲検比較試験―．腎と透析 20（2）：289 - 313，1986
8）Hayashi T, Kaneko S, Thang NT, et al.：Effect of dilazep hydrochloride on the immunohistopathology of IgA nephropathy in ddy mice. Nephron 86（3）：327 - 332，2000
9）湯村和子，新田幸作，二瓶 宏．：長期にわたる塩酸ジゼラプの単独投与により尿異常が改善した IgA 腎症の 1 例．腎と透析 59：153 - 157，2005

IgA腎症に対するさまざまな治療：魚油

はじめに

IgA腎症患者の腎代替療法の導入前における死亡率は健常者と比較して約2倍であり，そのなかでもIgA腎症関連の死亡原因の45％が心血管疾患であるという報告がある[1]。したがってこの疾患の治療的介入の目的は，末期腎不全への移行を防ぐだけでなく，心血管病変の有病率を低下させることも重要課題としてあげるべきである。わが国ではIgA腎症の寛解導入治療として，副腎皮質ステロイドパルスと口蓋扁桃摘出術を組み合わせることで良好な成績をおさめており，エビデンスも蓄積してきている[2, 3]。一方，世界に目を向けるとIgA腎症におけるステロイド薬を含めた免疫抑制療法に対する評価は必ずしも芳しくない。実際，中高年発症のIgA腎症患者では既に心血管病を有しているケースも多々あるというのが現実である。また，若年者へのステロイドパルス療法の長期的安全性については未知であることから，近年報告された「IgA腎症治療におけるステロイド薬および免疫抑制療法に対する警告」[4, 5]は決して無視することはできない。特に高齢者への治療では，動脈硬化病変，血栓症，感染症および糖尿病への薬物の影響を考慮する必要がある。2015年に報告されたSTOP-IgA腎症研究[4]は，「IgA腎症の免疫抑制療法は予後を改善せず，有害事象がむしろ問題になる」とし，また2017年に報告されたTARGET研究[5]は「ステロイド薬のIgA腎症への一定の効果は認めるが，有害事象のため試験を中止した」としたことは記憶に新しい。このような背景を踏まえ，さらに近年の脂質メディエーター研究の顕著な進歩に照らしてω-3多価不飽和脂肪酸（PUFAs）によるIgA腎症治療を見直してみたい。

ω-3 PUFAsによるIgA腎症の歴史

魚油に豊富に含まれるω-3多価不飽和脂肪酸（PUFAs）であるEPAやDHAは，わが国では高脂質血症や閉塞性動脈硬化症に保険適用となっているが，炎症性疾患の予防および治療に保険適用にはなっていないという現状がある。ω-3 PUFAsがIgA腎症の予防および治療への有効性について，国内外で多くの基礎研究および臨床試験が行われてきた。基礎研究においては，穀物のカビ毒であるボミトキシンにより誘導されるマウスモデルを使用し，ω-3 PUFAs摂取によりインターロイキン-6（IL-6）に駆動される異常なIgA産生やメサンギウム領域へのIgA免疫複合体の沈着が抑制されると報告されている[6, 7]。

臨床においては初めてわが国のHamazakiらが20例のIgA腎症患者において，EPA 1.6 g＋DHA 1.0 g/日を摂取することにより腎機能が改善したことを報告した[8]。これを皮切りに，最大スケールのランダム化比較試験であるMayo Nephrology Collaborative Groupによる臨床試験で，多量の蛋白尿（2.8±2.5 g/日）を呈するハイリスク群のIgA腎症106例を対象にω-3 PUFAs投与による腎機能障害の進行抑制効果を検証した。EPA 1.8 g＋DHA 1.2 g/日を投与した2.2年間で[9]，50％以上の血清クレアチニン増加をきたした症例は6％であったのに対し，コントロール群（オリーブオイル投与群）では33％であった。一方，高血圧，腎機能低下，ネフローゼレベルの蛋白尿を呈するハイリスク群の検討では，特に腎障害進行抑制効果が顕著であった。さらに追跡期間を平均6.4年[10]まで延長して検証した結果，GFR低下速度を減少し末期腎不全への移行を有意に抑制（絶対リスク減少29％）した。またAlexopoulosら[11]はIgA腎症を有する高リスク患者では，ω3 PUFAsの「非常に低用量」で腎の進行を遅らせるのに有効であることを実証した。Ferraroら[12]は，RA系阻害薬の治療を受けてきた15例のIgA腎症患者にω-3 PUFAsを追加投与することにより蛋白尿を72.9％減少させたと報告し，ω-3 PUFAsがレニン・アンジオテンシン系とは独立して，IgA腎症における蛋白尿を改善し得ることを示した。腎臓のみならずCKD患者の予後を決定する心血管病の予防効果[13]を考慮すると，IgA腎症によるCKD早期からのω-3 PUFAs投与の全身的有効性は高いと予測される。

これらの研究に相反し，ω-3 PUFAsの補充はヒトIgA腎症に有効ではないと結論する研究もある。Bennettら[14]はオーストラリアで37例のIgA腎症患者を2年間のEPA 10 g/日投与群と非治療群で比較した結果，EPAはIgA腎症の経過を変化させなかったと報告している。また，Petterssonら[15]はスウェーデンで32例の成人IgA腎症患者に，6 g/日の高用量ω-3 PUFAsを含んだ魚油(EPA 55％，DHA 30％)投与群と6 g/日のコーンオイル投与群で比較した結果，魚油群に6カ月後の臨床的有意差はなかったと報告している。さらにHoggら[16]は96例のIgA腎症患者において，プレドニゾンに加えて4 g/日のω-3 PUFAs(1.88 gEPA＋1.48 g DHA)を加えた群あるいはプラセボを加えた群を2年間比較したところ，どちらも腎機能低下の進行を遅らせることはなかったと報告している。

このようにω-3 PUFAsによるIgA腎症治療の臨床試験には長い歴史があるが，その結果が必ずしも一致しないことにより，現在積極的な臨床応用に至っていない。

ω-3 PUFAsの抗炎症作用のメカニズム

ω-3 PUFAsの抗炎症作用メカニズムについては次のような報告がある。エイコサノイド依存性メカニズムとしては，①膜アラキドン酸レベルの低下，②炎症性エイコサノイドの抑制，③EPAおよびDHA代謝物による炎症収束，④COX-2と5-LOXの抑制などがあげられるが，エイコサノイド非依存性メカニズムとして近年報告された機序は，ω-3不飽和脂肪酸の直接の受容体と位置付けられるG protein-coupled receptor (GPR) 120/40および足場蛋白質β-arrestinを介したNLRP3インフラマソーム活性化抑制によるIL-1β放出阻止という新たな機序である[17, 18]。

エイコサノイド依存性メカニズムについては，抗炎症性のω-6 PUFAsであるアラキドン酸はシクロオキシゲナーゼ(COX)によって，プロスタグランジン(PG)やロイコトリエン(LT)などの炎症性メディエーターに変換され，一方でリポキシゲナーゼ(LOX)を介してLXA 4などのリポキシン(Lipoxin)に変換されて炎症制御に働くこと[19]が報告されたことをきっかけに，脂質メディエーターが炎症制御の側面をもつというメカニズムが注目されるようになった。近年ω-3 PUFAsであるEPAやDHAが炎症収束機能を有するメディエーター(specialized pro-resolving mediator：SPM)に変換されること[20]が主要な抗炎症メカニズムであるとする研究領域の進歩が著しい。

アスピリンとEPAの併用療法の意義と実際

アセチルサリチル酸は，別名アスピリンとして知られるCOX-1，2阻害薬であり，解熱鎮痛消炎剤であると同時に低用量での心血管病予防薬として用いられている。これは，主としてその抗血小板作用に基づくとされてきたが，アスピリン惹起性の脂質メディエーターの産生による炎症収束作用にもよると考えられる。

近年の研究では，魚油にアスピリンを併用すると炎症性サイトカインの産生が減弱し，これら2つが協同して働いて心血管病リスクを低下させ得ることが示されている[21, 22]。魚油とアスピリンの併用による相乗的な抗炎症作用のメカニズムは十分に解明されていないが，魚油の心血管病に対する影響は中性脂肪およびコレステロール低下作用とは独立であり，炎症性応答を相乗的に抑制するという報告も多い。

アスピリンと魚油の相乗作用は，EPAおよびDHAに由来する炎症収束性メディエーターであるレゾルビン，プロテクチンおよびそれらのアスピリン惹起型の産生亢進による可能性がある。アスピリンによるCOX-2のアセチル化はプロスタグランジンの産生を抑制しつつ，アラキドン酸からの15 R-Hydroxyeicosatetraenoic acid（HETE）およびDHAからの17 R-hydroxydocosahexaenoic acid（HDHA）の産生を許す。さらに，強力な抗炎症作用を有するアスピリン惹起性リポキシンの産生，あるいは17 R-HDHAやD-seiriesレゾルビンの産生を誘導する[23]。このように，EPAやDHA由来の炎症収束性メディエーターの内因性の生成および代謝は，アスピリンの有無で異なってくる可能性があり，それゆえアスピリンは魚油の抗動脈硬化作用や抗炎症作用を有意に変化させ得るとする説が有力である。

筆者らは3例のIgA腎症患者の治療として免疫抑制薬の非存在下で高度に精製されたEPAおよび低用量アスピリンを用いたところ，開始から2～3カ月以内に尿蛋白および血尿の改善を認め，約1年後には臨床的寛解に導くことができたことを報告した[24]。アスピリンとEPAを併用の有効性に関しては，抗好中球細胞質関連糸球体腎炎[25]や血管炎[26]でも報告している。しかしながら，この相乗作用のメカニズムは十分に解明されていない。

おわりに

筆者らは，IgA腎症を治療するためのEPA/アスピリン併用療法は，高齢者などステロイド療法の実施が困難な例に対しても，代替療法となり得ると考えている。今後，基礎的，臨床的知見の蓄積がこの治療法の臨床への導入を可能にすることを期待する。

（平橋 淳一）

文 献

1）Knoop T, Vikse BE, Svarstad E, et al.：Mortality in patients with IgA nephropathy. Am J Kidney Dis 62(5)：883 - 890, 2013
2）Hotta O, Miyazaki M, Furuta T, et al.：Tonsillectomy and steroid pulse therapy significantly impact on clinical remission in patients with IgA nephropathy. Am J Kidney Dis 38(4)：736 - 743, 2001
3）Komatsu H, Fujimoto S, Hara S, et al.：Effect of tonsillectomy plus steroid pulse therapy on clinical remission of IgA nephropathy: a controlled study. Clin J Am Soc Nephrol 3(5)：1301 - 1307, 2008
4）Rauen T, Eitner F, Fitzner C, et al.：Intensive Supportive Care plus Immunosuppression in IgA Nephropathy. N Engl J Med 373(23)：2225 - 2236, 2015
5）Lv J, Zhang H, Wong MG, et al.：Effect of Oral Methylprednisolone on Clinical Outcomes in Patients With IgA Nephropathy：The TESTING Randomized Clinical Trial. JAMA 318(5)：432 - 442, 2017
6）Dong W Sell JE, Pestka JJ.：Quantitative assessment of mesangial immunoglobulin A(IgA) accumulation, elevated circulating IgA immune complexes, and hematuria during vomitoxin-induced IgA nephropathy. Fundam Appl Toxicol 17(1)：197 - 207, 1991
7）Pestka JJ, Zhou HR.：Interleukin-6-deficient mice refractory to IgA dysregulation but not anorexia induction by vomitoxin(deoxynivalenol) ingestion. Food Chem Toxicol 38(7)：565 - 575, 2000
8）Hamazaki T, Tateno S, Shishido H.：Eicosapentaenoic acid and IgA nephropathy. Lancet 1(8384)：1017 - 1018, 1984
9）Donadio JV, Bergstralh EJ, Offord KP, et al.：A controlled trial of fish oil in IgA nephropathy. Mayo Nephrology Collaborative Group. N Engl J Med 331(18)：1194 - 1199, 1994
10）Donadio JV, Grande JP, Bergstralh EJ et al.：The long-term outcome of patients with IgA nephropathy treated with fish oil in a controlled trial. Mayo Nephrology Collaborative Group. J Am Soc Nephrol 10(8)：1772 - 1777，1999
11）Alexopoulos E, Stangou M, Pantzaki A, et al.：Treatment of severe IgA nephropathy with omega-3 fatty acids：the effect of a "very low dose" regimen. Ren Fail 26(4)：453 - 439, 2004
12）Ferraro PM, Ferraccioli GF, Gambaro G, et al.：Combined treatment with renin-angiotensin system blockers and polyunsaturated fatty acids in proteinuric IgA nephropathy：a randomized controlled trial. Nephrol Dial Transplant 24(1)：156 - 160, 2009
13）Yokoyama M, Origasa H, Matsuzaki M, et al.：Effects of eicosapentaenoic acid on major coronary events in hypercholesterolaemic patients(JELIS)：a randomised open-label, blinded endpoint analysis. Lancet 369(9567)：1090 - 1098, 2007
14）Bennett WM, Walker RG, Kincaid-Smith P.：Treatment of IgA nephropathy with eicosapentanoic acid(EPA)：a two-year prospective trial. Clin Nephrol 31(3)：128 - 331, 1989
15）Pettersson EE, Rekola S, Berglund L, et al.：Treatment of IgA nephropathy with omega-3-polyunsaturated fatty acids：a prospective, double-blind, randomized study. Clin Nephrol 41(4)：183 - 190, 1994
16）Hogg RJ, Lee J, Nardelli N, et al.：Clinical trial to evaluate omega-3 fatty acids and alternate day prednisone in patients with IgA nephropathy：report from the Southwest Pediatric Nephrology Study Group. Clin J Am Soc Nephrol 1(3)：467 - 474, 2006
17）Yan Y, Jiang W, Spinetti T, et al.：Omega-3 fatty acids prevent inflammation and metabolic disorder

through inhibition of NLRP 3 inflammasome activation. Immunity 38 (6) : 1154 - 1163 , 2013
18) Marty-Roix R, Lien E, et al. : (De-) oiling inflammasomes. Immunity 38 (6) : 1088 - 1090 , 2013
19) Serhan CN, Hamberg M, Samuelsson B. : The resolution code of acute inflammation : Novel pro-resolving lipid mediators in resolution. Proc Natl Acad Sci USA 81 (17) : 5335 - 5339 , 1984
20) Serhan CN, Chiang N, Dalli J. : The resolution code of acute inflammation: Novel pro-resolving lipid mediators in resolution. Semin Immunol 27 (3) : 200 - 215 , 2015
21) Block RC, Dier U, Calderonartero P, et al. : The Effects of EPA+DHA and Aspirin on Inflammatory Cytokines and Angiogenesis Factors. World J Cardiovasc Dis 2 (1) : 14 - 19 , 2012
22) Lev EI, Solodky A, Harel N, et al. : Treatment of aspirin-resistant patients with omega- 3 fatty acids versus aspirin dose escalation. J Am Coll Cardiol 55 (2) : 114 - 121 , 2010
23) Chan JC, Trachtman H. : Modulating the progression in IgA nephropathy. Nephron Clin Pract 104 (1) : C61 - 68 , 2006
24) Hirahashi J, Hanafusa N, Wada T, et al. : Aspirin and Eicosapentaenoic Acid May Arrest Progressive IgA Nephropathy: A Potential Alternative to Immunosuppression. Intern Med 54 (18) : 2377 - 2382 , 2015
25) Hirahashi J, Jo A, Ueda K, et al. : Successful treatment of antineutrophil cytoplasmic antibody-associated vasculitis with eicosapentaenoic acid. Ann Intern Med 156 (10) : 755 - 756 , 2012
26) Hirahashi J, Kawahata K, Arita M, et al. : Immunomodulation with eicosapentaenoic acid supports the treatment of autoimmune small-vessel vasculitis. Sci Rep 4 : 6406 , 2014

column
コラム

IgA腎症の新規分子標的薬の可能性

鈴木 仁　鈴木 祐介

はじめに

わが国では，成人IgA腎症の治療として口蓋扁桃摘出術＋ステロイドパルス（扁摘パルス）が普及し，良好な結果が得られている。一方，欧米では腸管免疫を介した病態が議論され，腸管選択的作用型ステロイド薬の抗蛋白尿効果が報告されている。このように，IgA腎症の病態には粘膜免疫応答異常の関与が考えられており，特定の外来抗原によらないToll like receptor（TLR）などの自然免疫活性の関連が示唆されている。また，B細胞の分化・増殖・維持および免疫グロブリン産生を調節しているA proliferation inducing ligand（APRIL）やBAFF（B cell activating factor belonging to TNF）といったTNFスーパーファミリーに属するB細胞活性因子がIgA腎症の病態において議論されており，ゲノムワイド遺伝子相関解析（GWAS）でも候補遺伝子の一つとして報告されている。ここでは，IgA腎症の病態からみたAPRIL/BAFF阻害薬をはじめとする分子標的治療の可能性について考察する。

抗BAFF抗体，抗APRIL抗体

BAFFやAPRILは，TNFスーパーファミリーに属するB細胞活性因子であり，T細胞，単球，樹状細胞などから産生され，B細胞表面の受容体と結合することでB細胞の分化・増殖を調節している。粘膜面でのTLRの活性化は，BAFFやAPRILを介してT細胞非依存的にB細胞のIgAへのクラススイッチを誘導することが知られている[1)]。

BAFFを過剰発現させたマウスでは，腎炎惹起性IgA抗体の増加とメサンギウム領域へのIgA沈着および蛋白尿の出現が認められ，IgA腎症と類似した病態を呈する[2)]。また，IgA腎症患者扁桃は慢性扁桃炎と比較して扁桃でのBAFFの発現が亢進しており，IgA腎症患者扁桃由来の単核球をTLR 9のリガンドであるCpG ODNで刺激すると，BAFFとともにIgAを過剰産生することが報告されている[3)]。

一方，IgA腎症患者においては血清APRILが上昇しており[4)]，GWASではAPRILをcodeするTNFSF 13（TNF super family 13）がIgA腎症発症の候補遺伝子の一つとしてあげられている[5)]。筆者らの検討では，IgA腎症患者扁桃の胚中心ではAPRIL陽性細胞の増加を認め，その程度が疾患重症度と相関することが明らかとなった[6)]。糖鎖異常IgA 1などの抗体産生異常が，TLR 9を介した扁桃B細胞でのAPRILの過剰発現と関与していることが示唆される。さらに抗APRIL抗体をIgA腎症自然発症モデルに投与したところ，血清IgA値および糸球体IgA沈着の低下とあわせ蛋白尿の改善を認めたことから，ヒトIgA腎症に対する抗APRIL抗体の応用が期待されている[7)]。これらのことから，BAFF/APRILがIgA腎症の発症進展に寄与していることが示唆され，BAFF/APRILを抑制する治療法の開発が進行中である。

BAFF/APRILは，全身性エリテマトーデス（SLE）や関節リウマチなどの自己免疫疾患においても近年注目されている。SLE患者では，血清BAFFおよびAPRILが上昇していると報告されており，BAFF阻害薬であるBlisibimod

やBelimumabはSLEに対して米国では既に承認され，有効性が示されている。IgA腎症においても，BRIGHT-SC study (Blisibimod)やBRILLIANT-SC Study (Belimumab)が施行され，今後の検討が待たれている。

さらに，BAFFとAPRILの受容体であるTACIを阻害するAtaciceptの有効性がSLE患者で示され[8]，第Ⅱ/Ⅲ相ランダム化比較試験が行われている。IgA腎症においてもphase Ⅱまで進行中である。IgA腎症の病態形成においてBAFFおよびAPRILが重要な役割を果たしていると考えられ，これらの分子標的薬が国内で承認され，早期に臨床応用されることが期待される。

抗CD20モノクローナル抗体（リツキシマブ）

リツキシマブは，抗ヒトCD20ヒト・マウスキメラ抗体からなるモノクローナル抗体であり，小児期発症の難治性ネフローゼ症候群や，ANCA関連血管炎などで治療適応が認められており，SLEや関節リウマチで治験が進んでいる。

Lafayetteらは，IgA腎症患者に対するリツキシマブの効果を検証した。しかし，血清IgA，糖鎖異常IgA1，糖鎖異常IgA1特異的抗体のいずれの減少も認められず，尿蛋白量の減少やeGFRの改善も認めなかった[9]。この結果の解釈として，リツキシマブはCD20やCD19陽性のB細胞，つまり形質細胞に分化する前のB細胞を抑制するが，骨髄中の形質細胞には作用しないため，免疫グロブリン産生を抑制できなかったと考えられる。

Spleen tyrosine kinase (Syk)

Sykはわが国で単離された非受容体型のチロシンキナーゼで，免疫系を中心にさまざまな生理機能に重要な役割を担う細胞内分子であり，近年では癌とのかかわりも指摘されている。正常組織では主に血液免疫系細胞に発現し，骨髄細胞系ではマスト細胞，マクロファージ，破骨細胞，血小板，リンパ球ではB細胞に高い発現が認められている。SykはB cell receptor (BCR)を介するB細胞の活性化や分化に不可欠であり，免疫応答だけではなく細胞接着や血小板凝集などを誘導し得る。近年では，hematopoietic tissueのみならずさまざまな臓器に発現し，腎臓でも発現が確認された[10]。さまざまな腎炎において腎臓での発現が亢進し，IgA腎症においては組織学的重症度と相関することが示唆されている[11]。

近年，Sykのシグナル伝達経路についての理解が進み，細胞内に存在するSyk標的分子のリン酸化を指標とした新しいSyk阻害薬が開発され，低分子化合物による関節リウマチ治療の新たな展開として注目を集めている。Syk阻害薬であるFostamatinibは，関節リウマチ患者を対象とした第Ⅱ相試験の結果，臨床症状の明らかな改善を認め，その有効性が確かめられた。また，特発性血小板減少性紫斑病（ITP）を対象とした第Ⅱ相試験の結果もFostamatinibの有効性を示している。

実験モデル腎炎においては，マクロファージを主体とする炎症細胞の浸潤を抑制し，抗蛋白尿効果が期待されている。培養メサンギウム細胞を用いた実験系では，MCP-1やPDGF，IL-6，IL-8などのサイトカインの発現レベルを抑えることで，メサンギウム増殖を抑えることが報告された[10]。ヒトIgA腎症でもFostamatinibを用いた臨床試験が開始され，今後の検討が待たれている。しかし，関節リウマチ患者での臨床試験では，長期投与により免疫抑制や発癌，高血圧，出血傾向などの副作用が認められ，臨床応用にあたっては安全性に対する十分な配慮が必要であると考えられている。

おわりに

Bergerによる IgA 腎症の報告から半世紀を迎え，徐々にその病態が明らかになりつつある。しかし，粘膜免疫応答異常や骨髄細胞の関与に加え，遺伝因子など複雑な疾患背景があり，病態がheterogeneityに富んでいることから未だ十分な解明には至っていない。わが国においては，扁摘パルス療法が一定の効果を示していることから，扁桃を主体とする粘膜免疫応答異常の関与が考えられている一方，欧州でのコンセンサスは得られていない。そのため，現在KDIGOで推奨されている治療はRA系阻害薬だけであり，根本的な治療法が確立できていない。

IgA 腎症の発症・進展機序から新たな治療ストラテジーを生み出すことで，より適切な治療法を選択し，IgA 腎症患者の透析移行率ゼロ化を目指すことができる。そこで，抗APRIL抗体をはじめとする分子標的治療薬の臨床応用が期待される。

文献

1) He B, Xu W, Santini PA, et al.：Intestinal bacteria trigger T cell-independent immunoglobulin A (2) class switching by inducing epithelial-cell secretion of the cytokine APRIL. Immunity 26 (6): 812-826, 2007
2) McCarthy DD, Kujawa J, Wilson C, et al.：Mice overexpressing BAFF develop a commensal flora-dependent, IgA-associated nephropathy. J Clin Invest 121 (10): 3991-4002, 2011
3) Goto T, Bandoh N, Yoshizaki T, et al.：Increase in B-cell-activation factor (BAFF) and IFN-gamma productions by tonsillar mononuclear cells stimulated with deoxycytidyl-deoxyguanosine oligodeoxynucleotides (CpG- ODN) in patients with IgA nephropathy. Clin Immunol 126 (3): 260-269, 2008
4) Han SS, Yang SH, Choi M, et al.：The Role of TNF Superfamily Member 13 in the Progression of IgA Nephropathy. J Am Soc Nephrol 27 (11): 3430-3439, 2016
5) Yu XQ, Li M, Zhang H, et al.：A genome-wide association study in Han Chinese identifies multiple susceptibility loci for IgA nephropathy. Nat Genet 44 (2): 178-182, 2011
6) Muto M, Manfroi B, Suzuki H, et al.：Toll-Like Receptor 9 Stimulation Induces Aberrant Expression of a Proliferation-inducing Ligand by Tonsillar Germinal Center B Cells in IgA Nephropathy. J Am Soc Nephrol 28 (4): 1227-1238, 2017
7) Kim YG, Alvarez M, Suzuki H, et al.：Pathogenic Role of a Proliferation-Inducing Ligand (APRIL) in Murine IgA Nephropathy. PLoS One 10 (9): e0137044, 2015
8) Merrill JT, Wallace DJ, Wax S, et al.：Efficacy and Safety of Atacicept in Patients with Systemic Lupus Erythematosus: Results of a Twenty-Four-Week, Multicenter, Randomized, Double-Blind, Placebo-Controlled, Parallel-Arm, Phase IIb Study. Arthritis Rheumatol 70 (2): 266-276, 2018
9) Lafayette RA, Canetta PA, Rovin BH, et al.：A Randomized, Controlled Trial of Rituximab in IgA Nephropathy with Proteinuria and Renal Dysfunction. J Am Soc Nephrol 28 (4): 1306-1313, 2017
10) Kim MJ, McDaid JP, McAdoo SP et al.：Spleen tyrosine kinase is important in the production of proinflammatory cytokines and cell proliferation in human mesangial cells following stimulation with IgA1 isolated from IgA nephropathy patients. J Immunol 189 (7): 3751–3758, 2012
11) McAdoo SP, Bhangal G, Page T, et al.：Correlation of disease activity in proliferative glomerulonephritis with glomerular spleen tyrosine kinase expression. Kidney Int 88 (1): 52-60, 2015

5章

IgA 腎症のさまざまな病態と治療

小児IgA腎症の特徴と治療

はじめに

IgA腎症は小児・成人ともに最も頻度の高い糸球体腎炎である。実際に2007年から日本腎臓学会が始めた腎生検レジストリー（Japan Renal Biopsy Registry：J-RBR）データによると，2007～2008年に登録された腎生検2,400症例のうち，IgA腎症は663例（27.6％）と，最も頻度が高かった[1)]。

本項では，小児期発症IgA腎症例と成人期発症IgA腎症例の臨床病理像の差異からみた小児IgA腎症の特徴について解説し，成人期への移行も含めた小児IgA腎症の治療についての私見も述べる。

なお，1995年に厚生労働省進行性腎障害調査研究班（班長：黒川清，IgA腎症分科会会長：堺秀人）が第1回目IgA腎症全国疫学調査を実施し，成人と小児を含めたわが国のIgA腎症患者は71.2%が健診で発見されたと報告している[2)]。そのため，学校検尿や職域検尿が発達しているわが国の特徴を知ったうえで読み進めて頂きたい。

小児期発症IgA腎症と成人期発症IgA腎症の差異

臨床像

小児と成人におけるIgA腎症発症（発見）時の臨床像をHeptinstallの教科書[3)]から引用し**表1**に示す。なおこのデータはスペインからの報告[4)]をもとに作成されている。

小児期発症IgA腎症患者と成人期発症IgA腎症患者の臨床像に関して①～⑤にまとめる。

① IgA腎症の主たる発症様式は無症候性尿異常と肉眼的血尿であるが，小児患者は肉眼的血尿のことが多い。

② 小児患者も成人患者と同じようにネフローゼ症候群を呈することは稀であり，その頻度に大きな差はない。

③ 小児患者は成人患者と比べて急性腎炎症候群で発症する頻度が高い。

④ 小児患者は成人患者と比べてIgA腎症発症（診断）時に腎機能低下や高血圧を認めることは少ない。

⑤ 高齢患者では発症時に急性腎不全を呈する場合が少なからず認められるが，小児患者では稀である。

表1．小児期発症IgA腎症と成人期発症IgA腎症の発症（発見）時臨床像の比較

臨床症候	15歳未満（109例）	15歳～64歳（1,023例）	65歳以上（108例）
無症候性尿異常	26.6%	46.9%	31.5%
肉眼的血尿	50.5%	15.1%	5.6%
ネフローゼ症候群	9.2%	11.9%	15.6%
急性腎炎症候群	11.9%	3.1%	5.6%
腎機能低下	0.9%	12.9%	13.9%
高血圧	0%	3.4%	0%
急性腎不全	0.9%	6.7%	27.8%

Hass[3)] 2007より引用，著者翻訳，一部改変

表 2. 小児期発症 IgA 腎症と成人期発症 IgA 腎症の病理像の比較

	Haas分類を示した症例				
	Class I	Class II	Class III	Class IV	Class V
成人(217例)	14%	8%	47%	15%	15%
小児(109例)	27%	7%	42%	23%	4%

Haas分類：		
	Class I	minimal histologic lesion
	Class II	Focal-segmental glomerulosclerosis-like
	Class III	Focal glomerulonephritis
	Class IV	Diffuse proliferative glomerulonephritis
	Class V	Advanced chronic glomerulonephritis

Hass[3] 2007より引用，著者翻訳，一部改変

病理像

小児と成人におけるIgA腎症の病理像の比較をHeptinstallの教科書[3]から表2に示す。このデータは，アメリカのHaasが既に報告した244症例[5]に82症例を加えて検討したものである。

表2に示すように，小児は成人に比べてClass I(微小変化)の頻度が高く，Class V(糸球体硬化，尿細管萎縮，間質線維化などの慢性病変)を示す症例は少ない。また，Class Ⅲの割合は小児と成人はほぼ同等であり，Class Ⅳの割合は小児のほうが多い。

予後

1987年にKusumotoらが報告したわが国の成人期発症IgA腎症患者と小児期発症IgA腎症患者の腎機能予後を比較した結果を表3に示す[6]。この報告はステロイド薬やRA系阻害薬などの治療が行われていない時代のIgA腎症患者の腎機能予後が示されている。

表3に示すように，小児IgA腎症患者の腎機能予後は成人IgA腎症患者より良好であった。その理由として，小児は成人と比べ発症(発見)時に高血圧を合併していることが少なく，腎病理像で慢性病変の程度が軽いことなどが指摘されている。

なお，1976～1989年に診断されたステロイド薬やRA系阻害薬などの系統的治療が行われていなかった小児IgA腎症患者と，系統的治療が行われた1990～2004年に診断された小児IgA腎症患者の15年目の腎生存率の比較では，前者が80.1%，後者は98.8%と著明な改善を認めたとわが国から報告されている[7]。ただし，小児IgA腎症患者の生涯にわたる長期の腎機能予後については、更なる検討が必要である。

表 3. 小児期発症 IgA 腎症患者と成人期発症 IgA 腎症患者の腎機能予後の比較

	10年腎生存率	20年腎生存率
成人	82%	50%
小児	95%	80%

Kusumoto[6]ら1987より引用，一部改変

小児 IgA 腎症の治療

「小児 IgA 腎症治療ガイドライン」

「小児IgA腎症治療ガイドライン」では18歳以下を小児と定義し，下記の重症度分類と重症度に応じた治療を提唱している[8]。

重症度分類

「小児IgA腎症治療ガイドライン」では，表4に示すように，臨床的あるいは組織学的重症度に基づき，重症例と軽症例に分類している。

重症度に応じた治療

「小児IgA腎症治療ガイドライン」では，表5，表6に示すように，軽症例と重症例に対する治療方針を示している。

表4. 小児IgA腎症の重症度分類（小児IgA腎症治療ガイドライン）

重症例
① 高度蛋白尿：早朝尿蛋白/Cr比が1.0以上を示すもの または ② 腎組織：びまん性メサンギウム増殖 中等度以上のメサンギウム増殖，半月体形成，癒着，硬化病変のいずれかの所見を有する糸球体が全糸球体80%以上に認める または，半月体形成を30%以上の糸球体に認めるもの ＊なお，急速進行性糸球体腎炎症候群を示す例は本ガイドラインの対象ではない
軽症例
重症例以外のもの

小児IgA腎症治療ガイドライン1.0版[8] 2008より引用，一部改変

表5. 小児IgA腎症軽症例の治療

治療指針
以下の2剤のいずれかを2年間以上投与する ＊薬物投与量は身長をもとにした標準体重により計算する
アンジオテンシン変換酵素阻害薬 リシノプリル0.4mg/kg/日 分1（最大20mg/日）[注1]
漢方薬 柴苓湯1包 分2（体重20kg以下），2包分2（20〜40kg），3包 分3（40kg以上）[注2]

[注1] 少量で開始し，副作用に注意しながら増量する。催奇形性があるので，妊娠可能年齢になった女児には十分に説明を行い，挙児希望がある場合は投与を中止すること。
[注2] 本剤1包とは，ツムラ柴苓湯エキス顆粒の3g，カネボウ柴苓湯エキス顆粒の2.7gに相当する。

小児IgA腎症治療ガイドライン1.0版[8] 2008より引用，一部改変

表6. 小児IgA腎症重症例の治療

治療指針
治療は副腎皮質ステロイド薬，免疫抑制薬，抗凝固薬，抗血小板薬を用いた2年間の多剤併用療法（カクテル療法）とする。 本治療の実施には，腎臓専門医と十分相談すること ＊薬物投与量は身長をもとにした標準体重により計算する
副腎皮質ステロイド薬 プレドニゾロン内服 1) 2mg/kg/日（最大量：80mg/日）分3，連日投与，4週間 2) その後，2mg/kg/2日 分1，隔日投与とし，以後漸減中止 投与期間は原則2年間とする
免疫抑制薬 アザチオプリン[注1]またはミゾリビン[注1]内服 アザチオプリン：2mg/kg/日（最大量：100mg/日）分1，2年間 ミゾリビン：4mg/kg/日（最大量：150mg/日）分2，2年間
抗凝固薬 ワルファリンカリウム[注1]内服 朝分1，トロンボテストで20〜50%となるよう投与量を調節 安全のために0.5〜1mg/日より開始すること 遮光して保管すること
抗血小板薬 ジピリダモール内服 3mg/kg/日 分3で開始し，副作用がなければ1週間後から6〜7mg/kg/日（最大量：300mg/日）

[注1] 催奇形性があるので，妊娠可能年齢になった女児には十分に説明を行い，挙児希望がある場合は投与を中止すること。

小児IgA腎症治療ガイドライン1.0版[8] 2008より引用，一部改変

「小児 IgA 腎症治療ガイドライン」と実臨床

「小児 IgA 腎症治療ガイドライン」の公開・導入によってわが国における小児 IgA 腎症例の中期的（10 年～ 15 年）な腎機能予後は改善した[7]。しかし，「小児 IgA 腎症治療ガイドライン」で示された 2 年間の治療には以下の問題があると考えている。

① 症例によっては過剰治療になる可能性がある。

② 症例の年齢によっては適応し難い（特にステロイド薬の副作用の点から）。

③ 2 年間の治療後，糸球体毛細血管炎の持続・再燃。

④「小児 IgA 腎症治療ガイドライン」で軽症と分類されたすべての症例で，2 年間の RA 系阻害薬や漢方薬による治療は適切なのか，そしてこのような治療で生涯にわたる長期の腎機能予後は本当に改善し得るのか，検討が行われていない。

IgA 腎症の発症年齢分布

Heptinstall の教科書で，IgA 腎症の年齢分布（図 1）が示されている[3]。この図はわが国からのデータ（Nephron 82（3）：205 - 213，1999），韓国からのデータ（Yonsei Med J 42（2）：247 - 254，2001），オーストラリアからのデータ（Clin Nephrol 8（5）：459 - 471，1977），そして英国からのデータ（Br Med J 3（5984）：611 - 614，1975）を総合した合計 1，172 症例の年齢分布を示したものであるが，20 歳代をピークとした一峰性のカーブとなっている。

学童期発症 IgA 腎症に対する治療

図 1 のうち，10 歳未満の学童期前半に発症する IgA 腎症例のうち急性発症（急性腎炎症候群）を呈する症例では，紫斑病性腎炎に準じた治療が必要であると考える。Davin らも，IgA nephropathy associated with Henoch-Schönlein purapura（HSP-IgAN）という考え方を示している[9, 10]。

すなわち，紫斑病性腎炎重症例に特徴的な管内増殖や細胞性半月体などの急性病変を認める症例に対しては，慢性病変（糸球体硬化）を残さずに治癒に導くために早期から適正な免疫抑制療法を実施する必要がある[10]。一方では，紫斑病性腎炎は自然治癒傾向があるため，重症例に対する免疫抑制療法の治療期間は 6 カ月～ 1 年程度で

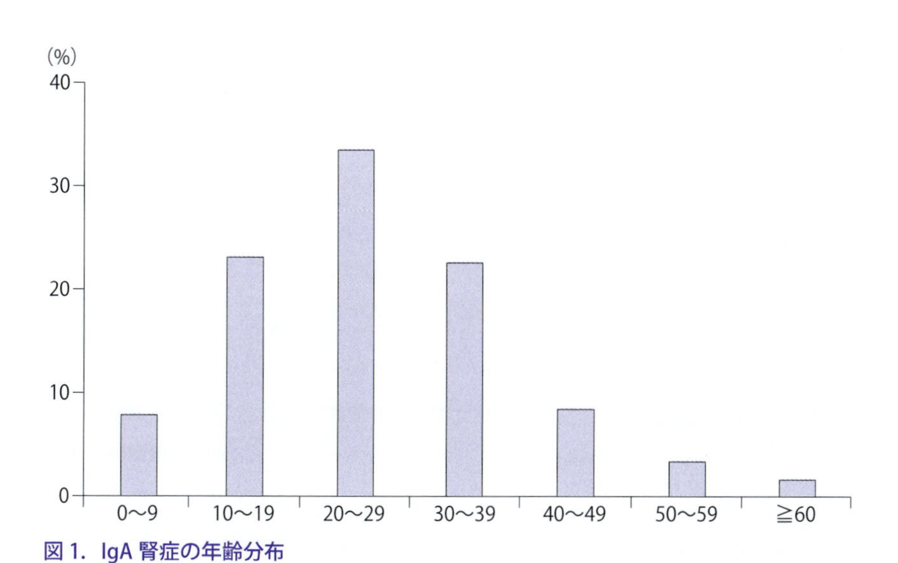

図 1．IgA 腎症の年齢分布

Hass[3] 2007 より引用，著者翻訳，一部改変

十分な場合も少なからず経験する[11]。このHSP-IgANの概念や治療については更に検討が必要であるが，小児IgA腎症の治療では発症年齢も考慮することが重要である。

思春期IgA腎症に対する治療

図1に示すように小児においては思春期にIgA腎症例が多い。この年代の重症例に対する2年間のカクテル療法は，ステロイド薬による成長障害，肥満，ざ瘡などの副作用が問題となる。Yoshikawaらによる2年間のカクテル療法では，身長SDスコアは－0.01±1.01から－0.31±1.16へ低下，肥満スコアは－4.0±11.4％から4.6±12.6％へ増加したと報告されている[12]。重症IgA腎症での場合，治療効果からみれば致し方無いことではあるが，患者本人と家族からすると耐え難い副作用であることが多い。

そのため当科では，思春期の患者に対し「小児IgA腎症治療ガイドライン」の説明と同時に，治療のオプションとして，口蓋扁桃摘出術＋ステロイドパルス（扁摘パルス）療法＋後療法としてミゾリビン療法（図2）[13]を提示し，患者と家族に十分説明を行い，どちらかを選択してもらうようにしている。

2年間のカクテル療法の効果とその後の経過

表6に示したカクテル療法で治療した小児IgA腎症79例の2年間の治療効果と治療終了後さらに2年間の経過を調べた報告によると，2年間のカクテル療法で52例の蛋白尿が消失（0.2 g/1.73 m^2/日未満）したものの，残り27例（34％）で蛋白尿が持続（0.2 g/1.73 m^2/日以上）した。蛋白尿が持続した27例のうち26例で治療終了後2年間のフォローアップが行われ，13例で蛋白尿が持続し，このうち4例は腎不全（うち2例は末期腎不全）に進行した。また，2年間の治療終了時に蛋白尿が消失した52例のうち48例でその後2年間のフォローアップが行われ，48例中13例（27％）で蛋白尿が再出現していた[14]。

このように，「小児IgA腎症治療ガイドライン」で示された治療プロトコルは，すべての小児重症IgA腎症例に対して有効でないこと（約34％は蛋白尿が持続），また治療後の再燃が多いこと（約27％で蛋白尿が再出現）が問題であり[14]，成人領域で検討が進められているステロイドパルス療法や扁摘パルス療法の有効性や安全性に関する検討が小児領域でも必要であると考える。

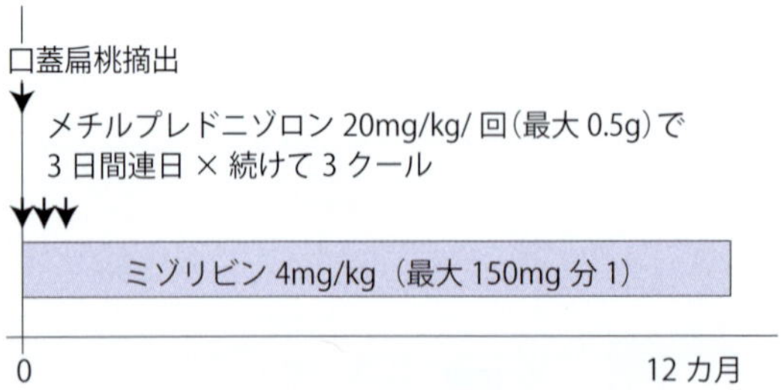

口蓋扁桃摘出

メチルプレドニゾロン 20mg/kg/回（最大 0.5g）で
3日間連日 × 続けて3クール

ミゾリビン 4mg/kg（最大 150mg 分1）

0　12カ月

図2．扁摘パルス＋後療法ミゾリビン療法プロトコル
東京女子医科大学腎臓小児科で2005年7月から患者と家族に治療のオプションとして提示している。

「小児IgA腎症治療ガイドライン」で軽症と判断された症例に対する治療方針

「小児IgA腎症治療ガイドライン」では，表4に示した重症例でなければ軽症例に分類される。早朝尿蛋白が0.5 g/gCr未満の小児IgA腎症の15年予後は良好なことが報告されているが[15]，早朝尿蛋白が0.5～1.0 g/gCrの症例を軽症例として表5に示したRA系阻害薬または漢方薬で2年間治療することが適当であるのか疑問に感じる。

一方，IgA腎症診療指針第3版では，尿蛋白0.5 g/日以上かつeGFR 60 mL/分/1.73 m^2以上の症例が経口副腎皮質ステロイド治療の良い適応であるとしている[16]。しかし，蛋白尿が0.5～1.0 g/gCrの小児IgA腎症に対する適正な治療方針については一定の見解は得られておらず，検討が必要である。

このような，「小児IgA腎症治療ガイドライン」と「IgA腎症診療指針第3版」の間でみられるtreatment gapは，小児期から成人期へのスムーズな移行医療を妨げる要因となっており[17]，思春期から若年成人まで共通したIgA腎症診療ガイドラインの作成が必要であると考える。

小児期発症IgA腎症の長期予後改善のアプローチ

小児期発症IgA腎症の長期的な腎機能予後を左右する最も大きな要因は，小児期から成人期にかけての継続的な治療や経過観察の中断であると考える。IgA腎症の多くは無症候であるため，治療や尿検査の継続が難しいことは容易に想像される。この問題を解決するためには，患者に繰り返し病気の説明を行い，治療や尿検査の必要性をとことん理解させることである。しかし，実際の医療現場では上手くいっていないのが現状ではなかろうか。そのため小児期発症IgA腎症は，移行医療の導入が必要な最重要腎疾患の一つである[17]。

おわりに

本項では，小児期発症IgA腎症例と成人期発症IgA腎症例の臨床病理像の差異からみた小児IgA腎症の特徴について解説し，成人期への移行も含めた小児IgA腎症の治療について私見を述べた。

（服部 元史）

文献

1) Sugiyama H, Yokoyama H, Sato H, et al.：Japan Renal Biopsy Regisry：the first nationwide, web-based, and prospective registry system of renal biopsies in Japan. Clin Exp Nephrol 15 (4)：493 - 503 , 2011
2) 遠藤正之：IgA腎症の疫学・症候・予後. 日腎会誌 50(4)：442 - 447 , 2008
3) Hass M：IgA nephropathy and Henoch-Schönlein purpura nephritis. Jennette JC, Olson JL, Schwartz MM, et al (ed) , Heptinstall's Pathology of the kidney, 6 th ed, Lippincott Williams & Wilkins, Philadelphia, p 423 - 486 , 2007
4) Rivera F, López-Gómez JM, Pérez-Garcia R, et al.：Clinicopathologic correlations of renal pathology in Spain. Kidney Int 66 (3)：898 - 904 , 2004
5) Hass M：Histopatologic subclasiffication of IgA nephropathty：a clinicopathologic study of 244 cases. Am J Kidney Dis 29 (6)：829 - 842 , 1997
6) Kusumoto Y, Takebayashi S, Taguchi T, et al.：Long-term prognosis and prognostic indices of IgA nephropathy in juvenile and adult Japanese. Clin Nephrol 28 (3)：118 - 124 , 1987
7) Yata N, Nakanishi K, Shima Y, et al.：Improved renal survival in Japanese children with IgA nephropathy. Pediatr Nephrol 23 (6)：905 - 912 , 2008
8) 小児IgA腎症治療ガイドライン1.0版. 日腎会誌 50(1)：31 - 41 , 2008
9) Davin JC, Coppo R：Henoch-Schönlein purpura nephritis in children. Nat Rev Nephrol 10 (10)：563 - 573 , 2014
10) Coppo R, Davin JC.：The difficulty in considering modifiable pathology risk factors in children with IgA nephropathy: crescents and timing of renal biopsy. Pediatr Nephrol 30 (2)：189 - 192 , 2015
11) Hattori M, Ito K, Konomoto T, et al：Plasmapheresis as the sole therapy for rapidly progressive Henoch-Schönlein purpura nephritis in children. Am J Kidney Dis 33 (3)：427 - 433 , 1999
12) Yoshikawa N, Ito H, Sakai T, et al.：A controlled trial of combined therapy for newly diagnosed severe childhood IgA Nephropathy. The Japanese Pediatric IgA Nephropathy Treatment Study Group. J Am Soc Nephrol 10 (1)：101 - 109 , 1999
13) 秋岡祐子，服部元史：小児IgA腎症に対する扁摘パルス＋後療法ミゾリビン療法. 炎症と免疫 19：395 - 402, 2011
14) Kamei K, Nakanishi K, Ito S, et al.：Risk factors for persistent proteinuria after a 2 -year combination therapy for severe childhood IgA nephropathy. Pediatr Nephrol 30 (6)：961 - 967 , 2015
15) Higa A, Shima Y, Hama T, et al.：Long-term outcome of childhood IgA nephropathy with minimal proteinuria. Pediatr Nephrol 30 (12)：2121 - 2127 , 2015
16) IgA腎症診療指針 - 第3版 -. 日腎会誌 53(2)：123 - 135 , 2011
17) Hattori M, Iwano M, Sako M, et al.：Transition of adolescent and young adult patients with childhood-onset chronic kidney disease from pediatric to adult renal services: a nationwide survey in Japan. Clin Exp Nephrol 20 (6)：918 - 925, 2016

IgA腎症患者の妊娠

妊娠リスクの説明と同意

従来，腎臓内科医は腎疾患患者の妊娠に関して患者の腎死を回避すべく妊娠許可・不許可の基準を患者に提示していた。しかし腎死を覚悟した挙児希望患者などにより，あらゆるCKDステージの妊娠症例が蓄積され，CKD患者の妊娠リスクや妊娠・分娩後の管理が確立されつつある。妊娠合併症，低出生体重児，発育不全，透析療法，腎移植など，リスクの程度を明確に提示することで患者自身がリスクを理解した妊娠を選択し，その管理を行うようになってきている。

「腎疾患患者の妊娠診療ガイドライン2017」[1]には疾患としてIgA腎症に特化した項目はないが，IgA腎症を対象とした論文が多数用いられている。

腎疾患患者の妊娠のリスク

腎疾患患者の妊娠：診療ガイドライン2017では，IgA腎症に関係したと考えられる記載事項を①～④のように示している。

①蛋白尿が持続する患者は，母体合併症のリスクが高く，分娩後の腎機能低下に蛋白尿が関連している。

② CKD重症度分類のGFR区分G 1，G 2であっても，妊娠合併症のリスクは高い。

③特に$eGFR < 40$ mL/分/1.73 m^{2}以下，尿蛋白1 g/日以上（CKDG 3 bA 3）で腎機能低下のリスクが高い。

④血清Cr 2.5 mg/dL以上の場合は妊娠中に血液透析導入となり，維持透析になる可能性が高い。

このように，妊娠中のリスクはCKDステージ（腎機能），蛋白尿，高血圧が主要リスクとなることが記載されている。

すべてのIgA腎症患者は，“自分は将来腎代替療法が必要となるのか”を懸念しており，挙児希望の女性患者においては妊娠によってさらに腎機能が低下するのかの提示を求めて受診する。CKDステージG 5の腎代替療法導入（血液透析，腎移植）後の妊娠・出産の管理については，ほぼ確立してきている。

一方，CKDステージG 1～4の患者は，①自分が腎代替療法導入となる可能性があるなら挙児はあきらめる，②将来的に腎代替療法が必要となるなら，腎代替療法導入時期が早まっても挙児したい，③腎代替療法導入を先行してから挙児したい，④予期せぬ妊娠を継続したいなど，さまざまな希望がある。このような場合は産科医とともに母体と胎児のリスクを患者に提示し，リスクを認識したうえで妊娠を希望した場合は妊娠・出産・分娩後管理を産科医と併診していくことになる。

IgA腎症の腎機能に与える妊娠の影響

Shimizuらは2010年にCKDステージG 1～3（$eGFR > 30$/分/1.73 m^2）のIgA腎症患者を妊娠群（$N = 29$）と非妊娠群（$N = 45$）[2]，2015年にCKDステージG 3 a（$eGFR \geqq 45$/分/1.73 m^2）・G 3 b（$eGFR < 45$/分/1.73 m^2）の妊娠群（$N = 9$・$N = 7$）と非妊娠群（$N = 12$・$N = 10$）[3]で比較したところ，尿蛋白は妊娠時と出産後（5年間）で有意差はなく，CKDステージG 3 bでは5年後のeGFRに低下を認めたもののこれは妊娠の影響ではないと報告している[3]。さらに2016年のCKDステージG4（$N = 11$）を加えた検討によると，CKDステージG 4のeGFR（図1）において10/11人（90.0%）が5年以内に腎死に至ったが，非妊娠群においても9/11人（81.8%）と同様の結果であった。また，透析導入は妊娠群3.9 ± 0.7年，非妊娠群3.8 ± 0.8年と，妊娠が強く腎死に影響を及

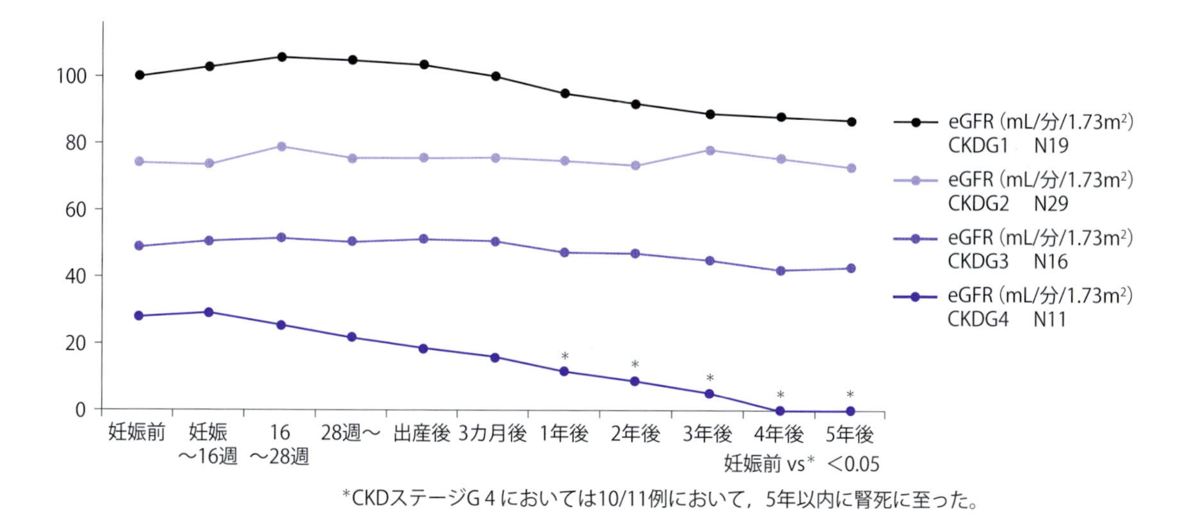

図 1. IgA 腎症：CKD ステージ分類による妊娠後 eGFR の推移

2016年第1回日本母性内科学会総会で報告

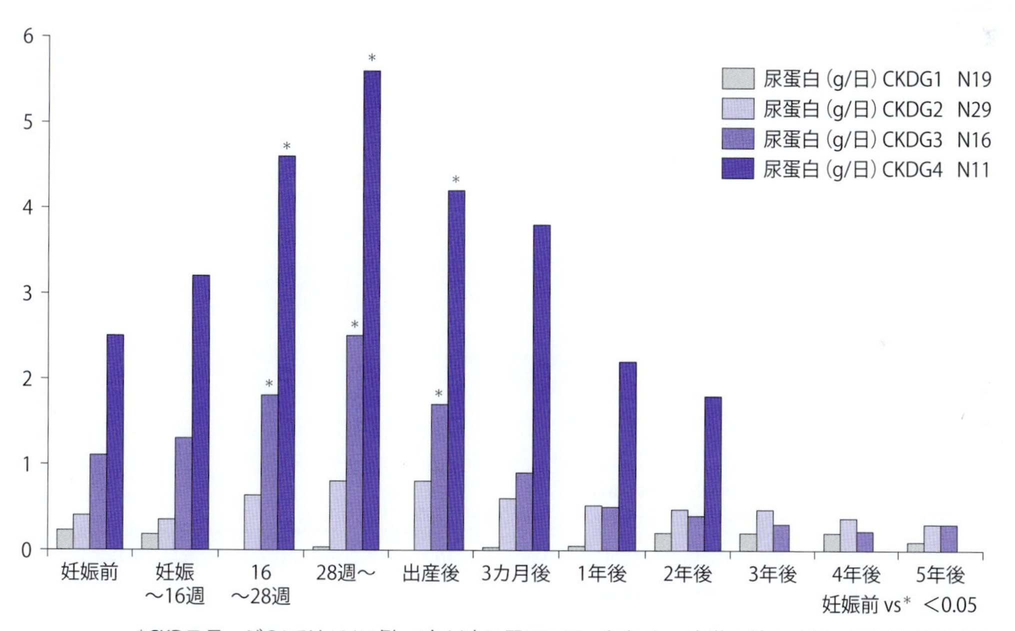

図 2. IgA 腎症：CKD ステージ分類による妊娠後尿蛋白の推移

2016年第1回日本母性内科学会総会で報告

ぼしているわけではなかった。しかし，6/11 例で低出生体重児，3 例で妊娠 30 週以内の胎児仮死が認められ，重篤な妊娠合併症が高率に認められた。妊娠中における蛋白尿の増加（図 2）は CKD ステージが進行しているほど程度は強いものの，出産後には改善していた。**妊娠前の尿蛋白（1 g/日以上）が，妊娠後期の血圧上昇や低出生体重児，妊娠後の腎機能低下の要因であり，妊娠中に尿蛋白が少なく腎機能が保たれていることが妊娠・分娩の予後を改善させる**[3]。

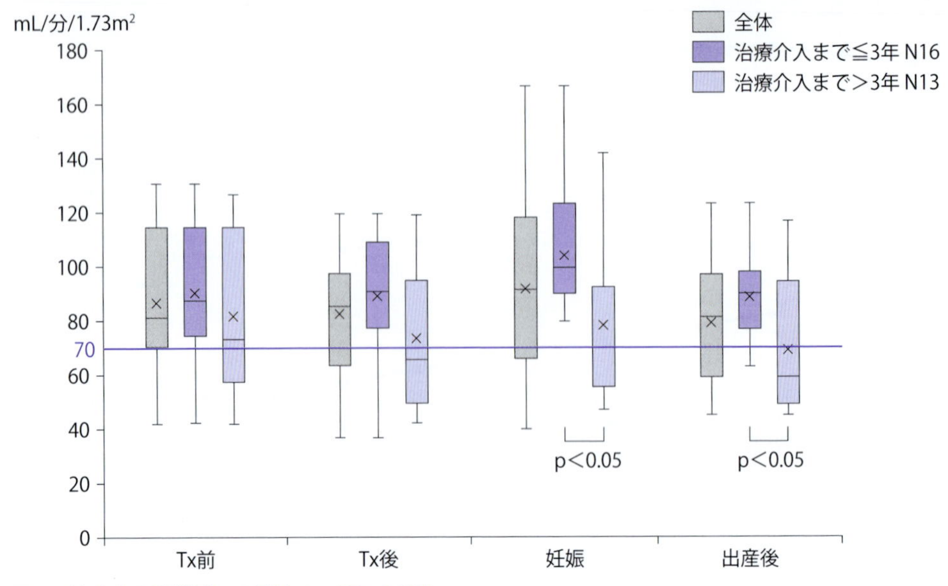

図 3. 治療介入時期別 IgA 腎症の eGFR の変化

2017年第60回日本腎臓学会学術総会で報告

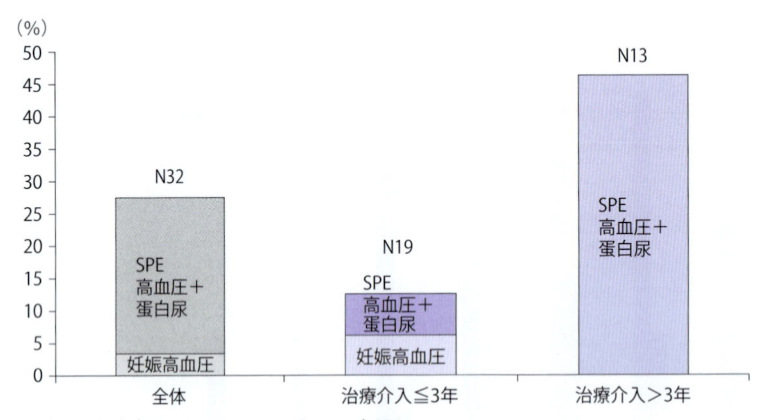

加重型妊娠高血圧腎症 (superimposed preeclampsia) SPE
1) 高血圧が妊娠前あるいは妊娠20週までに存在し，妊娠20週以降蛋白尿を伴う場合。
2) 高血圧と蛋白尿が妊娠前あるいは妊娠20週までに存在し，妊娠20週以降，いずれかまたは両症状が増悪する場合。
3) 蛋白尿のみを呈する腎疾患が妊娠前あるいは妊娠20週までに存在し，妊娠20週以降に高血圧が発症する場合。

図 4. IgA 腎症：妊娠高血圧症候群合併率

2017年第60回日本腎臓学会学術総会で報告

IgA 腎症を臨床的に寛解させ妊娠中の管理を行うことで，CKD ステージ G 3 a であっても出産は可能となってきている。

IgA 腎症患者の妊娠と治療介入

妊娠中は CKD ステージ（腎機能），蛋白尿，高血圧が主要リスクとなるため，IgA 腎症患者の妊娠においては腎炎の活動性を抑えることが重要である。近年，IgA 腎症に対して口蓋扁桃摘出術＋ステロイドパルス（扁摘パルス）療法による臨床的寛解導入が可能となった。現在のガイドラインでは活動性の高い腎炎に対して治療介入する指針となっている。しかし，活動性が低くても罹病期間が長くなることで eGFR が低下し，妊娠した際のリスクが高くなる。

筆者らは同じ寛解状態の妊娠を，扁摘パルス療法介入までの罹病期間が 3 年以下の A 群（N＝16）と 3 年より長い B 群（N＝13）で比較したところ，B 群では妊娠時・出産後の eGFR が低く（図 3），妊娠合併症が多いこと（図 4）を自験例として報告している。IgA 腎症は罹病期間が長く腎機能の低下は緩徐であるが，eGFR の低下は活動性×罹病期間によると考えられる。そのため特に妊娠可能な若年女性においては，**IgA 腎症発症時の活動性の強弱にかかわらず早期から治療に介入し，臨床的寛解状態とすることが将来の妊娠・出産後のリスクを軽減させる**と示唆される。

IgA 腎症患者の妊娠中・授乳期管理

妊娠中は生理的に GFR 上昇をきたし，蛋白尿や血圧も上昇傾向となるため，腎機能，蛋白尿，高血圧の管理を行う。

血圧管理

RA 系阻害薬の胎児毒性（児の腎機能障害，羊水減少，死産，発育遅延）は明らかであり，妊娠判別後はただちに中止する[1]。中止は妊娠判別後でよいとされ，挙児希望時からメチルドパに変更はしなくてよい。妊娠中使用可能な降圧薬はドパミン産生抑制薬であるメチルドパとされるが，高プロラクチン血症をきたし不妊の原因となる可能性もあることに注意しなければならない。妊娠中選択される降圧薬として，メチルドパ，ラベタロール，ヒドララジン，ニフェジピン徐放剤（妊娠 20 週以降）があり，1 剤で十分な降圧が得られない場合は 2 剤併用とする。交感神経抑制薬であるメチルドパ，ラベタロールと血管拡張薬であるヒドララジン，ニフェジピン徐放剤（添付文書では妊娠 20 週以降とされているが，妊娠初期の内服で催奇形性は上昇しないとの報告あり）で異なる作用の組み合わせが望ましい[1]。産褥期・授乳期でも安全に使用できる降圧薬としては前述の 4 剤に加え，Ca 拮抗薬のニカルジピン，ジルチアゼム，アムロジピン，ACE 阻害薬のカプトプリル，エナラプリルである[1]。

妊婦または産褥婦で収縮期血圧 180 mmHg 以上あるいは拡張期血圧 120 mmHg 以上認めた場合を「高血圧緊急症」と診断し，降圧療法を開始する。緊急に降圧が必要と考える場合は静注薬（ニカルジピン，ニトログリセリン，ヒドララジン）を用いる[1]。「妊娠高血圧症候群の診療指針 2015」[4]では血圧 160 / 110 mmHg 以上で降圧治療が必要とされ，降圧目標は収縮期血圧が 155 ～ 160 mmHg を超えないこと，拡張期血圧を 90 ～ 100 mmHg の範囲に留めることを目標としている。「高血圧治療ガイドライン 2014」[5]では 160 / 110 mmHg 未満のコントロールを奨めている[1]。これらは母体予後や胎児予後をアウトカムとしており，腎疾患患者に限定した降圧目標値はなく，今後の課題である。

蛋白尿

慢性腎臓病の蛋白尿は 0.15 g/gCr 以上を異常とするが，正常妊娠時は非妊娠時よりも 1 日の尿蛋白排泄量は多いとされている。妊娠中の蛋白尿は 0.27 g/gCr あるいは 300 mg/ 日以上を異常とする。腎疾患患者においては，妊娠中に蛋白尿の増加を認めることが多いが，**RA 系阻害薬が使用できないため，塩分制限などの CKD 食事療法を行う。**体重増加，胎児発育状況などをみて産科医と連携し，食事量の管理を行う。

今後の展望

IgA 腎症は若年での発症も多く，罹病期間が長い疾患であるため，妊娠・分娩が可能な年齢の女性が罹患していることが多い腎疾患の一つとされる。女性のライフスタイルは多様化が進み平均出産年齢も上昇していることから，IgA 腎症患者の妊娠・出産を考慮した治療介入の指針が必要である。

（若井 幸子　清水 阿里　安井 由紀子）

文 献

1) 日本腎臓学会学術委員会(編):腎疾患患者の妊娠 診療ガイドライン 2017. 日腎会誌 59(7):955 - 1033, 2017
2) Shimizu A, Takei T, Moriyama T, et al.:Effect of kidney disease stage on pregnancy and delivery outcomes among patients with immunoglobulin A nephropathy. Am J Nephrol 32(5):456 - 461, 2010
3) Shimizu A, Takei T, Moriyama T,et al.:Effect of Pregnancy and Delivery on the Renal Function and the Prognosis of Patients with Chronic Kidney Disease Stage 3 Caused by Immunoglobulin A Nephropathy. Intern Med 54(24):3127 - 3132, 2015
4) 日本妊娠高血圧学会(編):妊娠高血圧症候群の診療指針 2015 Best Practice Guide. メジカルビュー社, 東京 2015
5) 日本高血圧学会高血圧治療ガイドライン作成委員会(編):高血圧治療ガイドライン 2014. ライフサイエンス出版, 東京, 2014

IgA 腎症と肉眼的血尿

肉眼的血尿の特徴

わが国の報告では**IgA 腎症患者の 7.4～17.3％で肉眼的血尿を認めるとされており，肉眼的血尿で IgA 腎症が発見されることも少なくない**[1, 2]。

肉眼的血尿は尿中に赤血球が大量に存在する状態であり，時間経過とともに赤血球内のヘモグロビンが酸化された結果，コーラ様（赤褐色または黒褐色）と例えられる特徴的な色調となる。肉眼的血尿は IgA 腎症に特異的なものではなく，尿路悪性腫瘍などの泌尿器科疾患でも認めることが多いため，肉眼的血尿を認めた際には病歴聴取，尿細胞診，各種画像検査を行い，**泌尿器科疾患を除外することが重要である**。

IgA 腎症における急性の可逆的な肉眼的血尿は，上気道炎や胃腸炎などの粘膜系の感染症が起因となることはよく知られているが，ほかのウイルス感染などとの関連も指摘されている（**表**）。

原因となる誘発因子から肉眼的血尿を引き起こすまでの間隔は 12～72 時間と比較的間隔は短く，持続期間は数時間～数日間に及ぶこともある。

表．IgA 腎症における肉眼的血尿の誘発因子

上気道感染	腸チフス
扁桃炎	ブルセラ症
咽頭炎	伝染性単核症
気管支炎	インフルエンザ様症候群
急性胃腸炎	風疹
A/B 型肝炎	流行性耳下腺炎
骨膜炎	帯状疱疹
ブドウ球菌性骨髄炎	扁桃摘出
化膿性関節炎	抜歯
腹膜炎	虫垂切除
大葉性肺炎	高度な肉体的疲労
丹毒	ワクチン
多型性紅斑	BCG 過量投与
ブドウ球菌性敗血症	

Schena FP, et al：Oxford Textbook of Clinical Nephrology. 3rd ed：1：469-501, 2006 より引用，著者翻訳

IgA 腎症における肉眼的血尿関連急性腎障害

特徴

肉眼的血尿を認めるなかでの急性腎障害（acute kidney injury：AKI）の発症率は実際不明であるが，いくつかの研究によると 35％以上とも報告されている[3]。

1983 年，Kincaid-Smith らにより初めて可逆性の糸球体性肉眼的血尿が報告された。以降，IgA 腎症による肉眼的血尿関連 AKI が数々と報告され，当初は機能的因子による可逆的な病態であり，腎機能障害は完全に回復すると考えられていた[4]。しかし 2007 年，Gutiérrez らによる大規模後ろ向き研究において，肉眼的血尿関連 AKI 患者の 25％で腎機能がベースラインまで回復しなかったと報告された[5]。

AKI の発症率や重症度は肉眼的血尿の持続期間に関連すると報告されているが，無尿，蛋白尿，高血圧を呈する頻度は低いとされ，重症度は臨床的に発見されないような軽症腎機能障害から，透析が必要となる重症の AKI まで多岐にわたる[6]。**腎機能回復の予後不良因子としては，①肉眼的血尿の持続期間 10 日以上，②年齢 55 歳以上，③ベースラインの血清 Cr が高値，④過去に肉眼的血尿を認めたことがない，⑤病理学的に尿細管の壊死・間質線維化が重症であることがあげられている**[6]。

病理所見

肉眼的血尿関連 AKI の病理所見としては，尿細管の不規則な拡張，上皮細胞の扁平化，刷子縁の減少・消失，上皮細胞の剥離といった急性尿細管壊死の所見および尿細管内の赤血球円柱による閉塞，半月体形成があげられる。

病因，病態

肉眼的血尿関連 AKI の尿細管障害は，病理学的なメカニズムとして赤血球円柱による物理的閉塞のほかに，近年ではヘモグロビン，ヘム，鉄，その他の赤血球から産出される分子による尿細管毒性が考えられている。これらは一酸化窒素(nitric oxide：NO)の利用能を低下させ腎間質の血管収縮と虚血を促進し，腎障害を起こすと考えられている。

①ヘモグロビンは遠位尿細管で megalin/cubilin 受容体を通して吸収され，鉄原性の酸化，アポトーシス，炎症性サイトカイン産出の増加を引き起こす[7]。また細胞内でヘモグロビンはヘムとグロビンに分解され，ヘムは腎での NF κ B の翻訳因子を通して TNF α，MCP- 1，TGF β 1 の発現量を増加させ，炎症と線維化の経路を誘導し腎臓内で慢性的な炎症反応を引き起こす[8]。

ヘムオキシゲナーゼ(heme oxygenase：HO)はヘムをビリベルジンに変換することで細胞への曝露を減少させ[9]，その際，鉄と一酸化炭素(carbon m onoxide：CO)を産出し，ビリベルジンはさらにビリルビンに分解される。CO は NO の合成を誘導することにより，抗炎症作用，血管拡張作用をもたらす[10] (図)。

② HO の isoform である HO- 1 の発現量増加は，虚血，酸化的ストレス，炎症，低酸素，重金属などによる傷害的刺激に対する保護的なメカニズムであると考えられており，腎臓での HO- 1 の発現量増加は，発作性夜間ヘモグロビン尿症，自己免疫性溶血性貧血，肉眼的血尿を伴う IgA 腎症で認められる[8, 11]。

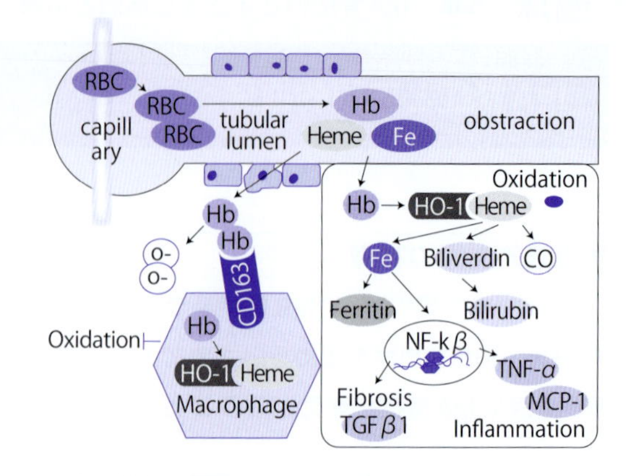

図．肉眼的血尿関連 AKI の病態生理学的経路

Gutiérrez E, et al：Oxidative stress, macrophage infiltration and CD 163 expression are determinants of long-term renal outcome in macrohematuria-induced acute kidney injury of IgA nephropathy. Nephron Clin Pract 121：42-53, 2012 より引用，一部改変

③一部のヘモグロビンは組織内で CD 163 というスカベンジャー受容体をもつマクロファージに貪食されることがわかっている。

肉眼的血尿関連 AKI を呈する IgA 腎症患者の病理所見でも，①間質にヘモジデリンの蓄積を認め，② CD 163 陽性マクロファージの増加，③特に間質の赤血球や酸化ストレスと関連する病変部で多く認められる傾向にある。ヘモグロビンが CD 163 に結合すると，IL- 10 や HO- 1 の合成などの抗炎症反応が促進される。CD 163 はヘモグロビンによる酸化傷害に反応すると考えられており，このような腎臓における HO- 1 の発現は発作性夜間ヘモグロビン尿症や自己免疫性貧血のような溶血性障害でも観察され，CD 163 表現型マクロファージの浸潤が発作性夜間ヘモグロビン尿症でも認められる[12, 13]。

治療

肉眼的血尿から AKI となった患者においても，その他の AKI 患者と同様に一般的な対症療法(補液，血液透析など)が推奨される。さらに，ヘモグロビンの鉄への分解を減少させる尿のアルカリ化剤や鉄の腎毒性を減少させる鉄キレート剤が実験的なレベルでは効果があるとされているが，臨床的には未だその効果は証明されていない[14]。

また，AKI の重症度や長期予後は肉眼的血尿の持続期間と相関しており，その期間を短縮するような治療が効果的であると考えられる。ステロイドパルス療法が肉眼的血尿の期間短縮，腎機能回復を促進するという報告があり[15]，興味深いことに *in vitro* では副腎皮質ステロイドが CD 163 の発現を増加させるという報告もあるため，肉眼的血尿関連 AKI の治療的アプローチとなり得る。

肉眼的血尿関連 AKI の疫学，臨床像の特徴，予後因子の同定，それに対するマネジメント戦略を見出すべく，さらなる研究に期待する。

肉眼的血尿と予後との関連

肉眼的血尿単独では腎予後に直接関与しないとされているが，前述したように肉眼的血尿により急性腎不全を呈した場合，腎予後を悪くする可能性がある。

肉眼的血尿により急性腎不全を呈した際の腎機能回復の予後不良因子として，①肉眼的血尿の持続期間 10 日以上，②年齢 55 歳以上，③ベースラインの血清 Cr が高値，④過去に肉眼低血尿を認めたことがない，⑤病理学的に尿細管の壊死・間質線維化が重症であることがあげられる。

（小澤 祐子，星野 純一）

文 献

1) Komatsu H, Fujimoto S, Kikuchi M, et al.：Tonsillectomy delays progression of advanced IgA nephropathy to end-stage kidney disease. Ren Fail 34（4）：448 - 453 , 2012
2) Koyama A, Igarashi M, Kobayashi M, et al.：Natural history and risk factors for immunoglobulin A nephropathy in Japan. Research Group on Progressive Renal Diseases. Am J Kidney Dis 29（4）：526 - 532 , 1997
3) Praga M, Gutierrez-Millet V, Navas JJ, et al.：Acute worsening of renal function during episodes of macroscopic hematuria in IgA nephropathy. Kidney Int 28（1）：69 - 74 , 1985
4) Kincaid-Smith P, Bennett WM, Dowling JP, et al.：Acute renal failure and tubular necrosis associated with hematuria due to glomerulonephritis. Clin Nephrol 19（4）：206 - 210 , 1983
5) Gutiérrez E, González E, Hernández E, et al.：Factors that determine an incomplete recovery of renal function in macrohematuria-induced acute renal failure of IgA nephropathy. Clin J Am Soc Nephrol 2（1）：51 – 57 , 2007
6) Kobayashi Y, Omori S, Kamimaki I, et al.：Acute reversible renal failure with macroscopic hematuria in Henoch-Schönlein purpura. Pediatr Nephrol 16（9）：742 – 744 , 2001
7) Tracz MJ, Alam J, Nath KA.：Physiology and pathophysiology of heme：implications for kidney disease. J Am Soc Nephrol 18（2）：414 – 420 , 2007
8) Nath KA, Vercellotti GM, Grande JP, et al.：Heme protein-induced chronic renal inflammation：suppressive effect of induced heme oxygenase- 1 . Kidney Int 59（1）：106 – 117 , 2001
9) Nath KA.：Heme oxygenase- 1：a provenance for cytoprotective pathways in the kidney and other tissues. Kidney Int 70（3）：432 – 443 , 2006
10) Stevenson TH, Gutierrez AF, Alderton WK, et al.：Kinetics of CO binding to the haem domain of murine inducible nitric oxide synthase：differential effects of haem domain ligands. Biochem J 358：201 – 208 , 2001
11) Fervenza FC, Croatt AJ, Bittar CM, et al.：Induction of heme oxygenase- 1 and ferritin in the kidney in warm antibody hemolytic anemia. Am J Kidney Dis 52（5）：972 – 977 , 2008
12) Kristiansen M, Graversen JH, Jacobsen C, et al.：Identification of the haemoglobin scavenger receptor. Nature 409（6817）：198 – 201 , 2001
13) Philippidis P, Mason JC, Evans BJ, et al.：Hemoglobin scavenger receptor CD 163 mediates interleukin- 10 release and heme oxygenase- 1 synthesis：antiinflammatory monocyte-macrophage responses in vitro, in resolving skin blisters in vivo, and after cardiopulmonary bypass surgery. Circ Res 94（1）：119 – 126 , 2004
14) Moreno JA, Yuste C, Gutiérrez E, et al.：Haematuria as a risk factor for chronic kidney disease progression in glomerular diseases：A review. Pediatr Nephrol 31（4）：523 – 533 , 2016
15) Moreno JA, Martín-Cleary C, Gutiérrez E, et al.：Haematuria：the forgotten CKD factor? Nephrol Dial Transplant 27（1）：28 – 34 , 2012

急性発症のIgA腎症

IgA腎症は基本的にWHO分類の慢性糸球体腎炎に分類され，慢性的に比較的緩徐な臨床経過で発症することが多い。しかし時として何らかの原因を契機に急性に，そしてネフローゼ症候群を呈したり急速進行性糸球体腎炎（rapidly progressive glomerulonephritis：RPGN）を呈したりと，重度の臨床症状を伴って発症することがある。このような臨床経過をみるIgA腎症を急性発症のIgA腎症と総称されるが，その病因にはいくつかのパターンがある。それぞれの頻度が比較的低いため詳細な頻度の検討や病因の検討は十分とはいえないが，急性発症の経過をみるIgA腎症に考えられるパターンについて解説する。

急速進行性糸球体腎炎の病型を有するIgA腎症

Koyamaらのアンケート方式によるわが国の**RPGN全国調査1,772例の集計では，43例（2.3％）がIgA腎症**であったと報告している[1]。RPGNを呈するIgA腎症は半月体形成を伴うことが知られており，この報告でも組織学的には半月体形成性糸球体腎炎となっている。**この病型は発熱やCRPの上昇など，血管炎様の全身症状を伴うことも多い。**このタイプのIgA腎症は急性発症のIgA腎症の一つとして念頭におくべきである。

また，組織学的にIgA腎症と同様の所見を呈する紫斑病性腎炎（IgA血管炎）も36例（2％）で[1]，RPGN様の急速な進行を呈し，組織学的にIgA腎症をとるという点でIgA腎症との鑑別が必要ではあるが，通常は腹痛・発熱・紫斑といった全身症状を伴うので鑑別診断は比較的容易と考えられる。

メチシリン耐性黄色ブドウ球菌腎症

Koyamaらは，メチシリン耐性黄色ブドウ球菌（methicillin resistant *Staphylococcus aureus*：MRSA）による敗血症に関連して発症するMRSA腎症を報告している[2]。この**MRSA腎症における腎病理組織は，基本的にIgAが有意にメサンギウム領域に染色されるため，広義でのIgA腎症と定義することは可能である。**MRSA腎症の発症機序としては，黄色ブドウ球菌のエンドトキシンがスーパー抗原として働き，これがT細胞の活性化と血清IgAおよびIgGの上昇を惹起し，IgA腎症と同様の腎病理像を引き起こすと考えられている[3]。この原因はMRSA感染であるため，当然バンコマイシン塩酸塩などによるMRSAの治療を行い，MRSA感染が良くなると腎所見も改善することが報告されている[2]。MRSA感染が持続すると感染死に至ることもある。組織学的にはIgA腎症と同様の所見を呈するため，特に病歴聴取が重要である。

感染後腎炎としてのIgA腎症

MRSA腎症のみならず，**感染を契機にIgA腎症と同様の病理組織像を呈する腎症を発症する**ことが報告されている。Nasrらはこれらをまとめて**IgA-dominant感染後糸球体腎炎**として報告

表．IgA優位感染後糸球体腎炎の特徴

1. 臨床的特徴
血液培養で証明されたStaphylococcus感染
低補体血症
高齢者
糖尿病の既往
急性腎不全
2. 病理学的特徴
光学顕微鏡で好中球浸潤を伴う管内増殖
免疫染色でIgA腎症より強いC3の沈着
免疫染色で"Starry Sky"パターン
電子顕微鏡で内皮下の"hump"

Nasrら[4]2011より引用，著者翻訳

している[4]。この概念は基本的にMRSA腎症の拡大したものであるが，メチシリン感受性黄色ブドウ球菌(methicillin sensitive *Staphylococcus aureus*：MSSA)感染後の糸球体腎炎や大腸菌など，その他の菌に関連したと考えられる糸球体腎炎も含めている。Nasrら[4]の報告では49例の臨床的あるいは組織学的特徴は表のようになる。この組織学的特徴にはIgA腎症に準じる特徴はあるが，**好中球浸潤を伴う管内増殖，免疫組織染色が通常のIgA腎症より強いC3の染色，免疫組織染色でのstarry skyパターン，電子顕微鏡で内皮化にhumpがみられるなど，急性糸球体腎炎に認められる特徴が混在している**ことがあげられている。これも感染に関連しているため病歴聴取が重要となるが，組織型的にはIgA腎症であり，急性発症するIgA腎症としては鑑別診断の候補として念頭におくべきである。

歯周病とのかかわりのなかのIgA腎症

近年，歯周病菌として知られる*Treponema denticola*と*Campylobacter rectus*がIgA腎症患者で特異的かつ治療感受性と強く関連していることが報告されている[5]。また，齲蝕菌として知られる*Streptococcus mutans*菌のなかでコラーゲンとの結合度を高めるcmn遺伝子をもつ例がIgA腎症の患者で多く，さらに尿蛋白などと相関があることが報告されている[6, 7]。これらの歯周病や齲蝕菌とIgA腎症は，口腔内の衛生環境とIgA腎症が密接にかかわっていることを示唆している(図1)。**口腔内の持続的感染が口蓋扁桃陰窩での持続的感染につながり，さらにこの持続的感染が刺激によってIgAの過剰な産生や糖鎖修飾の異常を伴ったIgAの産生につながり，これがIgA腎症を惹起させる**と考えられる。

自験例

症例

術前には検尿異常がなく，ムチン産生肺悪性腫瘍の術後にネフローゼ症候群を発症した74歳の男性。

腎生検所見

腎生検での光学顕微鏡所見でメサンギウム細胞の増殖があり，免疫染色でIgAとC3の染色を認める典型的なIgA腎症を呈していた。

治療

多くの齲蝕と非常に高度の歯周病があり，ほぼ全抜歯に至った(図2)。

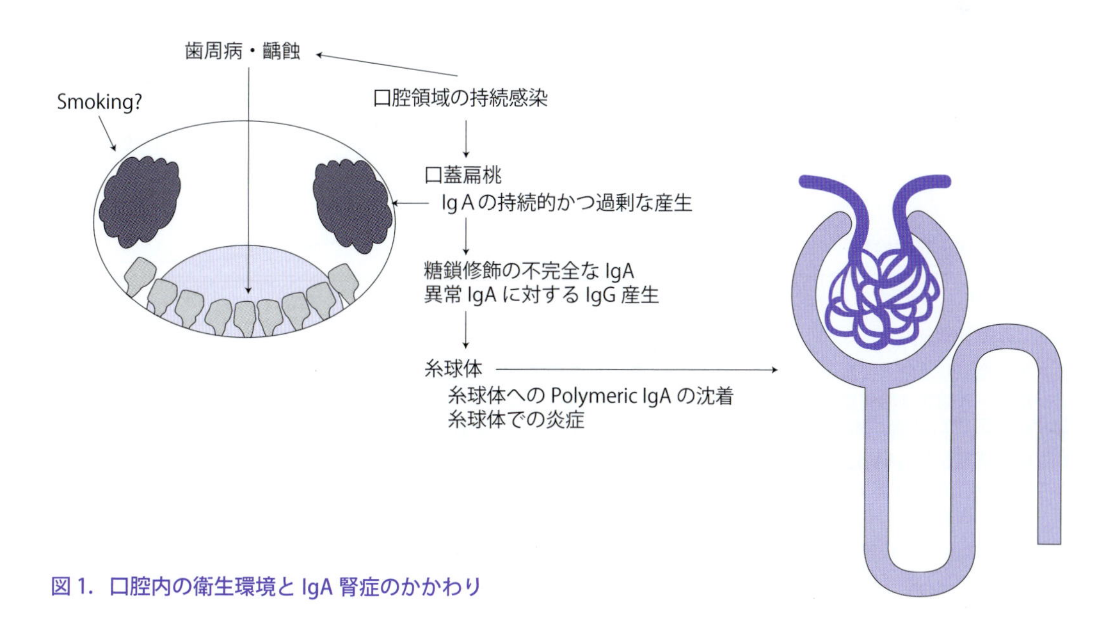

図1. 口腔内の衛生環境とIgA腎症のかかわり

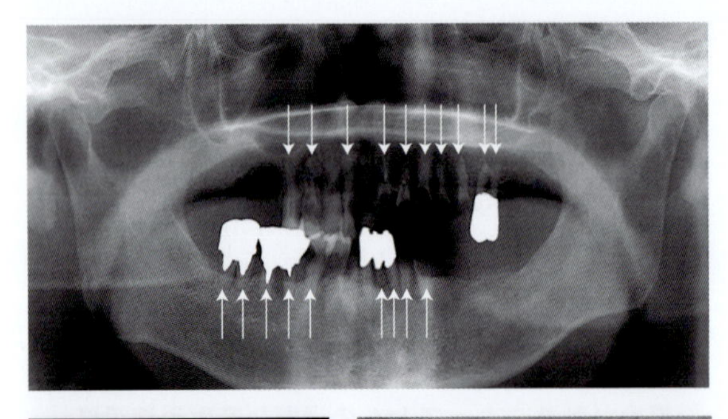

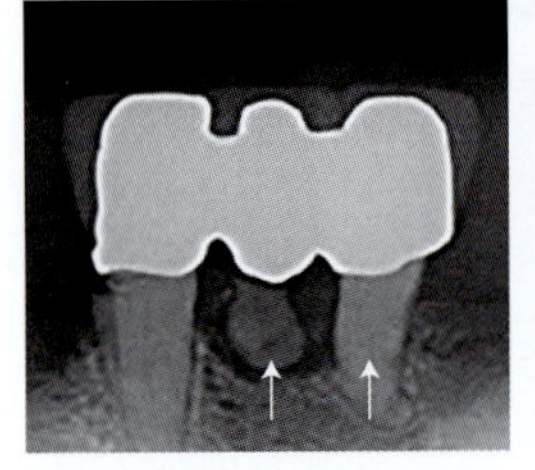

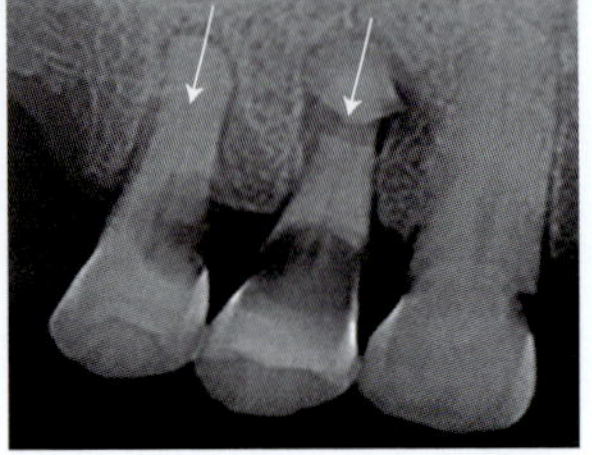

図 2．処置前の口腔 X 線像

矢印の歯に関しては齲歯または歯髄炎などの歯周病を認め抜歯を行った。

経過

免疫抑制療法を行っていないにもかかわらず検尿所見は改善していった。その後，時間はかかったが口蓋扁桃摘出術後に寛解に至った（図 3）。

このように口腔内の細菌（の罹患状況）と強く関連した IgA 腎症であった。免疫が弱るような状況（例えば手術後など）に伴って口腔内の細菌罹患状況が悪化し，急性発症するような IgA 腎症が存在すると考えられる。これらのことから口腔内の衛生状態を確認し，病巣感染が疑われる場合には積極的な治療が望まれる。病巣感染が治癒することによって，IgA 腎症も寛解することが期待される。

（長澤 康行）

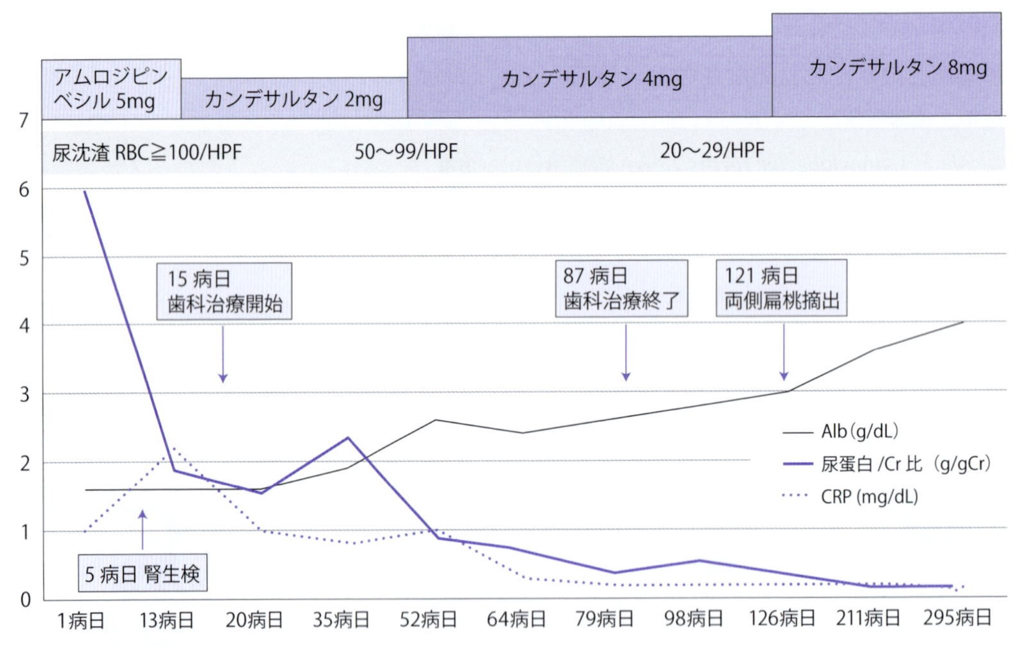

図 3．入院後経過

入院後，食事療法および血圧コントロールを行った。入院前より高血圧に対しアムロジピンベシル酸塩5mgを服用していたが，入院後は降圧薬をARB（カンデサルタン）に変更し，血圧の経過をみながら徐々に増量した。ガリウムシンチグラフィ，PET検査，腫瘍マーカー検査などを行い，ネフローゼ症候群の原因疾患として悪性腫瘍の再発を除外した。腎生検の結果からIgA腎症と診断した。この間，入院直後の高度尿蛋白は入院安静・減塩・低蛋白の食事療法・ARBへの変更で2g/gCr前後まで改善したが，持続した。ステロイド薬投与を考慮し，加療のためスクリーニング検査を行ったところ，歯科口腔外科にて齲歯および歯髄炎を多数認めた。治療とともに弱陽性が持続していた炎症反応は徐々に低下・消失し，それに伴って尿蛋白も低下し，血清アルブミンは上昇た。尿中RBCも入院時は100HPF以上認めていたが徐々に低下し，退院時には30〜49HPF程度に減少を認めた。尿蛋白の低下および年齢を考慮しステロイド治療は行わず，121病日目に扁桃摘出術を施行した。施行後，アルブミン4mg/dLまで上昇を認め，尿蛋白も陰性で経過した。

文献

1) Koyama A, Yamagata K, Makino H, et al.：A nationwide survey of rapidly progressive glomerulonephritis in Japan：etiology, prognosis and treatment diversity. Clin Exp Nephrol 13(6)：633-650, 2009
2) Koyama A, Kobayashi M, Yamaguchi N, et al.：Glomerulonephritis associated with MRSA infection: a possible role of bacterial superantigen. Kidney Int 47(1)：207-216, 1995
3) Koyama A, Sharmin S, Sakurai H, e al.：Staphylococcus aureus cell envelope antigen is a new candidate for the induction of IgA nephropathy. Kidney Int 66(1)：121-132, 2004
4) Nasr SH, D'Agati VD.：IgA-dominant postinfectious glomerulonephritis: a new twist on an old disease. Nephron Clin Pract 119(1)：c 18-25, discussion c 26, 2011
5) Nagasawa Y, Iio K, Fukuda S, et al.：Periodontal disease bacteria specific to tonsil in IgA nephropathy patients predicts the remission by the treatment. PLoS One 9(1)：e 81636, 2014
6) Misaki T, Naka S, Hatakeyama R, et al.：Presence of Streptococcus mutans strains harbouring the cnm gene correlates with dental caries status and IgA nephropathy conditions. Sci Rep 6：36455, 2016
7) Misaki T, Naka S, Kuroda K, et al.：Distribution of Streptococcus mutans strains with collagen-binding proteins in the oral cavity of IgA nephropathy patients. Clin Exp Nephrol 19(5)：844-850, 2015

ネフローゼ症候群を示すIgA腎症

はじめに

IgA腎症において蛋白尿が予後を予測する重要なサロゲートマーカーであることは既知の事実である。実際に治療のターゲットは蛋白尿の減少であり，寛解に到達し維持することで予後の改善は期待できる。当科より報告したIgA腎症患者1,042例の35年予後[1)]においても，COX比例ハザードモデルを用いた多変量解析で蛋白尿は独立した予後のリスクファクターであり（生検時の蛋白尿が1g/日増加ごとに腎死のリスクは1.34倍増加，95％信頼区間：1.07-1.69，P値：0.0116。Kaplan-Meyer曲線を**図1**に示す），大量の蛋白尿の漏出で定義されるネフローゼ症候群はこれらの点からもリスクが高いと考えられる。本項では近年の知見も併せてネフローゼ症候群を呈するIgA腎症に関して概説する。

疫学

2007年から日本腎臓学会で開始した腎生検レジストリー（Japan Renal Biopsy Registry：J-RBR）データによると，2007年7月から2015年6月に腎生検を施行したネフローゼ症候群6,857例中，IgA腎症はわずか366例（5.3％）であった。また一次性ネフローゼ症候群4,367例中，微小変化型ネフローゼ症候群（41.0％），膜性腎症（32.8％），巣状分節性糸球体硬化症（10.5％）に次ぐ頻度（8.4％）であり，決して多いわけではない。また，**IgA腎症のなかでネフローゼ症候群を呈する頻度は5～25％程度と稀である**ことが報告されている[2～8)]。

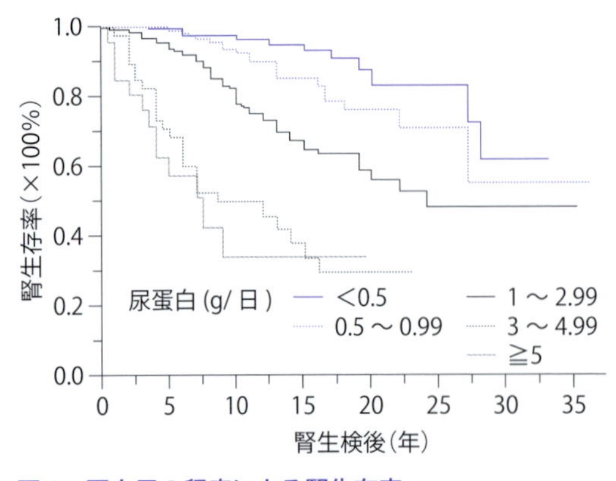

図1．蛋白尿の程度による腎生存率

Moriyamaら[1)]2014より引用，一部改変

ネフローゼ症候群を呈するIgA腎症

ネフローゼ症候群を呈するIgA腎症患者には，2つの病態を考慮することが重要となる。

① 軽症のIgA腎症に微小変化型ネフローゼ症候群（Minimal Change Disease：MCD）を合併する場合

MCDの合併例は前述の5～25％中，25～50％程度に認めると報告されており[2～8)]，「エビデンスに基づくIgA腎症診療ガイドライン2017」にも特殊型の一つとして位置づけられている。

② 糸球体内皮細胞の増殖や半月体形成，分節性硬化などの強い病理所見に伴い発症するネフローゼ症候群

これはIgA腎症自体の組織病変の強さに起因する場合である。

微小変化型ネフローゼ症候群を合併したIgA腎症（MCD-IgA腎症）

ネフローゼ症候群を伴うIgA腎症は1970年代から報告されてきたが，ケースレポートが主体であり，1983年に初めてMustonenらによってケースシリーズとしてそのなかにMCD合併例を認めたことが報告された[2)]。IgA腎症170例中，8例（4.7％）にネフローゼ症候群を認め，そのうち3例に血尿や高血圧の合併はなく，糸球体変化が軽度でステロイドの反応は良好であったが，再発を繰り返した。残り5例は活動性病変を有しステロイド抵抗性を呈した症例であった。このように2つの異なる病態があることが報告されて以降，ステロイド反応性の良好なMCD合併例と，ステロイド抵抗性を示す活動性の高い糸球体腎炎型が報告されている[3～8]。さらに近年ではMCD-IgA腎症をまとめた論文が報告された[9～11]。

MCD-IgA腎症の特徴

Liらは IgA腎症11,885例中306例（2.6％）に認められたMCD-IgA腎症[11]を非MCD-IgA腎症症例[10]と比較して報告している。MCD-IgA腎症とする基準は，びまん性のメサンギウム領域のIgA沈着，電子顕微鏡によるメサンギウム領域のelectron-dense depositの確認，50％以上の足突起の融合，Oxford分類でE1とS1のないこととしている。MCD-IgA腎症247例と非MCD-IgA腎症1,121例の比較では，**MCD-IgA腎症は男性に多く（67.6％ vs 49.9％），浮腫で発症し，発症から腎生検までの期間は短く，年齢も若い（27.1歳 vs 33.5歳）。**高血圧合併例も非MCD-IgA腎症の31.5％と比較すると19.0％と有意（$p < 0.001$）に少なく，血尿の程度も有意（$p < 0.001$）に少ないMCDに近い病態を呈している[10]。

一方，MCD-IgA腎症77例とMCD 77例の比較では，これらの値はすべて同等であり，相違点は尿中n-acetylglucosaminidase（NAG）がMCDと比較して高値であること（46.5 U/gCr vs 29.5 U/gCr，$p = 0.004$），病理所見においてOxford分類でM1病変が有意に多いこと（10例 vs 0例，$p = 0.001$）であった。またMCD-IgA腎症にはT1病変が5例（6.5％）と頻度が高い傾向を認め（MCD：0例，$p = 0.058$），さらに**MCD-IgA腎症の特徴として急性間質性病変の程度が有意（$p < 0.0001$）に強い**ことがあげられる[11]。

免疫抑制薬に対する反応性

治療反応性に関してはMCD-IgA腎症とMCDに有意差はなく，内服ステロイド（プレドニゾロン1 mg/kg/日より開始し2週間で5 mgずつ漸減）の反応性は両群ともに良好であり8週目の完全寛解到達率は両群ともに約90％と，同等であった（$p = 0.203$）。また両群ともに末期腎不全に陥った症例は認めず，MCD-IgA腎症群で治療抵抗例の2例がeGFRの50％低下を認めたのみであった[11]。これに対し非MCD-IgA腎症との比較では，MCD-IgA腎症が100％の症例で副腎皮質ステロイドを含む免疫抑制薬を使用していたのに対し，非MCD-IgA腎症では19.4％の使用と有意（$P < 0.001$）に低値であったこともあり，15年の累積生存率はMCD-IgA腎症で100％と，非MCD-IgA腎症の72.9％と比較して有意（$p = 0.003$）に良好であった[10]。

MCD-IgA腎症とMCD-IgA沈着症の鑑別

MCD-IgA腎症は，IgA沈着，メサンギウム増殖性変化など，IgA腎症と考えられる側面をもつものの，MCDに近い病態，ステロイド反応性，予後を呈するといえる。HerlitzらのMCD-IgA腎症17例の分析においても血尿の合併は52.9％と，半数近くは血尿を認めず，副腎皮質ステロイドを含む免疫抑制薬の反応性は良好であり，14症例が完全寛解，3症例が部分寛解に到達したと報告している。また，11症例が再発を認めたものの，全症例で腎機能は保っており，MCDにやはり近い病態を呈しているといえる[12]。近年から報告例が増えつつあるMCD-IgA腎症だが，注意すべきはMCDにIgA沈着症を合併した症例である。IgA沈着は腎移植のドナー症例，すなわち正常腎と考えられる症例の約16％に認められること[13]から，ネフローゼ症候群を呈しIgA沈着を認めるものの，組織学的には極軽度のメサンギウム増殖性変化のみであり，血尿を認めないないもしくは極軽度のものはMCDを合併したIgA沈着症の可能性も否定はできず，鑑別には注意が必要である。

ネフローゼ症候群を呈する IgA 腎症の判断

ネフローゼ症候群を呈する IgA 腎症のなかには内皮細胞増殖や半月体形成，分節性硬化などの組織障害に伴い多量の蛋白尿を認める症例がある。筆者らは IgA 腎症 954 例中このようなネフローゼ症候群を示した 42 例（4.4％）を検討した[13]。なお，これらは**以下①～④のうち 2 つを満たすもの**は MCD に IgA 沈着症を合併していると考え **MCD-IgA 腎症と判断**し，IgA 腎症から除外した。

① Oxford 分類における病変を伴わない

② Selectivity Index 0.1 以下

③尿沈渣 RBC 10 / HPF 以下

④ C 3 沈着の欠損

男女比は同等，腎生検時の平均年齢は 34.2 歳，血圧は 133.2 / 82.5 mmHg，Cr は 1.33 mg/dL，eGFR 51.1 mL/ 分 / 1.73 m^2 と既に腎機能低下を認め，蛋白尿は 5.76 g/ 日，尿沈渣 RBC 50 / HPF と高度の血尿も伴っていた。病理所見では Oxford 分類で M 1：60 %，E 1：42.9 %，S 1：82.9 %，T1 ＋ 2：65.7％と多くの症例に病変を認めていた。予後に関しては累積生存率が 15 年で 25.3％と，非ネフローゼ症候群の IgA 腎症 74.5％と比較して有意（$p < 0.0001$）に低値であった。ステロイド治療は 27 例に行われ，完全寛解（0.3 g/ 日以下）到達率は 4 例（14.8 %），不完全寛解到達率は 14 例（51.8％）とステロイドの反応性は良好とは言い難かったが，ステロイドを使用しない症例の累積生存率は 12 年で 0％と，使用例の 42.1％ / 15 年と比較して有意（$p = 0.0002$）に悪く，また多変量解析でも生検時の eGFR の低値，T 病変の存在と並んでステロイドの未使用も腎死に関わる独立した因子であった（ハザード比：6.7，95％信頼区間：1.91 - 28.8，$p = 0.0024$）。Kim らの報告によると 1,076 症例中 100 例（10.2 %）の 8 年間の累積生存率は，MCD-IgA 腎症を含んではいるものの約 40％と非ネフローゼ症候群症例の約 75％と比較し有意に低かった（$p < 0.001$）。また，多変量解析にて**腎機能低下に寄与する因子は，生検時の腎機能低下とネフローゼ症候群の非寛解**であった。これらの報告より，組織障害を有しネフローゼ症候群を呈する IgA 腎症は予後が悪く，ステロイドの反応性は良好ではないが，何らかの治療で蛋白尿を減少させなければその予後は改善されないといえる。

MCD-IgA 腎症の治療

ネフローゼ症候群を伴う IgA 腎症は寛解させることが重要であるが，前述の**組織障害を有しネフローゼ症候群を呈する IgA 腎症には副腎皮質ステロイドも有効治療とは言い難い。**わが国では扁摘パルス療法が IgA 腎症の治療として頻用されているが，組織障害を伴うネフローゼ症候群を呈する症例に関しての報告はないため自験例を紹介する。

自験例

症例

52 歳，男性

既往歴

幼少期よりアトピー性皮膚炎。40 代から高血圧症（50 歳から内服加療），脂質異常症（52 歳から内服加療）

現病歴

健診などで尿所見異常を指摘されたことはなかった。50 代から高血圧と高脂血症をかかりつけ医で加療していたが，腎機能障害や尿所見異常は指摘されていなかった。X 年 7 月頃より血圧コントロール不良，下肢浮腫出現によりかかりつけ医を受診した際に尿蛋白（3 ＋），尿潜血（3 ＋），血清 Cr1.10 mg/ dL と，高度蛋白尿・血尿，腎機能障害を指摘され当科へ紹介入院となった。

入院時検査所見

尿蛋白（4＋），4.05 g/ 日，尿潜血（3＋），尿沈

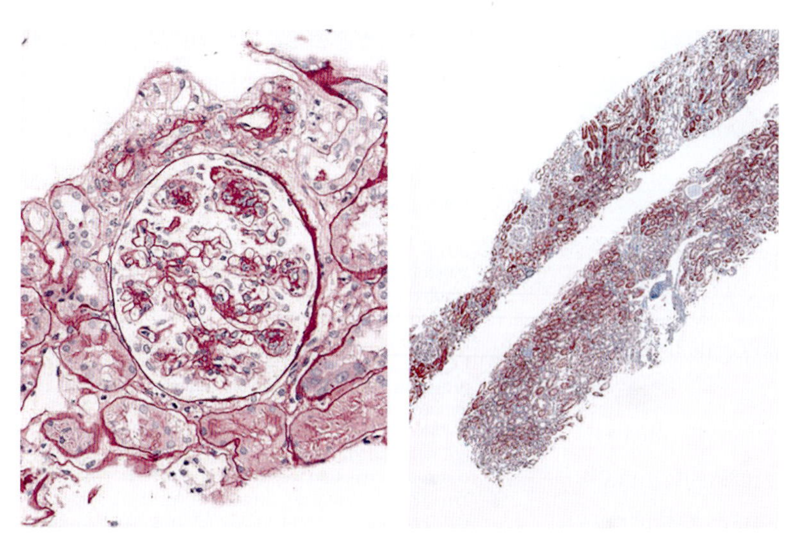

図 2．腎生検組織画像

糸球体では管内増殖性変化を認める。尿細管間質障害は10%程度で軽度であった。

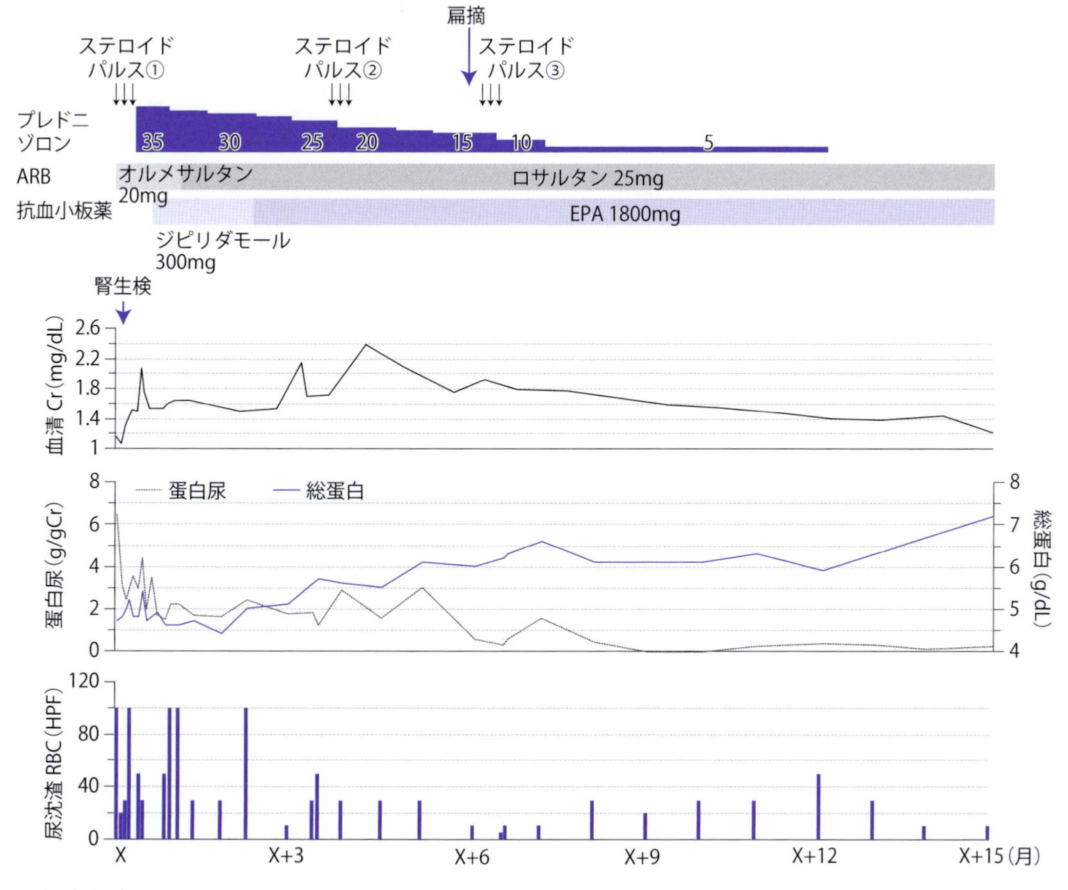

図 3．経過表

渣 RBC 100 /HPF 以上(変形赤血球含む), 血清総蛋白 4.7 g/dL, アルブミン 2.2 g/dL, 総コレステロール 251 mg/dL, 血清 Cr 1.15 mg/dL, eGFR 53.6 mL/分/1.73 m^2

腎生検所見

腎生検組織像を図 2 に示す。

Oxford 分類：M 0 E 2 S 0 T 0 -C 0

IgA 腎症診療指針 (III 版)：H-Grade II (A/C)

経過

ネフローゼ症候群を呈していたため IgA 腎症と診断後 Pozzi 方式に準じた間歇的ステロイドセミパルス療法を 3 クール施行(メチルプレドニゾロン 500 mg/日を 3 日間で 1 クール, 後療法として経口プレドニゾロン 0.5 mg/kg/体重を連日投与し 12 カ月で漸減中止), 3 回目のパルス療法に併せて扁桃摘出術を施行した(当院では手術室の都合ですぐに扁桃摘出術ができず, さらに腎細胞癌が発見されたため, 検査などで施行が遅れた)。X + 14 カ月後には寛解到達し, X + 20 カ月目に腎細胞癌部分摘出術を施行, 現在まで約 5 年以上経過しているが, 完全寛解の維持ができており, 腎機能も Cre 1.1 mg/dL 前後で安定している(図 3)。本症例は扁桃摘出術が遅れたこと, パルス療法や後療法など改善の余地はあると考えられるが, このような難治例でも扁摘パルス療法が奏功した一例として提示した。

おわりに

ネフローゼ症候群を呈する IgA 腎症は, ①副腎皮質ステロイドの反応性がよく, 予後良好な軽症 IgA 腎症への MCD 合併例, ②副腎皮質ステロイドの反応性が悪く, 予後不良な進行例の 2 パターンが考えられる。前者は IgA 沈着症の合併も否定できない症例が含まれている可能性もあるが, 病態的には MCD に近く MCD に準じた治療で問題ないと考えられる。しかし後者は予後不良で慎重な対応が必要であり, 今後扁摘パルスのエビデンスが構築されることを期待したい。

(森山 能仁)

文 献

1) Moriyama T, Tanaka K, Iwasaki C, et al.：Prognosis in IgA nephropathy: 30-year analysis of 1,012 patients at a single center in Japan. PLos One 9 (3)：e 91756, 2014
2) Mustonen J, Pasternack A, Rantala I：The nephrotic syndrome in IgA glomerulonephritis: response to corticosteroid therapy. Clin Nephrol 20 (4)：172-176, 1983
3) Lai KN, Ho CP, Chan KW, et al.：Nephrotic range proteinuria-a good predictive index of disease in IgA nephropathy? Q J Med 57 (222)：677-688, 1985
4) Lai KN, Lai FM, Ho CP, et al.：Corticosteroid therapy in IgA nephropathy with nephrotic syndrome: a long-term controlled trial. Clin Nephrol 26 (4)：174-180, 1986
5) Yorioka N, Wada K, Kanahara K, et al.：A clinicohistopathological study of IgA nephropathy associated with nephrotic syndrome. Hiroshima J Med Sci 36 (3)：261-265, 1987
6) Fukushi K, Yamabe H, Ozawa K, et al.：Clinicopathological evaluation of IgA nephropathy associated with nephrotic syndrome. 日腎会誌 30 (3)：247-251, 1988
7) Kim SM, Moon KC, Oh KH, et al.：Clinicopathologic characteristics of IgA nephropathy with steroid-responsive nephrotic syndrome. J Korean Med Sci 24 (Suppl)：S 44-49, 2009
8) Han SH, Kang EW, Park JK, et al.：Spontaneous remission of nephrotic syndrome in patients with IgA nephropathy. Nephrol Dial Transplant 26 (5)：1570-1575, 2011
9) Wang J, Juan C, Huang Q, et al.：Corticosteroid therapy in IgA nephropathy with minimal change-like lesions：a single-centre cohort study. Nephrol Dial Transplant 28 (9)：2339-2345, 2013
10) Li XW, Liang SS, Le WB, et al.：Long-term outcome of IgA nephropathy with minima change disease：a comparison between patients with and without minimal change disease. J Nephrol 29 (4)：567-573, 2016
11) Li XW, Cheng SQ, Liang SS, et al.：Comparison between patients with IgA nephropathy with minimal change disease and patients with minimal change disease. Clin Nephrol 85 (5)：273-281, 2016
12) Herlitz LC, Bomback AS, Stokes MB, et al.：IgA nephropathy with minimal change disease. Clin J Am Soc Nephrol 9 (6)：1033-1039, 2014
13) Suzuki K, Honda K, Tanabe K, et al.：Incidence of latent mesangial IgA deposition in renal allograft donors in Japan. Kidney Int 63 (6)：2286-2294, 2003
14) Moriyama T, Nakayama K, Iwasaki C, et al.：Severity of nephrotic IgA nephropathy according to the Oxford classification. Int Urol Nephrol 44 (4)：1177-1184, 2012
15) Kim JK, Kim JH, Lee SC, et al.：Clinical features and outcomes of IgA nephropathy with nephrotic syndrome. Clin J Am Soc Nephrol 7 (3)：427-436, 2012

参考にした二次資料

・厚生労働省科学研究費補助金難治性疾患等政策研究事業(難治性疾患政策研究事業)難治性腎疾患に関する調査研究班(編)：エビデンスに基づく IgA 腎症診療ガイドライン 2017, 東京医学社, 東京, 2017

高齢者のIgA腎症

はじめに

わが国の平均寿命は急速な伸びを示し，2016年には男性80.98歳，女性87.14歳となった。平均寿命の延伸により，若年者に多い疾患とされていたIgA腎症は，60歳代や70歳代においても遭遇することが多くなってきた。高齢者では加齢に伴う生理的変化（老化）と，既に患者が罹患している糖尿病，高血圧，心血管病変などの合併症による病的な変化が加わり，IgA腎症の表現型が異なる。本項では高齢で発症してくるIgA腎症をどう扱うか，その頻度や特徴，予後や治療について解説する。

高齢者IgA腎症の頻度

わが国におけるIgA腎症全国疫学調査では約1/3の症例（33.5％）が10歳代に発症する一峰性を示した。成人での発見時の年齢は20歳代に多いが，患者層はすべての年齢にわたっている。高齢者の頻度について，2012年の**腎生検データベース（Japan Renal Registry：J-RBR）**[1]**では，65歳以上の高齢者の腎生検2,802例（男性1,596例，女性1,206例）においてIgA腎症の頻度は10.5％であり，20～64歳の成人7,416例（男性3,795例，女性3,621例）における38.0％に比べ有意に少ないが，原発性糸球体腎炎のなかでは膜性腎症の次に多い疾患であった。**80歳以上の高齢者276例（男性141例，女

表1．高齢者IgA腎症の頻度

	日本 2007～2011[1]		中国 2003～2012[2]	中国 2003～2012[3]	ポーランド 2009～2014[4]
年齢	≧80	≧65	≧65	≧65	≧65
症例数	276	2,802	430	851	352
原発性糸球体疾患	44.9%	44.9%	54.9%	53.94%	
膜性腎症		17.3%	33.5%	28.79%	18.2%
IgA腎症	6.9%	10.5%	10%	9.64%	9.4%
微小変化型ネフローゼ症候群		5.6%	5.1%	4.82%	6.3%
巣状分節性糸球体硬化症		3.5%	3.7%	4.7%	17.3%
メサンギウム増殖性腎炎（IgA腎症を除く）		2.5%	0.9%	2.82%	ND
膜性増殖性糸球体腎炎		2.7%	0.7%	1.06%	2.3%
半月体形成性糸球体腎炎		1.1%	0.7%	0.35%	8.8%
二次性糸球体疾患	36.2%	35.8%	35.6%	35.49%	
糖尿病性腎症	5.8%	7.7%	0.5%	9.75%	4.6%
ANCA関連血管炎	11.2%	11.2%	16.0%	6.82%	12.8%
アミロイドーシス	7.2%	3.9%	5.1%	6.46%	13.9%
ループス腎炎	1.4%	1.6%	1.9%	1.41%	1.4%
IgA血管炎	1.4%	2.0%	0.9%	2.70%	ND
腎硬化症	5.1%	6.2%		1.53%	1.7%

Yokoyamaら[1]2012，Zhuら[2]2014，Jinら[3]2014，Perkowska-Ptasinskaら[4]2016，より引用，一部改変

性 135 例）においては 6.9％を占めていた。

65 歳以上の高齢者および 80 歳以上の高齢者の腎生検実施理由としては，ネフローゼ症候群がそれぞれ 36.3％，50.7％と最多であった。腎生検時にネフローゼ症候群を呈した高齢者のうち，IgA 腎症は 4.1％の頻度であった。表 1 に諸外国から報告された IgA 腎症の頻度を示す[1～4]。スペインなどからの報告も 10％前後であり，わが国とほぼ同等の頻度であった。また，各報告の腎生検実施理由はネフローゼ症候群が最も多く，Yang らの報告では 54.9％，Zhu らでは 59.3％，Perkowska らでは 55.6％と大半を占めていた[5]。

高齢者 IgA 腎症の特徴

高齢者における IgA 腎症の病像は若年者と異なるのだろうか。高血圧や糖尿病に罹患していなくても，40 歳代頃から腎臓内の細動脈を中心に中膜平滑筋や弾性線維が増加し内腔の狭小化や閉塞が進行する。Davies らは，40 歳を超えると加齢とともに GFR は低下し，80 歳代では 65.3 ± 20.4 mL/分/1.73 m^2 と，平均的な GFR 低下速度は年に 1 mL/分/1.73 m^2 であると報告している。高齢者においては加齢による腎機能の低下や腎組織の変化を同時に考える必要がある。

IgA 腎症における成人と高齢者の臨床像の違いを表 2，表 3 に示す。表 2 は J-RBR のデータであるが[1]，**高齢者の IgA 腎症は**成人例と比較すると**①尿蛋白が多い，② CKD ステージ G 3 b や CKD ステージ G 4 など CKD ステージが進んだ腎機能低下症例が多い，③血圧が高い傾向にあった。**また，臨床像としては成人例と比較し，ネフローゼ症候群や急速進行性糸球体腎炎（rapidly progressive glomerulonephritis：RPGN）を呈する例が有意に多かった。Rivera らもスペインの

表 2．IgA 腎症における高齢者と非高齢者の比較

	高齢者（≧65）293 例	コントロール（20～64 歳）2,816 例	p 値
尿蛋白（g/日）	1.7	1.1	＜0.001
尿蛋白（g/gCre）	2.6	1.3	＜0.001
血清 Cr（mg/dL）	1.4	1.0	＜0.001
eGFR	51.4	81.1	＜0.001
CKD ステージ G1	7.9％	37.8％	
CKD ステージ G2	25.4％	31.5％	
CKD ステージ G3a	22.0％	15.3％	
CKD ステージ G3b	21.6％	9.9％	
CKD ステージ G4	19.2％	4.2％	
CKD ステージ G5	3.8％	1.3％	
収縮期血圧（mmHg）	139	124	＜0.001
拡張期血圧（mmHg）	78	76	NS
臨床診断			
慢性腎炎症候群	77.8％	90.1％	NS
反復性・持続性血尿	2.7％	4.7％	NS
ネフローゼ症候群	9.9％	2.4％	＜0.001
急速進行性糸球体腎炎	9.9％	1.3％	＜0.001
急性腎炎症候群	1.0％	0.6％	NS
急性腎障害	0.7％	0.1％	NS

Yokoyama ら[1] 2012 より引用，一部改変

表3. IgA腎症の年齢ごとによる臨床像の変遷

主な臨床症候群	15未満N=109	15〜64歳N=1,023	65歳以上N=108
ネフローゼ症候群	9.2%	11.8%	15.7%
腎炎症候群	11.9%	3.1%	5.6%
無症候性尿異常	26.6%	46.9%	31.5%
急性腎不全	0.9%	6.7%	27.8%
慢性腎不全	0.9%	12.9%	13.9%
肉眼的血尿	50.5%	15.1%	5.6%

Riveraら[6]2004より引用，一部改変

9,378例を対象とした腎生検レジストリーのデータをもとに，IgA腎症の年齢ごとによる臨床像の変遷を調べている（表3）[6]。小児期に多い肉眼的血尿は成人期では減少し，**高齢者ではネフローゼ症候群や急性腎障害での発症例が増加傾向**を示している。

IgA腎症の各年齢層での病理所見の検討で，久原らは4〜60歳のIgA腎症374例について各年齢層の臨床病理像を解析したところ，Chronicity Index（線維性半月体形成率，糸球体硬化率，尿細管間質変化率），糸球体硬化，尿細管間質変化は年齢層ごとに徐々に上昇したが，Activity Index（糸球体細胞増殖，係蹄壊死，間質細胞浸潤，細胞性半月体形成率）や半月体形成率には年齢による変化がみられなかったと報告している[7]。また，この検討では**血清IgA高値を認める例が年齢とともに上昇していた。**

高齢者IgA腎症の病理像を解析した報告は少ないが，Oshimaらは**高齢者IgA腎症（60歳以上，31例）**を，40〜59歳の成人IgA腎症（162例）と20〜39歳の若年IgA腎症（407例）で比較したところ，**動脈硬化や尿細管萎縮・線維化は若年例に比べ高度**であったが，メサンギウム細胞増多や分節性糸球体硬化，管内細胞増多について有意な差は認めなかったと報告している[8]。Wenらも60歳以上の高齢IgA腎症患者と50歳以下の若年・成人IgA腎症患者を比較したところ，高齢IgA腎症患者では糸球体硬化の割合が有意に高く，メサンギウム細胞増多，管内増殖性変化，半月体形成率，尿細管間質の線維化について，両群に有意差は認めなかったと報告している[9]。多くの報告で加齢に伴う糸球体硬化，尿細管萎縮，動脈硬化は上昇するが，IgA腎症の活動性自体には年齢による変化がないとされている。

高齢者IgA腎症の予後

高齢IgA腎症患者の治療や予後を考えるうえでは，腎予後のみならず生命予後の観点も必要である。Knoopらは1988〜2004年の間にIgA腎症と診断された633例の死亡率と死因を調べた[10]。平均11.8年の観察において死亡は80例（うち35例は腎代替療法後）であり標準化死亡比（standardized mortality ratio：SMR）は1.9であった。SMRは腎代替療法前が1.3であるのに対し，腎代替療法中には4.9と上昇していた。腎代替療法のなかでは血液透析のSMRが10.3であり，腎移植の3.2を大きく上回った。SMRは腎生検時のeGFR≧60 mL/分/1.73 m^{2}に比べ，eGFR＜30 mL/分/1.73 m^{2}と3.6倍であった。死因の45%は心血管病が占め，16%は悪性腫瘍，19%は感染症であった。この研究の平均年齢は39±16歳であることから，高齢発症例ではさらに心血管死のリスクが高まることが考えられる。

Frimatらは50歳以上の33例と50歳未満の96例の腎予後を41カ月観察した[11]。患者背景

として**50歳以上群では，収縮期血圧が高い，蛋白尿が多い，CCrでみた腎機能が低くIgA値が高いといった違いはあるが，5年後の腎生存率は50歳以上群で60.9％，50歳未満群で76.9％**と，両群に有意な差は認めなかった。

Duanらは9つの臨床研究における6,543例を対象としたメタ解析を施行した[12)]。研究ごとに高血圧，蛋白尿，血清コレステロール，ベースの腎機能などの患者背景に差はあるものの，**高齢であることは末期腎不全の進展を1.95倍増加させる**と報告した。

Gotoらは日本国内の97施設から平均年齢32.1歳の2,283例のIgA腎症において前向き研究を行い，末期腎不全に至る予後因子を解析しスコアリング化した[13)]。その結果，多変量解析において，男性，30歳以下であること，慢性腎不全や慢性腎炎の家族歴，高血圧，蛋白尿，軽度の血尿，低アルブミン血症，GFRの低下，組織学的グレードが高いこと，これらが末期腎不全へのハイリスクであったと報告した。このスコアリングのなかには年齢30歳未満であることがあげられており，高齢であることは多変量解析においては腎予後悪化因子とならなかった。しかし，この研究のサブ解析では60歳以上の患者131例において28例が末期腎不全に至っており，**60歳以上であることは単変量解析においては末期腎不全へのリスク比が8.09倍であった。**

高齢者IgA腎症の治療

高齢者を対象としたIgA腎症の治療に関するエビデンスはなく，個々の臨床所見や組織所見，併存疾患の有無に応じて治療を選択する。日本老年医学会は，現在の高齢者は10〜20年前と比較して加齢に伴う身体的機能変化の出現が5〜10年遅延してきているとし，高齢者の定義を75歳以上とする提言をまとめた。75歳を下回る場合は，成人と同様の治療に対する耐用性が高まっていることが推察される。

2015年N Engl J Medに報告されたSTOP-IgA試験では，18〜70歳の「尿蛋白0.75 g/日以上でeGFR 30〜90 mL/分/1.73 m^2」のIgA腎症例を対象に，ステロイド治療がRA系阻害薬を中心とした支持療法を凌ぐ効果があるかを明らかにするため，ランダム化比較試験を行った[14)]。副腎皮質ステロイドなどの免疫抑制治療は，支持療法単独と比較して腎予後を改善させず有害事象を増加させた。観察期間が3年と短いことなど議論はあるものの，ステロイド治療は高齢者のような副作用リスクが高い場合には疾患活動性が高い症例に絞り慎重な治療を要することが示唆された。

一方，わが国では後ろ向き研究であるが60歳以上の高齢者を対象とした治療の検討で，ステロイド治療群，RA系阻害薬を含む支持療法群のいずれも尿蛋白減少効果を認め，治療法にかかわらず1年後の尿蛋白が腎予後と最も相関した因子であったとしている。またステロイド治療薬による明らかな有害事象の増加はなかった[15)]。

高齢者のIgA腎症においてもRPGN発症例や組織学的に疾患活動性が高い症例が一定の割合で存在するため，半月体形成率が高く血尿が強い症例においては，ステロイド治療の可否を検討する必要がある。高齢者におけるステロイド使用時には，ステロイド糖尿病，骨粗鬆症，ステロイドミオパチーなどのリスクが増加すること，またRA系阻害薬の使用についても腎動脈硬化を把握したうえで，夏季の発汗過多に対して十分な飲水をさせ，急性腎障害をきたさないようにするなどに注意する必要がある。

（板橋 美津世）

文献

1） Yokoyama H, Sugiyama H, Sato H, et al.：Renal disease in the elderly and the very elderly Japanese: analysis of the Japan Renal Biopsy Registry（J-RBR）. Clin Exp Nephrol 16（6）：903-920, 2012
2） Zhu P, Zhou FD, Zhao MH.：The renal histopathology spectrum of elderly patients with kidney diseases：a study of 430 patients in a single Chinese center. Medicine 93（28）：e 226, 2014
3） Jin B, Zeng C, Ge Y, et al.：The spectrum of biopsy-proven kidney disease in elderly Chinese patients.

Nephrol Dial Transplant 29 (12) : 2251 - 2259 , 2014
4) Perkowska-Ptasinska A, Deborska-Materkowska D, Bartczak A, et al. : Kidney disease in the elderly : biopsy based data from 14 renal centers in Poland. BMC Nephrol 17 (1) : 194 , 2016
5) Yang F, Li B, Cui W, et al. : A clinicopathlogical study of renal biopsies from 288 elderly patients : analysis based on 4,185 cases. Int Urol Nephrol 47 (2) : 327 - 333 , 2015
6) Rivera F, López-Gómez JM, Pérez-García R, et al. : Clinicopathologic correlations of renal pathology in Spain. Kidney Int 66 (3) : 898 - 904 , 2004
7) Oshima Y, Moriyama T, Itabashi M, et al. : Characteristics of IgA nephropathy in advanced-age patients. Int Urol Nephrol 47 (1) : 137 - 145 , 2015
8) Wen YK, Chen ML. : Differences in new-onset IgA nephropathy between young adults and the elderly. Ren Fail 32 (3) : 343 - 348 , 2010
9) 久原 孝, 岡田 要：IgA腎症の臨床病理学的検討：腎病変及び予後に対する加齢の影響. 日腎会誌 37 (7) : 391 - 396 , 1995
10) Knoop T, Vikse BE, Svarstad E, et al. : Mortality in patients with IgA nephropathy. Am J Kidney Dis 62(5) : 883 - 890 , 2013
11) Frimat L, Hestin D, Aymard B, et al. : IgA nephropathy in patients over 50 years of age: a multicenter, prospective study. Nephrol Dial Transplant 11 (6) : 1043 - 1047 , 1996
12) Duan ZY, Cai GY, Chen YZ, et al. : Aging promotes progression of IgA nephropathy: a systematic review and meta-analysis. Am J Nephrol 38 (3) : 241 - 252 , 2013
13) Goto M, Wakai K, Kawamura T, et al. : A scoring system to predict renal outcome in IgA nephropathy : a nationwide 10 -year prospective cohort study. Nephrol Dial Transplant 24 (10) : 3068 - 3074 , 2009
14) Rauen T, Eitner F, Fitzner C, et al. : Intensive Supportive Care plus Immunosuppression in IgA Nephropathy. N Engl J Med 373 (23) : 2225 - 2236 , 2015
15) Okabayashi Y, Tsuboi N, Haruhara K, et al. : Reduction of proteinuria by therapeutic intervention improves the renal outcome of elderly patients with IgA nephropathy. Clin Exp Nephrol 20 (6) : 910 - 917 , 2016

IgA腎症患者の腎移植

先行的生体腎移植（preemptive kidney transplantation：PEKT）

わが国での腎移植は年間1,600件ほど施行されており，原疾患別ではIgA腎症が第1位（図1）である。しかし腎移植はドナー不足であるため，2014年にマージナルドナー基準が提言された。現在では免疫抑制薬の進歩により，血液型不適合やHLAミスマッチの克服で夫婦間や高齢者での腎移植が増加している。また，透析導入をせずに移植を行うPEKTも増加傾向であり，予後が良好であることが示されている。

IgA腎症の治療において腎代替療法である腎移植を提示するタイミングについては，腎臓内科医の移植医療への関心度に依存すると思われる。PEKTの提示は血清Cr>2～3 mg/dL，eGFR<20 mL/分/1.73 m² ぐらいでも早すぎることはない。患者の家族背景，ドナーの有無（移植を契機に入籍（入籍後1年以上の期間を必要とすることもある），また親が高齢であまり待てないなど，家族内での事情や情報の共有を現実味のないうちから聴取しておくことがPEKTをスムーズに進めるためには重要である。

治療介入が遅れ活動性の高いままCKDステージG4となった患者は，口蓋扁桃摘出術＋ステロイドパルス（扁摘パルス）療法による腎機能の回復は期待できず，腎代替療法となる（わずかな腎不全進行抑制効果と腎移植後の再発を抑える観点から，扁摘（＋パルス）療法を施行することもある）。

また，**急速進行性腎炎症候群を呈する場合はPEKTを避け，1年程度の血液・腹膜透析を施行した後，腎移植**となる。

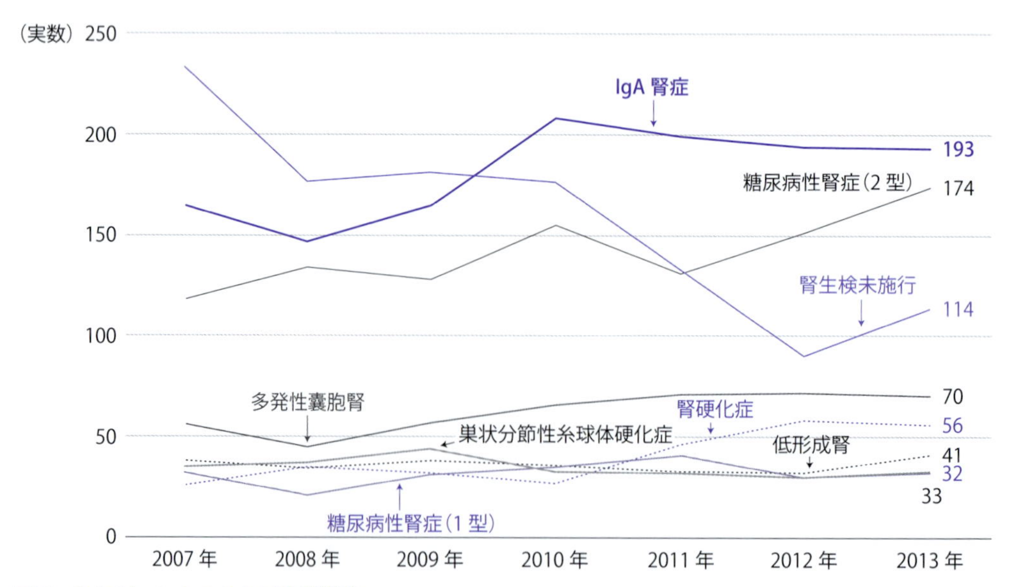

図1．レシピエントの主な原疾患推移

※調査「不明」「未入力」は母数から省いて算出

日本臨床腎移植学会，日本移植学会，腎移植臨床登録集計報告．移植より引用，一部改変

腎移植後再発 IgA 腎症

腎移植後再発 IgA 腎症の診断と再発率

どの時期で移植腎生検を施行し，報告されたのかで再発率が異なる。

①プロトコル生検をしているのか。

②エピソード生検は臨床的に血清 Cr 値が上昇してからなのか。

③尿所見異常での施行とは血尿のみであるのか

④尿蛋白の程度（0.5 g/gCr または 1.0 g/gCr 以下であるのか）。

このように再発率の報告には開きがあり，組織学的再発では 50 ～ 60％，臨床的所見を含めると 13 ～ 50％であると報告されている[1]。

再発のリスクファクター

再発のリスクファクターとしては，生体腎移植，HLA 型（A 2，B 8，B 12，B 35，B 46，DR 4），ドナーとレシピエントの HLA マッチが良い，IgA 高値，若年レシピエントなどが報告されている。

また，急速進行性腎炎症候群で末期腎不全に至ったような疾患活動性の高い例で，早期の移植は再発のリスクファクターである[2]。

腎移植後再発 IgA 腎症の予後，graft loss

再発後の臨床像としては，血尿や蛋白尿が出現し，数年間～数十年で徐々に腎機能が低下するという経過をたどる。診断は移植腎生検となるが，プロトコル生検にて臨床症状に先行して組織学的診断に至ることもある。再発 IgA 腎症では，移植後 10 年の graft loss は 9.7％であり，非腎炎群との差はなく，さらに長期（12 年，15 年）になると生着率が低下しているとの報告がある[2]。

これらのことから，維持透析中に口蓋扁桃摘出術（扁摘）を施行し再発を防止しようとする試みや，原疾患のリスクを考慮し腎移植術前にリツキシマブの投与を行う試みもある。

腎移植後再発 IgA 腎症の治療

RA 系阻害薬

保存期 IgA 腎症のみならず，免疫抑制薬が使用されている腎移植後再発 IgA 腎症の進行抑制としても，エビデンスレベルの高い治療は ACE 阻害薬・ARB である[3]。**移植腎は片腎であるため過剰濾過を受けやすく，二次性巣状分節性糸球体硬化に陥りやすい。**蛋白制限食とともに ACE 阻害薬・ARB を用いることは腎機能低下の進行抑制に有用であるが，これは二次性巣状分節性糸球体硬化に対する対症療法であり，根本治療ではない。

魚油

保存期 IgA 腎症の血管炎に対する有用性が報告されており，腎移植後再発 IgA 腎症における報告[4]もある。

口蓋扁桃摘出術＋ステロイドパルス療法

移植後も保存期と同様の扁桃組織変化（T 細胞結節と陰窩上皮網状化阻害）を認め，特に移植後再発 IgA 腎症では陰窩上皮網状化阻害が顕著であり，糸球体障害度との相関が示唆されている[5]。

扁摘は 2009 年に Kennoki ら[6]が再発 IgA 腎症 28 例を扁摘施行群 16 例と非扁摘施行群 12 例で比較したところ，扁摘群で蛋白尿減少を認めたため，原疾患 IgA 腎症の腎移植患者や移植前患者に再発予防の前処置として実施する根拠となった。しかし 2014 年に Sato ら[7]が報告した 2006 ～ 2010 年の腎移植 462 例中原疾患 IgA 腎症 78 例を移植前扁摘施行群 28 例，非扁摘施行群 50 例で比較したところ，再発率に有意差は認めず，移植前扁摘のみでは再発予防効果はないとしている。

自験例

当院では，移植後再発 IgA 腎症 21 例（尿異常なしの組織学的再発 3 例を含む）に扁摘を施行した。臨床的再発 18 例中 12 例（血液型不適合 7 例，不一致 4 例，適合 1 例）は扁摘のみで血尿・蛋白尿が消失，尿所見が残存した6例中5例にステロイドパルスを追加したところ寛解を認めた[8]。これらのことから，腎移植後再発IgA腎症に対しても扁摘パルス療法は有効な治療法であるといえる。

また，当院で腎移植を施行した123例および腎生検140例の計263例で，原疾患がIgA腎症である55例の移植後平均4.42±3.35年では，再発（プロトコル腎生検で組織的に確認）を15例（27.3％）に認めた。再発群と非再発群では移植前の扁摘率に差はなく，扁摘に加え早期（移植後1年以内）に拒絶反応への治療（ステロイドパルス療法，リツキシマブ，グスペリムス塩酸塩，ヒト免疫グロブリン）を加えた例は非再発群に多かった（**表**）。IgA腎症により腎不全に至った移植患者の再発IgA腎症の治療・再発予防には，維持免疫抑制薬，扁摘，さらに追加すべき免疫抑制薬（ステロイドパルス，リツキシマブなど）などの追加治療が必要なのか検討すべきである。

免疫抑制療法

ミコフェノール酸モフェチル（MMF）が移植後のIgA腎症の再発を抑制するとの報告[9]があったが，Mulayらはカルシニューリン阻害薬やプリン代謝拮抗薬などの免疫抑制薬では再発率に差はないと報告している[10]。一方，副腎皮質ステロイドがIgA腎症の再発を抑制し（**図2**），長期（10年）graft lossも低下させると報告されている[10～12]。

移植後の免疫抑制においては，いかに副腎皮質

表．自験例　腎移植後再発IgA腎症

腎移植：123例　＋腎生検：140例　計263例（2009～2015.10）
原疾患IgA腎症：55例，再燃例15例（27.3％）

	IgA腎症再発あり（N=15）	IgA腎症再発なし（N=40）	P-value
ABO不適合	5例（32.5％）	8例（20.0％）	0.51
術前リツキシマブ	7例（46.7％）	26例（65.0％）	0.24
術前二重膜濾過血漿交換	3例（20.0％）	16例（40.0％）	0.36
再燃前の拒絶	0例（0％）	13例（32.5％）	
ステロイドパルス	2例（13.3％）	9例（22.5％）	0.71
リツキシマブ	0例（0％）	4例（10.0％）	0.57
免疫グロブリン	0例（0％）	6例（15.0％）	0.17
グスペリムス塩酸塩	0例（0％）	3例（7.5％）	0.55
移植前扁摘	6例（40％）	17例（43.6％）	1.00

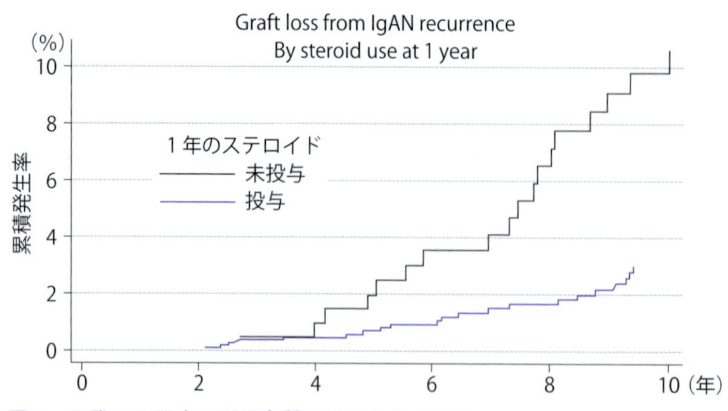

図2．再発IgA腎症：副腎皮質ステロイドの効果

Claytonら[11]2011より引用，著者翻訳

ステロイドを減量させ，さらに中止するかが大きなテーマとなっているなかで，ステロイド増量方針は矛盾するものとなる。腎移植導入時の免疫抑制薬；Anti-thymocyte globulin（ATG）（国内で保険適用なし），抗 CD 25 抗体（バシリキシマブ）を使用するようになってから，IgA 腎症再発率を低下させている可能性についても年代別にみた検討で指摘されている[11,12]（図 3）[13]。リツキシマブについて活動性の高い 3 症例に使用して有効であったとの報告[14]はあるが，拒絶反応のリスク面である腎移植導入時の不適合などで使用したリツキシマブの有無における IgA 腎症再発率の報告はない。

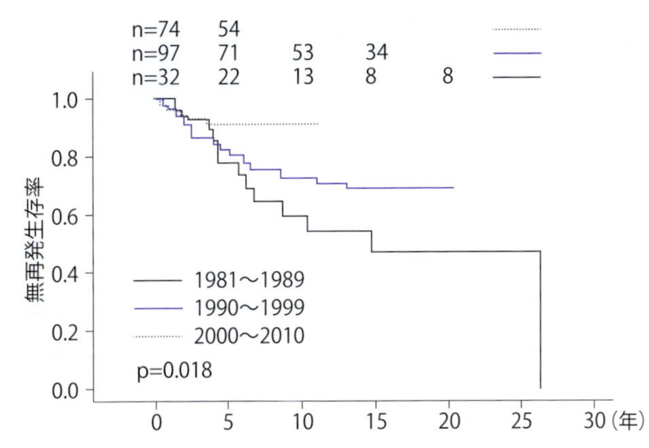

図 3. IgA 腎症再発率の継時的変化

寛解導入療法
海外：anti-thymocyte globulin（ATG）
日本：リツキシマブ；抗CD20，2001年～
　　　バシリキシマブ；抗CD25，IL2R，2008年～

Moroni ら[13] 2013 より引用

今後の展望

腎移植後再発 IgA 腎症は，腎移植後の維持免疫抑制薬を服用中であるにもかかわらず再発する疾患活動性の高い腎炎の一つといえる。移植後の拒絶反応を早期治療介入で阻止するように，腎移植後再発 IgA 腎症においても二次性糸球体硬化症などの不可逆的病変が累積しない早期から治療に介入することで寛解率を上げ，腎機能低下の進行阻止が期待できる。

また，腎移植においては保存期よりも使用可能な免疫抑制薬の範囲が広く，腎移植後の新しい治療の臨床研究によって IgA 腎症のより適した治療法が確立できる可能性も期待される。

（若井 幸子）

文 献

1）Choy BY, Chan TM, Lai KN.：Recurrent glomerulonephritis after kidney transplantation. Am J Transplant 6：2535 - 2542 , 2006
2）若井幸子，堀田 修，白川浩希：腎移植後における IgA 腎症の再発 . 移植 51（2・3）108 - 114 , 2016
3）Courtney AE, McNamee PT, Nelson WE, et al.：Does angiotensin blockade influence graft outcome in renal transplant recipients with IgA nephropathy? Nephrol Dial Transplant 21（12）：3550 - 3554 , 2006
4）Ng R.：Fish oil therapy in recurrent IgA nephropathy. Ann Intern Med 138（12）：1011 - 1012 , 2003
5）星野慈恵，若井幸子，白川浩希，他 .：原発性 IgA 腎症で生体腎移植を受けた 27 症例の摘出扁桃の検討．日臨腎移植会誌 2（2）：184 - 189 , 2014
6）Kennoki T, Ishida H, Yamaguchi Y, et al.：Proteinuria-reducing effects of tonsillectomy alone in IgA nephropathy recurring after kidney transplantation. Transplantation 88（7）：935 - 941 , 2009
7）Sato Y, Ishida H, Shimizu T, et al.：Evaluation of tonsillectomy before kidney transplantation in patients with IgA nephropathy. Transpl Immunol 30（1）：12 - 17 , 2014
8）Hoshino Y, Abe Y, Endo M, et al.：Five cases of tonsillectomy and steroid pulse therapy for recurrent immunoglobulin A nephropathy after kidney transplantation. CEN Case Rep 3（1）：118 – 122 , 2014
9）Chandrakantan A, Ratanapanichkich P, Said M, et al.：Recurrent IgA nephropathy after renal transplantation despite immunosuppressive regimens with mycophenolate mofetil. Nephrol Dial Transplant 20（6）：1214 - 1221 , 2005
10））Mulay AV, van Walraven C, Knoll GA.：Impact of immunosuppressive medication on the risk of renal allograft failure due to recurrent glomerulonephritis. Am J Transplant 9（4）：804 - 811 , 2009
11）Clayton P, McDonald S, Chandban S.：Steroids and recurrent IgA nephropathy after kidney transplantation. Am J Transplant 11（8）：1645 - 1649 , 2011
12）Han SS, Huh W, Park SK, et al.：Impact of recurrent disease and chronic allograft nephropathy on the long-term allograft outcome in patients with IgA nephropathy. Transpl Int 23（2）：169 - 175 , 2010
13）Moroni G, Longhi S, Quaglini S, et al.：The long-term outcome of renal transplantation of IgA nephropathy and the impact of recurrence on graft survival. Nephrol Dial Transplant 28（5）：1305 - 1314 , 2013
14）Chancharoenthana W, Townamchai N, Leelahavanichkul A, et al.：Rituximab for recurrent IgA nephropathy in Kidney transplantation：A report of three cases and proposed mechanisms. Nephrology（Carlton）22（1）：65 - 71 , 2017

IgA腎症とIgA血管炎の違い

はじめに

IgA腎症は1968年にBergerとHinglaisにより糸球体メサンギウムにIgAが沈着する疾患として報告された。腎炎徴候を示唆する尿所見を呈し，優位なIgA沈着を糸球体に認め，その原因となり得る基礎疾患が認められないものを定義している。一方，IgA血管炎はHenoch-Schönlein紫斑病と以前はよばれ，1801年Heberdenがアレルギー性紫斑病の症例を最初に報告したことに始まる。その後，1837年にSchönleinが関節炎と紫斑を示す症例報告を，Henochが1874年に腹部症状と紫斑を示す症例を報告し，後に胃腸障害，関節症状，腎炎に関連した紫斑病とされた。しかし，**2012年Chapel Hill Consensus Conferenceで小血管レベルの免疫複合体性血管炎（Immune complex vasculitis）に分類され，IgA血管炎と名称変更**された。

IgA腎症とIgA血管炎は異なる疾患として扱われているが，一方でその類似性からIgA腎症はIgA血管炎の腎限局型である，あるいはIgA腎症という単一疾患の異なる発症形態をもつものがIgA血管炎であるという意見もあり，議論の尽きないところである。

IgA腎症とIgA血管炎の共通点

両者ともIgA免疫系の異常によりIgA免疫複合体が沈着することが主因であることから，病因論的には同じではないかとの推測がある。IgA 1のヒンジ部に*O*-結合型糖鎖修飾異常があり，**糸球体にIgA 1多量体が沈着することがIgA腎症でもIgA血管炎でも報告されている**[1]。糸球体沈着部位も主にメサンギウム領域であり，電子顕微鏡でも高電子密度沈着物を認めるなど，病理学的にわずかな差異はあるものの両者を明瞭に区別することは難しい。

遺伝的背景が同じである双生児や家族内でIgA腎症とIgA血管炎を発症したという報告[2, 3]もあり，IgA腎症はIgA血管炎の腎限局型であるという考え方もできる。紫斑がなくIgA腎症と診断された患者の皮膚にもIgAが沈着しているとの報告[4]もある。また，IgA腎症と診断された後に紫斑がみられIgA血管炎に移行した報告[5]も散見される。これらからは，IgA腎症とIgA血管炎を同一疾患と捉えることも難くはない。

男女比は1.5～2：1でやや男性に多い。上気道炎などの感染症を前駆症状として発症することが多く，ウイルスや細菌との関連性を示唆する報告がある点も類似している[6]。

治療薬として，RA系阻害薬，副腎皮質ステロイド，抗血小板薬が使用されることも類似しているが，その使用方法は多少異なる。

IgA血管炎の予後として腎不全に進展する割合は，血尿単独または血尿と軽度蛋白尿のみで臨床症状を認めない場合は5％未満，血尿と高度蛋白尿が持続する場合や急性腎炎症候群を呈する場合は約15％，ネフローゼ症候群を呈する場合は約40％である。組織学的には国際小児腎臓病研究班（ISKDC）の重症度分類でGrade Ⅲ以上の場合には約20％が末期腎不全に進行している[7, 8]。IgA腎症も中等度以上の尿蛋白を認める場合は約30～40％の腎不全移行率であり，ほぼ同等の報告が多い。

IgA腎症とIgA血管炎の相違点（表1）

決定的な相違点として，**IgA血管炎は臨床症状として腎外病変をもつ**という点である[1]。**紫斑，腎炎，腹痛，関節痛がIgA血管炎の4徴である。**皮膚症状はほぼ必発し，約70％以上の症例が

表1. IgA腎症とIgA血管炎の相違点

	IgA腎症	IgA血管炎
<臨床面>		
腎外病変	無	有
発症年齢	＞15歳	＜15歳
経過	慢性	急性，急速進行性
ネフローゼ	少	有
<病理面>		
管内増殖	少	有
上皮半月体	少	有
IgA係蹄沈着	少	有

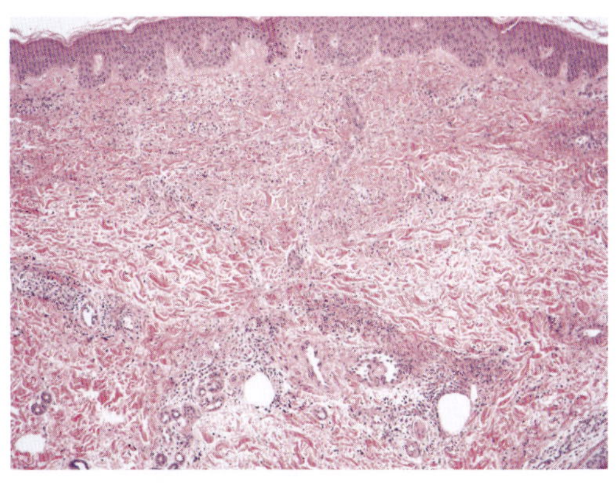

図2. 白血球破砕性血管炎

皮膚真皮上層の小血管に核崩壊を伴う多核白血球を主体とする炎症細胞浸潤がみられる。

聖マリアンナ医科大学皮膚科 川上民裕氏より提供

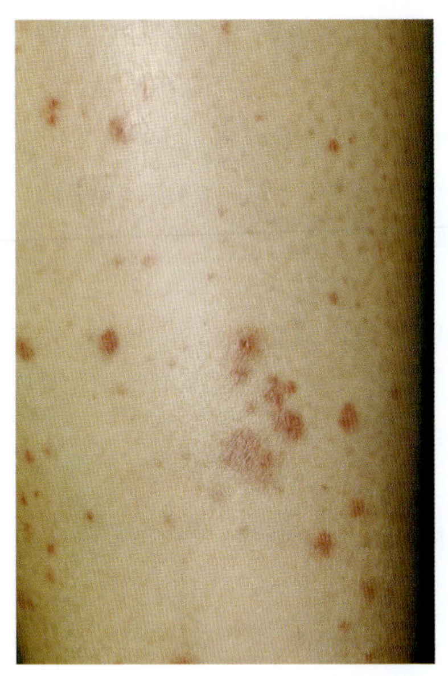

図1. IgA血管炎でみられる下腿伸側の紫斑

聖マリアンナ医科大学皮膚科 川上民裕氏より提供

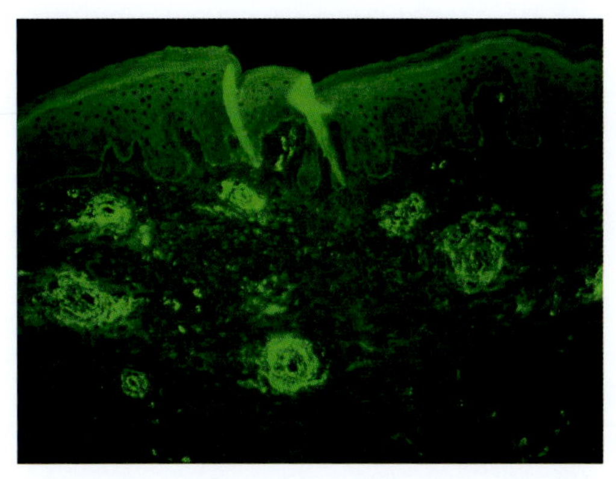

図3. 皮膚の小血管にIgA沈着を認める(蛍光抗体法)

聖マリアンナ医科大学皮膚科 川上民裕氏より提供

初発症状である。関節症状は60～80％，消化器症状は60～70％であるが，腎症状は20～70％とやや頻度が低いとされる。これは，腎限局症状であるIgA腎症と同一疾患と定義するには相違が大きい。

IgA血管炎の紫斑(図1)は，主として下肢，特に伸側に出現するが，発症して1カ月程度で消褪することが多く長期にわたり繰り返す場合もある。紫斑部位に皮膚生検を施行すると，真皮上層の小血管に白血球破砕性血管炎の像を呈し(図2)，血管壁にはIgAやC3の沈着を認める(図3)。紫斑出現後，多くは数日で膝関節や足関節など下肢の大関節に疼痛や腫脹を認めるが，関節腔に滲出液貯留や関節の変形を認めることはない。腹痛は紫斑出現後に生じることが多く，回盲部に虫垂炎様の症状を認めることもある。悪心，嘔吐，下痢，血便などもあり，重症例では腸重積や腸穿孔もある。また上腹部痛，心窩部痛の場合は十二指腸潰瘍を認めることが多く，蛋白漏出性胃腸症に進展することもある。一方，腎症状は紫斑出現後，約1～2週間後から認められることが多く，症状が先行することは少ない。尿潜血のみで軽微なこともあるが，尿蛋白を認め，さらにネフローゼ症候群を呈するものもある。また，急性腎炎症候群や急速進行性糸球体腎炎を示すこともある[6)]。

IgA 腎症は学校検診や職場健診で尿潜血陽性，尿蛋白陽性として偶発的に発見される無症候性が大多数をしめるが，時に扁桃炎などの上気道炎が契機となり肉眼的血尿で発見されることもある。IgA 血管炎に比べネフローゼ症候群，急性腎炎症候群，急速進行性糸球体腎炎などの激しい症状を呈することは少ない。IgA 血管炎は特徴として全身性で比較的急激に発症し，単相性(one-shot disease)で自然に改善(self-limiting)するが，IgA 腎症は腎限局で年余にわたってゆっくり進行する慢性型であることが多い。

このように臨床症状の面からみると IgA 腎症を IgA 血管炎の一亜型とするにはやや難がある。

疫学

IgA 血管炎はあらゆる年齢層で発症するが 15 歳以下の小児に多く，20 歳以下が 70%を占めている。小児期発症例と成人発症例を比較した報告によると，成人では症状が強く，腎予後は不良である[9)]。IgA 腎症はあらゆる年齢層に発症するが，15 歳以上に多く 40 歳代でピークとなり加齢とともに減少していく点が IgA 血管炎と異なる[1)]。わが国では腎生検の 1/3 が IgA 腎症と診断され，IgA 腎症の発症は人口 10 万人あたり年間 3.9 ～ 4.5 人と推定される。IgA 血管炎は正確な疫学調査がない。アメリカの報告によると小児人口 10 万人当たり年間約 20 人と比較的一般的な疾患とされている。

病理学

病理学的に差異を見出すのは難しいが，**IgA 血管炎は IgA 腎症と比較して半月体形成の頻度が高く，半月体のサイズが大きい。皮膚生検で白血球破壊性血管炎(leukocyte clastic vasculitis)の像を呈し，小血管周囲の多核白血球や単核球浸潤がみられる。**

自然免疫系分子

自然免疫について重要な働きをする Toll-like receptor(TLR)の発現が，IgA 腎症や IgA 血管炎で上昇しているとの報告がある[10)]。IgA 腎症では IgA 血管炎より TLR 4 が増加していることが示されている。また TLR 9 についてはいずれも関与が指摘されている[11)]が，IgA 血管炎でより発現が上昇しているとの報告から自然免疫応答に多少の差異がみられる。

治療

わが国における IgA 腎症の治療は，ガイドラインによる尿蛋白と慢性腎臓病のステージ(eGFR)によって治療介入の適応を決定している。

一方，IgA 血管に対する治療は，ISKDC の腎組織障害度をもとにした治療指標(**表 2**)により治療されることが多い。ISKDC 分類 I ～Ⅲ a では抗

表 2. ISKDC 分類

Grade	腎病理組織所見	治療薬
I	糸球体は微小変化のみ	抗血小板薬
II	メサンギウム増殖のみ	
III	a)巣状 b)びまん性メサンギウム増殖，半月体形成＜50%	
IV	a)巣状 b)びまん性メサンギウム増殖，半月体形成 50～75%	多剤併用療法(カクテル療法)，ステロイドパルス療法，ステロイド・ウロキナーゼパルス療法，血漿交換療法，およびシクロスポリン療法
V	a)巣状 b)びまん性メサンギウム増殖，半月体形成＞75%	
VI	膜性増殖性腎炎変化	

血小板薬の投与を行い，Ⅲb～Ⅴのでは多剤併用療法（カクテル療法），ステロイド療法，免疫抑制療法，抗凝固療法，血漿交換療法などを行う。実際の臨床で施行されている口蓋扁桃摘除術＋ステロイドパルス療法を組み合わせた治療はIgA腎症に対しては推奨されているが[12]，IgA血管炎に対しては確立された治療法とはされておらず，IgA腎症に準じて口蓋扁桃摘出術を試みる施設もある[13]。

広義のIgA免疫系疾患としての捉え方

歴史的背景から異なる疾患とされてきたが，大きな捉え方をすればIgA腎症もIgA血管炎もIgA免疫系が関与する疾患である。ヒトは自然免疫と獲得免疫という2つの重要な免疫系を有する。自然免疫によって組織内の樹状細胞は病原体を貪食・分解し，獲得免疫で働くリンパ球に抗原提示し免疫記憶していく。獲得免疫は幼少期,学童期,思春期に向かって病原体に対する免疫記憶を作っていく。IgA血管炎は免疫記憶過程にある15歳未満に多く，IgA免疫複合体型血管炎として現れる。15歳以上になると血管炎を呈することが少なくなり，慢性経過をたどるIgA腎症が多くなると考えられる。

IgA腎症は扁桃粘膜との関連性が主体であるが，IgA血管炎は全身型の粘膜免疫との関連が疑われる。IgA血管炎ではTLR 5，TLR 9がIgA腎症より優位に発現し，TLR 4はIgA腎症で高値である[10]といった質的違いも示されているが，免疫反応の強さの違いが大きい。記憶免疫が完成し，免疫能が減弱してくる高齢者での発症が減少することも理解できる点である。

IgA系免疫反応の強さが，臨床症状，検査結果，病理組織像の違いとなり現れるため，その違いによって治療の強さを調整する必要がある。この点でIgA血管炎のISKDC治療指針は理にかなっている。慢性の経過をたどるIgA腎症に対する積極的支持療法に免疫抑制薬を追加しても転帰は明らかでないとする報告[14]や中等度ステロイド療法が副作用の面からメリットが少ないとする報告[15]もあり，ステロイドや免疫抑制薬を使用する場合は，病勢を評価したうえで副作用に十分留意しながら使用する必要がある。

（武井 卓）

文 献

1) Davin JC, Ten Berge IJ, Weening JJ.：What is the difference between IgA nephropathy and Henoch-Schönlein purpura nephritis? Kidney Int 59(3):823-834, 2001
2) Meadow SR, Scott DG.：Berger disease: Henoch-Schönlein syndrome without the rash. J Pediatr 106(1): 27-32, 1985
3) Miyagawa S, Dohi K, Hanatani M, et al.: Anaphylactoid purpura and familial IgA nephropathy. Am J Med 86 (3): 340-342, 1989
4) Faille-Kuyper EH, Kater L, Kuijten RH, et al.: Occurrence of vascular IgA deposits in clinically normal skin of patients with renal disease.Kidney Int 9(5): 424-429, 1976
5) Kamei K, Ogura M, Sato M, et al.: Evolution of IgA nephropathy into anaphylactoid purpura in six cases--further evidence that IgA nephropathy and Henoch-Schonlein purpura nephritis share common pathogenesis. Pediatr Nephrol 31(5): 779-785, 2016
6) Saulsbury FT: Clinical update:Henoch-Schönlein purpura. Lancet 369(9566): 976-978, 2007
7) Coppo R, Andrulli S, Amore A, et al.: Predictors of outcome in Henoch-Schönlein nephritis in children and adults. Am J Kidney Dis 47(6): 993-1003, 2006
8) Goldstein AR, White RH, Akuse R, et al.: Long-term follow-up of childhood Henoch-Schönlein nephritis. Lancet 339(8788): 280-282, 1992
9) Kang Y, Park JS, Ha YJ, et al.: Differences in clinical manifestations and outcomes between adult and child patients with Henoch-Schönlein purpura. J Korean Med Sci 29(2): 198-203, 2014
10) Saito A, Komatsuda A, Kaga H, et al:Different Expression Patterns of Toll-Like Receptor mRNAs in Blood Mononuclear Cells of IgA Nephropathy and IgA Vasculitis with Nephritis. Tohoku J Exp Med 240 (3): 199-208, 2016
11) Muto M, Manfroi B, Suzuki H, et al.: Toll-Like Receptor 9 Stimulation Induces Aberrant Expression of a Proliferation-Inducing Ligand by Tonsillar Germinal Center B Cells in IgA Nephropathy. J Am Soc Nephrol 28(4): 1227-1238, 2017
12) Kawamura T, Yoshimura M, Miyazaki Y, et al.: A multicenter randomized controlled trial of tonsillectomy combined with steroid pulse therapy in patients with immunoglobulin A nephropathy. Nephrol Dial Transplant 29(8): 1546-1553, 2014
13) Iwazu Y, Akimoto T, Muto S, et al.: Clinical remission of Henoch-Schönlein purpura nephritis after a monotherapeutic tonsillectomy. Clin Exp Nephrol 15 (1): 132-135, 2011
14) Rauen T, Eitner F, Fitzner C, et al.: Intensive Supportive Care plus Immunosuppression in IgA Nephropathy. N Engl J Med 373(23): 2225-2236, 2015
15) Lv J, Zhang H, Wong MG, et al.: Effect of Oral Methylprednisolone on Clinical Outcomes in Patients With IgA Nephropathy: The TESTING Randomized Clinical Trial. JAMA 318(5): 432-442, 2017

参考にした二次資料
- 厚生労働科学研究費補助金難治性疾患等政策研究事業 難治性腎疾患に関する調査研究班：エビデンスに基づく IgA 腎症 診療ガイドライン 2017．東京医学社，東京，2017
- Jennette JC, Falk RJ, Bacon PA et al.: 2012 revised International Chapel Hill Consensus Conference Nomenclature of Vasculitides. Arthritis Rheum 65 (1): 1 - 11 , 2013
- 日本腎臓学会 / KDIGO ガイドライン全訳版作成ワーキンググチーム（監訳）：糸球体腎炎のための KDIGO 診療ガイドライン．東京医学社，東京，2013
- 厚生労働省指定難病 HP（66：IgA 腎症 , 224： 紫斑病性腎炎）http://www.mhlw.go.jp/stf/seisakunitsuite/bunya/ 0000084783 .html
- 湯村和子（編）：新膠原病・血管炎の腎障害．東京医学社，東京，2016

6章

血尿の検査と鑑別疾患

IgA腎症の尿検査

はじめに

尿は腎臓の糸球体で血液が濾過されたものである。そのため，腎臓や尿路生殖器で病変が起きたら，それに由来する各細胞や成分が排出されるため，尿定性検査（試験紙法），尿沈渣検査，尿化学定量検査で検出することができる。尿検査の役割は，腎疾患のスクリーニングとモニタリングとなる。

IgA腎症では大部分が無症候性であり，学校や職場における健診での検尿異常として，顕微鏡的血尿を契機に発見されることが多い。また，感冒罹患後に肉眼的血尿を呈することで発見される場合もある。**IgA腎症の診断基準の必発所見として持続する顕微鏡的血尿があげられ，血尿の有無を把握することができる尿検査が重要である。**血尿の鑑別は，「血尿診断ガイドライン2013」の鑑別アルゴリズムに準拠し行う（図1）[1]。

尿検査実施と判定における注意点

尿検査には採尿から判定，結果の解釈まで注意すべきいくつかの事項がある。

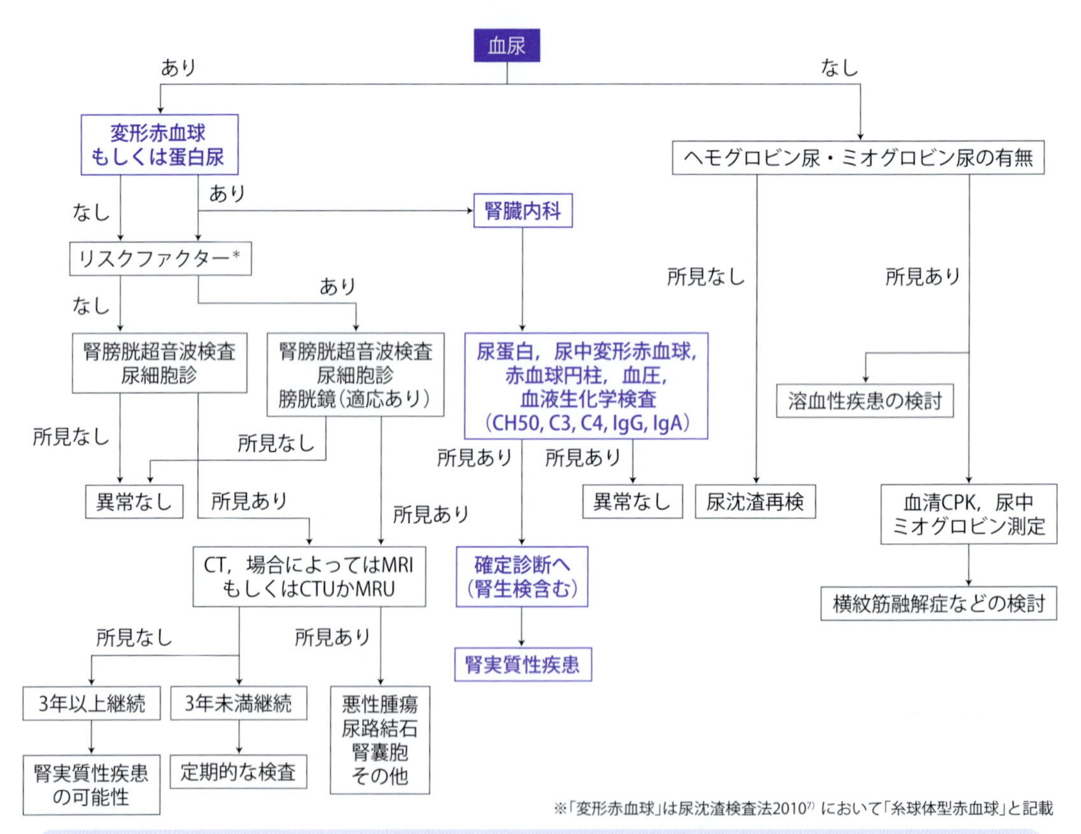

図1. 血尿の鑑別アルゴリズム

血尿診断ガイドライン[1] 2013より引用

採尿方法

採尿方法は自然尿で，尿の一部を採取した部分尿であり，通常検査に用いられる尿は中間尿である。**中間尿の採取方法は出始めの尿は採取せず，排尿を止めずに途中の尿を採取容器に採取し，終りごろの尿も採取せず破棄する。**中間尿の採取を徹底することによって，女性患者の尿における外陰部由来の血球類，上皮細胞類，その他成分などの混入が避けられ，正しい尿検査結果を報告することができる（図2）。中間尿は尿定性検査，尿沈渣検査，尿化学定量検査に適しており，採尿から検査までの時間は4時間以内に実施することが望ましい。これは採尿後の時間経過に従って血球類が崩壊するため，尿潜血反応や尿白血球反応の定性値と尿沈渣検査における赤血球数および白血球数の結果が乖離してしまう可能性が高く，細菌の増加により尿糖の定性値が低値化するためである。

尿化学定量検査をただちに実施できない（外注検査に委託する）場合は4℃での冷蔵保存とし，検査項目によっては－20℃および－80℃で保存する。検査室のある一般病院や大学病院では，診療の質を高めるために診療前検査を行い，尿定性および尿沈渣検査の結果を1時間以内に報告している。**臨床検査技師が不在のクリニックなどでは，検査結果の精度を担保するうえで尿定性検査のみを実施し，腎・泌尿器専門のクリニックでは尿定性検査で蛋白・糖・潜血反応・白血球反応と尿沈渣検査で赤血球数・白血球数だけでも最低限検査することが望ましい**と考える。

尿の外観

健常者の尿の外観は，ウロクロム色素によって淡黄～黄色調で透明である。しかし，種々の疾患により色調の変化と混濁を呈することがある。尿1Lに1mL以上（約0.1％以上）の血液が混入す

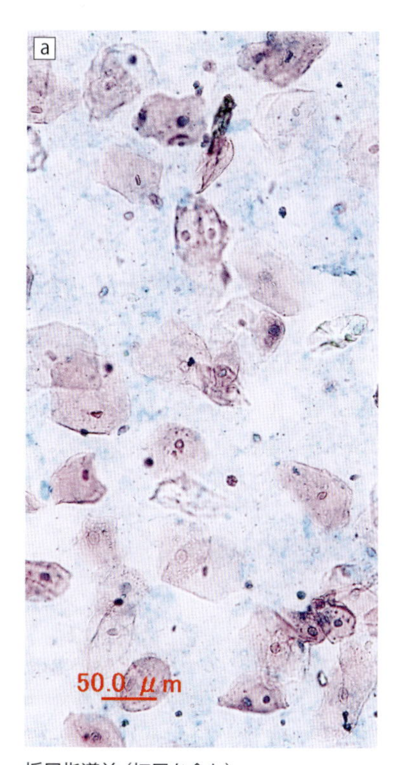

採尿指導前（初尿を含む）

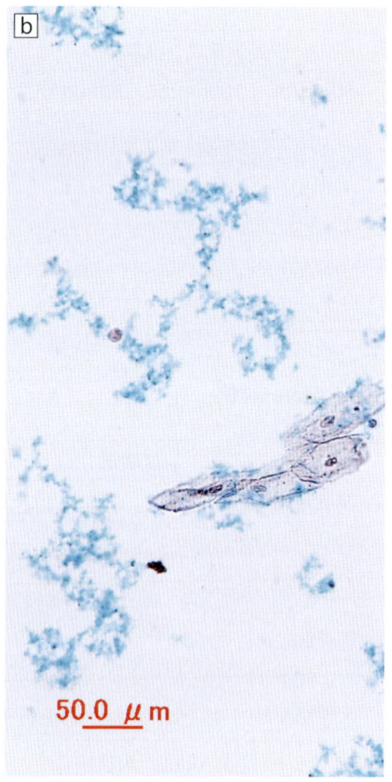

採尿指導後（中間尿）

図2．女性患者尿における外陰部由来の混入物の影響（10倍拡大）

ると肉眼的血尿を呈する。IgA 腎症の肉眼的血尿では血液の混入量や時間の経過した持続的な出血により，鮮紅色～暗赤褐色となる。

尿蛋白の定性と定量

IgA 腎症において，蛋白尿は予後を予測する重要なサロゲートマーカーの一つである。

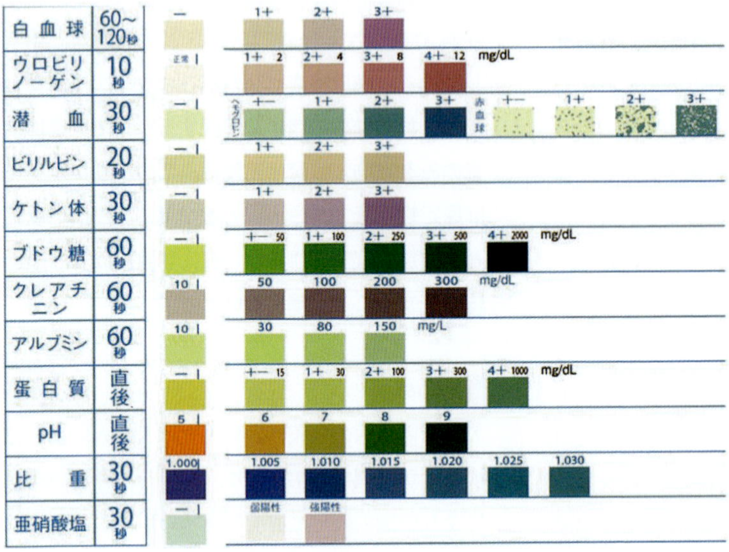

項目	判定時間										
白血球	60～120秒	−	1+	2+	3+						
ウロビリノーゲン	10秒	正常	1+ 2	2+ 4	3+ 8	4+ 12	mg/dL				
潜血	30秒	−	ヘモグロビン +−	1+	2+	3+	赤血球 +−	1+	2+	3+	
ビリルビン	20秒	−	1+	2+	3+						
ケトン体	30秒	−	1+	2+	3+						
ブドウ糖	60秒	−	+− 50	1+ 100	2+ 250	3+ 500	4+ 2000	mg/dL			
クレアチニン	60秒	10	50	100	200	300	mg/dL				
アルブミン	60秒	10	30	80	150	mg/L					
蛋白質	直後	−	+− 15	1+ 30	2+ 100	3+ 300	4+ 1000	mg/dL			
pH	直後	5	6	7	8	9					
比重	30秒	1.000	1.005	1.010	1.015	1.020	1.025	1.030			
亜硝酸塩	30秒	−	弱陽性	強陽性							

図 3. 試験紙法における目視定性判定表

栄研化学株式会社[2]より提供

P/C比 半定量 (g/gCr)			クレアチニン試験紙				
			10mg/dL	50mg/dL	100mg/dL	200mg/dL	300mg/dL
蛋白質試験紙	−		dilute (再検)			normal (正常)	
	+−	15mg/dL	≧0.50	0.30	0.15		
	1+	30mg/dL	≧0.50	≧0.50	0.30	0.15	
	2+	100mg/dL	≧0.50	≧0.50	≧0.50	≧0.50	0.30
	2+	300mg/dL	≧0.50	≧0.50	≧0.50	≧0.50	≧0.50
	2+	1,000mg/dL	≧0.50	≧0.50	≧0.50	≧0.50	≧0.50

□：normal □：1+ □：2+ □：dilute (再検)

A/C比 半定量 (mg/gCr)		クレアチニン試験紙				
		10mg/dL	50mg/dL	100mg/dL	200mg/dL	300mg/dL
アルブミン試験紙	10mg/L	dilute (再検)			normal (正常)	
	30mg/L	≧300	80	30		
	80mg/L	≧300	150	80	30	
	150mg/L	≧300	≧300	150	80	30
	over	≧300	≧300	≧300	≧150	≧80

□：normal □：1+ □：≧1+ □：2+ □：dilute (再検)

図 4. 尿試験紙における P/C 比と A/C 比の定性値と半定量値の関係

野崎ら[3] 2013 より引用

尿定性検査（試験紙法）は，目視法もしくは自動分析装置で判定し，大部分の施設では半自動および全自動分析装置を用いている。また，目視法は図 3 に示す定性判定表を用いて行う。

尿蛋白定量検査は，精度や特異性などから日常検査ではピロガロールレッド・モリブデン錯体比色法が主流であり，この方法は自動分析法に多く用いられている。

尿蛋白定性値は，検出感度が 15mg/dL で（±），30 mg/dL で（1+）となる。患者の状態により尿が濃縮または希釈され，尿蛋白を濃縮尿では過大（陽性），希釈尿では過小（陰性）に評価する可能性もあったが，**近年の尿試験紙ではクレアチニンを測定することが可能となり，随時尿中の蛋白/Cr 比（P/C 比）やアルブミン/Cr 比（A/C 比）を求めることで，24 時間蛋白量の推定値（g/gCr）として報告することが可能になった。**栄研化学株式会社製の 全自動尿分析装置（US-3500，US-3300，US-3100 R plus）は，随時尿中のクレアチンと蛋白やアルブミンを測定し，自動的に P/C 比や A/C 比を算出してくれるため簡便である。試験紙法による 24 時間の蛋白量およびアルブミン量の推定値を実用化している施設の判定法と結果の解釈について図 4，図 5 に示す[2, 3]。縦軸に蛋白濃度およびアルブミン濃度，横軸にクレアチニン濃度とし，交差する部分がそれぞれの半定量 P/C 比と A/C 比を算出し報告できる。また，それぞれの半定量結果より，normal，1+，2+，dilut（再検，非常に少ない場合）のように定性表記も可能である。図 5 で蛋白陰性（−）の場合は，図 4 で求められたクレアチニン補正後の P/C 比が normal で A/C 比が normal であれば蛋白尿はなしと考える。P/C 比が normal で A/C 比が 1+または 2+であれば顕性蛋白尿ではないが，微量アルブミンを検出したと解釈する。P/C 比と A/C 比が dilut で再検査が必要な場合は，希釈尿のため蛋白尿については評価不能とする。P/C 比が dilut で A/C 比が 1+または 2+であれば希釈尿であるが，微量アルブミンを検出したと解釈する。蛋白陽性（±〜 4+）の場合は，図 4 で求められたクレアチニン補正後の P/C 比が normal で A/C 比が normal であれば蛋白は濃縮尿による過大評

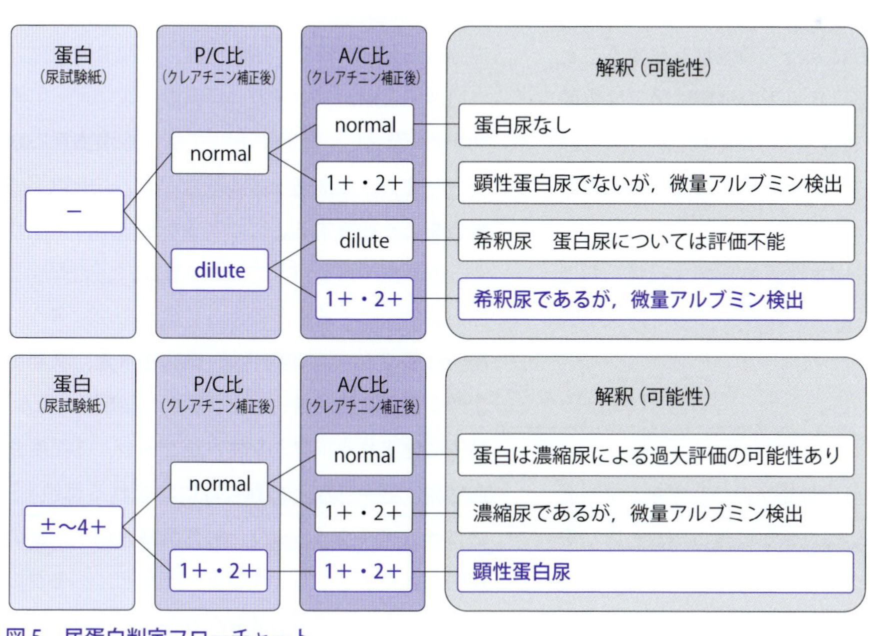

図 5. 尿蛋白判定フローチャート

野崎ら[3] 2013 より引用

$$1日尿蛋白排泄量(P/C比) = \frac{尿中蛋白濃度(mg/dL)}{尿中クレアチニン濃度(mg/dL)} = g/gCr$$

例）尿中蛋白濃度：30mg/dL，尿中クレアチニン濃度：100mg/dL

$$1日尿蛋白排泄量(P/C比) = \frac{30(mg/dL)}{100(mg/dL)} = 0.30g/gCr$$

$$1日尿アルブミン排泄量(A/C比) = \frac{尿中アルブミン濃度(mg/L)}{尿中クレアチニン濃度(mg/dL)} = mg/gCr$$

例）尿中アルブミン濃度：80mg/L，尿中クレアチニン濃度：100mg/dL

$$1日尿アルブミン排泄量(A/C比) = \frac{80(mg/L)}{100(mg/dL)} = 80mg/gCr$$

図6．随時尿における尿定性値からの１日蛋白排泄量およびアルブミン排泄量の計算式
尿中蛋白・アルブミン・クレアチニン濃度は図4より得られた値を用いて計算する。

価の可能性があると考える。P/C 比が normal で A/C 比が 1＋または 2＋であれば濃縮尿であるが，尿中に排出されている蛋白は増加している可能性があり，微量アルブミンを検出したと解釈する。P/C 比と A/C 比が 1＋または 2＋であれば顕性蛋白尿と解釈する。

判定における注意点は，pH 8.0 以上の強アルカリ尿，高度の緩衝作用を有する尿，防腐剤・洗剤・消毒剤の混在，造影剤，高分子物質（デキストランなど）の混在によって偽陽性を呈することがある。 また，**pH 3.0 以下の強酸性尿では偽陰性を呈することがある。** そのため判定に際しては pH に考慮し，フローチャートに従って解釈しなければならない。

随時尿における尿定性値からの 1 日蛋白排泄量（アルブミン量）g/gCr（mg/gCr）の計算式を図 6 に示す。

尿潜血反応

尿潜血反応はヘモグロビンのペルオキシダーゼ様作用を利用している。検出感度は溶血していない赤血球数が 5 ～ 20 個 / μL，ヘモグロビン濃度が 0.015 ～ 0.06 mg/dL である。 定性値（1＋）はヘモグロビン濃度が 0.06 mg/dL に相当する。しかし，時に尿潜血反応と尿沈渣赤血球数の結果が乖離することがある。このような場合には，以下の原因を考慮する（表 1）[4]。

潜血反応が陽性で尿の色調が赤色を呈するものには，血尿（内科的，泌尿器科的疾患），ヘモグロビン尿（自己免疫性溶血性貧血，不適合輸血，発作性夜間血色素尿症，O 157），ミオグロビン尿（挫滅症候群，心筋壊死，横紋筋融解症，多発性筋炎）などがあり，血尿との鑑別が必要となる。遠心後の尿における上清の色調，尿沈渣検査での赤血球の有無，ブロンドハイム塩析法によって鑑別する（表 2）[4]。臨床の現場では，**尿潜血反応が 1 ＋～ 2 ＋，尿沈渣で赤血球数が 5 /HPF 以下の場合をよく経験する。** このような現象は，上記のような疾患や低比重，アルカリ性尿，古い尿など赤血球が崩壊することによって生じるが，多くの場合は表 2 に示す**①酸化物（過酸化水素，次亜塩素酸，さらし粉，ヨード化合物），②精液の混入，精子に含まれるジアミンオキシダーゼ，③高度白血球尿，好中球などの顆粒球に含まれる顆粒（ミエロペルオキシダーゼ），④高度細菌尿，一部の細菌が産生するペルオキシダーゼなど，ヘモグロビンと同様に反応する成分が存在し，偽陽性**を示すためである。

表1. 尿潜血反応と尿沈渣赤血球数との乖離の原因

		尿潜血反応	
		陰性	陽性
尿沈渣赤血球	陰性	異常なし	・ヘモグロビン尿／ミオグロビン尿 ・高度細菌尿／高度白血球尿 ・精液の大量混入 ・赤血球の溶血/古い尿／アルカリ性尿／低比重尿 ・強力な酸化物の混入 ・尿沈渣鏡検時の見落とし
	陽性	・強力な還元性物質の混入（アスコルビン酸など） ・高比重尿／高蛋白尿 ・試験紙の劣化，誤判定 ・薬剤（カプトプリルなど）の影響 ・尿の撹拌不足 ・尿沈渣鏡検時の誤認	血尿

日本臨床衛生検査技師会[4]2017より引用

表2. 血尿，ヘモグロビン尿，ミオグロビン尿の鑑別

	血尿	ヘモグロビン尿	ミオグロビン尿
肉眼的所見	赤色混濁	赤色透明	赤色透明
尿潜血反応	陽性	陽性	陽性
鏡検での赤血球	あり	なし	なし
尿上清の色調	黄色	赤色	赤色
血清（血漿）の色調	黄色	赤色	黄色
ブロンドハイム塩析法	塩析される	塩析される	塩析されない

日本臨床衛生検査技師会[4]2017より引用，一部改変

尿沈渣検査

赤血球

尿中に排出される赤血球は，腎臓や泌尿生殖器における出血性病変を示唆する重要な有形成分である。末梢血中の赤血球が何らかの原因によって尿に混入した状態が，血尿である。「血尿診断ガイドライン2013」では，無遠心尿でのフローサイトメトリー法（FCM法）で20個以上/μL，目視法（鏡検法）では強拡大400倍（high power field：HPF）で**1視野に5個以上（5/HPF以上）の赤血球が認められた場合を血尿と定義**している[1]。尿中赤血球は出血部位の違いによって形態が変化し，下部尿路出血（非糸球体性血尿）では均一で単調な形態を呈するヘモグロビン色素に富む非糸球体型赤血球が排出される。尿路結石症や腎・泌尿器腫瘍などの出血を伴う疾患では，コブ・球状赤血球が排出されることがある。一方，**上部尿路出血（糸球体性血尿）では，大きさは大小不同または小球性があり，不均一で多彩な形態を呈する糸球体型赤血球が排出され，赤血球円柱をはじめ種々の円柱や蛋白尿を伴う場合も多く，糸球体疾患を把握するための重要な所見**とされている[5,6]。糸球体性血尿で排出される糸球体型赤血球は，ドーナツ状不均一赤血球（標的・ドーナツ状不均一赤血球，コブ・ドーナツ状不均一赤血球），有棘状不均一赤血球，ドーナツ・有棘状不均一混合型赤血球に分類される。非糸球体型および糸球体型赤血球の形態の模式図を**図7**[4]，実際の患者尿で認められた糸球体型赤血球を**図8**，**図9**に示す。

糸球体型赤血球の判定は，400倍1視野に認められる赤血球が5個以上排出され，血尿と診断された場合に行われる[1)]。実際には総赤血球数が5〜9/HPF以上で，糸球体型赤血球と判定できる赤血球が5〜9/HPF以上認められた場合から判定する。**判定方法については，「糸球体型赤血球・**

球状赤血球

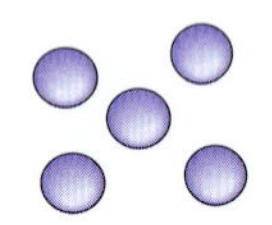

中央がくぼんだ曲型的な円盤状の赤血球。

萎縮・球状赤血球

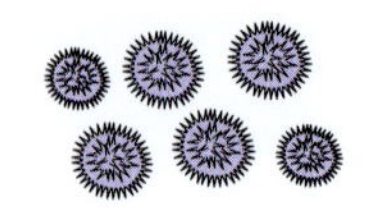

金平糖状を示す萎縮した赤血球。

コブ・球状赤血球

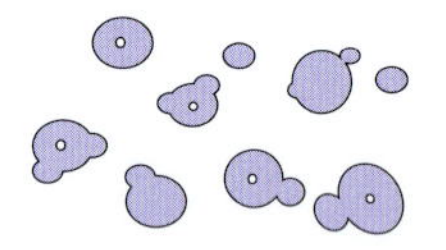

コブがあり，ヘモグロビン色素を豊富に含んだ球状の赤血球。中央部分に小さな穴が開いていることもある。

円盤・球状移行型赤血球

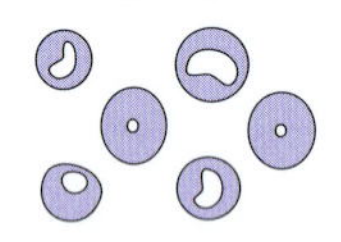

膨化・円盤状を呈し，辺縁が厚くドーナツ状を示すものもある。糸球体型とは異なり，ドーナツ状の辺縁は均一である。

膜部顆粒成分凝集状脱ヘモグロビン赤血球

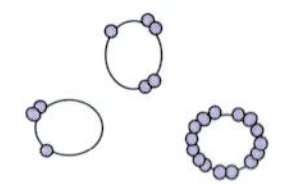

膜部辺縁に凝集状の顆粒成分が認められ，脱ヘモグロビン状を示す。

ドーナツ状不均一赤血球

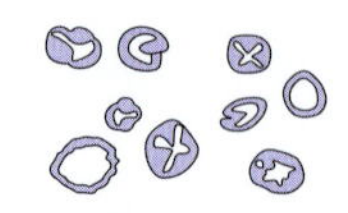

ドーナツ状であるが，不均一で形がバラバラである。内腔もさまざまな形状を認める。

標的・ドーナツ状不均一赤血球

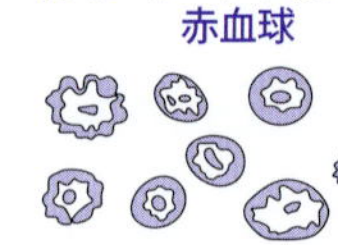

標的状・ドーナツ状を呈し，大きさや形状は多彩である。

コブ・ドーナツ状不均一赤血球

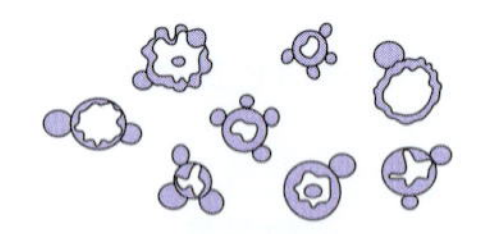

ドーナツ状不均一赤血球にコブが付いている。コブは赤血球の内外に見られる。

有棘状不均一赤血球

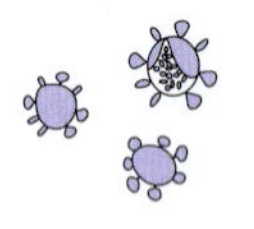

スパイク状を呈し，大小不同があり，ヘモグロビン色素も濃淡があり不均一である。

ドーナツ・有棘状不均一混合型赤血球

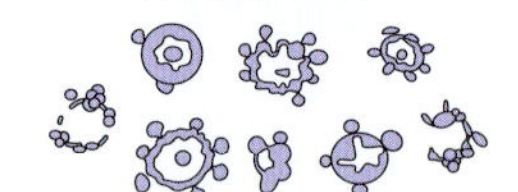

スパイク状やコブ状など複雑な形状で，ヘモグロビン色素に乏しく，大小不同で多彩である。

図7．非糸球体型赤血球および糸球体型赤血球の形態模式図

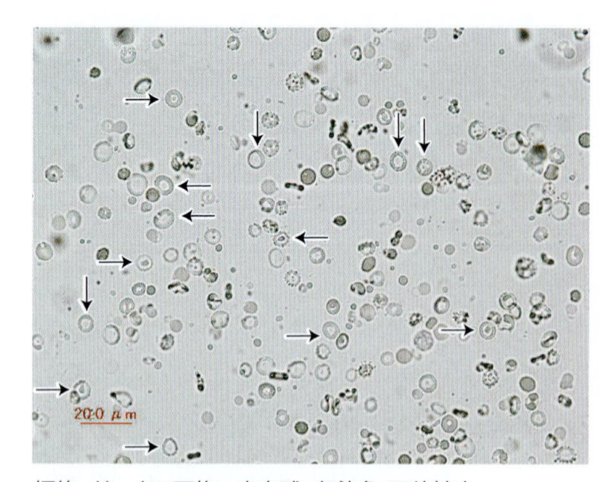

標的・ドーナツ不均一赤血球，無染色40倍拡大

図8．糸球体型赤血球①

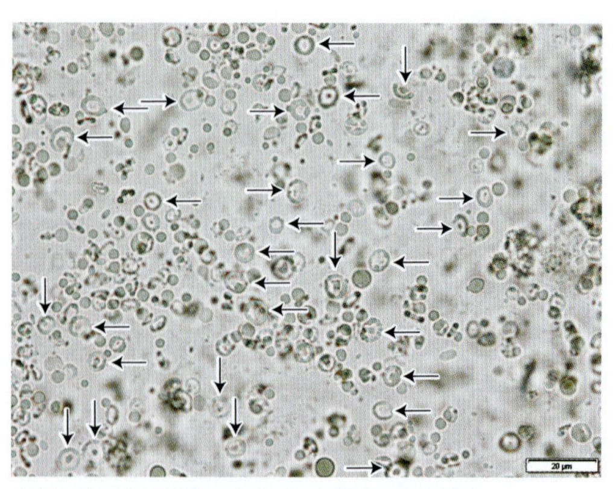

標的・ドーナツ不均一赤血球，無染色40倍拡大

図9．糸球体型赤血球②

大部分」,「糸球体型赤血球・中等度混在」,「糸球体型赤血球・少数混在」の３段階に分類する(表3)。 ただし，赤血球数が 5～9 /HPF で糸球体型赤血球数が半数認められた場合は,「糸球体型赤血球・中等度混在」として報告する[7]。

腎機能の低下，特に尿細管機能が高度に低下した場合は赤血球形態の変化が起こらず，非糸球体型赤血球の形態もしくは糸球体型赤血球として判定が困難な形態を呈する。図 10 a は救急外来時の赤血球形態である。腎機能が高度に低下し，集合管による尿を濃縮する機能が低下することで糸球体から漏出した赤血球は尿の浸透圧勾配の影響をうけず膨化した状態となり，典型的な多彩性のある赤血球形態を呈さない。その後，入院後治療によって尿を濃縮する機能が回復し，図 10 b のように典型的な多彩性のある赤血球形態を呈したと考えられる。これらのことから，糸球体型赤血球形態の形成には腎機能，特に尿細管機能が強く関係していることも考えられた。さまざまな状態で糸球体型赤血球を簡便かつシステマティックに判定するためには，大きさ(均一か不均一，大小不同，大部分が小球状)，脱ヘモグロビン赤血球の有無，形態の種類と数が重要である。

IgA 腎症では多彩性のある糸球体型赤血球を多数認めるが，IgA 腎症における尿中赤血球数については，予後予測因子とはならず，腎病理所見やステロイドの治療反応性にも差はなく，糸球体所見との相関性が認められないなど，血尿の程度は糸球体の炎症所見・活動性を的確に反映してないとの報告もある[8～10]。しかし，**筆者らの検討では 50 /HPF 以上かつ糸球体型赤血球の程度が半数以上の群は，赤血球数 50 /HPF 未満かつ糸球**

表 3. 糸球体型赤血球の 3 段階分類

	5～9/HPF	10～19/HPF	20～29/HPF	30～49/HPF	50～99/HPF	100～/HPF
5～9/HPF	大部分	中等度	中等度	少数	少数	少数
10～19/HPF		大部分	中等度	中等度	少数	少数
20～29/HPF			大部分	中等度	中等度	少数
30～49/HPF				大部分	中等度	中等度
50～99/HPF					大部分	中等度
100～/HPF						大部分

横軸：全体の赤血球数，縦軸：糸球体型赤血球数

日本臨床衛生検査技師会[4] 2017，日本臨床衛生検査技師会[7] 2011 より引用

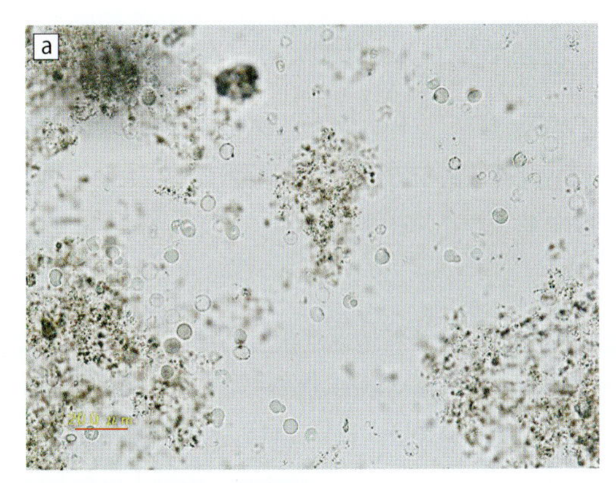

救急外来時，無染色 40 倍拡大

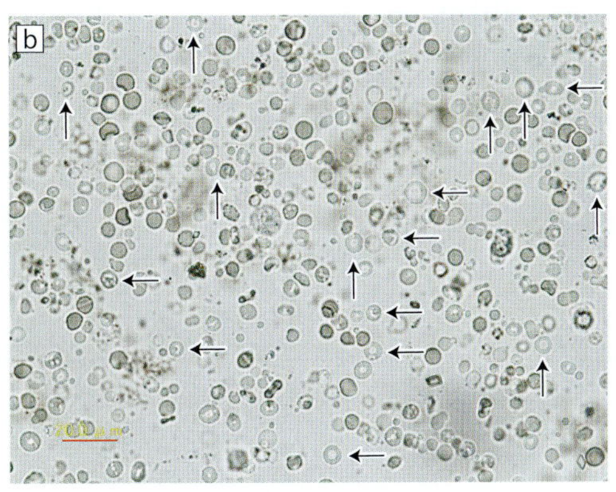

入院後治療中，無染色 40 倍拡大

図 10. 糸球体型赤血球 ③

体型赤血球の程度が少数の群に比較して細胞性および細胞線維半月体が有意に高値（p < 0.05）であった[11]。したがって，IgA腎症における尿中赤血球数および糸球体型赤血球の程度を把握することは，糸球体における活動性や急性所見を把握できる可能性があり，治療方針や治療効果の参考にもなる臨床的意義の高い情報になり得ると考える。

大食細胞（マクロファージ）

尿沈渣検査では，便宜上20μm以上を大食細胞，20μm未満を単球として分類している。IgA腎症では，活動性の高い糸球体障害，予後不良との関連性が報告されている[12]。

円柱類

円柱は原尿流圧の低下，尿浸透圧の上昇などによって，Tamm-Horsfallムコ蛋白（THムコ蛋白）とアルブミンがゲル化して尿細管腔を鋳型として形成される。そして，尿源流圧の上昇や正常化によって尿中に排出される。硝子円柱は健常者でも認められるが，弱拡大（10倍，low power field：LPF）で1個以上排出されている場合は，蛋白尿の存在と尿細管の虚血状態および循環血液量減少を反映した腎不全マーカーとして有用な指標になる可能性がある[13, 14]。顆粒円柱は腎機能低下と強く関連し，腎実質の障害を意味する。蝋様円柱は尿細管腔の長期的な閉塞を意味し，腎不全状態をもたらす重篤な腎疾患で認められる。これらのことから，円柱類をモニタリングすることで蛋白尿および組織障害の程度や腎機能の低下を把握できる可能性がある。

尿検査と自動分析装置

自動分析装置における尿定性検査は，多数の検体を迅速かつ高い精度で測定できることから，多くの施設で実施されている[15]。しかし，偽反応を回避することはできないため，従来からのデータチェックを技師が実施している。

尿中有形成分の測定についても自動分析装置が用いられており，方法としてサイトメトリー法と画像処理法がある。サイトメトリー法のメリットは，原尿を用いた測定のため遠心操作や標本作製が不要であることから迅速に結果が得られること，国際的な定量表示（個数/μL）が可能なこと，人員削減による効率化が図れることである。一方デメリットは，尿中に排出された成分を実際に目視で確認することができないため，測定結果として得られた成分について真値であるか，尿中に排出されている有形成分をすべて検出しているか否か担保できないことである。画像処理法のメリットは，従来実施されてきた尿沈渣検査と同様に撮影された画像をもとに各種成分を鑑別し，目視法に近い視野表現結果を報告できること，得られた画像を技師の教育にも活用できることである。一方デメリットは，尿沈渣検査のオーダや症例数が多い施設では画像による判定および鑑別する各種成分が多くなるため，人員の削減および効率化が進まないことである。共通のメリットとしては，尿中赤血球形態について客観的な判定結果が得られることである。デメリットは尿沈渣検査と異なる特性を有しており，詳細な分類に限界があるということである。したがって，各社メーカーの尿定性検査および尿中有形成分における自動分析装置の使用に関しては，長所・短所などの特徴を理解したうえで運用を構築することが重要である。

当検査部では，腎専門外来に対応した詳細な情報を提供する必要性があるため，尿定性検査は全自動分析装置を使用しているが，尿中有形成分における自動分析装置は使用していない。一般的には尿定性検査を実施し，各定性項目で1+以上の結果を認めなければ尿中有形成分を自動分析装置で測定し，尿定性検査結果と尿沈渣検査結果に乖離がなければ最終結果を報告している。しかし，蛋白・潜血反応・白血球反応などで1+以上の結果となった場合は，目視鏡検による尿沈渣検査を実施している。また，腎臓内科，腎臓小児科，泌尿器科などからの依頼の場合は，はじめから自動分析装置では測定せず，目視鏡検による尿沈渣検査を実施している。

おわりに

IgA腎症における尿検査の意義は高く，特に尿中赤血球数と糸球体型赤血球の程度が高い場合は，糸球体障害，半月体形成に関与しており，糸球体障害の程度や治療効果の指標になり得るものと考える。今後はさらに赤血球形態の種類や赤血球表面マーカーを駆使し，病態メカニズムの解明に関与する付加価値の高い情報としての尿検査の役割が望まれる。

（横山 貴）

文 献

1） 血尿診断ガイドライン編集委員会（編）．血尿診断ガイドライン 2013，ライフサイエンス出版，東京，2013
2） クラスⅡ汎用検査用シリーズ多項目試験紙キット，ウロペーパー® αⅢ'栄研' 11，栄研株式会社
3） 野崎 司，間瀬浩安，田中由美子，他．：尿試験紙によるP/C比，A/C比の測定性能と尿蛋白判定フローチャート作成，医療と検機器・試薬 36（5）：669 - 678，2013
4） 日本臨床衛生検査技師会（監修）：一般検査技術教本（JAMT技術教本シリーズ）．丸善出版，東京，2017
5） Birch DF, Fairley KF.：Haematuria : glomerular or non-glomerular ? Lancet 2（8147）：845 - 846，1979
6） Crop MJ, de Rijke YB, Verhagen PC,et al.：Diagnostic value of urinary dysmorphic erythrocytes in clinical practice. Nephron Clin Pract 115（3）：c 203 - 212，2010
7） 日本臨床衛生検査技師会（編）：尿沈渣検査法 2010．日本臨床衛生検査技師会，2011
8） Moriyama T, Tanaka K, Iwasaki C, et al.：Prognosis in IgA nephropathy：30 -year analysis of 1,012 patients at a single center in Japan. PLoS One 9（3）：e 91756，2014
9） Iwasaki C, Moriyama T, Tanaka K, et al.：Effect of hematuria on the outcome of immunoglobulin A nephropathy with proteinuria. J Nephropathol 5（2）：72 - 78，2016
10） Goto M, Wakai K, Kawamura T, et al.：A scoring system to predict renal outcome in IgA nephropathy：a nationwide 10 -year prospective cohort study. Nephrol Dial Transplant 24（10）：3068 - 3074，2009
11） 横山 貴，大沼榮子，磯田典子，他．：IgA腎症における糸球体型赤血球3段階分類の臨床的意義，医学検査 63（Suppl）：386 - 386，2014
12） 川崎幸彦：糸球体障害における活性型マクロファージとM1・M2マクロファージの役割．Annual Review 腎臓 2013：187 - 192，2013
13） 横山 貴，大沼榮子，新田孝作，他．：慢性腎臓病における硝子円柱の臨床的意義．Nephrol Front 11（1）：71 - 73，2012
14） 服部亮輔，原 美津夫，守 さと子，他：硝子円柱出現頻度とBNP値の相関についての検討．医学検査 64（1）：7 - 13，2015
15） 2017（平成 29）年度日臨技臨床検査精度管理調査報告書，日本臨床衛生検査技師会，2017．http://www.jamt.or.jp/studysession/jamt/asset/docs/H 29 houkokukai_HP（2018．4．25 アクセス）

血尿の鑑別疾患

尿試験紙法では尿潜血としてとらえられ，尿沈渣で赤血球が1視野（400倍拡大）に5個以上を認める場合を血尿という[1)]。

健診での検尿は原則早朝尿を試験管に取り，持参した尿を検査する。採尿後，4時間以内に検査することが望ましいが，時間を要する場合には冷暗所（4℃冷蔵庫）で保管する。**検査までに時間を要すると潜血反応は低値化する。**一般診療においても，まずは試験紙法で尿潜血陽性を確認する。試験紙法で尿潜血陽性を認めた場合，必ず尿沈渣を行う。血尿には肉眼的血尿と顕微鏡的血尿があり，ほとんどの血尿が顕微鏡的血尿である。

表1. 糸球体性血尿と非糸球体性血尿の鑑別のポイント

	糸球体性血尿	非糸球体性血尿
赤血球形態	赤血球の形の変形率が高い※	沈渣でみると，正常赤血球の形をしている
肉眼的血尿の場合の色	暗赤色あるはコーラ色	赤色あるいはピンク色
赤血球円柱	血尿が強くなると認めることがある	認めない
蛋白尿	認めることも多い	ほとんど認めない
凝血塊	認めない	認めることもある
腎疾患	IgA腎症	尿路腫瘍

※詳細は血尿の検査の項目参照

表2. 血尿をきたす疾患の糸球体性あるいは非糸球体性血尿の鑑別

血尿の種類	鑑別疾患	備考	肉眼的血尿
糸球体性血尿	IgA腎症	5～100以上/HPFまで，さまざまな血尿を認める。時に赤血球円柱を認める	扁桃炎や胃腸炎罹患時に認められる
	巣状糸球体硬化症	多くは，蛋白尿を伴っている ネフローゼ症候群のことも多い	ほとんどなし
	半月体形成性糸球体腎炎	血尿主体で，蛋白尿の程度はさまざま 赤血球円柱を伴うことがある	時に認める
	非薄基底膜病	血尿単独の場合は高頻度，家族歴，人口の1%	ほとんどなし
非糸球体性血尿	腎・尿路系腫瘍	血尿主体，蛋白尿を伴うことあり	時に，凝血塊を認めることもある
	ナットクラッカー現象	血尿主体	ほとんどなし
	多発性嚢胞腎（単純性嚢胞）	血尿を認めても少数 認めないことも多い	感染時以外，ほとんどなし

- ●2次性腎疾患で，関節リウマチ（血尿は，少数，病変も軽度），IgA血管炎（血尿はさまざまであり病変も半月体形成を認めるものもある）は，IgA腎症類似の病変を示す。
- ●ループス腎炎のどの組織型でも，程度はさまざまではあるが血尿を認める。膜性でも少数認める。びまん性が最も血尿を多く認める。
- ●抗凝固療法を行っている場合も時に血尿を認める。
- ●尿路感染症では，膿尿が有意に認められる。なお，腎結石，腎外傷などによる血尿は除く。

表 3．症状の乏しい血尿の主な原疾患

①～③は，糸球体性である。④は壊死性血管炎による。⑤，⑥が非糸球体性の血尿である。
①IgA 腎症※
②Alport 症候群※
③菲薄基底膜病
④血管炎（主に顕微鏡的多発血管炎）※
⑤ナットクラッカー現象（間歇欠的であることが多い）
⑦二次性疾患に伴う血尿：関節リウマチ，肝疾患など

※尿蛋白を伴うことも多い。

肉眼的血尿は尿の色が濃く，目視で赤色～コーラ色の場合をいう。一方，**顕微鏡的血尿は尿の色が正常（透明黄色）で，尿を遠沈したその沈渣を顕微鏡の高拡大（400 倍拡大）でカウント**する。また，顕微鏡的血尿を認める場合は表 1 に示すように，血尿が糸球体由来（糸球体性）であるか否か（非糸球体性）を尿沈渣で確認し，糸球体疾患の鑑別を考慮する。

疾患の鑑別は重要であり，血尿をきたす疾患を表 2 に示す。非糸球体性血尿である場合は，尿路の悪性腫瘍が主因であることが多い。少量の顕微鏡的血尿は，多発性嚢胞腎，単純性腎嚢胞などでもみられることがある。

尿路結石は疼痛などの症状を伴い，尿路感染症（膀胱炎・腎盂腎炎など）は発熱や腰痛（叩打痛）を伴うため，鑑別がつく。膀胱炎は頻尿や排尿時痛などの症状があり，尿沈渣でも白血球尿が主体で血尿を伴っていることがあるという認識でよい。

血尿の原因疾患として IgA 腎症が最も多くあげられるが，頻度は低いが表 3 に示すような②～⑤の疾患を否定しなければならない。最終的には腎生検で鑑別することになる。

近年，検査室がある病院では，尿検査，沈渣や赤血球の変形の有無・程度も目視ではなく，機器により自動的に判定した所見が返信されるようになってきている。

血尿をきたす IgA 腎症と鑑別すべき腎疾患

Alport 症候群

遺伝性腎炎で進行性であり，X 連鎖型遺伝がほとんどである。基底膜の緻密層を構成するⅣ型コラーゲン α 鎖の遺伝子変異である。電子顕微鏡では，網目状変化が特徴である。血尿は，病初期にみられ，生後間もなくから認められる。加齢とともに蛋白尿を認めるようになり，男性は青年期に末期腎不全に至る。女性が腎不全に至ることは稀で，多くの場合遺伝的キャリアとなる。臨床的特徴は高度な両側性難聴をきたす。円錐水晶体，水晶体脱臼，皮質部白内障など，眼症状を認めることもある。

菲薄基底膜病

今までは良性家族性血尿ともよばれ，腎予後は良好とされていたが，今後検討されるべき病名である。基底膜の合成にかかわる遺伝子の異常で，常染色体優性遺伝の遺伝性疾患であり，家族歴の聴取が重要である。電子顕顕微鏡での基底膜の菲薄化を認めることで診断がつく。

急速進行性糸球体腎炎

腎機能が悪化しない早期に血尿がみられ，早期診断が重要となる忘れてはならない疾患である。急速進行性糸球体腎炎を示すことの多い顕微鏡的多発血管炎では，血清 Cr 値が上昇し，病初期は血尿のみのことがある。血尿を認めることは多く，少し進行すると蛋白尿を伴う。近年では，慢性糸球体腎炎症候群で発見されるくすぶり型の MPO－ANCA 陽性の腎炎（腎限局性）もある。この場合，蛋白尿を伴っており健診などで発見される。MPO-ANCA の測定が重要である。

ナットクラッカー現象

非糸球体性血尿である。左腎静脈は解剖学的に98%が1本で，2本の場合の多くは大動脈背側と腹側に分岐した大動脈周囲静脈輪を形成する。ナットクラッカー現象は，1本しかない左腎静脈が腹部大動脈と上腸間膜動脈に挟まれ圧迫されるもので，静脈還流の障害による左腎静脈圧の上昇が原因で起こる。CT 検査による上腸管膜動脈の左右での腎静脈径の差，造影早期相の左腎静脈からの側副血行路への逆流像から診断できる。IgA 腎症初期の血尿単独症例と鑑別しなければならないが，臨床的には血液検査などにも異常はなく，非糸球体性の血尿である。超音波検査が簡易な検査であるが，通常の場合は側副血行路の発達とともに血尿は改善するので治療の必要はない。一般に，小児に起こる非糸球体性の血尿は良性であることが多く，定期的観察のみでよいことが多い。

（湯村 和子）

文 献

1） 血尿診断ガイドライン編集委員会（編）：血尿診断ガイドライン 2013．ライフサイエンス出版，東京，2013

column
コラム

蛋白尿・血尿の鑑別疾患

湯村 和子

蛋白尿・血尿は，糸球体疾患を疑う最も基本のマーカーである。

血尿のみの場合は泌尿器疾患を疑わなければならないこともあるが，蛋白尿を伴う場合は糸球体疾患である可能性が高くなる。蛋白尿＋血尿を認める場合や蛋白尿のみを認める場合は，病診連携を図り腎臓専門医に紹介するべきである。これは腎生検を実施し，治療できる腎炎であるか否かを確認するためである。蛋白尿主体であり，血尿を認めない糸球体疾患と蛋白尿に血尿を認める場合とは予測される糸球体腎炎が異なる。腎生検を行う前に臨床的にも尿所見から糸球体疾患を鑑別しておくことは重要である。

IgA腎症では，多彩な尿異常を呈する。ほかの疾患と比較したものを表に示す。

表．尿所見からみたIgA腎症との鑑別

蛋白尿	血尿	臨床診断	腎生検診断	備考
−〜＋〜2＋	＋〜3＋	**慢性腎炎症候群**	**IgA腎症**	**初期は血尿のみのこともある。また，腎不全期には血尿±〜稀に−になることも多い。中・高年齢期に発症する場合，蛋白尿＋血尿を呈することが多い。ネフローゼ症候群を呈することは稀。**
2＋〜3＋（ネフローゼ症候群）	＋	慢性腎炎症候群 ネフローゼ症候群（浮腫を認めることもある）	巣状糸球体硬化症	ネフローゼ症候群を呈することが多い。健診でみつかることもある。治療抵抗性である。
2＋〜3＋（ネフローゼ症候群）	−	ネフローゼ症候群 時に慢性腎炎症候群	膜性腎症	成人のネフローゼ症候群で多い。浮腫が目立たないこともある。
3＋	−	ネフローゼ症候群	微小変化群	浮腫著明，小児に多い。
2＋	2＋〜3＋	急性腎炎症候群	管内増殖性糸球体腎炎	浮腫・高血圧を伴うことも多い。小児に多い。
二次性腎疾患				
2＋〜3＋	−	糖尿病性腎症（顕性蛋白病期）＋ネフローゼ症候群	結節性，（滲出性を伴う）病変	腎機能低下
＋〜2＋〜3＋	＋〜3＋	ループス腎炎（LN）	LN Ⅱ型 Ⅲ型 Ⅳ型 Ⅴ型	尿蛋白は少量からネフローゼ症候群までさまざまで，Ⅳ型で血尿多数。Ⅴ型膜性でも，少量の血尿を認める。

附録

expert 医師による

IgA 腎症 診療の実際

「エビデンスに基づく IgA 腎症診療ガイドライン」は，多くが海外のエビデンスに基づいて作成されており，またエビデンスの質にも疑問が残る。ガイドラインには，「本ガイドラインは医師の診療行為を縛るものではなく，医師の診療の裁量のなかでその助けになることを期待して作成している．」と書かれている。しかし，実臨床では医師の責任において IgA 腎症患者の状況に合った治療の選択をしなければならないが，経験豊富な医師ばかりではないので難しいことも多い。また，診療する医師の裁量に任せられても判断能力を高める機会もなく，ガイドラインに沿った診療の域を超えることができないのではないかと危惧される。

検尿で発見されることの多いわが国の IgA 腎症の特殊性を考慮し，IgA 腎症発症 20 ～ 50 年後の腎死を回避する治療を考えると，この付録に書かかれている治療経過も短いといわざるを得ない。しかし，IgA 腎症と診断された患者のために診療しておられる多くの先生方の一助になればと思い "付録" としてお送りする。

expert 医師の治療 ①
IgA 腎症　診療の実際

佐藤 光博

JCHO 仙台病院（旧仙台社会保険病院）
腎臓疾患臨床研究センター　診療部長

1993 年　弘前大学医学部卒業
1993 年　仙台市立病院　内科系研修医
1996 年　東北大学医学部大学院（旧第二内科）
2001 年　仙台社会保険病院腎臓疾患臨床研究センター　医員
2002 年　仙台社会保険病院腎臓疾患臨床研究センター　医長
2014 年～ 現職

【腎生検の適応】

慢性腎炎の最多を占める IgA 腎症は，病歴や尿所見からあらかじめその存在を予想できることが多い。確定診断後に治療介入すればどのような効果が得られるか想定し，患者の年齢や合併症，そして希望も踏まえ腎生検の適応を決めている。一律に血尿単独だから行わない，尿蛋白○ g 以上だから行うという括りにはしていない。

【組織像と予後の推測】

①腎生検を行うことになったら，その前に組織像を推定する

尿所見はいつから出没し，それはどのように推移してきたのか？　持続していたのか，間欠的なのか？　患者によっては健診未受診で不明な場合もあるだろう。そして現在の血尿や蛋白尿はどの程度か？　腎機能は正常か？　低下しているとすれば，どのくらいのスピードで進行してきたのか？　高血圧や肥満などの合併症はあるか？　などの病歴や臨床データを把握する。これらの情報をもとに糸球体に半月体などの活動性病変は含まれているか，硬化病変はどの程度か，間質障害や動脈硬化は進んでいるかをイメージしていく。

②組織像を推定したうえで予後を推測する

IgA 腎症と診断した患者に口蓋扁桃摘出術＋ステロイドパルス療法（扁摘パルス）を行った場合，どの程度効果が得られるか，RA 系阻害薬の併用を要するか，または経過観察としたらどうなるかなど，予後を推測しておく。

③実際の腎生検

実際に腎生検を施行してみると，早期で尿所見が軽い患者では半月体があってもいいのに見当たらないなど，推定像と採取組織に乖離が生じることもある。このような結果には偽陰性の可能性を考慮しなければならない。つまり 20 個の糸球体では認められないが，30 個観察すると 1 個にのみ半月体が認められることを時に経験する。腎生検は IgA 腎症の診断に必須だが，200 万個の糸球体のうち採取するのはごく一部で，巣状に分布する活動性病変が含まれない偽陰性も生じ得るサンプリング検査である。したがって予後を推定する際は腎生検を過信せず，尿所見を含め総合的に判断するようにしている。

● 扁摘パルスの効果の指標

尿蛋白量，腎機能の程度，腎生検の所見などに加え，扁摘パルスの効果を推定する際には，血尿と罹病期間を重視している。

①血尿

扁摘パルスは血尿を生じ得るような急性活動性病変に効果を発揮する。かつてはあった血尿が消失してしまった，いわゆる“燃え尽き IgA 腎症”にはあまり効果を期待できない。

②罹病期間

寛解が得られるか否かは慢性病変の量で規定され，その慢性病変の量は主に罹病期間に規定される。発症から 1.5 年程度の 3 g / 日の尿蛋白が消失しても，発症から 20 年も経った 0.5 g / 日の尿蛋白は消失しないことが多い。

【確定診断後の初期治療】

下記の原則を踏まえ，扁摘パルスの効果が期待できるのであれば扁摘パルスを施行し，効果が望めそうもなければ RA 系阻害薬，抗血小板薬，魚油などの投薬，あるいは無投薬で経過観察となる。活動性がその時点で消失している患者や尿所見が軽度の患者に口蓋扁桃摘出術を単独で施行することもあり得る。

【原 則】

・治療目標の第一は“尿所見の寛解”で，それが難しい場合は“腎機能障害の進行遅延”である。（“尿蛋白 ＜ 0.5 g / 日で現時点においては透析のリスクは低いので経過観察”という方針は皆無ではないが，限定的である。）

・Risk-benefit の観点から，年齢や合併症などの背景を十分に検討する。

・個々の腎機能，合併症に応じて，降圧薬などの各種薬剤，食事療法などを併用する。

・疾患の特性，推定される将来像を十分に説明し，それぞれの患者の意向・価値観を考慮，確認する。

【外来での加療と管理】

パルス後の経口ステロイド薬（後療法）は原則 1 年で漸減中止とする。

・寛解している場合

さらに約 1 年経過観察を行い，寛解が持続していれば，健診などで最低年 1 回の尿検査を必ず行うよう説明のうえ定期通院は中止し，尿検査で異常があった場合のみ再受診してもらう。

・寛解しない場合

生涯通院が必要で，それぞれの状況に応じた薬剤，食事療法が併用される。寛解はしているが RA 系阻害薬などの投与を要する場合も，原則として通院を継続してもらう。長期の通院の管理に際しては，ドロップアウトしないよう細心の注意を払う必要がある。そのため通院のしやすさを優先し，近医にフォローをお願いすることもある。

【尿所見の異常が再発した場合の対応】

再発の定義は確定していないが，いったん消失した尿の異常が再出現し，それが持続することと考える。血尿の有無で病態が異なるが，血尿を伴う場合は IgA 腎症そのものの再発で，遺残扁桃の有無や扁桃以外の病巣感染をチェックし，異常があれば対処する。ステロイド薬を再投与する場合もある。

蛋白尿単独の場合は，罹病期間が長いと生じることが多く，残存糸球体に対する圧負荷に由来するためと考え RA 系阻害薬を投与する。

【セカンドオピニオンへの対応】

セカンドオピニオンを求められるケースは主に 2 通りある。

①扁摘パルスを希望しているケース

前述の " 扁摘パルスの効果の指標 " に着目し，寛解や進行遅延効果が得られるかを評価する。

その可能性 (benefit) と合併症を含む患者背景 (risk) を勘案し，患者の希望も尊重して総合的に判断する。

②既に扁摘パルスをしているがまだ寛解が得られていないケース

治療前の状況を評価し，寛解が得られる患者であったのか検討する。

・寛解が得られそうな場合：

遺残扁桃，副鼻腔炎など扁桃以外の病巣感染のチェック，状況によっては再評価（腎生検）を行うこともある。

・寛解が得られそうもない場合：

治療前の状況を考慮すると寛解を得るのが難しい状況であることを伝え，RA 系阻害薬などの薬物療法を継続する。

【JCHO 仙台病院における治療の変遷】

JCHO 仙台病院では 1988 年より扁摘パルスを施行してきた。当初は尿蛋白の程度が強く，組織上も活動性所見を認める，いわゆる進行が予想される患者に限定して扁摘パルスを施行していた。しかし数年後には進行が予想された患者の多くの尿所見が消失し，投薬治療が不要になった一方で，同治療を受けなかった非進行性と考えられた患者の尿所見が持続～悪化するという臨床的逆転現象が生じた。つまり「進行性が明らかな患者に治療介入し，進行する可能性が乏しい患者は経過観察」という治療方針の矛盾に直面した。その後，徐々に適応患者を拡大し，寛解を治療目標として症例を蓄積するなかで，早期の介入が望ましいとの結論に至っている。

expert 医師の治療 ②
IgA 腎症　診療の実際

堀田　修

堀田　修クリニック院長
日本病巣疾患研究会理事長

1983 年　防衛医科大学校卒業
1983 年　防衛医科大学校第二内科
1985 年　自衛隊仙台病院内科
1989 年　仙台社会保険病院腎センター医長
2006 年　仙台社会保険病院腎センター長
2011 年～ 現職

【IgA 腎症と診断がついた患者の初期治療】

IgA 腎症の診断がついた患者の初期治療は，腎症の進行度と活動性を考慮してその患者の治療目標が次のいずれであるかで規定される。

①腎症の寛解・欠損治癒

②生涯にわたる末期腎不全の回避

③透析医療などの腎代替医療導入時期の先延ばし

①が実現可能であるのは比較的早期の段階の IgA 腎症に限定される。患者にとって②と③には雲泥の差があるが，実臨床での②，③の線引きはしばしば困難であり「腎症の進行速度の遅延」と統括されることが多い。

①が治療目標であれば IgA 腎症の本質である「くすぶり型糸球体血管炎」の消滅が目標達成のための必要条件となる。口蓋扁桃摘出術＋ステロイドパルス療法（扁摘パルス）はくすぶり型糸球体血管炎を消滅させた実績が最も豊富な治療法であり，①②が治療目標であれば現状での主たる治療手段となる。一方，③が目的であれば扁摘パルスは患者個々の病態により限定的な適応となる（4 章 . 124 頁）。

【個々の患者における対応事例】

●まずは 1988 年 7 月に扁摘パルスを実施したおそらく世界第 1 例目の扁摘パルスの症例を示す。

症例①　58 歳，男性（会社員，27 歳の健診で尿異常があり腎生検，扁摘パルス時 29 歳）

腎生検では半月体，分節性壊死を伴う活動性の高い，一部に分節性硬化と球状硬化を認める中程度メサンギウム増殖性糸球体腎炎の所見であった（IgA 腎症比較的予後不良群）。尿蛋白 1.2 g / 日，尿沈渣 RBC ＞ 100 / HPF，CCr 67 mL / 分の腎機能低下と IgA 高値 525 mg/dL であった。扁摘パルス（当時は 2 週間連続の 1 g / 日ステロイドパルス療法）により尿所見は著明に改善。治療半年後（1989 年 2 月）には尿蛋白，尿潜血ともに陰性化が得られ，IgA 280 mg/dL，CCr 80 mL / 分にまで改善し 1989 年 7 月に経口ステロイド薬を終了した。その後は 1 年に 1 回の経過観察としていた。扁摘パルスから 15 年後（2003 年）44 歳の時には IgA341mg/dL, CCr103mL / 分, 23 年後（2011 年 11 月）52 歳の時には IgA 345 mg/dL，血清 Cr 0.88 mg/dL（eGFR 71.8 mL / 分 / 1.73 m^2），29 年後（2017 年 4 月）58 歳の時には IgA 339 mg/dL，血清 Cr 0.96 mg/dL（eGFR 66.9 mL / 分 / 1.73 m^2）と，扁摘パルスから 21 年後である 50 歳以降には加齢とともに若干の腎機能低下を認めているが現在まで 29 年間，尿所見の寛解状態は維持されている。

解 説

当時の扁桃摘出術は 1 週間の間隔をあけて片方ずつ局所麻酔下で行っていた。この患者は両側とも扁桃摘出術の翌日に一過性の血尿と蛋白尿の増悪を認めた。本例のように 70 ～ 80 % の高い頻度で扁桃摘出術翌日から翌々日に肉眼的血尿には至らなくとも一過性の血尿の悪化を認める。

扁摘パルスで糸球体血管炎が消失し，蛋白尿の消失も得られた患者では IgA 腎症は欠損治癒とみなすことができ，その後の腎機能の低下は加齢変化と糸球体血管炎消失までに失われたネフロン数に規定される。この患者は 50 歳頃から高尿酸血症が認められ加療されている。58 歳（2017 年）であり 30 年以上の余命が予測されるが，腎症の再燃がなければ生涯にわたり末期腎不全に至る可能性は極めて低いと予想される。

●次に扁摘パルスの遅れにより糸球体血管炎の瘢痕病変である二次性巣状分節生糸球体硬化（FSGS）が残存し，生涯にわたり腎症進行遅延のため継続治療を余儀なく必要としている 2 症例を示す。

症例② 51 歳，男性（医師）

34 歳の時から検尿時に尿潜血を認め，35 歳の時に尿蛋白が出現。38 歳の時に腎生検を施行し IgA 腎症（比較的予後良好群）の診断。抗血小板薬＋ ACE 阻害薬で加療するも 42 歳の頃から尿蛋白が増加（尿潜血は強めで不変），43 歳の時に血清 Cr 値が上昇傾向となり，44 歳の時に 2 度目の腎生検を施行し IgA 腎症（予後不良群）の診断。血清 Cr 2.2 mg/dL，尿蛋白 1.8 g / 日，尿沈渣 RBC ＞100 / HPF。扁摘パルス（3 週間連続）を施行し，1 年後には血尿が消失するも軽度の蛋白尿が残存。その後，抗血小板薬＋ ACE 阻害薬にて表に示すように安定してはいるが緩徐進行性である。

症例② 51 歳，男性						
	2012 年 7 月 46 歳	2013 年 7 月 47 歳	2014 年 7 月 48 歳	2015 年 7 月 49 歳	2016 年 7 月 50 歳	2017 年 7 月 51 歳
血圧（mmHg）	127 / 76	127 / 78	126 / 81	124 / 76	128 / 80	123 / 77
eGFR（mL / 分 / 1.73 m^2）	33	32	30	28	29	28
尿蛋白 / Cr 比（g/gCr）	0.22	0.13	0.2	0.1	0.14	0.28
尿潜血	－	－	－	－	－	－

症例③ 78 歳，男性（元農業，現在無職）

45 歳の時に初めて尿蛋白と尿潜血を指摘されるも放置。53 歳（1992 年）の時に腎生検を施行。高度メサンギウム増殖性糸球体腎炎の所見にて IgA 腎症（予後不良群）と診断。血清 Cr 1.4 mg/dL，尿蛋白 1.8 g / 日，尿沈渣 RBC 20 ～ 30 / HPF。扁摘パルス（3 週間連続）。尿潜血は約 1 年後に陰性化したが，血清 Cr 1.2mg/dL，尿蛋白 1.2 g / 日が残存した。その後，抗血小板薬＋ ACE 阻害薬（現在は ARB ＋ ACE 阻害薬）にて加療し尿蛋白は減少したが，23 年後（2015 年）76 歳の時に増加傾向となり，腎機能低下も表に示すように緩徐進行性の経過である。

症例③　78歳，男性						
	2013年6月 74歳	2014年6月 75歳	2015年6月 76歳	2016年6月 77歳	2017年1月 78歳	2017年6月 78歳
血圧（mmHg）	135/86	131/83	132/84	134/88	143/93	129/85
eGFR（mL/分/1.73 m^2）	34	34	34	32	31	28
尿蛋白/Cr比（g/gCr）	0.88	0.75	1.69	2.14	3.1	1.72
尿潜血	－	－	－	－	－	－

解説

いずれの患者も扁摘パルスの介入が遅れたため，糸球体血管炎消失後も腎機能低下とともに二次性FSGS病変のため蛋白尿が残存している。糸球体血管炎消失後の二次性FSGSには次のような特徴がある。

①eGFRと尿蛋白g/gCrが平行して変動する。

②冬場はeGFRが改善し尿蛋白g/gCrが悪化，夏場はその逆の変動を認める傾向がある。
（例：症例3の2017年1月と6月）

③尿蛋白排泄量が高度であるほどその後の腎機能低下速度が速い。

①②の特徴があるので血圧の低下などにより血清Crが上昇しても蛋白尿の程度が改善している時は更なる治療の工夫は通常不要であるが，血清Crの上昇が蛋白尿の増加に伴っている場合は腎症の増悪とみなし対策を検討する必要がある。

蛋白尿の程度は二次性FSGSの重症度を示すため，高度蛋白尿患者は進行が速い。そのためARBやACE阻害薬などのRA系阻害薬を中心に降圧が不十分なときはCa拮抗薬も併用し，糸球体圧を低下させて尿蛋白を軽減させる工夫をする。しかし過剰降圧になると今度は腎虚血による腎機能低下が増悪する。したがって腎虚血を悪化させない範囲で，可能な限り糸球体圧を降下させて尿蛋白排泄を減少させることが望ましいが，腎機能低下例では必ずしも容易ではない。

実際には尿蛋白0.3 g/gCr以上の範囲では立ちくらみなどの過剰降圧による副作用がない限り，RA系阻害薬を増量する。RA系阻害薬による糸球体濾過量低下のため血清Cr値は上昇することが多いが，尿蛋白排泄量の減少を優先させて尿蛋白/Cr比低下を図る。一方，尿蛋白0.3 g/gCr以下の範囲である患者では，夏場などの特に過剰降圧が生じやすい時期には降圧薬減量により腎血流改善を優先する。

肥満患者は減量により糸球体圧が低下し，尿蛋白が減少する。この場合はRA系阻害薬と異なり降圧による腎血流低下を伴わないので血清Cr値は上昇せず，若干低下することが多い。

●最後に施設プロトコルの扁摘パルスでは尿潜血陰性化に至らず，糸球体血管炎消失のために追加治療を必要とした2症例を示す。

症例④　26歳，女性（会社員）

4年前（2013年）22歳の感冒時に肉眼的血尿を発症。強い顕微鏡的血尿と高度蛋白尿が持続するため，23歳の時に都内の某大学病院で腎生検を施行。eGFR 68 mL/分/1.73 m^2，尿蛋白3.6 g/gCr，尿沈渣RBC ＞ 100/HPF。活動性の高いIgA腎症（超高リスク群，H-Grade III，C-Grade III）の診断。扁桃摘出術後，施設プロトコルに従いPozzi式ステロイドパルス療法で2カ月ごとに計3回施行。プレドニゾロンは半年で終了。その後は抗血小板薬＋ARBで治療を行う方針となった。扁摘パルス後も高度蛋白尿と強い顕微鏡的血尿が残存していることに患者と家族が不安を感じ，セカンドオピニンを希望して当院を受診。当院初診時，血圧128/78 mmHg（ARB投与下），eGFR 66 mL/分/1.73 m^2，尿蛋白2.8 g/gCr，尿沈渣RBC ＞ 100/HPF。依然として活動性の高い糸球体血管炎が存在すると判断し，追加パルスを4クール施行。

また，激しい慢性上咽頭炎を認めたため 0.5 % 塩化亜鉛溶液を用いた上咽頭擦過療法を併用した。9 カ月後に尿潜血は消失したが，2 年経過した現在も尿蛋白は 0.3 g/gCr 程度の尿蛋白が残存。

解 説

活動性の高い IgA 腎症ではこの患者のようにパルスの間隔が月単位で空くと，糸球体血管炎を十分に鎮静化できない可能性が高くなると考える。この患者では追加パルスも連続で 4 クール必要としている。罹病期間が短い活動性の高い IgA 腎症では，糸球体血管炎消失までの期間が臨床的寛解状態が得られるかどうか，すなわち尿潜血陰性化が得られた後，二次性 FSGS による尿蛋白が残存するかどうかの鍵を握る。特定のプロトコルに固執せず，患者一人ひとりの病態に即した柔軟な対応が必要である。

症例⑤　57 歳，男性（会社員）

24 歳の時に肉眼的血尿を発症し，腎生検で IgA 腎症の診断。その後も数年に 1 度，咽頭炎を機に肉眼的血尿を繰り返した。39 歳の時に扁桃摘出術を施行したが，その後も咽頭炎を機に肉眼的血尿があり，49 歳の時に肉眼的血尿を機に某大学病院で 3 度目の腎生検を施行。進行した IgA 腎症（60 % の糸球体が球状硬化。超高リスク群）の診断。ステロイドパルスを施行し尿蛋白は陰性化したが血尿が残存。55 歳の時に再び肉眼的血尿と腎症の急性増悪エピソードがあり追加パルス後，当院へ紹介となった。当院初診時，血圧 134/84 mmHg（ARB ＋ Ca 拮抗薬投与下），血清 Cr 1.6 mg/dL，尿蛋白 0.6 g/gCr，尿沈渣 RBC 30 ～ 40/HPF。激しい慢性上咽頭炎を認め，週に 1 回の頻度で上咽頭擦過療法を施行。半年後には尿潜血陰性となり，9 カ月後にはプレドニゾロン終了。この時点で尿潜血と尿蛋白はともに陰性化し血清 Cr 1.01 mg/dL まで改善。その後も再燃はない。

解 説

扁摘パルスで改善した尿所見が経口ステロイド薬の減量中や中止後に血尿の増悪を伴って再燃する場合は，IgA 糸球体血管炎のトリガーとなる病巣炎症の存在が示唆される。

糸球体血管炎のトリガーとなる頻度が最も高いのは，慢性上咽頭炎・急性上咽頭炎である。急性上咽頭炎の場合は咽頭痛などの症状があるが，慢性上咽頭炎では症状を欠くことが多く，上咽頭を鼻綿棒で擦過し出血することで診断がつく。なお，綿棒擦過時の出血の程度と慢性上咽頭炎の程度は相関する。

慢性上咽頭炎が改善し，追加パルスを行っても血尿の改善が得られない場合は歯性病巣感染，特に根尖性歯周病炎の精査を歯科医に依頼する。

【セカンドオピニオン外来からみえてくる IgA 腎症診療の問題点】

2011 年 9 月～ 2017 年 8 月の間に 636 人（宮城県外 571 人，国外 11 人）の IgA 腎症患者が当院にセカンドオピニンで受診している。受診理由はさまざまであるが，頻度の高いものとしては次の 3 つがあげられる。

①「腎症が更に進行してからの扁摘パルス」の説明に納得がいかない早期の IgA 腎症患者

診療ガイドライン（尿蛋白 0.5 g/gCr 以下は経過観察）に沿った医師の説明に患者が納得・合意できなかったインフォームド・コンセント不成立を反映している。これに関しては「IgA 腎症の寛解・治癒」を希望する患者に対して「IgA 腎症の寛解・治癒」の概念が欠落している IgA 腎症診療ガイドラインを運用して治療にあたることに根源的な問題があると考える。

②「扁摘パルスをするには既に手遅れ」の説明に納得がいかない進行した IgA 腎症患者

このステージの IgA 腎症患者では，既に腎症の寛解・欠損治癒を目指すことのできる段階の限界点である“point of no remission”を過ぎてしまっているので「寛解を目指す」には手遅れである（4章.124頁）。しかしそのような進行したステージであっても，患者のIgA腎症が糸球体血管炎消滅により腎症の進行抑制が期待できる病態であれば扁摘パルスを考慮する余地がある。IgA腎症の本質と扁摘パルスの目的が糸球体血管炎の消滅であることを医師が理解できていれば，患者ごとに的確な治療選択の助言が可能であり，患者との齟齬は生じ難いと感じている。

③「施設のプロトコル」に従い扁摘パルスを行ったが効果が不十分なIgA腎症患者

扁摘パルスの目的が糸球体血管炎の消滅であるので，いかなるプロトコルであっても最終的に血尿が残存していれば目的を果たしたことにはならない。原因としてはステロイドパルスが不十分であるか，慢性上咽頭炎などの病巣炎症の存在の可能性がある。糸球体血管炎がまだ残存する状態で“プロトコルに従い扁摘パルスを行ったのでそれで終了”としてしまえば，長期的に患者は不利益を被ることを医師は銘記する必要がある。

これら①～③に加え，セカンドオピニオン外来を通じて私が問題と感じるのは，受診した約30％の患者が診療情報提供書を持参しておらず，これらの患者は主治医との良好な信頼関係が築かれていないと推察されることである。この背景には臨床の場で個々の医師が患者に対する「共感力」，「コミュニケーション力」，「帰納的推論力」が十分発揮されてないことがあると思われる。これらの能力は，今後医療現場へ凄まじい勢いで進出することが予想されている人工知能（AI）による代替えが困難なものであり，これまで以上に臨床医に求められる重要な資質である。検査結果をもとに患者の個別性を考慮に入れずガイドラインに沿って演繹的な説明をし降圧薬を投与するだけであれば，その役割は将来的にAIに代替えされ得るものであり，IgA腎症患者の診療自体が腎臓内科医にとって魅力のないものとなろう。

【経験から考えるIgA腎症】

私がIgA腎症の治療において最も重視しているのは，当該患者にとって最適な治療目標を設定することである。IgA腎症の本質を理解し，それぞれの患者に治療目標を的確に設定することで扁摘パルスに関する混沌は90％以上解消すると思われる。

IgA腎症患者の治療目標を考えるうえで，「“point of no remission”に至る前に有効な治療介入により糸球体血管炎を完全に消滅させることができれば，IgA腎症は寛解・治癒を得ることが可能な疾患である」ことを認識することは重要である。そして，いま，目の前にいる既に腎不全に陥ったIgA腎症患者には，一人の例外もなく，「かつて寛解・治癒を目指すことができたステージがあった」という重い事実を私たち腎臓内科医は銘記しなくてはならない。今回とりあげた症例2は「予後不良群」の経過としては安定しているが，現在51歳であり，今のペースで糸球体濾過量が緩徐に低下していくと70歳前後で透析導入に至る可能性が高い。仮にこの患者が38歳の初回腎生検「予後比較的良好群」の診断の段階で扁摘パルスを行えば全く違う結果になっていたことは疑う余地もない。

治療目標を設定する際，現在50歳以下の患者であれば寿命が90歳以上である可能性が高いことを想定し，長期的視野に立った治療戦略が必要である。エビデンスの基となるランダム化比較試験の大半はせいぜい5年程度の観察期間であり，IgA腎症患者の20年以上先を見通せるエビデンスは存在しない。症例1で紹介した，おそらく世界第1号の扁摘パルス患者もまだ30年足らずの経過が追えたに過ぎず，この先も30年以上の余命がある可能性が高い。したがってエビデンスに基づく診療ガイドラインのみでは，長期的視野に立った個別性のある治療方針を導くことは不可能である。それゆえ，特に遠い将来に不安を抱えているIgA腎症患者では，診療ガイドラインに準拠した演繹的説明から始まる従来の「インフォームド・コンセント型診療」で患者の納得を得ることはしばしば困難となる。

①腎生検所見や検査値のみでなく，患者の年齢，患者が有する社会的役割，背景，これらを総合的に考慮に入れたうえで，②患者の人生をトータルに俯瞰した長期的視野に立ち，③医師が患者に共感したうえで，当該患者にとって最適な治療目標とそれを実現するための方策を演繹的数値のみでなく帰納的推論を加えて説明し，④最終的には患者が治療を選択する「インフォームド・チョイス型診療」が，基本的には緩徐進行性の経過を辿るが早期であれば治し得る腎疾患であるIgA腎症に適した診療スタイルと考え，私は実践している。

文献

- 堀田 修：IgA腎症の病態と扁摘パルス療法．メディカル・サイエンス・インターナショナル，東京，2008

expert 医師の治療 ③
IgA 腎症　診療の実際

今澤 俊之

国立病院機構千葉東病院診療部長　腎センター長
臨床研究部腎ミトコンドリア研究室長

1992 年　名古屋大学医学部卒業
1992 年　東京都済生会中央病院内科研修医・専修医
1995 年　東京慈恵会医科大学第 2 内科入局
同微生物学講座大学院入学
(1998 年修了)
1999 年　東京都済生会中央病院腎臓内科医員
2002 年　埼玉医科大学総合医療センター第 4 内科助手
2005 年　国立病院機構千葉東病院内科医師
2012 年　フランス Bordeaux 大学 MRGM 研究所(ミトコンドリア研究部門)
2014 年～ 現職

【IgA 腎症の重症化を可能な限り防ぐための基本姿勢】

IgA 腎症の重症化を可能な限り防ぐための基本姿勢は，IgA 腎症による腎不全患者を減少させることであり，IgA 腎症を可能な限り早期に診断し，治療を行うことである。これは組織学的に，球状硬化や分節状硬化，あるいは間質線維化が可能な限り少ない時期に診断し，治療を開始することといえる。

例えば国立病院機構千葉東病院腎臓内科では，蛋白尿は認めず血尿のみの場合であっても，尿沈渣で変形赤血球を認め糸球体性血尿と判断される場合には，腎生検を施行する。血尿のみであっても腎生検で細胞性半月体や係蹄壊死像など，強い活動性病変を認める IgA 腎症であることは珍しくないからである。しかし，実際の臨床においては健診で指摘された血尿患者全員に腎生検を施行することは非現実的であることから，①糸球体性血尿（尿沈渣にて変形性のある赤血球を認める）を疑う患者，②腎臓病の家族歴がある患者，③感冒時の肉眼的血尿のエピソードがある患者について，積極的に腎生検の施行を考慮してよいと考えている。

【IgA 腎症と診断がついた患者の初期治療】

IgA 腎症の初期治療として，口蓋扁桃摘出術の後（概ね手術後 4 週以上あけた後）に，Pozzi 式のステロイドパルス（隔月で 3 日間連続のメチルプレドニゾロン 500 mg / 日の点滴）＋ステロイド内服治療（8 週間プレドニンを体重（kg）× 0.5 g を隔日投与，その後は 1 週間で 5 mg ずつ漸減中止）を行うことを基本としている。Pozzi 式を基本形として採用している理由は，単純に最も標準的に広く行われている方法であるからである。しかし，当院に在籍する腎臓内科医師は全国から集まってきており，それぞれの医師のなかで過去の経験などから最良と考えている方法がある場合には，明らかに誤っていない限りそれぞれの主治医が選択する方法を妨げない方針としている。

基本的には IgA 腎症の初期治療はいわゆる“扁摘パルス療法”を選択しているが，腎生検所見で管内・管外ともに活動性病変が全くなく，かつ慢性所見もほとんどなく，臨床的にも血尿や蛋白尿の程度が軽く，上気道感染時の肉眼的血尿の出現などの既往もない場合には，口蓋扁桃摘出術のみを選択することもある（患者が希望しない場合や高齢者の場合は，口蓋扁桃摘出術も行わない）。ただし過去に IgA 腎症の活動性があったことが示唆される慢性病変（線維性半月体やIgA腎症以外の腎症が原因と考えられない硬化病変）が存在する場合には，扁摘パルス療法を選択することが多い。またIgA腎症と診断がついた場合には，口腔内，上気道，副鼻腔などの確認を行い，慢性炎症が存在する場合には治療を行う。さらに，口呼吸となると，扁桃，咽頭，口腔内の粘膜に（抗原）刺激を受けて炎症を惹起やすくなると考え，睡眠時無呼吸症候群の確認も行い（当院の経験では30～40％程度でApnea Hypopnea Indexが上昇），必要に応じ治療を行う。

【外来でのIgA腎症患者の加療と管理】

Pozzi式のステロイド治療を基本としているので，3クール目のステロイドパルス終了後，8週間でステロイドの漸減（1週間で5mg / 隔日ずつ）を開始し，概ね2カ月程度で中止となる。ステロイド内服中は，骨粗鬆症予防のためのビスホスホネート，上部消化管潰瘍予防のためのプロトンポンプ阻害薬の併用を行うとともに，血糖，脂質管理も特に徹底する。プレドニゾロンの内服が40 /mg/ 隔日以上の時にはST合剤の併用も行う。高血圧がある際にはRA系阻害薬を第1選択とし，至適血圧を保つ。正常血圧であっても尿蛋白0.5 g/gCr以上の場合には忍容性をみながら薬剤ごとの降圧効果の強弱を勘案し，RA系阻害薬の選択を行い投与を試みる。

入院中はすべての患者に生活食事指導を行い，特に塩分摂取量については外来でも可能な限り蓄尿検査を継続しモニターしていく。塩分過剰摂取者，体重過多患者においては栄養指導を繰り返す。外来診察の間隔は，ステロイド内服中は1カ月に1度，ステロイド終了後は2カ月に1度とし，徐々に間隔を開けていく（3～4カ月に1度）。血尿・蛋白尿も消失し，糸球体濾過量も正常の患者では自己検尿を勧め，半年に1度の外来とする。

日常生活については食事以外の介入はほぼ行っていない。ただし，ステロイド投与中には激しい運動（具体的には体への衝撃が強いスキーやスノーボードや強いボディーコンタクトのあるスポーツ）を控えるよう指導している。また感染予防（手洗いうがいなど）についても励行している。

【治療抵抗性の患者についての対処】

腎生検で活動性病変が目立つ患者で，ステロイド減量開始予定時にも血尿が強く残存している場合や慢性病変による蛋白尿と考えにくい高度蛋白尿が持続している場合，ステロイドの減量時期を遅らせている。また治療抵抗性の患者については，並行して遺残扁桃の確認，副鼻腔炎や齲歯を含め口腔内の確認を再度行い，異常があれば治療を行う。これらを行ってもなお高度の血尿や蛋白尿が持続する場合には再度腎生検を行う。活動性病変が持続している場合には，Pozzi式プロトコルに免疫抑制薬（シクロスポリンやミゾリビン）を加え再度免疫抑制療法を行う。

【IgA腎症への再生検】

当院では，治療効果がみられず臨床的にIgA腎症の活動性が抑止できていないと考えられる場合に再生検を行っているが，臨床的に良好な経過をたどっていても，特に若い年代層においては基本的に3～5年後に再生検を行っている。臨床経過が良好（蛋白尿や血尿が消失）で，IgAやC3の沈着が明らかに減っている患者は，自己検尿と毎年の定期検診を必ず続けるように伝え，外来通院を中止することもある。何らかの内服薬がある場合には他院へ紹介し経過を観察してもらう。

一方で，病変の進行があった場合には治療法の再考もしくは追加を行う。例えば，未治療や口蓋扁桃摘出術のみを選択した患者で，臨床的な寛解が得られず数年後の再生検でIgAやC3の沈着が持続または増加し，活動性病変の存在やIgA腎症による慢性所見の進行が認められた場合には，口蓋扁桃摘出術や副腎皮質ステロイド治療の追加を提案する。

【個々の患者における対応事例】

●血尿のみという理由から数年間経過観察とし，蛋白尿が出現した直後に腎生検を施行したものの活動性病変のみならず，既に慢性病変が進行していた例

症例① 27歳代，女性（主婦）

16歳：学校健診で初めて血尿（蛋白尿なし）を指摘され，他院を受診し経過観察となった。

17歳：健診でも血尿を指摘され当院を初診。血尿や腎疾患の家族歴はない。初診時，血清Cr 0.69 mg/dL，尿蛋白0.02 mg/gCr，尿RBC 5～9/HPFであり，また沈渣赤血球に変形は認めなかった。口蓋扁桃は肥大や白苔の付着はないものの，右のみ表面に凸凹があり。糸球体性の血尿ではないと考えられたため，1カ月後に再診とし，その際に早朝尿の検査と，腹部超音波検査を施行した。早朝尿では，尿蛋白0.08 g/gCr，尿RBC 20～29/HPFであり，やはり尿中赤血球に変形性は認めなかった。腹部超音波検査でも腎やそのほかの尿路系に異常を示す所見はなく，ナットクラッカー現象も認めなかった。再度4カ月後に尿検査を行ったが，尿蛋白陰性で血尿は認めていた（このとき変形性は未確認）。さらに半年後も，蛋白尿陰性で血尿は同程度に認めた（このときも変形性は未確認）。この時点での腎生検の必要性はないと判断したが，①毎年健診を受けること，②尿蛋白が陽性となったら必ず受診すること，③感冒時などに肉眼的血尿があった場合にも受診するように伝え，いったん外来での経過観察を中止した。

20歳：健診で初めて尿蛋白が出現し，約束通りに再来。再来時，血清Cr 0.62 mg/dL，尿蛋白1.05 g/gCr，尿RBC 30～49/HPFであり，腎生検を施行した。37個の糸球体を採取し，そのうち6個が既に球状硬化に陥っており，4個が虚脱，2個に分節状硬化，線維性半月体2個，間質線維化・尿細管萎縮30%と慢性所見が拡がっていた。また細胞性半月体1個，線維細胞性半月体1個，管内増殖2個と，活動性病変も認めメサンギウム増殖をとれる糸球体も18個認めた。間質線維化ではIgAとC3のメサンギウムへの沈着を認め，IgA腎症と診断した。

Pozzi式の口蓋扁桃摘出術＋ステロイドパルス療法に加え，ミゾリビン150 mg/日による治療を行った。Pozzi式のプロトコルのプレドニゾロン終了時点では，血清Cr0.68mg/dL，尿蛋白0.9g/gCr，尿RBC 50～99/HPFと，寛解に至っているとはいえなかった。

22歳：血清Cr 0.62 mg/dL，尿蛋白0.67 g/gCr，尿RBC 30～49/HPFであり，再度免疫療法の適応を考慮するため腎生検を施行した。29個の採取糸球体のうち，7個が球状硬化，虚脱糸球体は0個，分節性硬化糸球体4個と慢性所見を認めるとともに，1個の糸球体ではあるが管内増殖とともに細胞性半月体を認め，活動性の持続も示唆された。Pozzi式のステロイドパルス療法を再度施行するとともに，内服ではシクロスポリンを併用した（当該患者ではC1が血中濃度のピークであったため，C1を800 ng/mL程度になるよう調整）。ステロイドパルスの最終3クール目の終了時点で初めて，尿RBCが0～1/HPFと陰性化した（尿蛋白0.2 g/gCr）。その後，シクロスポリンを2年間服用した後に終了し，内服薬はなくなった。

24歳：血清Cr 0.66 mg/dL，尿蛋白0.21 g/gCr，尿RBC 0～1/HPF。

25歳：妊娠希望があったため許可。妊娠し，正常分娩で健常児を出産するに至ったものの，妊娠34週時に尿蛋白2.8 g/gCrまで上昇し，出産後も最大4.2 g/gCrまで上昇した。

27歳：現在の直近のデータは血清Cr 0.70 mg/dL，尿蛋白1.25 g/gCr，尿RBC 0～1 / HPFである。尿蛋白の原因は，IgA腎症の慢性所見に加え，低出生体重症例ではネフロン数が少ないことが予想され，糸球体内高血圧が生じやすいと考えている。今後はRA系阻害薬を使用予定である。

【コメント】

この患者と同じ状況の患者が現れたとき，やはり初診時に腎生検の決断は下せないと思う。しかし，尿沈渣にて繰り返して変形性のある赤血球をもっと早く確認していたら，例え蛋白尿が陰性でも慢性病変が出現する前の段階で腎生検を行ったかもしれないと考えている。

● 12年前の患者で，口蓋扁桃摘出術とPozzi式のステロイド治療を採用していなかったときの例

症例②　49歳代，男性（会社員）

37歳：これまで健診で異常を指摘されたことはなかった。初めて尿蛋白3＋を指摘され，翌月に他院を受診。自覚症状として，健診の3カ月程前からわずかに足のむくみがあった。他院でも尿蛋白4＋と低アルブミン血症（2.6 g/dL）があり，当院紹介となった。

当院初診時

血清Cr 0.91 mg/dL，アルブミン2.4 g/dL，尿蛋白7.91 g/gCr，尿RBC 100 / HPF以上でネフローゼ症候群であった。補体の低下はなく，IgG 451 mg/dL，IgA 174 mg/dL，IgM 107 mg/dLであった。糖尿病なし。入院し腎生検（図）を行った結果，採取糸球体32個中，1個が球状硬化，分節状硬化0個，線維細胞性半月体3個，線維性半月体3個を認めた。またメサンギウム細胞増殖と管内細胞浸潤は28個の糸球体に認めた。図に示すように基底膜の二重化が顕著であり，膜性増殖性糸球体腎炎様の組織変化を伴っていた。免疫蛍光法ではIgAやC 3の沈着はメサンギウムのみならず，係蹄にも認められた。入院後は治療開始前に尿蛋白2.8 g/gCrとなっていたが，治療はメチルプレドニゾロン500 mgを3日間連続でヘパリンの持続点滴を併用しつつ静脈内投与し，その後はプレドニゾロン40 mg / 日で後療法を開始し，2週間後に再びメチルプレドニゾロン500 mgを3日間連続で投与し，退院とした。

経過

退院時血清Cr 1.04 mg/dL，尿蛋白4.4 g/gCr，尿RBC 100 /HPF以上と改善傾向はなかった。4週間プレドニゾロン40 mg/ 日を続けた後，35 mg/ 日に減量した。この時点で，血清Cr 1.63 g/dLと上昇を認めていた（尿蛋白1.93 g/gCr，尿RBC 100 / HPF以上）。さらに4週間後には血清Cr 1.94 mg/dL，尿蛋白0.98 g/gCr，尿RBC 100 / HPF以上と，尿蛋白は減少しているものの血尿の持続や血清Crの上昇からはIgA腎症の活動性が抑えきれていないと判断し，シクロスポリン200 mg /日（3 mg/kg /日）を開始しプレドニゾロンは30 mgへと減量した。その後シクロスポリンは1時間値が800 ng/mL程度になるよう調節しながら投与を続け，プレドニゾロンは4週ごとに5 mgずつ減量した。シクロスポリン開始後4週後には，血清Cr 2.43 mg/dLと上昇していたが，尿蛋白0.22 g/gCrと低下するとともに，尿RBCも50～99 /HPFと初めて減少に転じ，シクロスポリン開始8週後には，血清Cr 1.32 mg/dLと改善し，尿蛋白0.10 g/gCrと正常化，尿RBC 20～29 / HPFとなった。プレドニゾロンは漸減し，治療開始2年後に中止し（血清Cr1.41mg/dL，尿蛋白0.25g/gCr，尿RBC10～19/ HPF），増悪がないことを確かめたうえで，

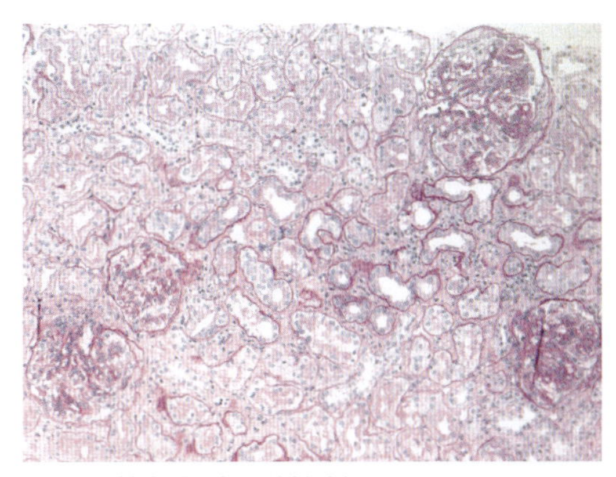

a. PAS 染色像（20 倍拡大）

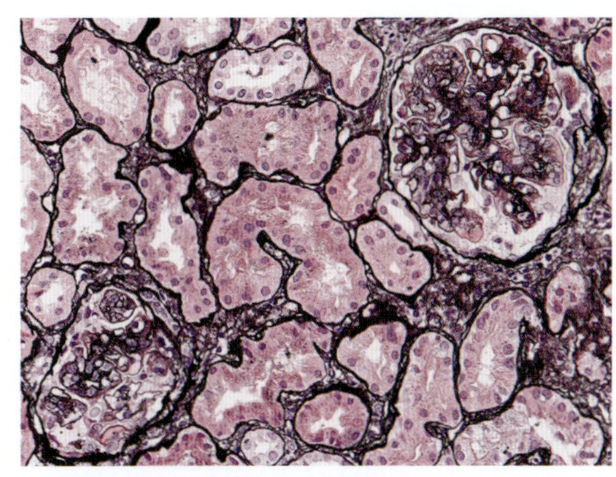

b. PAM-HE 染色像（40 倍拡大）

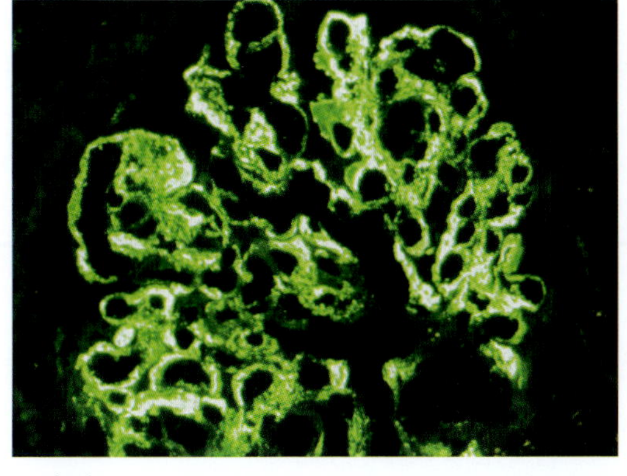

c. IgA

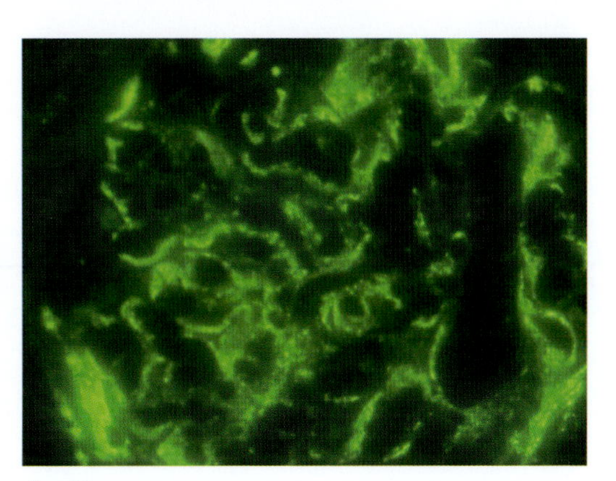

d. C3

図 腎生検光学顕微鏡組織像（IgA）

メサンギウム細胞増殖を伴い分葉化した糸球体が認められる。糸球体基底膜は二重化し，滲出性病変を呈する。IgA（c）と C3（d）はメサンギウムのみでなく係蹄に沿って沈着を認める。

さらに 1 カ月後にシクロスポリンも中止した。この時点での腎生検では，基底膜二重化は消失し，IgA と C 3 の沈着もメサンギウム領域のみの通常の IgA 腎症の病理所見であった。活動性を示す病変は管内・管外ともに認めなかったが，球状硬化糸球体が採取糸球体 20 個中 3 個，虚脱糸球体が 7 個と慢性所見は拡がっていた。扁桃の肥大を当初から認めており，血尿が残存していたことから，免疫抑制療法終了の半年後に口蓋扁桃摘出術を施行した。口蓋扁桃摘出術の 2 カ月後に尿 RBC 0 ～ 1 / HPF と初めて陰性化した。

49 歳：現在，治療を開始してから 12 年が経過（49 歳）しているが，血清 Cr 1.42 mg/dL，尿蛋白 0.4 g/gCr，尿 RBC 0 ～ 1 / HPF となっている。高血圧があり，内服は ARB と Ca 拮抗薬を処方している。

【コメント】

臨床的にネフローゼ症候群であり，組織像でも基底膜の二重化が目立ち，糸球体係蹄壁にも IgA や C 3 の沈着を認めていた（膜性増殖性糸球体腎炎タイプ）。この患者のようにステロイド治療への反応性が悪い，ネフローゼ症候群を示す場合には，免疫抑制薬としてシクロスポリンを加える（ステロイドも併用投与）ことがある。

一般には成人の膜性増殖性糸球体腎炎タイプのIgA腎症は治療抵抗性で予後が非常に悪いとされているが，この患者は私が経験したステロイド治療には抵抗性を示していたものの，シクロスポリンへの反応性が良好であった“膜性増殖性糸球体腎炎タイプのIgA腎症”の2人目である。1人目では約半年にわたりステロイドパルスを繰り返したにもかかわらずネフローゼレベルの蛋白尿が持続し，その後シクロスポリンを加え速やかに蛋白尿が改善傾向となったことから，この患者では比較的早くシクロスポリンの使用に踏み切った経緯がある。

expert 医師の治療 ④
IgA 腎症　診療の実際

湯村 和子

国際医療福祉大学病院
予防医学センター 腎臓内科教授

1972 年　東京女子医科大学卒業
1972 年　東京女子医科大学総合内科
1978 年　同東京女子医科大学内科助手
1984 年　順天堂大学医学部第 2 病理学助手
1987 年　東京女子医科大学第 4 内科助手
1991 年　東京女子医科大学第 4 内科講師
1995 年　東京女子医科大学第 4 内科助教授
2007 年　自治医科大学腎臓内科教授
2012 年～ 現職

【IgA 腎症と診断がついた患者の治療】

一般に，慢性的経過をたどる IgA 腎症の治療では，長期にわたる経過を追った尿所見の把握が最も重要である。初期治療で半月体形成を認めた場合，あるいは蛋白尿（量にはかかわらない）＋血尿を認める場合は堀田（仙台）式・Pozzi 式のいずれかのステロイドパルス療法を選択し，また投与回数や投与間隔に関しては個々の患者によるが，口蓋扁桃摘出術＋ステロイドパルス（扁摘パルス）療法が現時点での原則的治療と考える。尿異常の寛解（臨床的寛解）を得ることが重要で，血尿が減少・消失した時点で蛋白尿を認める場合での RA 系阻害薬（ARB がほとんどである）の使用も有用であると考える。過去に IgA 腎症と診断された患者を諸事情により（転居，仕事が忙しく通院できない，数年間放置などの理由）途中から治療にあたる場合，尿所見と腎機能から背景の腎組織を想像し，その時点で最も有効と思われる治療を行う。定期的診察にあたり，できれば診察当日に尿所見がわかることが望ましい。尿所見は来院までの期間の日常生活を反映していることが多く，生活指導を行うのに有用である。

慢性経過をたどる IgA 腎症患者を外来でみるためには，繰り返しの学習（トレーニング）で尿所見と腎機能から腎組織を想像する必要があり，これは診療にあたる医師としての義務である。軽度の尿異常を持続的に認める場合は，抗血小板薬（ジラゼプ塩酸塩や魚油（EPA など））の投与を行い，通院を促すことも大切である。尿異常が消失しても，副作用などがなければ継続投与としてもよい。運動部のクラブ活動や過度の運動は推奨しないが，軽い運動はよいと指導している。残業は原則しないように説明しているが，なかなか守られていない。塩分は気をつけてもらうようにしているが，過度の蛋白制限は患者の QOL を低下させる可能性があり，過剰の蛋白摂取にならないようにだけ指導している。

未成年者や学生の患者においては，家族への説明が不可欠である。そして，社会人になった時に自己管理（尿検査は必須，腎炎の指導可能な医師を紹介してもらう）ができるように指導する。

わが国では高齢化が進んでいるため，IgA 腎症患者が高齢になって末期腎不全から透析導入にならない管理を目指す必要がある。尿異常を無治療で放置すると，透析が回避できなくなることが多いので，治療抵抗性の場合もあるが諦めずに適切な加療・指導を行う。

長期的な尿異常の軽減・消失，腎機能保持を目的に，肥満，禁煙，脂質異常症，高尿酸血症，糖尿病，高血圧などの加療・管理もあわせて行う。

【個々の患者における対応事例】

●残業の軽減と扁桃摘出で尿所見が改善した症例

症例①　33 歳，男性（会社員）

4 年前の健診で尿異常の指摘はされていなかった。この間，健診は受けておらず，31 歳の時の検尿で初めて尿蛋白 3 ＋，顕微鏡的血尿を指摘された。今まで扁桃炎の発症はなかったが，副鼻腔炎は何回か罹患していた。初診時 4 月，肉眼的血尿なし，血清 Cr 1.25 mg/dL と上昇していたため，急速進行性糸球体腎炎を疑い，5 月に腎生検を実施した。糸球体は 20 個採取されたが，半月体形成や硝子化糸球体は認めなかった。H-Grade Ⅰ，血圧 123/ 81 mmHg で問題なく，入院中に尿異常が速やかに改善した。血清 Cr も 1.03 mg/mL に改善，eGFR 70.1 mL/ 分 / 1.73 m^2 であった。その後，深夜 12 時までの残業はせずに規則正しい生活をおくるように指導。尿異常は蛋白尿が消失し，血尿のみとなった。仕事が多忙でありスケジュール調整が難しかったが，10 月に扁桃摘出術を行った。その後，血尿も消失したためステロイドパルス療法は実施せず，ジラゼプ塩酸塩 300 mg / 日投与のみで経過を追っている。

症例①　33 歳，男性（会社員）

	2016 年 4 月	2016 年 5 月（入院）	2016 年 5 月（退院）	2016 年 5 月	2016 年 6 月	2016 年 7 月	2016 年 8 月	2016 年 9 月 扁摘後
尿蛋白	4 ＋	2 ＋	−	1 ＋	1 ＋	±	±	−
尿潜血	3 ＋	3 ＋	2 ＋	4 ＋	3 ＋	3 ＋	3 ＋	−
尿沈渣 RBC	50 〜 99	50 〜 99		100	30 〜 49	20 〜 29	10 〜 19	
血清 Cr（mg/dL）	1.25		1.03					0.99
eGFR（mL/ 分 / 1.73 m^2）	56.7		70					73

	2016 年 10 月	2016 年 12 月	2017 年 1 月	2017 年 3 月	2017 年 4 月	2017 年 9 月	2017 年 10 月	2018 年 1 月	2018 年 4 月
尿蛋白	−	±	−	±	±	±	−	−	±
尿潜血	−	1 ＋	−	1 ＋		1 ＋	1 ＋	−	−
尿沈渣 RBC				1 〜 4		1 〜 4	1 未満		
血清 Cr（mg/dL）	1.04				1.05			1.01	1.05
eGFR（mL/ 分 / 1.73 m^2）	68.7		70.3		67.4			70.3	67.4

コメント

この患者は生活の改善と扁桃摘出により速やかに尿異常が軽快したが，腎機能の十分な回復は得られていない。採取された腎生検組織には糸球体の硬化病変は認めなかった。健診を受けていなかった期間の発症が考えられるため，毎年の検尿で尿異常の早期対応が重要であると感じた。血尿のみの IgA 腎症患者では，扁桃摘出術のみで血尿が軽快する場合がある。さらに，常々日常生活の指導は重要と考えている。特に若い年齢層においては，運動部のクラブ活動やオーバーワーク（過度の残業），十分な睡眠時間をとっているかなど，尿所見に影響を及ぼすと考えられることの随時改善指導は大切である。

●初期治療の口蓋扁桃摘出術＋ステロイドパルス療法が奏効した中高年齢発症例

症例②　53 歳，女性（会社員）

毎年健診を受けており，尿異常を指摘されたことはなかった。2007 年（42 歳）の健診で初めて尿蛋白 1 ＋を指摘された。その後 2008 年 6 月の健診でも尿蛋白 2 ＋，尿潜血を認めたため，来院。腎生検を 9 月に実施した。糸球体 16 個のうち 5 個が線維性半月体を形成しており，硝子化しつつあった。メサンギウム領域の拡大が著明で，IgA，C 3，IgM の沈着を認めた。間質の細胞浸潤があり，一部尿細管の委縮を認めた。血管に動脈硬化の所見はなく，予後比較的不良群と診断。10 月にステロイドパルス療法を仙台式で実施し，11 月に口蓋扁桃摘出術を施行した。その後，経口ステロイド薬 30 mg/ 隔日で投与を開始し，1 年 3 カ月の時点で尿異常が消失して臨床的寛解となったが，3 年間は経口ステロイド薬 5 mg / 隔日の投与を続けたうえで中止とした。その後 1 年間は Ca 拮抗薬＋ARB で血圧コントロールをし, 過降圧となったため，現在は ARB 少量で血圧も良好である。会社勤務は継続しており，腎生検後 10 年を経過している現在も発症時とほぼ同じ腎機能を保持している。

症例②　53 歳，女性（会社員）

	2008 年 9 月	2008 年 10 月	2008 年 11 月	2008 年 12 月	2009 年 1 月	2009 年 3 月	2009 年 6 月
尿蛋白	3 ＋ (2.6 g/gCr)	2 ＋	3 ＋	3 ＋	2 ＋	2 ＋	1 ＋
尿潜血		3 ＋	3 ＋	3 ＋	3 ＋	3 ＋	1 ＋
尿沈渣 RBC		多数	30 ~ 40	30 ~ 40	20 ~ 20	7 ～ 15	1 ~ 2
血清 Cr (mg/dL)	0.82	0.75	0.91	0.93	1.03	0.89	0.86
eGFR (mL/ 分 / 1.73 m^2)							

	2010 年 1 月	2012 年	2013 年	2014 年 11 月	2015 年 2 月	2016 年	2017 年 7 月	2018 年 6 月
尿蛋白	－	－	－	－	－	－	－	－
尿潜血	－	－	－	－	－	－	－	－
尿沈渣 RBC	1 ~ 2	1 ~ 2		－	－	－	－	－
血清 Cr (mg/dL)	0.88	0.91	0.81	0.81	0.80	0.80	0.79	0.84
eGFR (mL/ 分 / 1.73 m^2)		52	58	59	60	59	59.7	55.5

コメント

初期治療が奏効し，糖尿病家系であったがステロイド治療で糖尿病を発症しなかった。IgA 腎症発症時には高血圧を認めたが，徐々に血圧が安定したことで降圧薬も減量でき，仕事も継続中である。

尿異常が消失してからの経口ステロイド薬が必要であったかという疑問は残るが，閉経後であるが骨密度の減少は認めていない。尿異常出現後は，できるだけ早期の寛解導入治療が重要である。

症例③　59 歳，女性（美容師自営）

41 歳の時，眼瞼浮腫と尿の泡立ちで地域の病院受診し，ネフローゼ症候群と診断。収縮期血圧 200 mmHg で緊急入院となり，腎生検で IgA 腎症と診断された。低蛋白食 40 g / 日，塩分制限 5 g / 日で経過観察としていたが改善しないため，口蓋扁桃摘出術後に経口ステロイド薬 30 mg / 日を開始し，2 年間服用した。ステロイドパルス療法は行わず，低蛋白食 40g / 日を継続していた。5 年前に病院を変わり，その時点では尿蛋白＋～±程度，尿潜血＋程度，尿沈渣 RBC 0 ～ 5/HPF，eGFR 70 mL / 分 / 1.73 m^2 程度であった。また軽度の高血圧を認めており，少量の Ca 拮抗薬を内服していた。2 年前から尿異常は消失し，現在は血圧 120 / 80 mmHg 以下であり，高血圧もなく Ca 拮抗薬は中止している。血圧に影響しない程度に少量の ARB とジラゼプ塩酸塩 200 mg / 日を投与し，血清 Cr 0.95 mg/dL，eGFR 47.1 mL/ 分 / 1.73 m^2（eGFR-CysC もほぼ同じ腎機能 46.1），尿蛋白陰性，血尿なし，貧血なし，電解質異常なしである。軽度の高尿酸血症を認めるため，フェブキソスタット 10 mg を投与中である。現在の体重は 44.8 kg で病気になる前より 5 kg 減少し，蛋白質摂取アップを勧めるもあまり増やすことができておらず，ひどい便秘と疲れやすさを訴えている。

●高齢で発症した IgA 腎症例

症例④　83 歳，男性（元歯科医師）

生来健康であり 82 歳まで現役で仕事に従事し，健診でも尿異常が指摘されることはなかった。2017 年 1 月頃より左鼠径部に痛みを伴う腫瘤があり，かかりつけ医や大学病院整形外科を受診したが軽快しなかった。半年程ロキソプロフェンを服用していたが，疲れやすいため近医を受診したところ，尿異常を指摘された。10 月初診時，尿蛋白 2 +，尿潜血 3 +を認め，血清 Cr 1.41 mg/dL であった。発熱や体重減少はなかったが，高齢であり顕微鏡的多発血管炎の急速進行性腎炎を疑ったが，ANCA は陰性であった。腎エコーで嚢胞 1 個はあるが，両腎ともほぼサイズは正常であった。11 月に腎生検を施行し，40 個の糸球体を採取した。メサンギウム細胞の増加や基質の増生は目立たず，硬化糸球体 8 個（20%）と虚脱した糸球体周囲の間質細胞浸潤を認めた。細動脈硝子化と血管硬化は軽度であった。線維性半月体様の癒着も 2 個認めたが，細胞性半月体形成は認めず，慢性所見で H-Grade Ⅰの IgA 腎症と診断。C-Grade Ⅲで，リスクの層別化では高リスクであった。血圧正常（血圧 125 / 76 mmHg），高尿酸血症（尿酸 9.5 mg/dL）を認め，フェブキソスタット 20 mg を投与し，正常化した。尿所見は自然経過で改善傾向であるが，血清 Cr 値，腎機能は eGFRcys 40 mL / 分 / 1.73 m^2 と不変である。

症例④　83 歳，男性（元歯科医師）

	2017 年 11 月	2017 年 12 月	2018 年 1 月	2018 年 2 月	2018 年 3 月	2018 年 4 月	2018 年 5 月	2018 年 6 月	2018 年 7 月
尿蛋白	2 +	2 +	2 +	1 +	1 +	±	±	±	±
尿潜血	3 +	3 +	3 +	3 +	2 +	2 +	2 +	2 +	2 +
尿沈渣 RBC	50 ～ 99	> 100	30 ～ 49	20 ～ 29	10 ～ 9	5 ～ 9	5 ～ 9	5 ～ 9	5 ～ 9
血清 Cr（mg/dL）	1.41	1.43	1.32	1.34	1.40	1.45	1.41	1.41	1.31
eGFR（mL/ 分 / 1.73 m^2）	37.5	36.9	40.1	39.5	37.6	40.5	39.8	37.3	40.5
血清 IgA					538				
	赤血球円柱	赤血球円柱							

コメント

65 歳以上の人口が増えるに従い，高齢発症の IgA 腎症に遭遇する機会も増えてくると考えられる。高齢者であっても，全身状態から腎生検が可能であれば行うべきであると考える。高齢者においては，治療で治すという目的でだけでなく，治療をしない選択をするためにも必要な検査であると感じた。この患者では細胞性半月体形成は認めず，扁桃摘出やステロイドパルス療法も行わなかった。その理由の 1 つは年齢だけでなく，尿所見が改善したこともある。

【経験から考える IgA 腎症】

【個々の患者における対応事例】では，尿所見に改善傾向のみられた患者を提示した。IgA 腎症は，多彩な病理像を示し臨床経過も個々に異なる。尿所見の十分な改善がなく長期間加療を行っていると，加齢に従い新たにさまざまな病気も加わってくる。

現在 66 歳の女性（料理店自営の手伝い）は 16 歳の時に扁桃摘出術を施行しており，44 歳の時に時々下肢の浮腫を自覚していたが，多忙で放置していた。45 歳の時の健診で尿蛋白陽性を指摘され，腎生検を行い IgA 腎症と診断された。腎組織は 38 個採取され，完全硝子化 3 個，癒着 5 個，腺細胞性〜細胞性半月体形成 3 個を認めた。また，メサンギウム基質の増加は目立たないが，20%に分節状硬化を認めたが，血管の硬化は認めず，比較的予後不良群で eGFR 80 mL / 分 / 1.73 m^2 であった。経口ステロイド薬 20 mg / 日とチクロピジン 200 mg の投与を開始した。2 年間ステロイド薬による治療を行ったが，尿所見が臨床的寛解の持続には至らなかった。55 歳で乳癌を発症し，抗悪性腫瘍薬による治療を数年にわたり行った。その頃高血圧を認め，ARB と Ca 拮抗薬の投与により血圧 120 / 70 mmHg 程度にコントロール良好である。現在で尿蛋白 1 ＋，尿潜血－，血清 Cr 値 0.77 mg/dL，eGFR 57.6 mL / 分 / 1.73 m^2 である。最近糖尿病を発症し，DPP- 4 阻害薬を投与しており，血糖値 119 mg/dL，HbA1c 6.7%である。

長寿の時代を迎え，IgA 腎症の患者の腎機能が長期にわたり保持され，高齢になっても末期腎不全になって透析となる事態を限りなく回避する治療を継続していかなければならないことを痛感しながら治療を行っている。

expert 医師の治療 ⑤
IgA 腎症　診療の実際

若井 幸子
東京都保健医療公社 大久保病院
腎内科部長

1983 年　東京女子医科大学卒
1983 年　東京女子医科大学第 4 内科入局
1990 年　カナダ・ブリティシュコロンビア大学留学
1999 年　東京都立大久保病院　腎内科
2007 年～ 現職

【大久保病院の特色】

IgA 腎症専門外来を設置し，上咽頭治療を併用しながら積極的に口蓋扁桃摘出術＋ステロイドパルス（仙台式）療法（扁摘パルス）を施行している。専門外来には，「長期間経過観察中のセカンドオピニオン」，「扁摘パルスや上咽頭治療を希望」，「早期の血尿で腎生検をせず経過観察に不安」などの目的で受診する患者が多い。受診患者はインターネットで IgA 腎症を調べていたり，IgA 腎症患者のブログを熱心に読んでくる人が多い。

当腎内科の特色の 1 つは，原疾患である IgA 腎症の腎移植を当院での手術例だけではなく，他院術後早期（1 ～ 2 週間）のフォロー入院，プロトコル腎生検，拒絶反応治療（リツキシマブ入院）も行っていることである。このような腎不全に至った患者から，尿所見異常をいつ指摘され，どのような経過（腎生検・受診の有無，治療内容・期間，肉眼的血尿の有無など）で腎不全に至ったのかを一人ひとりから聴取し，検討を積み重ねてきた。腎機能が低下した患者の病歴を検証することで，発症早期の IgA 腎症患者の治療介入に役立っていると考えている。当院は IgA 腎症で腎機能が低下してしまった患者や，扁摘パルスを希望する患者が集まる傾向がある。2004 ～ 2016 年の 12 年間で（2008 年からは年間 50 ～ 60 人）で扁摘パルスを 600 ～ 700 人に実施した。

【腎生検の適応】

血尿のみでは腎生検を施行しない施設も多いが，当施設でははは腎生検を積極的に行っている。血尿の由来が IgA 腎症糸球体血管炎からなのか，基底膜の構造異常（菲薄基底膜病，Alport 症候群）なのかを診断することで，患者自身の日常生活（通院頻度，感染への注意，生活の activity），精神状態（腎機能低下の可能性の恐怖心）が異なるからである。

例えば 20 年来の血尿で現在も腎機能が保持されている患者の場合は，IgA 腎症の可能性は低く腎生検は勧めていない。血尿だけの長期経過で CKD ステージ G 3 であれば IgA 腎症を疑い腎生検を施行しているが，腎硬化症＋菲薄基底膜病という患者もいた。また IgA 腎症を疑い腎生検を行った結果，Alport 症候群だった女性患者（CKD ステージ G 2 ～ 3）も数人いた。このような経験から，血尿のみの患者に対しても腎生検を施行する意義はあると考える。菲薄基底膜病と診断し，安心して喜んだ患者にハグをされた医師もいる。このように当施設では腎生検のリスクに対する説明を行い，同意のうえで腎生検を施行している。

【IgA 腎症と診断がついた患者の初期治療】

いかなるステージの患者にも資料を準備し，IgA 腎症の発症機序，IgA 腎症の治療の変遷，IgA 腎症診療指針第 3 版（組織学的重症度，臨床的重症度），エビデンスに基づくガイドライン 2017 に記載されている診療指針，予後（10 年で 15 %，20 年で 40 % が腎不全となる疾患である），活動性が変動する疾患増悪因子，CKD 重症度分類（ヒートマップ），尿所見の見方（希釈尿，濃縮尿，蛋白尿 / 尿 Cr，尿 RBC（円柱，変形）），難病申請の基準（軽症者救済措置も含め），上咽頭治療についても時間はかかるが（初診時 20 ～ 30 分）説明を行う。ガイドラインではエビデンスに基づき腎機能低下進行抑制を目的としているが，寛解治癒を目的とする場合には早期治療介入が必要である一方，10 % は自然寛解もある。

疾患の増悪予防としての扁桃摘出術をまず勧める。軽症早期であれば扁桃摘出術のみで治癒（血尿の消失）することもある。寛解治癒（尿所見を陰性化させる）を目的とする場合は早期の扁摘パルスを勧める。ステロイドパルスは腎臓に起こっている炎症（急性病変）を抑えるが，古傷（慢性病変）には効果がない。またステロイドパルスの目的は 2 つあり，①腎臓の炎症（急性病変）抑制，② IgA 産生や腎炎を起こす免疫学的機序を断ち切ることである。寛解状態でない場合は経時的な観察（尿所見による活動性，腎機能の評価）が必要である。腎機能低下のスピード（糸球体障害）は，疾患の活動性（尿所見の強さ），動脈硬化，糸球体過剰にも関係する。慢性病変は尿所見が持続していれば進行し，長期になると古傷が累積的に増えて腎機能が低下し，免疫学的機序も断ち切ることが難しくなることを説明する。

一方，軽度の血尿で自然寛解があり，尿所見が陰性化している期間が長く間欠的な血尿を認めるのみの患者は，腎機能低下がないこともある。「活動性 X 期間」で糸球体濾過量の低下が決まるため「活動性」評価は 3 カ月に 1 回では少なく，1 ～ 2 カ月に 1 回観察する必要がある。体調に変わりがないか聴取するが，多くの患者は “ 変わりありません ” と答える。しかし寝込むほどではないような軽い感冒や下痢は通院間隔の間に罹患していることが多い。そのような軽微な徴候と尿所見の推移を比較して観察することで，初めて「活動性」を正しく評価できる。腎生検は現在・過去の活動性はわかるが，将来のことはわからない。患者の今ある腎炎を治したい，将来悪化させたくないという思いは，疾患の重症度にかかわらず共通である。今は重症度が低いのでまだ治療介入をしなくてよいが通院はしなさいと通院を強いることと，早期の治療介入で尿所見を陰性化させ通院回数を減らすかは，患者自身が選択すべきことである。20 年，30 年の間に通院をドロップアウトしたり，まじめに通院していても糸球体濾過量低下を認める患者もいるという事実の情報提供もきちんとすべきであると考えている。このように情報提供しても扁摘パルスを選択されない，または扁桃摘出術のみ，ステロイドパルスのみを選択する患者もいる。実臨床では，状況を楽天的に捉える患者と悲観的に捉える患者のギャップに戸惑うこともある。

【事例対応】

● 寛解後の対応

扁摘パルス後，蛋白尿が血管炎からのみ出ている患者では，血尿に先行して蛋白尿から消失する。罹病期間が長い患者に多いが，蛋白尿が残存する場合は，糸球体・間質の慢性病変や糸球体過剰濾過からの漏出を想定してアンジオテンシン II 受容体拮抗薬（ARB）を投与し，過剰な蛋白摂取を控えるように指示する。

寛解後，数カ月～数年で蛋白尿のみが出現する場合は，再燃（血管炎）とはみなさず，免疫抑制薬は使わずに ARB と食事療法としている。

寛解は日本腎臓学会の基準で尿 RBC 5 / HPF 以下，蛋白尿 0.3 g / gCr 以下が 6 カ月間で 3 回以上とされている。活動性が低下すると尿異常は間欠的となり，尿の希釈・濃縮（尿比重）や日内でも変動がある。寛解状態となり服薬中止してから数カ月した後，通院回数を徐々に減らし，半年～1 年ごととする。高血圧，高脂血症，高尿酸血症，糖尿病などの合併症があれば投薬を兼ねて 3 カ月ごとのフォローとする。受診間隔が空くときは，毎月の自己尿チェックを指示する。寛解後も感冒や下痢を契機に再燃することがあるので，その時には検尿をするように指導する。強い尿所見異常が出現し，数日間持続する場合は受診してもらい，短期間（数日～ 3 週間程度）プレドニゾロンを服用させる。それでも尿所見が持続するようならステロイドパルス療法のみを追加することもある。

患者には「寛解は社会的治癒（入学，就職，保険加入時には既往歴にしていい）であるが再燃の可能性もあり，医学的治癒ではない。数年間，感冒や下痢を繰り返しても尿所見がびくとも動かなければ医学的治癒としてもいいかもしれない」と説明している。

初診時，診断確定時，寛解時と繰り返しの説明で患者の通院頻度は少なくなるが，定期的通院を継続してもらっている。患者の安心した日常生活を確保するために適時通院が必要である IgA 腎症は，生涯治らない病気と考えられていたが，治癒が可能になった病気になってきている。

● 未成年者への対応

保護者とともに受診することが多い。学業で通院が困難な場合は，保護者に尿のみを持参してもらい，検尿を 1 ～ 2 カ月ごとに行い，生活状況（睡眠時間，勉強・クラブ活動の多忙さ），感冒，下痢など，体調の変化を聴取する。長期休暇ごとに採血・採尿・畜尿を施行する。診断（腎生検）・治療計画（扁摘パルス）は長期休暇を利用することが多い。若年者は強い尿所見が持続しても腎機能（多くは GFR ＞ 100 mL / 分 / 1.73 m^2）が保たれていることがあり，予備能が高いことが推察できる。10 ～ 20 歳代で GFR 80 mL / 分 / 1.73 m^2 台は腎機能低下ととらえている。特に女性は将来の妊娠を想定すると，診断時の尿所見や組織像が軽度でも，早期の治療介入による寛解導入が望ましいと考える。

● 妊娠への対応

当院で扁摘パルス後，尿所見が寛解し妊娠・出産した患者は 39 人（2017 年第 60 回日本腎臓学会発表）で，4 人が CKD ステージ G 3 であった。罹患歴が長くなるほど糸球体濾過量は低下している。「腎疾患患者の妊娠：診療ガイドライン 2017」では，CKD ステージ G 1，2 であってもリスクありとなっている。学生時代に発症し，挙児希望時には尿所見の程度は変わらなくても糸球体濾過量が低下（妊娠を考慮した場合）していた患者が多く，特に若年女性は早期の治療介入によって寛解状態にすることが望ましいと考えている。また同じ寛解状態でも，罹病期間が長い患者では妊娠高血圧症候群の合併が多い。扁摘パルス後に尿所見が陰性化してからの妊娠出産が望ましいが，血尿のみで年齢的にも待てない患者は妊娠を先行してから IgA 腎症の治療介入とする場合もある。周産期は産科・腎内科の併診可能な施設を紹介し，出産後は継続して経過フォローを行う。

● 高齢者への対応

高齢者の透析導入が増加しており，2015 年の日本透析医学会統計調査によると，新規導入患者の 1 / 4 以上が 80 歳以上とされている。IgA 腎症の発症年齢は二峰性といわれており，施設によっては中・高齢者の扁桃摘出術を施行していない。50 ～ 60 歳の発症で，無治療で長寿に達した場合，生涯透析を回避できない可能性がある。

また，高齢者は腎炎のみならず動脈硬化病変も併存し，高血圧，高尿酸血症，高脂血症，高血糖，メタボリックシンドロームなどのリスクファクターを多数持ち，若年者に比べて腎機能低下の速度は速いと感じる。大久保病院で扁摘パルスを施行した 50 歳以上の中・高齢者 30 人ほど（2015 年第 58 回，2017 年第 60 回日本腎臓学会発表）の検討では，発症 5 年以上すると糸球体濾過量が低下している。大久保病院では扁桃摘出術の適応を全身麻酔が可能な 70 歳以下，GFR ＞ 20 mL / 分 / m^2 であれば施行している。

●追加パルス難治例

活動性の強い患者（蛋白尿 1 g/ 日以上）では，ステロイドパルス療法を先行して，血尿の改善が乏しい場合は，扁桃摘出術後に追加ステロイドパルス療法を施行する。また，後療法中に感冒や下痢などで血尿の改善が滞る場合も追加でステロイドパルス療法を施行する。Pozzi 式で寛解に至らず，仙台式を追加して寛解に至ることもしばしばある。回数の問題か，仙台式のほうが機序を断ち切る可能性が高いのかは不明であるが，2，3 年間に計 6 ～ 10 クール施行し，やっと寛解する患者が数十人いる。治療介入までに 10 年以上経過している患者では，難治例となることもある。ステロイドパルス療法は一時的な効果はあるが，すぐに再燃するタイプは腎炎の炎症は抑えられても発症機序を断ち切ることができない難治例であり，数人経験している。発症早期でも，長期休暇を利用した治療計画を立てている間に感冒で増悪し，扁摘パルスを施行してもなかなか寛解できず，10 クール近くのステロイドパルス療法を要する患者もいた。難治例を経験すると，早いうちに消しておくことが先手必勝であるとの思いが募る。すべての透析導入 IgA 腎症患者には寛解治癒のポイントがあったはずであり，その時期を逃した患者が後戻りできないと感じている。腎移植における拒絶反応回避の理論と類似した考え方である。回り始め強固になってしまった免疫異常は止められないということ示唆しているのではないかと考えられる。

● 腎移植への対応

初診時 CKD ステージ G 4 で扁摘パルスを施行した 4 人中 2 人が透析導入後，そのうち 1 人が腎移植を施行した。2 人は GFR 20 mL / 分 / 1.73 m^2 前後で 5 年以上安定している。患者は意外に早い時期から腎移植も考えている。GFR ＜ 15 mL / 分 / 1.73 m^2 で献腎登録が可能である。経済的には 3 級身体障害者の取得（血清 Cr ＞ 5.0 mg / dL）があればカバーできる。いざとなれば，腎移植というオプション提示をすることで，心理的な余裕ができることもある。親が高齢であれば，時期的にあまり待てないこともある。一次移植は親から，二次移植は配偶者からということもある。最近は夫婦間の高齢者（60 ～ 70 歳代）移植という人も増加している。早期のうちに家族関係や家族の健康状態など，ドナー候補の有無をそれとなく探り入れておくことも大切である。腎代替準備としては，腎移植，腹膜透析（残存腎機能があるほうが有利），血液透析の順であると説明している。オプション提示は幅広く（70 歳前後まで，心血管合併症既往ありなどでも）行っている。

【日常生活での注意点】

感染症予防に尽きる。風邪を引かないような生活を心がけてもらう。睡眠時間を確保して疲労やストレスをためないのが理想的である。しかし，蛋白摂取を控えすぎ筋力低下をきたすようなことや，人付き合いができないほど食事に気を使いすぎ，体を労わるあまり精神的なストレスが溜まることもある。運動や食事がどのぐらいの負荷になるかは個人差があるので，生活の質を保つことを第一にして尿所見と腎機能を観察しながら，個々で生活満足度が高くなるようにしていく。アスリートは無理だが，スポーツを楽しむことや仕事の負荷を増やしていくことも可能である。

【個々の患者における対応事例】

●治療（扁摘パルス療法）介入までの罹患歴が長く，GFR 低下（CKD ステージ G 3）後治療介入し，妊娠出産例

症例①　37 歳，女性（事務員）

9 歳：血尿指摘，以後某大学病院小児科でフォロー

10 歳：第 1 回目腎生検，IgA 腎症（糸球体 12 個，硬化糸球体 0 個，半月体 0 個）minor abnormality で予後良好群，腎機能低下の心配はないと説明を受ける。ジピリダモールで尿所見を正常化し，13 歳で内服終了。

19 歳：尿所見が出現し，某大学病院腎臓内科を受診。ジラゼプ塩酸塩水和物開始。第 2 回目腎生検（糸球体 13 個，硬化糸球体 1 個，線維細胞性半月体 1 個，癒着 3 個），予後良好群と診断される。

20 歳：プレドニゾロン 40 mg，アザチオプリン 50 mg その後 100 mg，ワルファリン，ジラゼプ塩酸塩水和物のカクテル療法を 22 歳まで継続，以降バルサルタン，ジラゼプ塩酸塩水和物で経過観察。30 歳頃から，腎機能低下を認めたが，蛋白尿軽度で経過観察（受診間隔 3 カ月おき）。

32 歳：CCr52mL / 分, 尿蛋白 0.42g / 日と蛋白尿が増加し, 第 3 回目腎生検（糸球体 13 個, 硬化糸球体 3 個, 半月体 0 個，癒着 2 個，尿細管萎縮・間質線維化 20 ～ 30 %）　H Grade II（C）。

32 歳：4 月に 当院初診。eGFR 41.6 mL / 分 / 1.73 m^2，尿蛋白 0.5 g / gCr，尿 RBC 50 ～ 99 / HPF。妊娠するにあたり，リスクがあると説明された。「ずーっと安定している」といわれていたのに，納得がいかない。今まで，扁摘パルスなどの治療介入の説明を受けていない。「腎炎を治すことができるのか」，「妊娠ができるのか」という患者からの問いがあった。同月ステロイドパルス療法先行で扁桃摘出術（6 月）施行。7 月に蛋白尿消失，eGFR 50.3 mL / 分 / 1.73 m^2。10 月には血尿消失，eGFR 50.8 mL / 分 1.73 m^2。

33 歳：CKD ステージ G 3 A 1。尿所見寛解。

35 歳：結婚後すぐに妊娠，eGFR 50 ～ 55mL / 分 1.73m^2。妊娠中に尿蛋白 0.5 ～ 0.7g / gCr と増加したが，血圧は安定していた。

36 歳：出産 3222 g（満期産）

37 歳：eGFR 50 mL / 分 / 1.73 m^2。尿蛋白 0.7 g / gCr であり，断乳後 ARB 開始予定。

●扁摘パルス後，受動的感染で難治性，寛解維持できず追加パルス療法を繰り返す

症例②　31 歳，男性（建設現場勤務）

24 歳：尿潜血，蛋白尿を初めて指摘される。

27 歳：尿潜血 2 ＋，蛋白 2 ＋。

29 歳：1 月に前医を受診し，3 月に腎生検を施行。IgA 腎症　H Grade Ⅲ：糸球体 47 個，硬化 10 個，半月体 6 個，（線維性）癒着 7 個，eGFR 60 mL / 分 / 1.73 m^2，尿蛋白 1.5 g / gCr。結婚後，保育園に通園する子供からの繰り返す風邪で尿所見が悪化。5 月にセカンドオピニオン目的で当院を初診。eGFR 61 mL / 分 / 1.73 m^2，尿蛋白 0.66 g / gCr，尿 RBC 50 ～ 99 / HPF。6 月に 扁摘パルス（3 クール①②③）療法，上咽頭治療併用後療法プレドニゾロン 30 mg 隔日から漸減。2 月には eGFR 70 mL / 分 / 1.73 m^2，尿蛋白比 0.12 g / gCr　尿 RBC 5 ～ 9 / HPF。

30歳：3月に蛋白尿が消失し，血尿が残存（尿RBC 5～9）するところで感冒に罹患したため，肉眼的血尿出現，尿蛋白＞1 g/gCr。追加パルス（2クール④⑤）。後療法プレドニゾロン30 mg隔日から漸減。12月にeGFR 70.8 mL/分/1.73 m^2，尿蛋白0.16 g/gCr，尿RBC 1～4/HPF，上咽頭治療を併用し尿所見改善。1月にまた感冒に罹患したが，eGFR 73.9 mL/分/1.73 m^2，尿蛋白0.15 g/gCr，尿RBC 5～9/HPFと尿所見は持ちこたえた。

31歳：5月にプロトコルに沿ってプレドニゾロンを中止した。6月に感冒に罹患しeGFR 65.9 mL/分/1.73 m^2，尿蛋白0.18 g/gCr，尿RBC 50～99/HPF腎炎再燃。7月にeGFR 67.9 mL/分/1.73 m^2，尿蛋白0.11 g/gCr，尿RBC 20～99/HPF腎炎再燃持続。8月に発熱し，肉眼的血尿，eGFR 57.7/分/1.73 m^2，尿蛋白0.75 g/gCr，尿RBC＞100/HPF，更なる感冒で悪化。プレドニゾロン20 mg/日を1週間で5 mgずつ漸減。9月にeGFR 61 mL/分/1.73 m^2，尿蛋白0.18 g/gCr，尿RBC 50～99/HPFと，活動性低下するも血尿が持続し寛解に至らず。10月に追加ステロイドパルス（3クール⑥⑦⑧）療法予定。

コメント

この患者は初診時より罹患歴が3年で活動性が高く，治療により改善したところで，感冒に罹患し再燃を繰り返した。治療反応性であっても，寛解維持ができず難治性となっていくため，感染防御が重要である。腎生検時活動性が軽度な状態でも感冒を繰り返し尿所見が徐々に悪化し，難治性に至る患者がいる。発症時の軽度なうちに治療に介入せず，感冒を繰り返すうちに腎炎を引き起こす機序を断つことができず，強固で難治性となっていくイメージを持っている。

●高齢で糖尿病・高血圧を合併し，イコサペント酸エチル＋アスピリンを投与し改善した例

症例③　80歳，男性（元鳶職　年齢より若々しい）

55歳：高血圧のため降圧薬の服用を開始。

71歳：尿潜血，蛋白尿を初めて指摘される。

72歳：某大学病院を紹介され，尿潜血2＋，尿蛋白0.3～1.5g/gCr，eGFR 80mL/分/1.73m^2。血管炎マーカー（MPO-ANCA，PR3-ANCA，抗GBM抗体）陰性，腎生検はせず，ARB投与の指示で近医にて継続。

74歳：HbA1c 6.4にて糖尿病薬（αグルコシダーゼ阻害薬）投薬開始。eGFR 68 mL/分/1.73 m^2。

78歳：尿酸8.2 mg/dLにて投薬開始。eGFR 50 mL/分/1.73 m^2。近医では丁寧に診療してもらっている。

79歳：近医が「尿潜血と蛋白尿が持続し，腎機能が低下してきているのでIgA腎症ではないか」と当院を紹介され受診。eGFR 38 mL/分/1.73 m^2，尿蛋白3.9 g/gCr，尿RBC 10～19/HPF。両側嚢胞が多発し腎生検の穿刺難度が高かったが，IgA腎症＋腎硬化症の診断で，糖尿病性腎症はなかった。魚油1,800 mg＋アスピリン200 mg開始。半年後にeGFR 52 mL/分/1.73 m^2，尿蛋白0.70 g/gCr，尿RBC 1～4/HPFと尿所見寛解状態となり，eGFRも改善を認めている。

コメント

高齢者においても活動性の高いIgA腎症を発症することがある。70歳以上の患者には当院でも扁桃摘出術は施行していないが，メチルプレドニゾロンコハク酸エステル250 mg/3日間を3クールでのセミセミパルスを施行している。また，魚油はKDIGOのガイドラインにも掲載されているが，近年ではANCA関連腎炎やIgA腎症などの血管炎にも有効との報告もある。高齢者や後療法で尿RBC 5～10/HPF程度の尿潜血が持続する場合に，上咽頭治療とともに魚油を投与している。

expert 医師の治療 ⑥
IgA 腎症　診療の実際

森　典子

静岡県立総合病院 副院長
腎臓内科部長 / 情報管理部長

1980 年　大阪大学医学部　卒業
1980 年　浜松医科大学研修医
1981 年　東京医科歯科大学研修医
1983 年　静岡県立総合病院循環器科医員
1991 年　静岡県立総合病院腎臓内科医長
2009 年　静岡県立総合病院副院長（兼務）
2009 年　徳島大学医学部臨床教授（兼務）
2009 年　静岡県立大学非常勤講師（兼務）
2011 年　静岡県立総合病院情報管理部長（兼務）
2014 年　京都大学医学部臨床教授（兼務）

【IgA 腎症と診断がついた患者の初期治療】

静岡県立総合病院での初期治療は，①腎生検の病理所見，②蛋白尿定量，③扁桃腫大もしくは扁桃炎の既往，④腎機能，⑤年齢，これらを総合的に判断して治療内容を決定している。これに加え，妊娠の希望，家族構成，職業などの社会的背景，糖尿病合併の有無，骨や悪性疾患の有無などを考慮し，治療内容のみではなく，治療の時期，治療開始を入院 / 外来とするかなどの治療戦略を立てている。画一的な治療レジメはもっていないが，比較的若年の活動的な IgA 腎症である場合，口蓋扁桃摘出術＋ステロイドパルス療法（扁摘パルス）＋ステロイド後療法を選択することが多く，いわゆる仙台方式をとることが多い。

副腎皮質ステロイド使用の有無にかかわらず，原則として少量の ARB/ACE 阻害薬とジラゼプ塩酸塩水和物を処方する。

臨床的に，①急速進行性糸球体腎炎の様相を呈している場合，②ネフローゼレベルの蛋白尿がある場合，③副腎皮質ステロイドの反応が不良の場合は，免疫抑制薬（ミゾリビンやシクロスポリンなど）を併用する。

【外来での IgA 腎症患者の加療と管理】

● IgA 腎症患者の管理の原則

IgA 腎症は治療による腎予後の改善が十分に期待できる疾患であるため，通院を継続させることが重要である。自覚症状がほとんどない疾患であるため，折に触れ，患者に“治癒”はありえない疾患であることを告げ，油断や怠薬，ましては受診拒否のないよう治療への姿勢を整える。また，経口ステロイド薬や免疫抑制薬の投与期間中は可能な限り当科外来への通院加療としている。

経口ステロイド薬や免疫抑制薬の投与終了後も少量の ARB/ACE 阻害薬などの RA 系阻害薬やジラゼプ塩酸塩水和物 / ジピリダモールやイコサペント酸エチル（EPA）などの処方を継続することで，継続加療を行いドロップアウトしないように気配りをしている。

進学・就職・結婚・転勤などを機会に転居となり通院困難となる場合も多い。腎疾患の治療・観察が滞りなく継続できるよう，可能な限り信頼のできる腎臓内科医へ紹介をすることにしている。

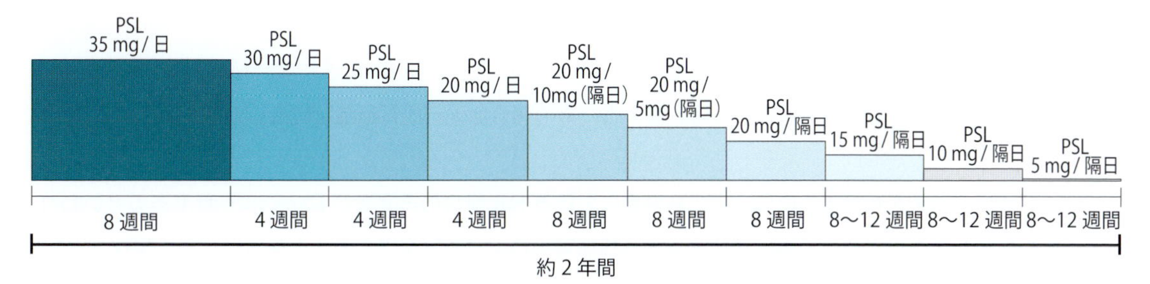

図　副腎皮質ステロイド漸減速度（例）

● 初期治療に用いた副腎皮質ステロイドの漸減速度

副腎皮質ステロイドの漸減速度はさまざまであり，ステロイド薬の種類にもよるが，プレドニゾロンであれば通常は初期量を 8 週間連日投与し，その後 4 週から 5 週ごとに 5mg ずつ減量，15 ～ 20mg となった後は隔日投与にするため 1 日おきの減量を行う（図）。間歇的投与まで減量し，その後は隔日投与日も減量・中止とする。

副腎皮質ステロイド投与中は，血圧，血糖，体重管理，血清脂質への気配りをし，ステロイド筋症やステロイド精神病の徴候の早期発見に努める。また，易感染状態であるため，日和見感染の可能性が高くなることも十分配慮しなければならない。

当然，副作用の出現状態や感染の合併を考慮しながら減量を早めたり，中止を検討する。特にステロイド筋症の場合は筋萎縮につながるため早期に発見し，プレドニゾロン換算で 10 mg / 日未満に減量，もしくは中止とする。

● 免疫抑制薬の併用

経口ステロイド薬単独で効果不十分（蛋白尿が減らない，腎機能悪化の勢いが抑制できないなど）な場合は，ミゾリビン（ネフローゼ状態の場合のみ保険適用）もしくはミコフェノール酸モフェチル（保険適用外）などのプリン代謝拮抗薬もしくはシクロスポリンの併用を行うが，免疫抑制過剰にならないよう，経口ステロイド薬は減量しながら併用する。

また，この際は感染予防につとめるが IgG 値の極端に低い場合などは，ニューモシスチス肺炎の感染を予防するため ST 合剤を併用し，患者にも感染の危険を回避するよう指導する。

● 妊娠希望患者への対応

妊娠禁忌となる eGFR についての下限は設けていないが，妊娠希望時は eGFR 60 mL / 分 / 1.73 m^2 以上でかつ尿蛋白が 1.0 g / 日以下が望ましいと考えている。ネフローゼ状態はリスクが高く，妊娠は避けるように指導する[1)]。いずれの場合も妊娠による個々の IgA 腎症の病態に応じたリスクについて，あらかじめ十分に説明を行う。特に CKD ステージ G 4，5 では妊娠中の血液透析が必要となる可能性も説明し，腎機能低下に伴う胎児への影響やリスクについても説明する。

ARB/ACE 阻害薬などの RA 系阻害薬やプリン代謝拮抗薬など，妊娠中は禁忌である薬剤を投与中のこともあるため，妊娠希望患者の場合はまず投薬内容を変更し，病態が安定していることを確認してから妊娠を許可する。このため，妊娠可能年齢の女性の場合は，計画的な妊娠を心がけるよう日頃より指導をしておく。

● 腎移植希望者への対応

比較的若年患者が多いため，腎機能低下が進行しCKDステージG 4，5に腎代替療法の選択肢を提示すると，腎移植を選択する患者がしばしばいる。その場合は先行的腎移植を目指して，準備をすることになる。

腎移植の適否を判断する前に，まず移植腎におけるIgA腎症の再発率が30～40％程度あるといわれ，原疾患がIgA腎症の場合の移植腎の腎予後は移植腎平均よりも不良であることを説明する。現在，IgA腎症の再発の予測因子や腎予後の規定因子について日本臨床腎移植学会の学会主導研究で検討中であるが，副腎皮質ステロイドや免疫抑制薬の投与を行ったにもかかわらず急速に腎機能が低下した患者の腎移植の予後についてのエビデンスは現時点でない。移植腎への再発が懸念され，移植時期を慎重に考慮するべきであると考える。

【通院と尿検査の間隔】

経口ステロイド薬の投与量が多い時期は2週間に1回，ステロイド漸減中は月に1回程度の外来受診をしてもらい，その都度検尿随時尿の尿蛋白/Cr比，血液検査，副作用チェックを行いながら投与量の調整を行う。

経口ステロイド薬非投与の患者は腎機能がよければ2～3カ月に1回，CKDステージG 4，5では月1回以上の通院で電解質バランスや腎性貧血など，腎機能不良に伴ってみられる事象を観察，加療する。

【経験から考えるIgA腎症】

● 腎生検のタイミング

IgA腎症はかなり多様な病態を含み，治療も予後も疾患活動性の程度によるところが大きい。したがって，疾患活動性の評価を正しく行うことが何より重要である。評価は主に尿蛋白定量，尿沈渣，腎機能低下速度，腎生検病理所見を参考とする。このなかで，腎生検病理所見を参考とする割合は高い。腎生検は繰り返し行うことが現実的に難しいので，活動性が高い時期に腎生検を施行することが望ましい。若年者であれば血尿と円柱を認め，蛋白尿0.3 g / 日以上を目安としている。あまり初期に腎生検を行うと予後良好群と判断され，適正な治療介入が行われず腎予後を悪化させる可能性がある。

● 副腎皮質ステロイドの再投与

副腎皮質ステロイド治療を行い，ほぼ寛解となるなど反応が良好であった患者であっても，ステロイド終了から数年以上の経過で再燃する場合がある。副腎皮質ステロイドの再投与を行うべきタイミングと投与量を決定する必要がある。そのための尿蛋白定量は重要な決定因子となるので，静岡県立総合病院ではできるだけ畜尿検査を行うことにしている。

患者は副作用を懸念し，副腎皮質ステロイドの再開を快く受諾するとは限らない。初回治療でステロイド薬の反応が良好だった患者には，再投与にも反応する印象があるため，信念をもって再投与を勧めることが重要であると考えている。再投与を行うにしても，社会的理由で再入院を逡巡されることも多く，外来で投与可能な量（プレドニゾロンで連日15～20mg　隔日30mg程度）を処方することが多い。しかし，再投与時の投与量についての詳細な記載はなく，それぞれの患者において内服可能な量を処方し，反応をみているのが現状である。

● 長期フォロー患者の全経過の把握

IgA 腎症のみならず，腎臓内科で診る患者は数十年に及ぶ病歴をもつことが珍しくない。その際に全経過の経過表を作成するか，経過のサマリーを作成し，こまめに改訂しながら全体像を把握する必要がある。慢性の経過のなかで徐々に不可逆的な変化をしていく腎炎であるため，合併症や治療の副作用を含めた全経過を把握し，現状にあった最適な治療を選択しやすくなる。

文献

1） 日本腎臓学会学術委員会，腎疾患患者の妊娠：診療の手引き改訂委員会（編）：腎疾患患者の妊娠 診療ガイドライン 2017. 日腎会誌 59（7）：955 - 1033，2017

expert 医師の治療 ⑦
IgA 腎症　診療の実際

武田 朝美

名古屋第二赤十字病院腎臓内科部長

1984 年　名古屋市立大学医学部卒業
1984 年　名古屋市立大学病院（第三内科）研修医
1985 年　国立浜松病院内科医
1988 年　名古屋第二赤十字病院腎臓内科医師
1995 年　名古屋第二赤十字病院内科副部長
2000 年　名古屋第二赤十字病院第 6 内科部長
2008 年　名古屋第二赤十字病院第二腎臓内科部長
2014 年　名古屋第二赤十字病院第一腎臓内科部長
2016 年　名古屋第二赤十字病院血液浄化療法部長（兼務）

【腎生検施行の基準】

血尿や蛋白尿が持続し，IgA 腎症が疑われた場合は腎予後評価や治療選択のために腎生検を勧めている。顕微鏡的血尿主体であり，蛋白尿が陰性または軽微であっても，感染に伴う肉眼的血尿発作の既往や進行性の腎機能低下をみる場合，比較的若年であれば積極的に腎生検を考慮すべきであると考えている。また，（末期）慢性腎不全状態で紹介されてきたとしても，治療介入の是非の決断や将来的に腎移植を考え得る場合，原疾患を確認することの重要性を理解してもらい，腎生検を行っている。萎縮腎，片腎，多発性嚢胞腎など，経皮的腎生検が禁忌であっても腎生検が必要な場合には外科に依頼し，麻酔下での開放性腎生検を行っている。

【IgA 腎症治療の実際】

腎生検を行い，病理所見評価で治療方針を決定している。検尿所見が軽微であっても，分節性活動性病変（係蹄壊死，管内増殖，上皮細胞変性，半月体形成など）をわずかでも認めるようであれば，副腎皮質ステロイド治療を考慮する。検尿所見が軽微で活動性病変や全身徴候も認めない軽度 IgA 腎症の場合は経過観察のみとするが，高血圧や脂質異常を伴えばその治療を行い，肥満に対しては解消するよう指導を図る。慢性化病変のみである場合も，病理所見や全身徴候から個々の患者へ治療介入をすすめる。

【副腎皮質ステロイド治療の選択基準】

病理所見および臨床徴候から治療の強度を決定している。

①ステロイドパルス療法を 1 クール施行後に 40 ～ 50 mg / 日の内服治療を開始し，1 ～ 1.5 年で漸減中止する方法

②ステロイドパルス療法を 1 カ月ごとに 3 クール施行し，6 カ月で終了する方法

③ステロイドパルス療法を 3 クール施行後にしばらくステロイド内服を継続する方法

免疫抑制薬（ミゾリビン，シクロホスファミド，シクロスポリンなど）の併用も考慮しつつ，患者の合併症や生活状況を勘案したうえで治療方針を決定している。

扁桃摘出術については，腫大した慢性扁桃炎が存在する場合や以前に扁桃炎に伴って肉眼的血尿発作や検尿所見悪化の既往がある場合には勧めしているが，最終的には患者の希望もあわせて決定する。扁桃摘出術の施行時期は耳鼻科医と連携し，患者の生活状況からステロイド治療前かステロイド減量後かを検討する。また，ステロイド治療の適応とならない病理所見ではあるが，慢性扁桃炎を伴う場合には扁桃摘出術のみを施行して経過観察を行っている。

【個々の症例における対応事例】

症例①　ステロイドパルス＋経口ステロイド薬治療　58 歳，男性（会社員）

44 歳の時，健診で検尿異常を指摘されたが放置。47 歳の時に漸く精査のため前医を受診した。血清 Cr 1.28 mg/dL，尿蛋白 2 ＋，尿潜血 2 ＋，血圧 140 / 100 mmHg，エコーで軽度腎萎縮あり，慢性腎不全保存療法のみと診断された。

セカンドオピニオン目的で当科を受診。血清 Cr 1.40 mg/dL と悪化を認めたため腎生検を施行した。C-grade Ⅲ，H-grade Ⅲ（A/C）ではあったが，病理所見では係蹄壊死や管内増殖病変などの急性活動性病変も散見されたためステロイド治療を選択した。扁桃肥大はなく，また上気道炎に伴う検尿所見悪化の既往もなかったため，扁桃摘出術は施行しなかった。ステロイドパルス 1 クール後にプレドニゾロン 40 mg/日の内服治療とし，血圧は ARB で管理した。ステロイド開始後 1 年で検尿所見は寛解し，1.5 年間でステロイド薬を漸減中止，その後 11 年経過したが腎機能は血清 Cr 1.18 mg/dL，尿蛋白陰性，尿潜血陰性と経過は安定している。現在は，ARB で血圧管理のみ継続している。

症例②　扁桃摘出術のみ　腎生検時 56 歳，男性（会社員）

47 歳の時，健診で検尿異常を指摘され当科を受診，血清 Cr 0.8 mg/dL，尿蛋白 2+（0.6 g / 日）尿潜血 ±，TC 127 mg/dL であった。慢性腎炎を疑い腎生検を勧めたが，外来受診をドロップアウトした。その後は健診を毎年受けており，検尿異常の持続や腎機能が徐々に悪化していることを本人も認めていた。肉眼的血尿発作はなかったが扁桃炎は頻回に起こし，睡眠時無呼吸発作も伴っていた。9 年後の健診では浮腫＋，高血圧 180 / 90 mmHg，血清 Cr 2.4 mg/dL，尿蛋白 3 ＋，尿潜血 3 ＋となり，自身で腎予後の不安を自覚し当科を再受診した。CT での腎萎縮は極軽度で，血圧と浮腫の管理を行って腎生検を施行した。C- grade Ⅲ，H-grade Ⅳ - C であり，病理所見では巣状分節性糸球体硬化症病変主体の IgA 腎症で，動脈硬化性変化が強く間質線維化高度，さらに間質泡沫細胞集簇や尿細管腔内コレステリン結晶沈着を認めた。進行した慢性化病変が主体であったためステロイド治療は避け，降圧療法，スタチン投与と扁桃摘出術を行った。その後 2 年経過するが血圧は安定し，腎機能低下は止まっている。

【腎移植後 IgA 腎症再発について [1)]】

IgA 腎症を原疾患として末期腎不全に至り腎移植を受けた場合，移植腎への IgA 腎症の再発が問題となる。IgA 腎症の再発は報告により異なるが，組織学的な再発も含めると 30 ～ 60％であり 10 ～ 30％で移植腎機能廃絶につながるリスクファクターとなる。IgA 腎症の再発は免疫組織学的検索でのみ可能であり，プロトコル生検での診断を除けば血尿・蛋白尿の出現や移植腎機能低下での移植腎生検で確認される。IgA 腎症再発の診断時期は半年～ 6 年ほどの報告が多いが，当院では移植後 3 週間で激しい壊死性病変を伴う IgA 腎症の再発を経験している。血縁からの生体腎移植で再発率が高いとの報告があり，またドナーから IgA 沈着症が持ち込まれた場合に再発が起こり易いとする報告もある。これはレシピエントに存在するIgA 1に対する自己抗体が移植腎に沈着するIgAと反応し再発を誘発するのではと考えられている。移植後の免疫抑制療法の強さの違いがIgA腎症再発に影響を与えることはないが，これまでの報告では急速な経過で末期腎不全に至った若年レシピエントが再発しやすいとされている。近年では先行的腎移植（透析療法を経ずに生体腎移植を行う）が増加しているが，IgA腎症を原疾患とする患者においても移植後再発についての説明が重要である。

移植腎への再発性腎炎を考える場合には末期腎不全に至った原疾患が確認されていることが大前提である。そのため当院では末期腎不全状態で紹介されたとしても，将来的に腎移植の可能性がある患者では可能な限り原疾患を確認すべく腎生検を施行する努力をしている。

【腎移植後再発性IgA腎症の治療について】

腎移植後再発性IgA腎症の治療について，免疫抑制薬は既に使われており，特異的なものはないがRA系阻害薬は蛋白尿減少と血圧管理を目的に保存的療法で使用されることが多い。近年，わが国においては再発性IgA腎症に対しても通常のIgA腎症治療と同様に口蓋扁桃摘出術＋ステロイドパルス療法の選択が増加しており，良好な経過が報告されている。

また，IgA腎症による末期腎不全患者において移植前に慢性扁桃炎を摘出し，感染予防とともにIgA腎症再発を阻止することも試みられている。当院においては，扁桃摘出術によりIgA腎症再発阻止が可能かどうかは今後の長期観察が必要と考えており，原疾患がIgA腎症で扁桃摘出術が未施行の腎移植患者には，移植前ではなく移植後半年程が経過し，安定した時期での扁桃摘出術を勧めている。

文献

1) Lionaki S , Panagiotellis K, Melexopoulou C, et al.：The clinical course of IgA nephropathy after kidney transplantation and its management. Transplant Rev 31 (2)：106 - 114 , 2017

expert 医師の治療 ⑧
IgA 腎症　診療の実際

湯澤 由紀夫
藤田保健衛生大学病院 病院長
/ 腎内科教授

1981 年　名古屋大学医学部卒業
1981 年　名古屋第一赤十字病院にて卒後臨床研修を経て内科勤務
1987 年　米国ニューヨーク州立大学バッファロー校 病理学教室に留学
1990 年　名古屋大学大学院病態内科学講座腎臓内科学
2010 年　藤田保健衛生大学医学部腎内科学教授
2014 年～ 現職

【IgA 腎症と診断がついた患者の初期治療】

藤田保健衛生大学では IgA 腎症の診断がついた成人に対しては診療ガイドラインに基づいて治療を行っている。診療グループ内で共通のプロトコルとすることで，医師の診療経験にかかわらず同じ治療を行えるというメリットがある。このアルゴリズムにあてはまらない場合はカンファレンスで個別対応としている。

【IgA 腎症の治療の実際（図 1）】

IgA 腎症と診断後，腎機能，尿蛋白，腎炎活動性に応じて治療方針を区分している。急速進行性糸球体腎炎様の経過やネフローゼ症候群を呈する場合，多数の顆粒円柱・赤血球円柱・白血球円柱を認める場合は腎炎の活動性が高いと臨床的に判断する。腎病理所見においては Oxford 分類で E 1，C 1 ～ 2 を認める場合は免疫抑制薬の不使用による腎予後の悪化が報告されているため，ステロイド薬の使用を考慮する。eGFR 30 mL / 分 / 1.73 m^2 で尿蛋白が 0.3 g/gCr または 0.3 g / 日の場合は RA 系阻害薬の使用を考慮する。RA 系阻害薬の使用後も time average proteinuria（TAP）が 0.5 g/gCr または 0.5 g / 日を超えるときはステロイド薬の使用を考慮する。膿栓を伴う扁桃腫大や上気道炎後の尿所見の悪化を認める場合は，患者に腎炎の悪化もあることを説明し，あくまで患者希望によって扁桃摘出術（扁摘）を行う。

●プロトコル

Ⅰ：支持療法（RA 系阻害薬）・経過観察・慢性腎臓病管理群

Ⅱ：副腎皮質ステロイド療法群

Ⅲ：扁摘パルス群

●副腎皮質ステロイド薬

1）短期間高用量経口ステロイド療法

プレドニゾロン 0.8 ～ 1.0 mg/kg/ 日，経口 2 カ月間，その後漸減して 6 カ月間投与

2）ステロイドパルス療法＋経口ステロイド療法（Pozzi 式のプロトコル）

ステロイドパルス療法（メチルプレドニゾロン 0.5 ～ 1g / 日，点滴静注，3 日間），隔月で 3 回＋プレドニゾロン 0.5 mg / kg 隔日を 6 カ月間投与，その後漸減中止

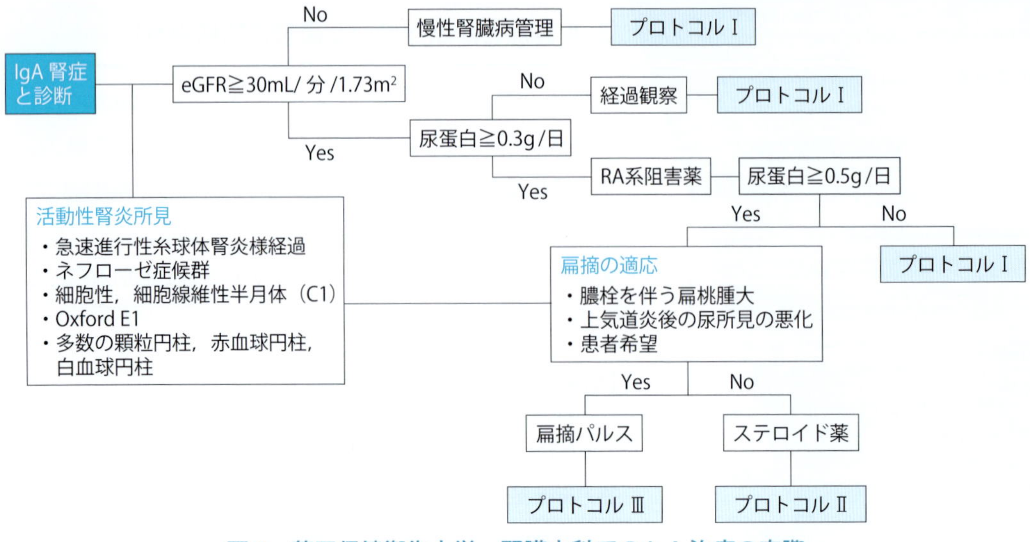

図 1　藤田保健衛生大学　腎臓内科での IgA 治療の実際

●口蓋扁桃摘出術＋ステロイドパルス療法

口蓋扁桃摘出術に加えて 1)，2) の選択を患者と相談のうえ決めるが，2) を行うことが多い。

1) Hotta らの方式 (仙台方式)

ステロイドパルス療法 (メチルプレドニゾロン 0.5g / 日，点滴静注，3 日間)，経口プレドニゾロン (PSL) 30 mg 連日 4 日間を 1 クールとし，3 週連続で計 3 クール施行。

その後 PSL 30 mg 隔日× 2 カ月→ 25 mg 隔日× 2 カ月→ 20 mg 隔日× 2 カ月→ 15 mg 隔日× 2 カ月→ 10 mg 隔日× 2 カ月→ 5 mg 隔日× 2 カ月→中止

2) 口蓋扁桃摘出術＋ Pozzi 式のプロトコル

厚生労働省進行性腎障害調査研究班のランダム化比較試験でのプロトコル

ステロイドパルス療法 (メチルプレドニゾロン 0.5 g / 日，点滴静注，3 日間)，隔月で 3 回＋プレドニゾロン 0.5 mg/kg 隔日を 6 カ月間投与

【IgA 腎症の治療で配慮していること】

患者の高齢化に伴い，近年では若年患者のみならず中高年で IgA 腎症と診断され治療が開始される患者もいることから，当院では治療にあたり配慮していることがある。

Ⅰ：支持療法 (RA 系阻害薬)・経過観察・慢性腎臓病管理群の注意点

- RA 系阻害薬は妊婦または妊娠している可能性のある女性には禁忌であり，妊娠可能年齢の女性に関しては RA 系阻害薬のメリットとデメリットを十分説明したうえで，理解が得られた患者にのみ使用している。内服中は避妊し，妊娠を予定した段階で中止としている。
- 高齢 IgA 腎患者や eGFR が低下している患者の場合，夏場などには過降圧によって腎機能が低下することが多くなるので注意が必要となる。その際は，RA 系阻害薬を一時的に減量または中止している (蛋白尿が陰性化継続している場合で血圧コントロール良好であればそのまま中止)。

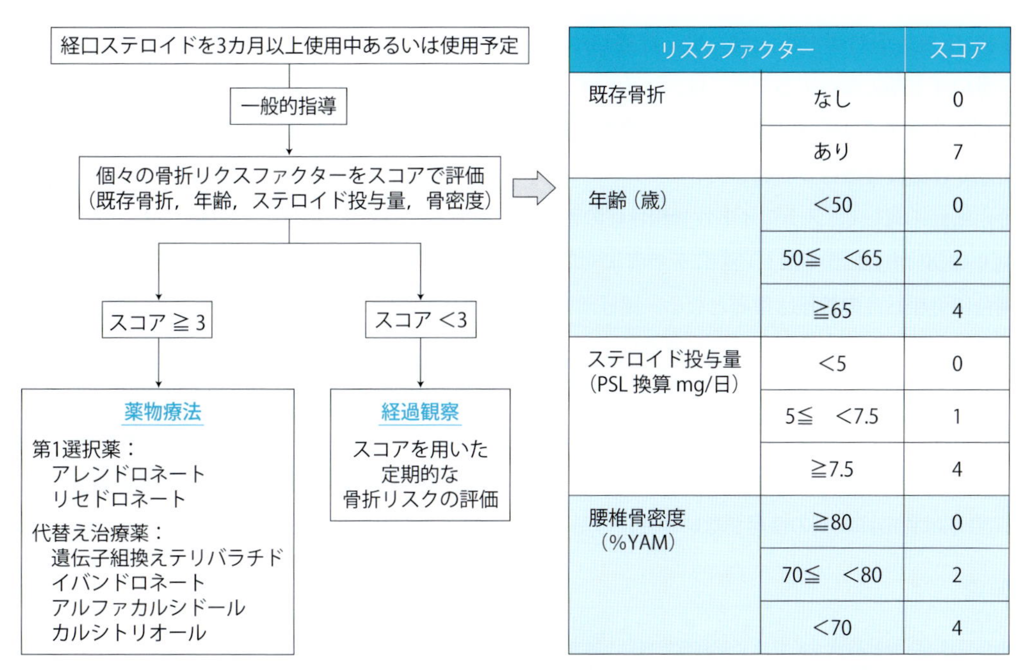

リスクファクター		スコア
既存骨折	なし	0
	あり	7
年齢（歳）	<50	0
	50≦　<65	2
	≧65	4
ステロイド投与量（PSL 換算 mg/日）	<5	0
	5≦　<7.5	1
	≧7.5	4
腰椎骨密度（%YAM）	≧80	0
	70≦　<80	2
	<70	4

図 2　ステロイド性骨粗鬆症の管理と治療ガイドライン 2014 年改訂版

Suzuki ら 2014 より引用

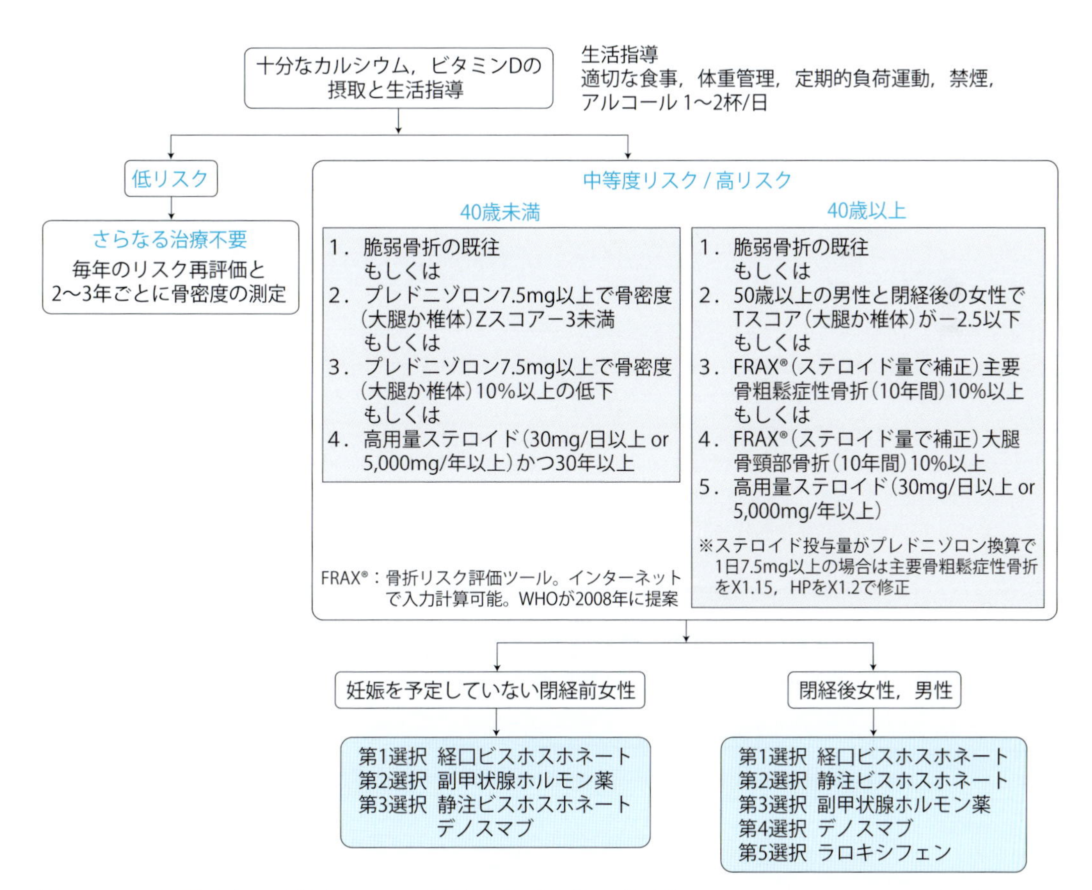

図 3　2017 米国リウマチ学会ステロイド性骨粗鬆症診療ガイドライン（2017 ACR GIOP ガイドライン）

Buckley ら 2017 より引用，岡田正人 ACR レポート 日本リウマチ財団ニュース 2017 P 4 - 6

II：副腎皮質ステロイド療法群，III：扁摘パルス群の注意点

- ステロイド薬の投与にあたっては，ステロイド薬の合併症についても注意する必要がある。ステロイドパルス療法では投与時に不整脈の発症もあることから，当院では投与速度にも注意しながら１～２時間かけて投与を行っている。
- 骨粗鬆症に関して「ステロイド性骨粗鬆症の管理と治療ガイドライン：2014 年改訂版」（図 2）と「2017 ACR GIOP ガイドライン」（図 3）を参考に対応している。特に中高年で新たに IgA 腎症と診断された場合に骨粗鬆症の管理は重要となる。閉経前の女性では基本的にアルファカルシドールまたはカルシトリオール 0.25 ～ 0.5μｇ / 日を使用している。骨密度はステロイド薬の使用前に測定している（主に高齢者に測定）。
- 眼合併症として白内障・緑内障があり，小児は成人よりも起こりやすい。緑内障は家族歴がある場合や，糖尿病，高度近視で起こりやすいのでステロイド薬の投与前には眼科での評価を依頼している。
- ST 合剤は免疫抑制薬の使用がない場合には基本的に投与しない。

■文献■

- 松尾清一，木村健二郎，湯澤由紀夫，他．：厚生労働科学研究費補助金難治性疾患克服研究事業 進行性腎障害に関する調査研究班 IgA 腎症診療ガイドライン作成分科会：エビデンスに基づく IgA 腎症診療ガイドライン 2014．日腎会誌 57：5 - 137，2015
- Suzuki Y,Nawata H, Soen S, et al.:Guidelines on the management and treatment of glucocorticoid-induced osteoporosis of the Japanese Society for Bone and Mineral Research：2014 update. J Bone Miner Metab 32（4）：337 - 350 , 2014
- Buckley L, Guyatt G, Fink HA, et al.：2017 American College of Rheumatology Guideline for the Prevention and Treatment of Glucocorticoid-Induced Osteoporosis. Arthritis Care Res（Hoboken）69（8）：1095 - 1110 , 2017

expert 医師の治療 ⑨
IgA 腎症　診療の実際

成田 一衛

新潟大学医歯学系腎研究センター，
腎・膠原病内科学教授

1983 年　新潟大学医学部医学科卒業
1983 年　新潟大学医学部附属病院医員
1985 年　新潟大学医学部第二内科
1991 年　アメリカ合衆国ユタ大学腎臓病部門研究員
2002 年　新潟大学大学院医歯学総合研究科（第二内科）助教授
2009 年　新潟大学医学部第二内科教授
2015 年～ 現職

【IgA 腎症と診断がついた患者の治療】

新潟大学医歯学総合病院では固定したプロトコルはない。原則，典型的な初発例では，厚生労働省難治性疾患政策研究事業難治性腎疾患に関する調査研究班により作成された「エビデンスに基づく IgA 腎症診療ガイドライン 2017」などに添っている。実際にはパルス療法を含む副腎皮質ステロイド，口蓋扁桃摘出術，（および抗血小板薬，抗凝固薬）などの糸球体腎炎そのものに対する治療に加え，ACE 阻害薬や ARB の RA 系阻害薬を蛋白尿の減少および血圧管理のために使用し，低蛋白食，魚油，脂質管理，血糖管理など，腎臓病に共通する一般的な治療（補助，支持療法，生活・食事指導）は，患者ごとに適応と内容を考慮する。また IgA 腎症は長期的な治療と観察が必要であり，患者の年齢や社会的背景を考慮しながら，その時点で最良と考えられる治療法を選択している。

【長期観察を行っている事例】

症例　30 歳代，女性（主婦）

既往歴： 10 歳頃からアトピー性皮膚炎

家族歴： 腎疾患なし

現病歴： 小中学校では検尿異常を指摘されたことはなかった。16 年前（高校 2 年生）の検尿で初めて蛋白尿を指摘され，近医で経過観察とされていた。10 年前（2007 年），転居時に当科を紹介され受診。精査のため入院。身長 165 cm，体重 51.5 Kg，体温 36.8℃，血圧 100/ 64 mmHg，脈拍 73 / 分 整，貧血黄疸なし，胸腹部異常なし，神経学的所見異常なし，浮腫なし。入院時検査所見を表に示す。

● 腎生検所見

1 回目（2007 年，図 1 a，図 2 a，2 b）

第 1 回腎生検で軽度の巣状メサンギウム増殖性糸球体腎炎，IgA 腎症と診断。糸球体 13 個中 2 個に global sclerosis（球状硬化）を認め，残りの糸球体には軽度のメサンギウム細胞とメサンギウム基質の増殖を認めた。尿細管間質の萎縮・線維化は 25 % 未満であった。蛍光抗体法では IgA，IgG，C 3 のびまん性顆粒状沈着がメサンギウムパターンで見られた。

経過： エナラプリルマレイン酸塩 2.5 mg を使用し，外来で経過観察とした。7 年前（2010 年），尿蛋白が 1 g / 日以上に増加し，一時的にプレドニゾロン 20 mg を内服。その後バルサルタン 40 mg，ジラゼプ塩酸塩 300 mg なども使用。尿蛋白は 0.4 ～ 0.8 g / 日を推移。2016 年 5 月頃から尿蛋白が再び増加し，治療方針再検討のため 2017 年 1 月に 2 回目の腎生検入院。

2 回目（2017 年，図 1 b，図 2 c，2 d）

糸球体 38 個中 19 個に global sclerosis，残りの糸球体でも 40 % に segmental sclerosis（分節性硬化）がある。糸球体はびまん性分節性にメサンギウム基質の増殖が見られた。尿細管間質は 40 % に萎縮と細胞浸潤，および線維化を認めた。蛍光抗体法では IgA，C 3 のごく軽度の沈着をメサンギウムに認めた。

表 1　主な入院時検査成績

	第 1 回入院時（10 年前：2007 年）	第 2 回入院時（10 年後：2017 年）
血算		
WBC	4,000 / mm^3	5,390 / mm^3
RBC	521×10^4 / mm^3	473×10^4 / mm^3
Hb	13.2 g / dL	14.2 g / dL
Ht	43.3%	42.7%
Plt	34.8×10^4 / mm^3	31.3×10^4 / mm^3
血液生化学検査		
TP	6.9 g / dL	6.8 g / dL
Alb	4.3 g / dL	4.0 g / dL
Cre	0.8 mg / dL	0.9 mg / dL
BUN	10 mg / dL	8 mg / dL
UA	3.6 mg / dL	4.9 mg / dL
Na	138 mEq / L	138 mEq / L
K	5.0 mEq / L	4.1 mEq / L
Cl	104 mEq / L	102 mEq / L

	第 1 回入院時（10 年前：2007 年）	第 2 回入院時（10 年後：2017 年）
血清学的検査		
IgG	1,489 mg / dL	1,105 mg / dL
IgA	507 mg / dL	366 mg / dL
IgM	288 mg / dL	138mg / dL
C3	77.7 mg / dL	87.1 mg / dL
C4	26.7 mg / dL	21.7 mg / dL
CH50	42 mg / dL	43 mg / dL
尿検査		
UP	0.8 g / 日	2.1 g / 日
OB	＋	－
sed RBC	1 ～ 2/ 毎視野	0/ 毎視野
腎機能検査		
GFR	87.8 mL / 分	73.8 mL / 分
RPF	398.6 mL / 分	421.6 mL / 分
FF	0.22	0.18

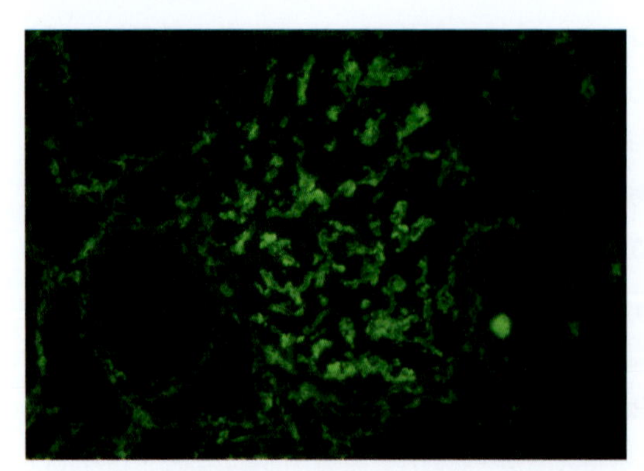

a. 第 1 回（10 年前：2007 年）
明らかに糸球体メサンギウム領域を中心に IgA，IgG，C3 の顆粒状沈着を認め，典型的な IgA 腎症の所見であった（IgA 沈着）。

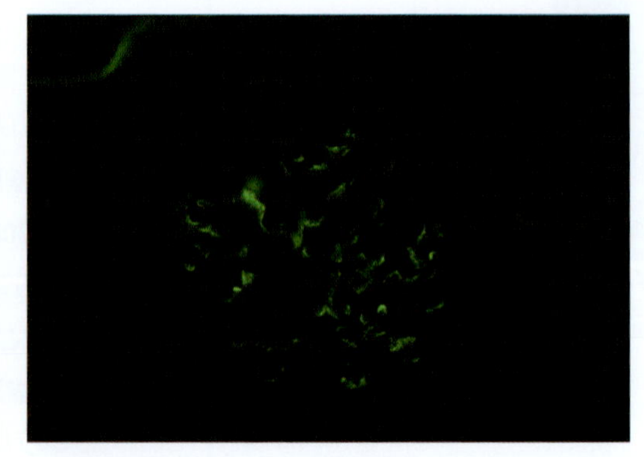

b. 第 2 回（10 年後：2017 年）
ごく軽度の IgA, C3 の沈着が観察された（IgA 沈着）。

図 1　腎生検蛍光抗体法組織像（IgA）

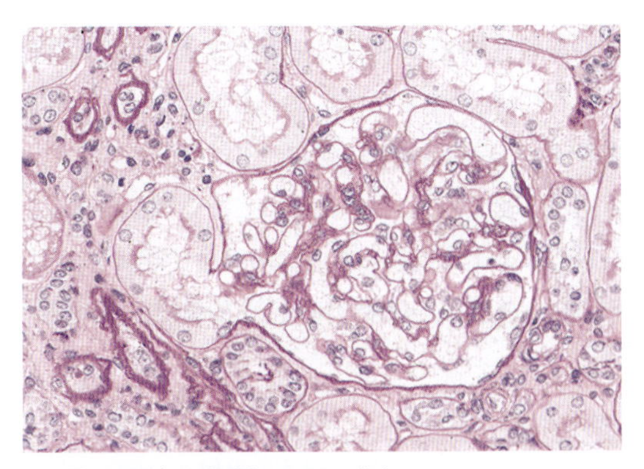

a. 第 1 回(10 年前：2007 年)
PAS 染色 100 倍拡大

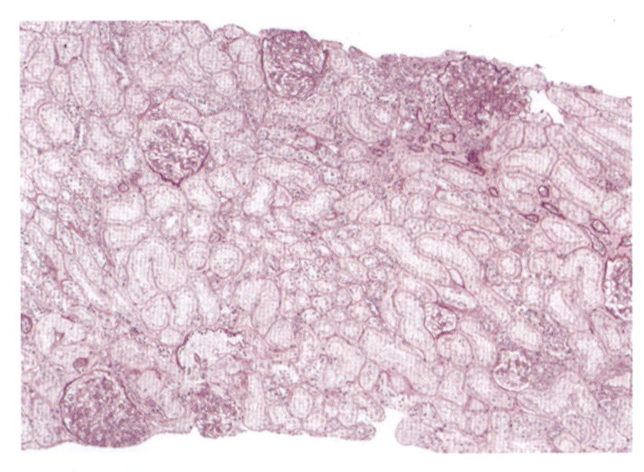

b. 第 1 回(10 年前：2007 年)
PAS 染色 400 倍拡大

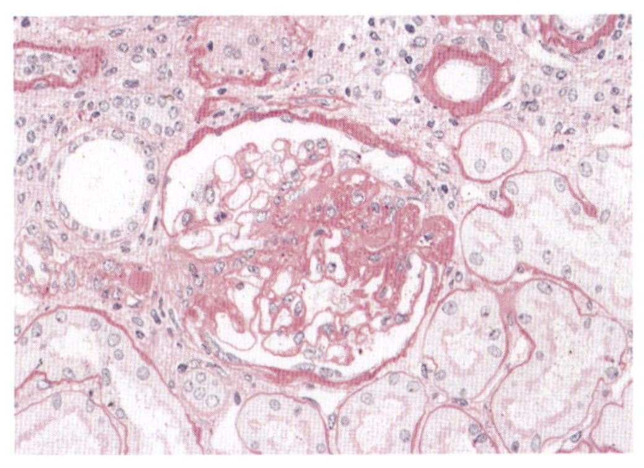

c. 第 2 回(10 年後：2017 年)
PAS 染色 100 倍拡大

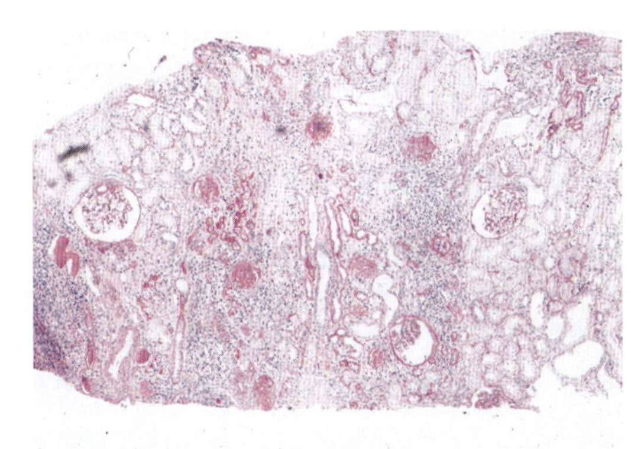

d. 第 2 回(10 年後：2017 年)
PAS 染色 400 倍拡大

図 2　光学顕微鏡腎組織像

● 入院後経過

腎臓病食（蛋白 40 g / 日，塩分 6 g / 日）とし，外来で使用していた降圧薬は継続した。腎生検所見，検査所見を総合すると，1 回目の入院時に比べて糸球体の増殖性病変は不変で，腎機能もほぼ横ばいかごく軽度の低下であったが，明らかに硬化病変が進行しさらに尿蛋白が増加していることから，予後不良と判断。

口蓋扁桃摘出術後に副腎皮質ステロイド（プレドニゾロン 30 mg / 日）を使用する方針として退院した。

【コメント】

この患者は典型的な IgA 腎症であるが，いくつかの重要な示唆を与えている。

まず，検尿異常の出現から初回の腎生検まで，約 6 年が経過していることについて考える必要がある。この患者のように，無症状で尿所見も比較的軽度な場合，腎生検を含めた入院精査を勧めても同意が得られにくく，現実的には困難な場合が多い。私共の施設における尿異常の出現時期が明らかな IgA 腎症 245 例の調査では，最初の検尿異常の出現から腎生検までの期間は，平均 5.2 年であった。これは発症初期に十分な精査と治療が行われていない患者がかなり多いことを示唆している。例え腎機能が正常で蛋白尿が軽度でも，糸球体腎炎の存在が疑われる場合は積極的に腎生検を行い，病理組織学的に確定診断を得るべきである。

また，この患者の１回目の腎生検を見ず，最初に２回目の腎生検組織像を見たと仮定すると，IgA 沈着はごく軽度であり，少なくとも典型的な IgA 腎症とは診断できない。むしろ，非 IgA 型のメサンギウム増殖性糸球体腎炎としても矛盾しない。つまり，IgA 腎症の自然経過のなかで，発症時には典型的な IgA 沈着を認めても，数年～十数年後にはむしろ IgA 沈着が消失し，硬化所見が主体となっていく場合があることを示している。この点においても，発症早期に病理組織学的な診断を行うことの重要性が理解できる。また，進行過程においては発症の機序とは別の，非免疫学的（血圧・糸球体内圧など）な機序が働いていることも示唆される。

初期治療に関しては，この患者の初回入院時の腎機能は正常で，尿蛋白も 1.0 g / 日未満であった。組織学的にも軽度の増殖であり，この時点では予後不良と判断して積極的治療を行うことは，（少なくとも当時は）困難であった。しかしその後の約 10 年間で硬化病変が進行しており，この患者の年齢（30 代）を考えると，決して予後は楽観視できない。経過中に病変の進行を思わせる所見（尿蛋白の増加や血圧の上昇）を認めた場合には，可能な限り十分な治療を行うべきであろう。経過を振り返ってみると，尿蛋白が 1.0 g / 日を超えた時期に，ステロイドパルス療法，口蓋扁桃摘出術などのより積極的な治療を行うことができれば，２回目の腎生検所見は異なっていた可能性はあると考える。

経験から考える IgA 腎症

長期的かつ継続的な経過観察が重要であることを強調したい。IgA 腎症は慢性・緩徐に経過する腎炎であり，発症後 20 年間の腎生存率が 60 ～ 70 % であることから，予後不良な疾患ではないように感じられる。しかし平均発症年齢から考えると，腎生存が 20 年は決して十分ではなく，さらに長期的な視野をもって継続的に診療する必要がある。

expert 医師の治療 ⑩
IgA 腎症　診療の実際

武曾 惠理

京都華頂大学現代家政学部・
食物栄養学科 教授

1976 年　京都府立医科大学卒業
1976 年　京都市立病院内科レジデント
1980 年　京都大学医学部付属病院第三内科医員科
1984 年　フランス国政府給費留学生，後にフランス国立科学研究所客員研究員パリ市ネッカー 病院研究員勤務
1986 年　京都大学医学部第三内科助手
1991 年　京都大学医学部 講師
2001 年　(財) 田附興風会医学研究所北野病院腎臓内科部長
2003 年　(財) 田附興風会医学研究所北野病院腎臓内科部長 / 研究所副所長　(兼任)
2010 年　中華人民共和国復旦大学上海医学院客員教授 (兼任)
2013 年　中華人民共和国復旦大学上海医学院腎泌尿器センター・センター長 / 腎臓内科主任部長
2016 年　(財) 田附興風会医学研究所北野病院腎泌尿器センター腎臓内科
2018 年～ 現職

【腎生検の適応】

IgA 腎症の診断には腎生検所見が必須であるが，その適応により発見される段階も異なる。わが国では検尿制度が普及しており，また血尿が検出項目になったことから，学校検尿結果も含めて微量蛋白尿や血尿で腎臓専門医へ紹介される機会が多い。これらの患者にどのような対応をするかについては，「エビデンスに基づく CKD 診療ガイドライン 2013」に示されている。

私の診断方法として，従来からすべての外来患者の尿沈渣を自身で検鏡し，尿蛋白定量測定検査結果とあわせて毎回診断している。直視下での尿沈渣所見（無染色）で，変形赤血球とこれを交えた硝子細胞性円柱は，蛋白尿の漏出を伴う糸球体傷害性をあらわす所見として，蛋白尿が常に陽性所見を呈さなくとも腎生検を積極的に行う目安としている。

【発症進展機序に基づく，診断・治療の進め方】

● 腎病変の診断，活動性，予後予測のパラメーター

腎生検所見

腎生検所見での IgA 腎症に対する判断に関しては，わが国独自の組織分類と Oxford 分類が一般化してきており，それぞれに記入している。しかしこれらは予後を予測する分類であり，治療の内容を決めるものではない。腎組織所見に尿所見や腎機能の程度をあわせた治療の指針が「IgA 腎症診療ガイドライン」に提示されているが，半月体形成を含む管外病変は指針として積極的にとらえられていない。

従来から IgA 腎症の活動状態では Th 1 偏位で，インターロイキン 12，インターフェロン-γ（IFN-γ）などの Th 1 サイトカインが関与し，細胞性半月体形成を伴う管外病変の頻度が高くなると考え（図 1）[1]，早期から副腎皮質ステロイド治療を施行している。自験例であるが，細胞性および細胞線維性半月体形成が，完全硬化をのぞく全糸球体の 10％以上に認めた症例を前向きに分類し，その予後を比較した。ステロイド治療群では 2 年後の蛋白尿が有意に少なく（図 2），限られた症例ではあるが再生検でも半月体の減少を認めており，10％以上の活動性半月体形成の存在を副腎皮質ステロイド治療適応のパラメーターとしている。

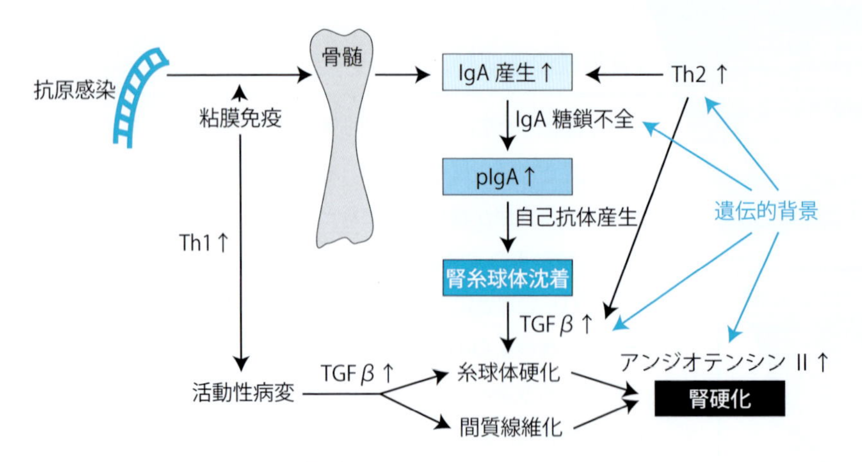

図 1　IgA 腎症の発症進展機序

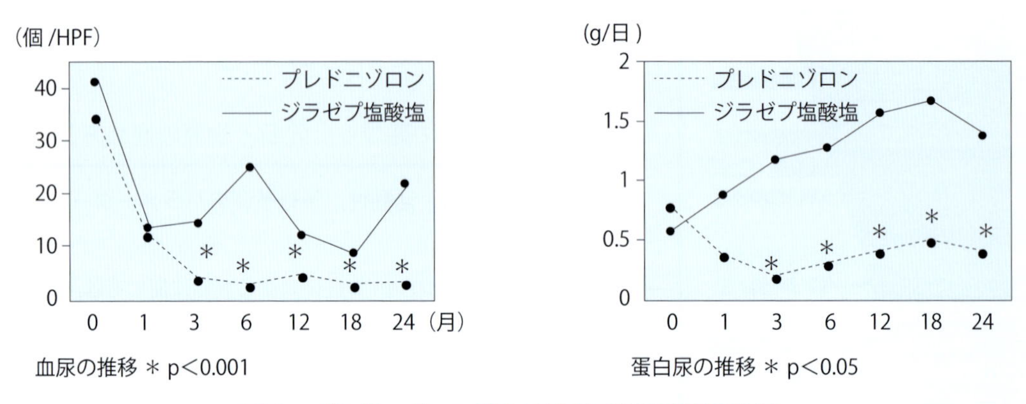

図 2　プレドニゾロン群とジラゼプ塩酸塩群の比較

細胞性半月体を 10%以上呈した IgA 腎症における，プレドニゾロン治療グループ（N：13）と非治療グループ（N：12）の 24 カ月後の血尿，蛋白尿の推移（未発表データ）

尿所見の目安

現在，わが国では尿蛋白 0.5 g/gCr 以上を診断基準としてとしているが，世界水準としては尿蛋白 1 g/gCr 以上が治療開始の目安である。しかし私はこれより低値の蛋白尿でも積極的に診断を行い，尿蛋白 0.3 g/gCr 以上を一応の目安としている。

また，尿沈渣の赤血球の数のみでなく，目視下での変形赤血球が存在することを目安として治療を行い，消失が維持されれば寛解としている。

補体活性と血中 IgA のパラメーター

IgA 腎症の腎生検組織では，IgA のメサンギウムへの沈着とともに 90%以上に C 3 沈着を認めるが，IgA 腎症患者の血清 C 3 値は基準範囲内であることが多い。しかし，IgA 腎症以外の腎疾患患者の値よりも有意に低めであることも報告されており，C 3 の免疫複合の処理における消費が常に行われている可能性を示唆している。また血清 IgA の産生過多も本疾患の背景であるが，血清 C 3 値ならびに IgA 値はさまざまな要因で変動するため，病態と独立したパラメーターにはなり難い。

一方，IgA/C 3 比については 3.01 以上が IgA 腎症の診断に有用であることや，さらに最近では 3.32 以上が IgA 腎症における腎予後不良の独立した予測因子であることが示された。筆者らも日本人のコホートで 3.3 以上が単変量および多変量解析において腎予後不良（血清クレアチニンの 2 倍化）と関連することを報告しており，予後予測因子としての IgA/C 3 比の有用性を確認し，改めてパラメーターに加えている。また治療後の改善も可能性がある[2)]。

【治療方針】

● 免疫抑制療法

寛解導入療法

基本的には 50 % 以上の糸球体に細胞性半月体形成を認めない限り，経口ステロイド薬 0.75 mg/kg/日で治療を開始し，1 年程度で漸減（できれば漸減中止）することを通常治療としている。その後は副腎皮質ステロイド 1 g/kg/日から開始するステロイドパルス療法と上記の経口ステロイド薬の後療法を中心としている。ステロイドパルス療法は原則 1 回のみとし，Pozzi 式の提唱する 3 回のステロイドパルス療法の施行は採用していない。免疫抑制薬の追加は，近年では急速進行性の臨床経過の場合で，組織にも半月体形成を多く認めれば急速進行性糸球体腎炎の治療に準じ，シクロホスファミドのパルス療法も考慮する。

口蓋扁桃摘出術＋ステロイドパルス療法（扁摘パルス）の開始と適応

従来から扁桃腫大を認め血尿を繰り返す患者には，扁桃摘出術のみで治療を行い，寛解を得た患者もいた。堀田らの症例報告後は，前向き試験がなかったこともあり，上記組織および蛋白尿パラメーターの合致患者に対して，本人にその選択肢もあることを伝え，前向き試験の結果はないことを説明したうえで，希望すれば行うというスタンスで開始した。また，扁桃摘出術後のステロイドパルス未施行症例では血尿と蛋白尿の増悪をみたとの報告もあり，事情が許せばステロイド治療を先行させる。その後寛解が得られた患者では，経過をみて扁桃摘出術を行わないこともあるが，原則はほぼ 3 カ月後にプレドニゾロン 0,25 mg/kg/ 日以下となった状態で扁桃摘出術を行う。

副腎皮質ステロイド治療後の再燃に対する治療

・イコサペント酸エチル（EPA）と低容量アスピリン療法

魚油から抽出されるイコサペント酸エチル（EPA）の抗炎症作用物質としての IgA 腎症への有効性については，1994 年に JV Donadio らにより初めて 106 症例の placebo-controlled study の報告がされた[3)]。その後，アスピリンが EPA 代謝を促進し EPA 由来抗炎症作用物質の産生を増すことなどがわかり[4)]，ANCA 関連血管炎への使用経験を経て，EPA ＋アスピリン療法が再燃性の IgA 腎症への副腎皮質ステロイドを使わない活動性抑制効果（図 3）を経験しており（遠藤ら第 45 回日本腎臓学会西部学術大会発表），まず試みることとしている。

・ミゾリビン療法

再燃の際に副腎皮質ステロイドを増量せずに用いる免疫抑制薬として，血尿の再活動化と蛋白尿が 1 g/日以上であれば，ミゾリビンの使用を考慮している（この場合，保険適用外であるため診療詳記による保険機構からの理解を得る必要がある）。150 mg/日以内で用いるが，長期にわたることが多いため 50 mg から開始する。効果が十分に得られた場合は，減量を慎重に行う。時には 1 年以上の長期にわたることもある。

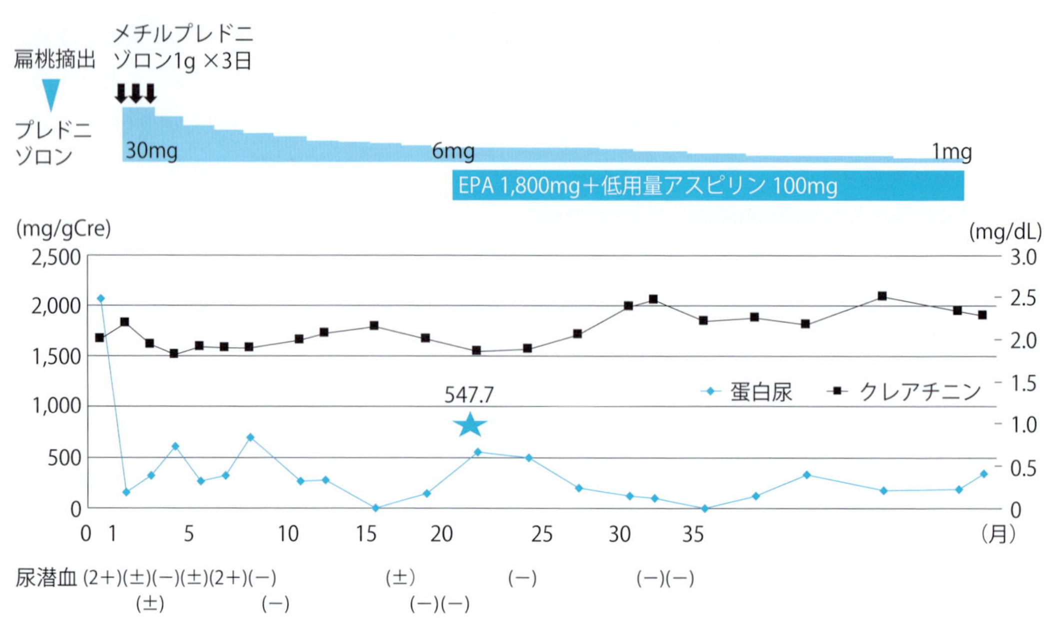

図 3　イコサペント酸エチル（EPA）＋低用量アスピリンで再燃を抑制できた IgA 腎症症例

維持療法における免疫抑制療法

蛋白尿の消失と，尿沈渣での変形赤血球消失を確認することで完全寛解とし，ここに達成すれば副腎皮質ステロイド維持治療は 1 年で中止とする。一方，完全寛解が得られない患者（少量の血尿や蛋白尿の消失がなく再燃を繰り返す）でもプレドニゾロン 5 mg/ 日以下の継続を行うが，上記の EPA ＋アスピリン治療を併用して，できるだけ減量を試みる。

● 免疫抑制療法以外の補助治療

レニン・アンジオテンシン（RA）系阻害薬と Ca 拮抗薬

慢性腎臓病をともなう高血圧症への RA 系阻害薬はエビデンスを基に推奨されているが，「エビデンスに基づく IgA 腎症診療ガイドライン 2014」では蛋白尿が 0.5 g / 日以上で特に推奨されている。正常血圧である IgA 腎症患者への長期使用の病変進展予防には議論もあるが，その際，蛋白尿が存在すれば糸球体内圧軽減による蛋白漏出を下げる意味で，腎血管閉塞性病変を除外しながら積極的に使用している。ACE 阻害薬と ARB との併用は基本的に行っていないが，全身血圧が高い患者には長時間作用型の Ca 拮抗薬を併用する。蛋白尿が多い患者には L 型 Ca 拮抗薬であるシルニジピンの併用を優先している。

● 抗血小板薬の併用

IgA 腎症に対する抗血小板薬の効果の臨床的検証は 1970 年代より示唆されており[5]，これをうけてわが国でも治療に導入された。その後のメタ解析[6]や，筆者らが行った腎生検組織病変への観察研究[7]でも，軽症例では有意に良好な予後を確認した。そのため比較的軽症で長期に緩徐に進行する IgA 腎症患者には，長期使用で蛋白尿の軽減が期待できると考えられ，腎生検所見で選別し使用している。

● IgA 腎症における肥満・高脂血症是正の意義

肥満および高脂血症は慢性腎不全の有意な進行リスクファクターであり，IgA 腎症においてもその是正の有用性には有意な効果が期待され，「エビデンスに基づく IgA 腎症診療ガイドライン 2014」においても推奨グレード A として推奨されている。Bonnet ら[8]も肥満が IgA 腎症において高血圧および腎不全への進展のリスクファクターであることを示しており，筆者らも IgA 腎症患者における肥満は糸球体肥大のみでなく，糸球体基底膜の肥厚をもたらすことを電子顕微鏡組織像にて証明した[9]。肥満にさらに低 HDL-コレステロール血症を伴った場合は，予後が不良であるとの報告もされており（有安ら，第 59 回日本腎臓学会学術総会発表），適正体重維持と高脂血症の薬剤による介入は，長期治療を要する IgA 腎症患者に必須と考える。

【妊娠の適応について】

安全な妊娠については，eGFR 60 mL / 分 / 1.73 m^2 以上・蛋白尿なしであることを説明するが，これ以下の腎機能の状況であってもその時点でプレドニゾロン 5 mg / 日以下の免疫療法以外の免疫抑制薬の使用がなく，血圧のコントロールができており，再燃の所見（血尿の新たな増悪や，蛋白尿の増加）がない場合は，①妊娠継続に問題が起こる危険性，②治療抵抗性高血圧を発症した際の妊娠中断の可能性，③出産後の腎機能低下速度の進行は妊娠しない場合に比べ早い可能性，これらを説明したうえで希望される場合は禁止にはしない。RA 系阻害薬は妊娠した時点で基本的に中止とし，メチルドパ水和物，ヒドララジン塩酸塩に切り替える。

【IgA 腎症患者の外来診療継続における病診連携】

IgA 腎症が長期にわたり経過を観察する必要がある疾患であることは認知されてきており，完全寛解が得られた患者でも検尿は定期的に行う。特に感冒時や感冒が治癒した後の尿所見の確認は，かかりつけ医などが対応しやすい。維持療法の段階で，腎機能の程度にかかわらずかかりつけ医に紹介し，1～2 カ月に一度はかかりつけ医を，半年に一度は専門医を受診し，その際に診療情報を交換する連携システムを作成している。患者に無理なく途切れない治療継続を行ってもらうことが重要であり，二人主治医制をとっている。

【最近の IgA 腎症に対する免疫抑制療法の前向き試験結果への私見】

●「STOP- IgA」研究

ドイツの Foege J を中心として 2008 年から進められていた STOP-IgA 研究では，十分な量の RA 系阻害薬の使用下で，Pozzi らのプロトコルを参照としたステロイドパルス療法を含むプレドニゾロンにさらにシクロホスファミド＋アザチオプリンによる免疫抑制薬を上乗せした群と，全く免疫療法を行わなかった群の両群間では，3 年間の観察時点で eGFR の基本値から 15 mL / 分 / 1.73 m^2 以上の低下，または末期腎不全というエンドポイントに達した症例数に差はなく，感染症や肥満などの代謝異常を含む副作用の発症率が，免疫抑制薬追加群で有意に高いという結果であった[10]。この研究は，強化治療のスタートラインまでに RA 系阻害薬の投与を徹底して行い，両群で血圧を揃えて開始していた。そのうえで免疫抑制薬治療では，副腎皮質ステロイドに加えて eGFR 30 mL / 分 / 1.73 m^2 以上に限った症例群ではあるが，腎機能が低下している症例にも相当量のシクロホスファミドを使用しており，この使用量は全身血管炎や重症全身性エリテマトーデスなどの多臓器疾患に対するものにも匹敵し，当然感染症などの合併症は有意に治療群で多くなることが予想され，免疫抑制療法に関してはプロトコルの妥当性に疑問がある。

また，腎生検組織所見の詳細がなく，線維化の進んだ症例の可能性もあり，IgA 腎症ではすべて腎生検組織所見が得られているはずであるため，強化治療の対応かどうかが疑問である。Intensive 治療の内容を吟味し，さらに長期のプロトコルを期待したい[11]。

●「TESTING（Therapeutic Evaluation of Steroids in IgA Nephropathy Global）試験」[12] について

TESTING 試験は，中国・オーストラリア・インド・カナダ・マレーシアの多施設で実施された IgA 腎症患者における，経口メチルプレドニゾロン服用の末期腎不全，腎不全による死亡，または eGFR 値 40％低下の複合腎アウトカムを二重盲検法で行ったものである。対象症例は，蛋白尿 1 g / 日以上，eGFR 値 20 ～ 120 mL / 分 / 1.73 m^2，RA 系阻害薬で血圧をコントロールされている症例である。経口メチルプレドニゾロン（0.6 ～ 0.8 mg/kg / 日；最大用量 48 mg / 日）を 2 カ月間投与後，4 ～ 6 カ月で離脱する。750 例の登録を 5 年間追跡する予定であったが，平均 2.1 年の追跡時点で 262 例のメチルプレドニゾロン群のうち 11 例に重症感染症が発生（プラセボ群 0 例）し，死亡例が 2 例，重篤有害事象発生例ではメチルプレドニゾロン群 20 例（14.7%）とプラセボ群 4 例（3.2%）に対して有意に多く（$p = 0.001$），中止となった。本試験で使用されたプレドニゾロンの量は，わが国で行われている平均的なステロイド療法よりも投与量は少なく，投与期間も短いと考えられる。中止時点での腎複合アウトカムがステロイド群で有意に良好であったことを考慮すると，今後この治療がアジア諸国を含むグローバルな規模で安全に施行する場合の感染症対策が肝心と考えられる。

一方，わが国の IgA 腎症患者への治療介入は蛋白尿 0.5 g / 日以内も含む早期に行われており，世界基準との差を痛感する。この数十年，わが国での IgA 腎症による透析導入患者の顕著な減少をみると，その治療方針は間違っていなかったことを確信している。今後，世界の各施設との情報交流や治療の安全性の確保の推進をさらに深める必要性を痛感する。

■文献■

1）酒井 紀，武曾惠理：IgA 腎症の発症と進展への対策．Nephrology Frontier 1：243 - 250，2002

2）鳥越和雄，武曾惠理：腎予後に関連する臨床的指標．C 3 ,IgA．腎と透析 82：509 - 514，2017

3）Donadio JV，Bergstralh EJ，Offord KP，et al. ：A controlled trial of fish oil in IgA nephropathy. Mayo Nephrology Collaborative Group. N Engl J Med 331 : 1194 - 1199，1994

4）Wada J，Sugiyama H，Makino H：Pathogenesis of IgA nephropathy. Semin Nephrol 23 : 556 - 563，2003

5）Kincaid-Smith P，Laver MC，Fairley KF：Dipyridamole and anticoagulants in renal disease due to glomerular and vascular lesions: A new approach to therapy. Med J Aust 1：145 – 151，1970

6）Taji Y，Kuwahara T，Shikata S，et al. : Meta-analysis of antiplatelet therapy for IgA nephropathy. Clin Exp Nephrol 10：268 – 273，2006

7）Yoshida H，Kanatsu K，Muso E，et al. ：Effects of an anti-platelet drug（dilazep）in IgA nephropathy：comparison of clinical effects with renal biopsy findings. Nihon Jinzo Gakkai Shi 36：339 - 344，1994

8）Bonnet F，Deprele C，Sassolas A，et al. : Excessive body weight as a new independent risk factor for clinical and pathological progression in primary IgA nephritis. Am J Kidney Dis 37：720 - 727，2001

9）Tanaka M, Yamada S, Iwasaki Y，et al：Impact of obesity on IgA nephropathy: comparative ultrastructural study between obese and non-obese patients. Nephron Clin Pract 112：c 71，2009

10）Rauen T，Eitner F，Fitzner C，et al. ：Intensive Supportive Care plus Immunosuppression in IgA Nephropathy. N Engl J Med 373：2225 - 2236，2015

11）武曾惠理：第 18 回 STOP IgA：STOP IgA 試験に対する評価とコメント．Nephrology Frontier 15：142 - 145，2016

12）Lv J，Zhang H，Wong MG，et al. ：Effect of Oral Methylprednisolone on Clinical Outcomes in Patients With IgA Nephropathy：The TESTING Randomized Clinical Trial. JAMA 318：432 - 442，2017

expert 医師の治療 ⑪
IgA 腎症　診療の実際

大矢 昌樹

和歌山県立医科大学
腎臓内科学講座 講師

1998 年　和歌山県立医科大学医学部卒業
1998 年　和歌山県立医科大学付属病院
　　　　臨床研修医
2000 年　国保古座川病院内科医員
2001 年　医療法人良秀会 藤井病院内科医員
2004 年　和歌山県立医科大学付属病院
　　　　第 3 内科（腎臓内科）
2004 年　医療法人良秀会 藤井病院
　　　　腎臓内科医長
2009 年　和歌山県立医科大学
　　　　腎臓内科・血液浄化センター 助教
2013 年〜 現職

【和歌山県立医科大学腎臓内科での IgA 腎症治療方針】

IgA 腎症の診断を含めた組織学的重症度の判断には腎生検が必須である。当科ではそれらと臨床的重症度を合わせて患者個々のリスクを評価し，治療方法を検討している。末期腎不全に至る可能性が低いと予想される群（低リスク群）では薬物治療はせず，尿検査結果の確認を定期的に行う。腎病理所見で糸球体に急性活動性病変を認める患者，蛋白尿が多い患者，高血圧を伴い腎機能低下が進行してきている患者には，同時に抗血小板薬，抗凝固薬，ACE 阻害薬や ARB での降圧および腎保護を行っている。基本的に口蓋扁桃摘出術＋ステロイドパルス（扁摘パルス）療法と，後療法として経口ステロイド療法を含めた約 1 年間の治療を実施している（図）。

【通院と尿検査の間隔】

● 低リスク群と診断した患者

無治療で経過観察の場合は，初診から 1 年間は 3 〜 4 カ月に 1 度の検尿，採血を実施している。その後変化がない場合は 6 カ月に 1 度の通院による検尿，採血を実施している。

● 扁摘パルス療法後のステロイド内服

原則入院としたうえで，メチルプレドニゾロン 0.5 g / 日 3 日間のステロイドパルスを 3 週にわたり 3 クール行い，その後は外来にて経口ステロイド薬を 30 mg / 日隔日投与とし，以後 8 週間ごとに 5 mg / 日ずつ漸減し，約 1 年後に中止としている。ステロイドパルス後の通院，尿検査間隔は 1 〜 2 カ月ごととしている。

● 尿所見が完全に寛解しない場合（尿蛋白 0.3 g / 日以上もしくは尿 RBC 5 〜 9 / HPF 以上の持続）

積極的治療にもかかわらず尿所見が完全に寛解しない場合は，1 〜 2 カ月の定期通院を実施したうえで，できる限り再度腎生検を施行し，急性活動性病変の程度，慢性病変の程度を評価し，その後の追加治療を考慮している。寛解し得ない患者には，以下の治療および管理を考慮している。

①蛋白尿のみ持続する場合（尿蛋白 0.3g / 日（随時尿蛋白 0.3g / gCr）以上，尿潜血陰性（尿 RBC 1 〜 4 / HPF 以下））

高血圧の有無なども総合的に判断し，蛋白尿に対して RA 系阻害薬を中心とした降圧療法を開始もしくは継続する。全身血圧の管理に関しては Ca 拮抗薬の投与も行い，130 / 80 mmHg

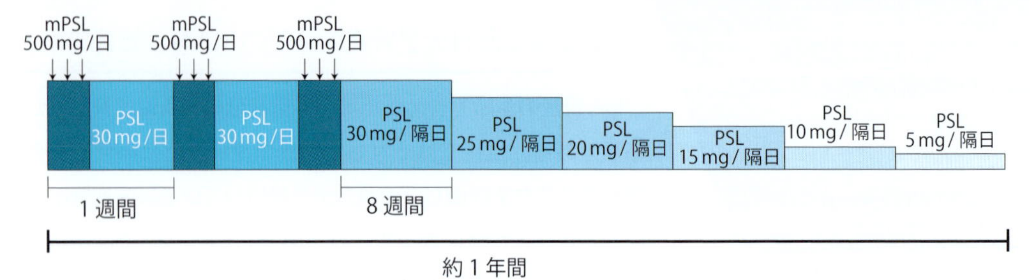

図　IgA 腎症におけるステロイドパルス療法プロトコル

未満にコントロールする。ただし，妊娠可能な女性に対する投与に関しては十分なインフォームド・コンセントが必要である。

②血尿のみ持続する場合（尿蛋白 0.3 g / 日（随時尿蛋白 0.3 g / gCr）未満，尿潜血陽性（尿 RBC 5 ～ 9 /HPF 以上））

口蓋扁桃以外の慢性病巣の検索（遺残扁桃の有無，歯周病，慢性鼻咽腔炎，副鼻腔炎など）を行い，治療を検討する。

耳鼻咽喉科へコンサルテーションのうえ遺残扁桃の有無を確認し，遺残扁桃を認めた場合には摘出を考慮する。また，当院耳鼻科にて鼻咽腔炎症を確認したうえで，上咽頭擦過療法（B スポット療法）を施行している。副鼻腔炎も治療を行っている。

歯周病に関しては歯科へコンサルテーションのうえ歯周病の確認をし，歯周病を認めた場合は治療をする。

③蛋白尿，血尿とも持続する場合

再度腎生検をできる限り施行し，急性期病変の程度を評価したうえで患者個々の年齢，腎機能，併存疾患などを総合的に判断し，免疫抑制薬の追加投与を検討する。

当科での具体例

扁摘パルス療法終了前になっても蛋白尿，血尿を呈していたことから再度腎生検を施行し，硬化糸球体の増加，細胞性～線維細胞性半月体の残存を認めたため，ステロイド療法に加えてシクロホスファミドパルス療法を追加した。また，②にある口蓋扁桃以外の慢性病巣の検索をあわせて行った。

● 尿所見が完全寛解した患者（尿蛋白 0.3 g / 日未満もしくは尿 RBC 5 ～ 9 / HPF 未満）

臨床的寛解後は徐々に受診回数の延長をはかり，3 ～ 6 カ月ごとの受診としている。患者には疾患治癒ではなく，寛解状態であることを説明し，上気道炎の時などに検尿異常が再発しないか，また症状がなくても定期受診の必要性があることを説明する。受診の際には，血液生化学検査による腎機能の確認のほか，検尿沈渣および尿蛋白定量の評価を行う。

IgA 腎症は性質上，長期加療管理が必要である。しかし長期になればなるほど，患者個々のさまざまな理由（受診自己中断，遠方への転居などによる受診不可など）により，ドロップアウトしてしまうこともあるため，再受診を勧める。また，転居などの際には最寄りの腎臓専門医に紹介し，引き続き管理をしてもらうようにしている。

【今までの経験から IgA 腎症の治療を考える】

当科では，基本的に扁摘パルス療法と後療法として経口ステロイド療法を含めた約 1 年間の治療を実施している。特に若年女性においては将来的な妊娠出産を想定し，適齢期になった頃に無投薬状態になっていること（特に RA 系阻害薬）を理想とする臨床的寛解となるよう，積極的治療を考慮している。

10 年以上前であるが，17 歳の時に検尿異常から女子高校生が母親に連れてこられ，当科を受診した。IgA 腎症であり，治療方針のインフォームド・コンセントのもと，扁摘パルス療法を施行した。治療開始後は，病気への不安や思春期ということから，診察時は常にふてくされた態度に終始し，若かった私は診察に苦慮していた。当時，扁摘パルス療法は始めたばかりであったが，その後寛解に至り，1 年の治療終了時に本人からお礼を言われたのを覚えている。その後大学へ進学し，他県へ行った時期もあったが 1 年に 1 度の地元に戻るタイミングで受診してくれていた。幸い治療終了後も検尿異常は再発することなく寛解状態を維持しており，適齢期で無事 2 回の妊娠・出産を経て，現在でも 1 年に 1 度は子供達を連れて受診してくれている。このような患者をみるときほど腎臓内科医として喜ばしいことはない。あの時，この治療をしておいてよかったと思う瞬間である。

expert 医師の治療 ⑫
IgA 腎症　診療の実際

伊藤 孝史

島根大学医学部附属病院腎臓内科
診療教授

1992 年　広島大学医学部医学科卒業
1992 年　国立大田病院（現：大田市立病院）内科
1994 年　県立広島病院人工腎センター
1996 年　広島大学医学部附属病院第二内科
2001 年　広島大学大学院医学系研究科修了（医学博士）
2002 年　University of Wales College of Medicine, Institute of Nephrology, Research Fellow
2004 年　広島大学医学部・歯学部附属病院第二内科
2005 年　島根大学医学部附属病院呼吸器・腎臓内科（講師（学内））
2008 年　島根大学医学部附属病院腎臓内科診療科長
2009 年　島根大学医学部附属病院腎臓内科講師
2012 年～ 現職

【IgA 腎症と診断がついた患者の初期治療】

● 初期治療の選択

・島根大学医学部附属病院では，2011 年の「IgA 腎症診療指針」（第 3 版）で示された組織学的重症度分類と臨床的重症度分類による透析導入リスクの層別化を行い，治療方針を決定する。

・細胞性半月体を認める患者や妊娠可能年齢の女性に対しては，組織学的重症度分類が低くても，また 70 歳未満の超高リスク群患者でも同様に，口蓋扁桃摘出術＋ステロイドパルス療法（扁摘パルス）などの積極的な治療を勧める。扁摘パルスの治療形式は，仙台方式を採用している。組織学的重症度が高い患者では，口蓋扁桃摘出術からステロイドパルス療法までの期間をできるだけ短くし，組織学的重症度が低い患者では尿所見の改善の程度を見極めながらステロイドパルス療法の開始は 6 カ月後まで待つことが多い。

・低リスク群でも，尿蛋白 0.15 g/gCr 以上であれば内服処方なしの経過観察ではなく，ジラゼプ塩酸塩水和物の処方を行い，3 カ月ごとの定期受診を継続する。

・70 歳以上の高齢者の場合では，細胞性半月体形成があれば扁摘パルスの説明をしつつ，透析導入リスクを考えて慎重に治療選択を行う。

【外来での IgA 腎症患者の加療と管理】

・検尿異常がなくなったとしても，基本的に継続した尿検査が必要であることを全患者に説明する。

・扁摘パルス施行患者では，経口ステロイド薬が終了するまでは 2 カ月ごとの通院とし，終了後は尿所見，腎機能に応じて適宜調整するが，概ね 1 ～ 3 カ月ごとの通院とする。臨床的寛解になった患者でも，3 ～ 4 カ月ごとに尿検査，腎機能検査を継続して行い，再燃・再発に注意する。

・診断時に低リスク群で扁摘パルスを行わない方針にした患者でも，経過観察中に尿所見の悪化を認めた場合は再度扁摘パルス施行を検討する。

・抗血小板薬のみの患者は 3 カ月ごとの通院とし，尿所見の悪化があれば間隔を短くする。蛋白尿 0.5 g/gCr 以上になれば，扁摘パルスも含めた治療方針を再度検討する。

・尿蛋白 0.5 g/gCr 以上の患者には，過剰降圧（収縮期血圧が 110 mmHg 未満）にならないよう注意しながら RA 系阻害薬を投与する。妊娠の可能性のある女性では，尿蛋白 1.0 g/gCr 以上の患者に対しては慎重に投与する。

- 尿蛋白 0.15 g/gCr 未満が 6 カ月以上続けば抗血小板薬の中止は可能と考える。中止後も 3～4 カ月ごとに尿検査，腎機能検査を行う。
- 経口ステロイド薬の副作用が強い患者には，早めに経口ステロイド薬を減量し，免疫抑制薬（シクロスポリンまたはミゾリビン）を併用する。若年者の場合には，治療効果が早く現れることを期待してシクロスポリンを使用する。高齢者の場合には，経口ステロイド薬はできるだけ長期には使用せず，重篤な副作用が比較的少ないミゾリビンを併用することが多い。

【日常生活での注意点】

- 一般的な慢性腎臓病（CKD）管理（生活習慣の改善，食事療法や血圧，糖尿病，脂質，貧血，骨・ミネラル，尿酸管理など）は全患者に実施する。
- 感染を契機に再発，尿所見が悪化する患者も散見されるため，積極的治療患者のみならず，全患者でしっかり感染予防（特にうがい）を行う。
- 妊娠が疑われた場合には，免疫抑制薬などの使用禁忌の薬剤はいったん中止し，妊娠が確定した場合には，当院の産科に紹介し，連携しながら尿蛋白のみならず血尿もチェックし，妊娠高血圧症候群などが合併しないよう注意深く経過を観察している。

【個々の患者における対応事例・コメント】

①独身女性であり「自分の大切な人であれば，どの治療を選択するか？」と考え扁摘パルスを選択

症例①　32 歳，女性（会社員）

学校健診で異常を指摘されたことはなく，大学卒業後は 10 年ほど健診を受けたことがなかった。初めて受けた職場健診で，尿蛋白 2＋，尿潜血 1＋，Cr 1.37 mg/dL であった。徐々に悪化し，尿蛋白＞2.0 g/gCr，尿 RBC 20～30 / HPF，変形赤血球あり，赤血球円柱も認めた。血清 Cr 2.03 mg/dL であり紹介。腎生検にて IgA 腎症（C-Grade III，H-Grade IV），透析導入リスク：超高リスクであった。今後，結婚，妊娠，出産を考えるとこれ以上の腎機能悪化は避けたいので，積極的に治療するべきと考え，扁摘パルス（仙台式）を勧めた。尿蛋白＜1.0 g/gCr，尿 RBC 1 / HPF，血清 Cr 1.6 mg/dL まで改善した。

コメント

実際に腎機能は完全に回復はせず CCr 40 mL / 分と 70 mL / 分には遠く，妊娠・出産は困難といわざるを得ないが，本人の希望もあり何とか叶えてあげたいと考えている。

②腎生検では H-Grade I であるが，細胞性半月体を認めたため積極的に扁摘パルスを選択

症例②　29 歳，男性（会社員）

数年前から職場の健診で検尿異常を指摘され受診。尿蛋白 0.41 g/gCr，尿 RBC 10～19 / HPF，変形赤血球あり，顆粒円柱も認めた。血清 Cr 0.67 mg/dL（eGFR 114.4 mL / 分 / 1.73 m^2）。腎生検にて全糸球体 32 個のうち 1 個に細胞性半月体を認めた。IgA 腎症（C-Grade I，H-Grade I），透析導入リスク：低リスクであったが半月体形成を認めたため，積極的に扁摘パルス（仙台式）を勧めた。扁摘後のステロイドパルス 2 クール目終了後に尿所見が臨床的寛解（血尿・蛋白尿ともに消失）となり，以後寛解状態が持続している。

コメント

低リスクであっても寛解を目指して扁摘パルスを実施した。採取糸球体数が多く，1個のみ糸球体での細胞性半月体形成が扁摘パルスの決め手となった。採取糸球体数が少なく半月体形成を認めない場合，どう治療するのかを考えさせられた。

③経口ステロイド薬の投与により精神変調が出現し耐糖能障害が悪化したため，ステロイド薬を早期に減量しミゾリビンを併用し改善した

症例③　63歳，男性（会社員）

50歳頃から職場の健診で検尿異常を指摘されていた。高血圧，境界型糖尿病，脂質異常症で数年前から加療されていたが，その際の検査で尿蛋白1.23 g/gCr，尿RBC 30～49/HPF，変形赤血球あり，赤血球円柱ありと尿所見の悪化を認めたため紹介受診した。血圧124/68 mmHg（RA系阻害薬服用），Cr 1.09 mg/dL，LDL-C 113 mg/dL（スタチン服用），HbA1c 6.0％（服薬なし）であった。腎生検で硬化性病変は30％程度で半月体形成は認めず，IgA腎症（C-GradeIII，H-Grade II），透析導入リスク：高リスクであった。透析導入リスクが高いことを説明したところ，しっかり治したいと希望されたため，扁摘パルスを含めた治療を提案した。元来神経質な性格のためか手術は拒否され，ステロイド薬の内服治療（プレドニゾロン40 mg/日）を選択した。しかし透析に対する不安とステロイド薬の副作用で，不眠からうつ傾向となりさらに血糖も悪化した。不安が増強し治療に拒否的となったため，2週間でプレドニゾロン20 mgに減量し，さらに減量する際にミゾリビン150mgを追加した。1カ月で15mgまで減量した時点でうつ傾向・血糖上昇は改善した。その後は3カ月ごとに5mgずつ減量し，10mgに減量した時点で尿所見も改善し，尿蛋白0.43 g/gCr，尿RBC 5～9/HPFと改善した。

コメント

経口ステロイド薬を終了し，徐々にミゾリビンを減量した。ときにステロイド薬の副作用で難渋する患者もいるが，積極的に免疫抑制薬を併用することで尿所見の改善，腎機能の保持ができた。

【経験から考えるIgA腎症の治療】

- 低リスク群とは，「透析療法に至るリスクが少ないもの」と定義されているが，決して透析療法に至るリスクが「ゼロ」ではない。早期の治療介入が問題になっているが，リスクが「ゼロ」でないのであれば，若年者（特に妊娠の可能性のある女性）に対しては積極的に扁摘パルスを勧めるほうが良いと考える。「自分の大切な人であれば，どの治療を選択するか？」と考えれば，自ずと積極的治療を選択することが多くなるが，もちろん治療の効果や副作用などを患者・家族に十分説明したうえで治療方針を決定している。
- 積極的治療を希望しない患者，扁桃摘出術が困難な患者，副作用などのためステロイド薬の服用が困難な患者，腎機能が高度に低下した患者に対しては，その時点でできる最大限の治療を提案し，腎機能の温存に務める。
- 蛋白尿を減少させるためには，基本的治療として，RA系阻害薬，抗血小板薬，魚油，スタチンも積極的に併用投与すべきであると考える。

■文献■

1）　日本腎臓学会（編）：エビデンスに基づくIgA腎症診療ガイドライン2014．東京医学社，東京，2015
2）　堀田 修：IgA腎症の病態と扁摘パルス療法．メディカル・サイエンス・インターナショナル，東京，2008

IgA 腎症　診療の実際

片渕 律子

国立病院機構福岡東医療センター
内科部長

1979 年　九州大学医学部卒業
1979 年　九州大学医学部付属病院研修医（第 2 内科）
1980 年　福岡赤十字病院研修医（内科）
1981 年　九州大学医学部付属病院医員（第 2 内科）
1982 年　福岡大学医学部第 2 病理助手
1988 年　ニューヨーク大学腎臓病理留学
1989 年　福岡赤十字病院腎センター
2000 年　原三信病院附属呉服町腎クリニック
2006 年～現職

【治療の大原則】

IgA 腎症は臨床的にも組織学的にも多彩であり，同一疾患であるのかさえ疑問視されている。このような多彩な腎炎の治療は画一的であってはならない。

IgA 腎症の治療の大原則はそれぞれの患者において重症度，活動性に応じた治療法を選択することである。副腎皮質ステロイドなどの免疫抑制療法は進行が予測される患者にのみ用いることである。20 年で 40 % が末期腎不全に至るといわれている一方，残りの 60 % は予後が良好であることを忘れてはいけない。わが国では，IgA 腎症の診断がつくと口蓋扁桃摘出術＋ステロイドパルス（扁摘パルス）療法という考えが広まっているように感じるが，この風潮には注意しなければならない。

また，同じ重症度，活動性であっても，年齢，全身状態，生活習慣，さらには社会的背景までを考慮して治療法を決定する必要がある。この大原則を前提に，福岡東医療センターではどのように治療方針を決定しているかを解説する。

【ステロイド療法】

● 糸球体スコアに基づく副腎皮質ステロイドの適応＆ステロイドパルス療法の選択

1998 年，福岡赤十字病院の後ろ向きコホート研究で筆者らは独自の組織重症度として細胞増多（メサンギウム細胞増多＋管内細胞増多），半月体や分節性硬化からなる分節性病変，全節性糸球体硬化のそれぞれをスコア化して合計した糸球体スコア（1 - 12）を考案し，これが腎死のリスクと密接に関係することを報告した[1]。糸球体スコアの内容を表に示す。また，2008 年には症例数を増やし，糸球体スコアの予後予測としての有用性を再確認し，スコア 5 以上で有意に腎死のリスクが高まること（図 1，図 2），さらにはステロイド療法のうち経口投与群ではなく，ステロイドパルス療法群がステロイド非投与群に比べて腎死に至る確率が有意に低かった（$p < 0.05$）ことを説明した（図 3）[2]。

これらのことから当院では，糸球体スコア 5 以上の患者にはステロイドパルス療法を行うという明確な治療方針を確立し，副腎皮質ステロイドは末期腎不全への進行が予想される患者にのみ投与を行っている。ただし，糸球体スコア 4 以下であっても急性病変を 1 個でも認めた場合，ステロイドパルス療法

表　糸球体スコアの算出法

細胞増殖度：管内細胞増多＋メサンギウム細胞増多＋メサンギウム基質が糸球体面積に占める％を半定量的に評価し点数化	
0%	1 点
0% より大 25% 未満	2 点
25% 以上 50% 未満	3 点
50% 以上	4 点
分節性病変：半月体・係蹄壊死・癒着・分節性硬化を有する糸球体の全糸球体に対する%により点数化	
0%	0 点
0% より大 10% 未満	1 点
10% 以上 25% 未満	2 点
25% 以上 50% 未満	3 点
50% 以上	4 点
全節性硬化：全糸球体に対する%により点数化	
0%	0 点
0% より大 10% 未満	1 点
10% 以上 25% 未満	2 点
25% 以上 50% 未満	3 点
50% 以上	4 点

各病変の点数の合計＝糸球体スコア：1 ～ 12

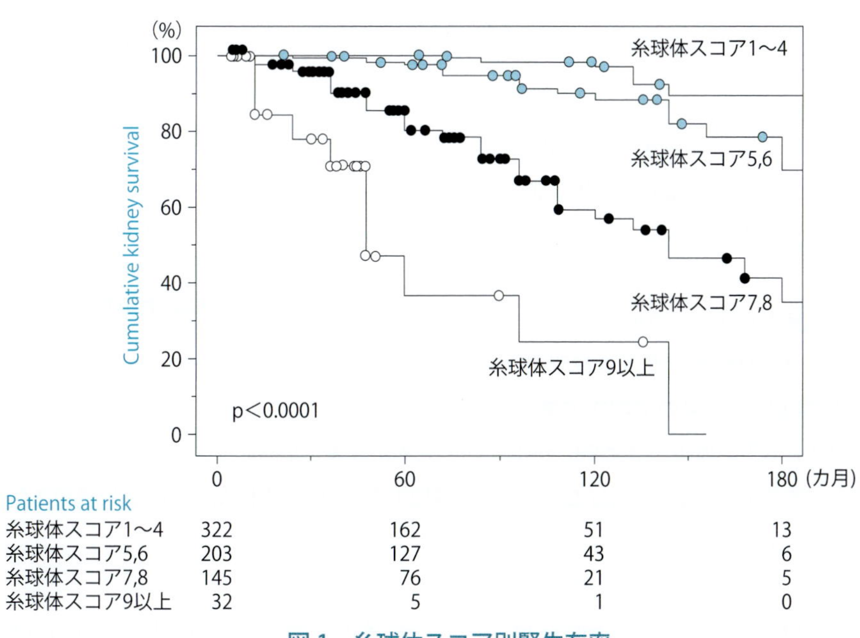

図 1　糸球体スコア別腎生存率

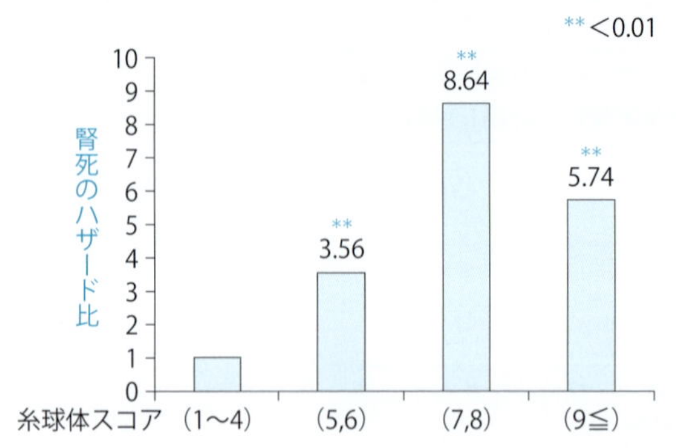

図 2　糸球体スコアによる組織 Grade の腎死発症に対するハザード比：Cox 比例ハザードモデル，多変量調整

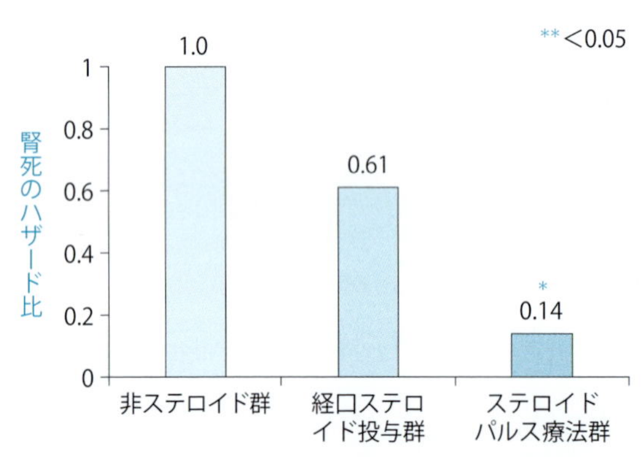

図 3　ステロイド治療の種類が腎死発症に及ぼす影響：Cox 比例ハザードモデル，多変量調整

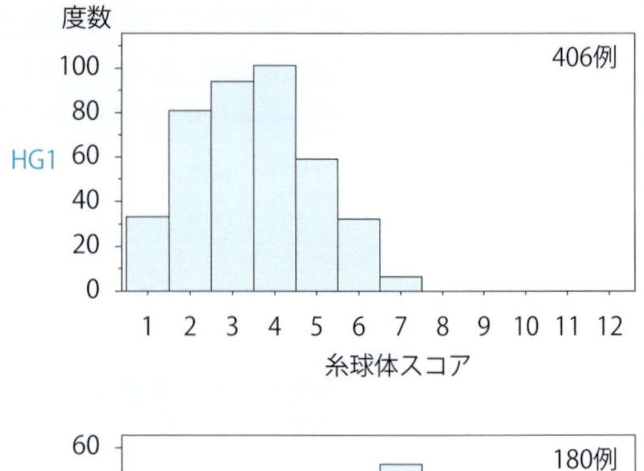

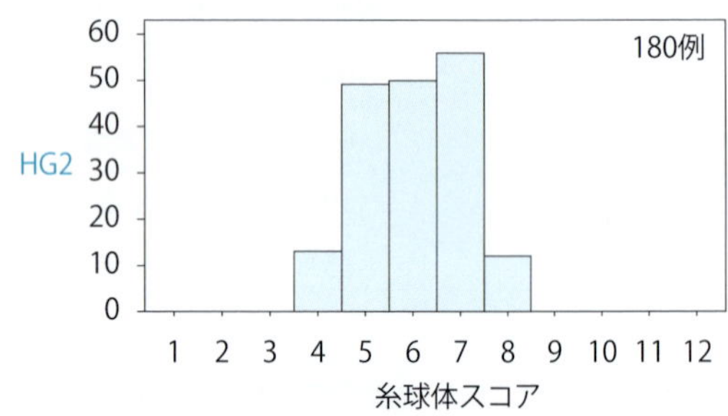

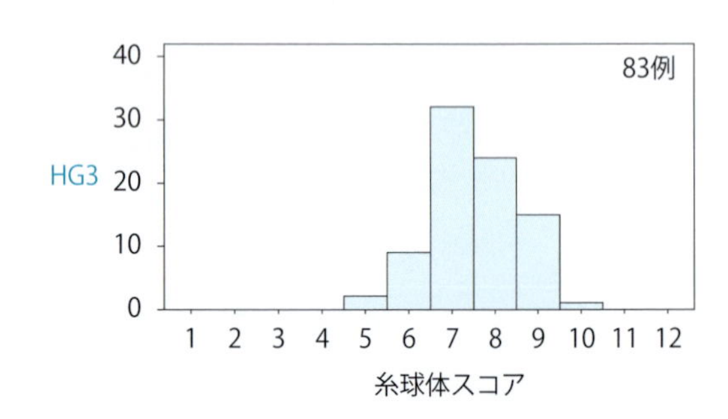

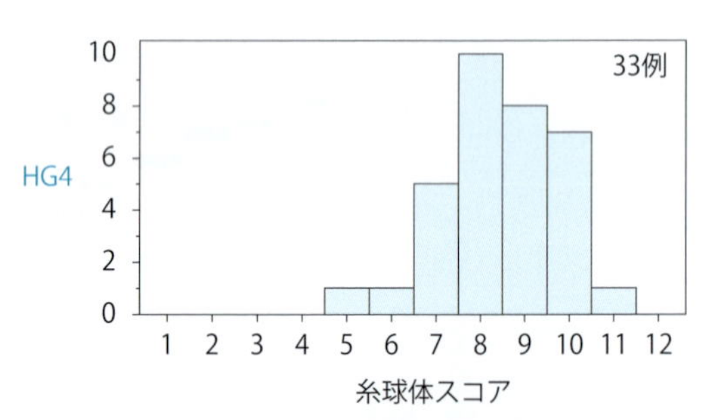

図 4　組織学的重症度分類別の糸球体スコアのヒストグラム

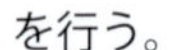

を行う。

糸球体スコア 5 以上は，IgA 腎症分科会の組織学的重症度分類の Grade Ⅱ以上におおよそ相当する。組織学的重症度分類別の糸球体スコアのヒストグラムを図 4 に示す。

● ステロイドパルス療法のプロトコル

① メチルプレドニゾロン 500 mg / 日を 3 日間点滴静注する。1 週間後に尿所見の著明な改善，例えば尿蛋白が 50 % 以下に低下かつ尿 RBC が 10 / HPF 未満に改善した場合，ステロイドパルス療法の追加は行わない。改善を認めない場合はもう 1 クール追加する。ステロイドパルス療法は，通常 2 クールまでしか施行しない。

② 後療法は，一律にプレドニゾロン 30mg で開始する。30mg / 日を 4 週間，25mg / 日を 4 週間，その後は，20 mg / 日，15 mg / 日，10 mg / 日，7.5 mg / 日，5 mg / 日，5 mg / 日と 2.5 mg 隔日，2.5 mg 連日，2.5 mg 隔日を各 8 週間の後，終了とする。5 mg 以降の減量方法は尿所見や腎機能の推移によって患

者ごとに判断する。

● あえてステロイド薬を使用しない場合

① 慢性病変のみの場合

糸球体スコア 5 以上であっても，細胞性半月体，線維細胞性半月体，係蹄壊死などの急性病変がなく，慢性病変（線維性半月体，分節性硬化，全節性硬化など）のみでスコアが上がっている場合は，副腎皮質ステロイドは使用しない。

② 高齢者

70 歳以上の高齢 IgA 腎症患者においては，急性病変を示す糸球体があっても当院では副腎皮質ステロイドを使用しない場合が多い。ただし，急性発症の高齢者で半月体形成性 IgA 腎症などの重症 IgA 腎症を時折経験するが，この場合はステロイドパルス療法を施行するか否か，迷うところである。ANCA 関連半月体形成性腎炎に比べ半月体形成性 IgA 腎症のほうがステロイドパルス療法への反応が悪い印象があり，ステロイドパルス療法を行っても反応がない場合は深追いをせず早期に撤退するよう心がけている。

③副腎皮質ステロイドの副作用が危惧されるとき

糖尿病，消化性潰瘍，感染症（呼吸器感染症など）を認める患者は，当然のことながら副腎皮質ステロイドの投与は行わない。また肺結核の既往がある高齢者では副腎皮質ステロイドの投与は行わないが，高齢でない場合は抗結核薬を一剤（イソニアジドを用いることが多い）投与したうえで副腎皮質ステロイドを使用する。その他，非常に神経質な性格の患者はステロイド精神病を高率に発症するため，副腎皮質ステロイドの投与は控える。

【口蓋扁桃摘出術】

● IgA 腎症の治療としての口蓋扁桃摘出術に関する考え方

当院では，IgA 腎症患者全員一律に扁摘パルス療法を行うことに批判的な意見をもっているが，IgA 腎症の治療としての口蓋扁桃摘出術（扁摘）を否定しているわけではない。IgA 腎症の臨床的特徴として，上気道炎直後に肉眼的血尿のエピソードが起こることはよく知られており，IgA 腎症の増悪に扁桃が関与していることが強く疑われる患者には積極的に扁摘を施行している。ただし，50 歳以上の患者における扁摘の適応について，九州大学病院耳鼻咽喉科では出血のリスクが高まるという理由から扁摘は施行されていない。

● ステロイドパルス療法と口蓋扁桃摘出術のタイミング

ステロイドパルス療法の適応ありと判断した患者で，上気道炎後の肉眼的血尿のエピソードがある場合，ステロイドパルス療法と扁摘のタイミングは患者それぞれの事情を考慮し，決定する。例えば学生の場合，ステロイドパルス療法を先に施行し，夏休みなどを利用して扁摘を行う。どちらの治療がより有効であったかを判断するため，ステロイドパルス療法と扁摘の間隔は半年あけるようにしている。間隔をあまりあけない，あるいはほぼ同時期に施行する施設が多いようであるが，当院では患者にこれらの治療方針を十分説明し，納得のうえで患者の都合に合わせどちらを先に行うか決定している。

また，いずれの治療を先に行った場合でも，一つ目の治療で臨床的寛解に持ち込むことができた場合，追加治療は行わない。

【保存療法】

● RA 系阻害薬

副腎皮質ステロイドの適応なしと判断された患者には，RA 系阻害薬を中心に治療を行う。高血圧を認める患者では副腎皮質ステロイドの適応有無にかかわらず RA 系阻害薬を投与する。

● 抗血小板薬

ジラゼプ塩酸塩やジピリダモールは，副腎皮質ステロイドの適応のない軽症患者でも尿蛋白を認める場合は投与を行う。また副腎皮質ステロイド投与により過凝固になりやすいため，副腎皮質ステロイドと併用して用いることが多い。

● 生活習慣病の是正

風邪をひかないような規則正しい生活，ストレスを避ける，暴飲暴食を避ける，グルテンフリーの食事（パンなど小麦粉を使った食材をできるだけ避けるなど），咀嚼を十分に行い腸管に負担をかけない食事，禁煙，口腔ケアなど，生活習慣の是正の指導にも力を入れている。口腔ケアに関しては，定期的な歯科受診を勧めている。副腎皮質ステロイドがなかなか効かない患者などにおいて聴取を行うと，歯周病や歯槽膿漏を認めることは日常臨床においてよく遭遇する。食事内容や食事の仕方，どんな仕事を何時までしているか，睡眠はとれているか，一日の生活リズムなど，生活習慣に関する詳細な聴取がその患者への治療のヒントを与えてくれることも多い。

【ステロイドパルス療法や口蓋扁桃摘出術無効例】

前述のような治療方針でほとんどの患者は臨床的寛解に持ち込めているが，一部で尿所見の改善がなく徐々に腎機能が悪化している患者がいる。扁摘 1 年後でも尿潜血が消失しない患者では，上咽頭炎の除外を行う。上咽頭炎を認めた場合，耳鼻科的に治療を依頼する。また，治療無効患者においては禁煙ができなかったり，不規則な生活を強いられていたり，ストレスが解消できない環境におかれているなど，なかなか解決方法がみつからずに口惜しい気持ちで経過観察をしている患者もいる。このような患者においては，初期治療が弱すぎたかもしれない，あるいは扁摘追加のタイミングが遅すぎたかもしれないなど，自責の念にかられるときもある。

【再発患者】

いったん，臨床的に寛解した患者が，尿蛋白・尿潜血ともに再燃した場合は可及的に再度腎生検を施行する。そこで急性活動性病変を認めた場合，ステロイドパルス療法を追加する。また，扁摘を施行していない患者では扁摘を試みることもある。扁摘施行患者では上咽頭炎を除外し，認めれば治療を行う。急性活動性病変を認めない場合は RA 系阻害薬の強化，生活習慣の是正を徹底する。

【おわりに】

当院での IgA 腎症における患者ごとの重症度，活動性に応じた治療法を紹介した。100 % 寛解には至っていないが，ほとんどの患者で臨床的寛解に持ち込むことができている。しかしながら前述のように治療に反応せず高度の尿蛋白・尿潜血が持続し，次第に腎機能が低下している患者が数名いる。当院では IgA 腎症を含む腎炎全般のステロイド療法を含む免疫抑制療法の導入において最小限の量で最大限の効果を引き出すことを目標としており，ともすれば初期治療が弱すぎたかもしれないと反省させられることもある。しかし，一方で免疫抑制療法が強すぎて生命予後を左右するような感染症を起こすことが危惧され，現在の治療方針を変更する気持ちになれない。

文献

1）Katafuchi R, Kiyoshi Y, Oh Y, et al.：Glomerular score as a prognosticator in IgA nephropathy: its usefulness and limitation. Clin Nephrol 49（1）：1 - 8, 1998

2）Katafuchi R, Ninomiya T, Mizumasa T, et al.：The improvement of renal survival with steroid pulse therapy in IgA nephropathy. Nephrol Dial Transplant 23（12）：3915 - 3920, 2008

expert 医師の治療 ⑭
IgA 腎症　診療の実際

藤元 昭一

宮崎大学医学部医学科
血液・血管先端医療学講座教授

1979 年　山口大学医学部卒業
1979 年　宮崎医科大学附属病院医員研修医
1981 年　社会保険宮崎江南病院
1983 年　同心会古賀総合病院研究員
1984 年　宮崎医科大学医学部第一病助手
1986 年　宮崎医科大学医学部第一内科助手
1995 年　宮崎医科大学医学部第一内科講師
2001 年　宮崎医科大学医学部内科学講座第 1 助教授
2012 年　宮崎大学医学部医学科血液・血管先端医療学講座教授
2012 年　宮崎大学医学部附属病院血液浄化療法部部長（併任）
2017 年　宮崎大学医学部附属病院腎臓内科科長（併任）
2012 年～ 現職

【IgA 腎症と診断がついた患者の治療】

腎生検組織所見で活動性病変（中等度以上のメサンギウム細胞増殖や細胞性半月体または線維細胞性半月体など）がみられ，臨床所見で血尿を伴う蛋白尿が 0.5 g / 日以上を認めた場合は，初期治療としてステロイドパルス療法（メチルプレドニゾロン 0.5 g / 回× 3 日間）2 クール，後療法として経口ステロイド療法（プレドニゾロン 0.5 mg/kg / 日から開始し，6 カ月後までに 10 mg / 日まで減量後，倦怠感などの自覚症状をみながら漸減中止）を行っている。

口蓋扁桃摘出術の実施基準は基本的に，尿検査で潜血反応（尿潜血 2 ＋以上，または尿沈渣 RBC が 20/ HPF 以上）があり，当院耳鼻咽喉科で扁桃病巣感染症と診断された場合で，特に習慣性・再発性扁桃炎の病歴があり，既往歴で上気道炎感染後の肉眼的血尿がみられる場合に施行している。口蓋扁桃摘出術＋ステロイドパルス療法（扁摘パルス）の際は，扁桃摘出の約 1 週間後に創部の治癒傾向を確認し，ステロイドパルス療法を実施している。

腎生検組織所見で糸球体硬化病変や間質線維化所見がみられ，血清 Cr 値が既に上昇している場合は，ステロイド療法を行うか否か，扁摘パルスを行うか否か，患者それぞれを考慮しながら判断をしている。

【外来での IgA 腎症患者の加療と管理】

● 副腎皮質ステロイド療法を行った患者（扁摘パルス施行患者を含む）

後療法は前述のようにプレドニゾロン 0.5 mg/kg / 日（最大量 30 mg / 日）から開始しており，外来にて 1 ～ 2 カ月月ごとに 2.5 ～ 5 mg 減量し，6 カ月後までに 10 mg / 日としている。その後プレドゾロンは緩徐に減量し，1 年を目途に中止するようにしている。なお，外来フォロー中は経口ステロイド薬の副作用予防薬（高用量時の ST 合剤・ビタミン D 製剤・HBc 抗体陽性時の抗ウイルス薬など）を投与するとともに，体重増加，脂質異常症，高血圧の出現に注意するよう指導している。

経過は，大きく以下の 3 つに分かれる。

①尿異常の消失した場合

2 年目は数カ月ごと，3 年目からは年 1 ～ 2 回の外来フォローとしている。頻度は少ないが，再燃を認めた場合には，できるだけ再生検を行い，腎生検組織所見を確認後に再度ステロイドパルス療法を施行している。

②軽度～中等度蛋白尿のみ残存した場合

RA 系阻害薬の服用下で外来フォローとしている。

③中等度蛋白尿と軽度血尿が残存した場合

治療開始時（腎生検時）に既に腎機能が低下していた患者や糸球体硬化病変を伴っていた患者に多くみられる。追加で副腎皮質ステロイド治療を導入することは少なく，食事療法とともに，RA 系阻害薬を中心に外来フォローとしている。

● 副腎皮質ステロイド治療を行っていない患者

この患者群は，大きく以下の 3 つのパターンに分かれる。

①組織学的および臨床的重症度が軽度であった場合

口蓋扁桃摘出術の適応に合致する場合（習慣性扁桃炎の病歴がある，あるいは既往歴で上気道感染後の肉眼的血尿がある）は，手術を勧めている。その他の場合は，基本的には未治療のまま，定期的な検尿フォローのみを行っている。

②組織学的および臨床的重症度が極めて高かった場合（病理学的に半月体形成性糸球体腎炎の場合を除く）

患者ごとの病態にあわせた外来治療（降圧薬，球形活性炭，他）を行っている。

③本人が免疫抑制療法を望まない，あるいは医師が不適（精神的に不安定，定期通院困難など）と判断した場合

患者ごとの病態に合わせた外来治療（降圧薬，球形活性炭，他）を行っている。

【個々の症例における対応事例】

①妊娠中に腎炎を疑われ，出産後に治療を行った症例

症例①　38 歳（初診時 25 歳），女性（パート）

中学生の時に学校検診で顕微鏡的血尿を指摘され，24 歳の時に職場健診で蛋白尿と顕微鏡的血尿を指摘されたが精密検査は受けずにいた。また，年 2 ～ 3 回は発熱を伴う扁桃炎に罹患していた。25 歳で第 1 子を妊娠し，14 週の時に検尿異常を指摘され腎炎合併妊娠と考えられたため，当院でのフォローとなった。妊娠 35 週の時から血圧上昇を認め，過重型妊娠高血圧腎症（軽症）と診断。37 週の時に誘導分娩が行われた（出生時体重 2840 g，アプガースコア 9 / 9 点）。退院後は一時降圧薬を服用していたが，徐々に安定したため降圧薬は中止となった。

しかし，その後も検尿異常が持続したため産後 8 カ月の時に腎生検を施行（蛋白尿 1.2g / 日，血尿 3 ＋）。軽度～中等度のメサンギウム細胞増殖を呈する IgA 腎症で，糸球体 27 個中 4 個に癒着病変，1 個に硬化糸球体を認め，習慣性扁桃炎の既往もあり，扁摘パルスを施行した。後療法はプレドニゾロン 25 mg / 日（0.5 mg/kg / 日）で開始し，血尿・蛋白尿ともに 3 カ月後には陰性化した。プレドニゾロンは半年後には 10 mg / 日まで減量し，その後漸減中止とした。また血清 IgA 値は治療前 530 mg/dL と高値であったが，扁摘パルス後は 330 mg/dL まで減少し，プレドニゾロン減量・中止後も再上昇は認めていない。体重増加などもなく，その後はパート勤めを継続している。服薬なしのまま，年 2 ～ 3 回の検尿フォローを行っているが，検尿異常は出現していない。治療開始後 13 年経過した現在では，年 1 回のフォローを行っているが，再燃はないままである。

②治療介入の遅れが心配された中年男性症例

症例②　70歳（初診時55歳），男性（派遣社員）

51歳の時に健診で蛋白尿・血尿陽性を指摘され，54歳の時には高血圧も指摘されたため降圧療法を開始。血清Cr値1.7 mg/dL，eGFR 34.6 mL/分/1.73 m^2であり，慢性糸球体腎炎による腎機能障害と考えられ当科へ紹介された。蛋白尿2.5 g/日，血尿3＋であり，55歳の時に腎生検を施行。糸球体所見は中等度のメサンギウム細胞増殖とメサンギウム基質増加を認め，糸球体の硬化・半月体の形成・ボウマン嚢との癒着を認める糸球体は採取糸球体28個中16個あった。尿細管間質所見では，炎症細胞浸潤・線維化は比較的軽度であったが，血管は中等度の硬化性変化を認めた。耳鼻科受診にて慢性扁桃炎の診断を受け，検尿異常も高度であったため，扁摘パルスを施行した。後療法はプレドニゾロン30mg/日（0.5mg/kg/日）で開始し，ACE阻害薬とCa拮抗薬にて血圧は120/80 mmHg程度にコントロールされた。8カ月後には軽度蛋白尿は残存しているものの血尿は消失したため，プレドニゾロンは中止した。2年後の再生検では（蛋白尿0.2 g/日，血尿－，血清Cr 1.2 mg/dL，eGFR 49.8 mL/分/1.73 m^2），採取糸球体の一部に分節性硬化病変やボウマン嚢への癒着，軽度の尿細管間質性変化を認めたものの，前回の治療前にみられたメサンギウム細胞のびまん性増殖像や半月体形成などの急性活動性病変は認められず，副腎皮質ステロイド治療の再導入は行わなかった。その後は2～3カ月に1回の外来フォローで降圧療法を継続しているが，高血圧の悪化はない。治療開始後15年経過した現在は，血尿陰性，尿蛋白0.5～1.0 g/gCr，血清Cr 1.52 mg/dL，eGFR 36.3 mL/分/1.73 m^2であるが，腎エコー上，軽度の両側腎萎縮を認める。

【文献的考察と経験から考える治療の方向性】

今までのIgA腎症に対する副腎皮質ステロイドを中心とした免疫抑制療法に関するメタ解析の結果などでは，副腎皮質ステロイドはIgA腎症患者の蛋白尿を減少させ，腎不全への進展を抑制する可能性が述べられてきた[1,2)]。これに関しては臨床研究の質など問題はあるものの，わが国からも副腎皮質ステロイド（特に扁摘パルス）の有効性を示す多くの発表がなされてきた。

最近報告されたIgA腎症に対する副腎皮質ステロイドを中心とした免疫抑制療法に関して，ステロイド治療群では感染症を主とする副作用が多いため，副腎皮質ステロイド治療を勧めないというランダム化比較試験の結果が海外から（対象患者の一つはドイツを中心とした欧州各国，他の一つは主として中国）発表された[3, 4)]。一方では，経口コルチコステロイド薬（ブデソニド）であるが，全身への移行の少ない薬剤のIgA腎症に対する有用性も報告されている[5)]。

副腎皮質ステロイドや扁摘パルスを中心とした積極的な治療は，症例①のように臨床的寛解が長期に得られるため，蛋白尿や腎機能の重症度，腎生検組織所見を考慮したうえで，腎症の進展が疑われる患者への免疫抑制療法による治療介入は必要だと考える。そして症例②で示したように，治療介入の遅れは，進展の遅延は期待できても長期的な腎機能保持（臨床的寛解）は難しいため，早期治療介入の必要性があると考える。

■文献■

1） Vecchio M, Bonerba B, Palmer SC, et al.：Immunosuppressive agents for treating IgA nephropathy. Cochrane Database Syst Rev Issue 8. CD 003965. DOI：10.1002/14651858. 2015

2） Tesar V, Troyanov S, Bellur S, et al.：Corticosteroids in IgA nephropathy：A Retrospective Analysis from the VALIGA Study. J Am Soc Nephrol 26：2248 - 2258, 2015

3) Floege J, Rauen T, Eitner F, et al.：Intensive Supportive care plus Immunosuppression in IgA Nephropathy. N Engl J Med 374 : 992 - 993 , 2016

4) Lv J, Zhang H, Wong MG, et al.：Effect of Oral Methylprednisolone on Clinical Outcomes in Patients With IgA Nephropathy. The TESTING Randomized Clinical Trial. JAMA 318 : 432 - 442, 2017

5) FellstrÖm BC, Barratt J, Cook H, et al.：Targeted-release budesonide versus placebo in patients with IgA nephropathy (NEFIGAN) : a double-blind, randomised, placebo-controlled phase 2 b trial. Lancet 389 : 2117 - 2127, 2017

expert 医師の治療 ⑮
IgA 腎症　診療の実際

田中　完

弘前大学教育学部教育保健講座・
弘前大学医学部附属病院小児科

1985 年　弘前大学医学部卒業
1989 年　弘前大学大学院医学研究科修了
1995 年　弘前大学医学部附属病院
　　　　周産母子センター助手
1999 年　弘前大学医学部附属病院小児科助手
2001 年　弘前大学医学部附属病院小児科講師
2010 年～ 弘前大学教育学部教授

【小児における IgA 腎症治療の考え方】

IgA 腎症は，小児期発症例では学校検尿，成人発症例では健診など偶然の機会に見出されることが多い代表的な慢性腎炎である。弘前大学医学部附属病院小児科の以前の検討では，学校検尿を契機に腎精査となった症例で IgA 腎症は 57％を占めていた[1)]。IgA 腎症は病因論的に免疫複合体沈着型腎炎であり，血清中のガラクトース欠損 IgA 1（Gd-IgA 1）とこれに対する抗 Gd-IgA 1 IgG 抗体に加えて可溶性 CD 89（IgA の Fc 受容体）が免疫複合体形成し，主に腎糸球体メサンギウムに沈着することが発症の起点となる[2)]。免疫複合体沈着型腎炎ということであれば，治療面では副腎皮質ステロイドや免疫抑制薬を用いた免疫抑制療法が有用であると予想されるが，現時点での KDIGO（The Kidney Disease：Improving Global Outcomes）の治療ガイドラインでは副腎皮質ステロイドを含めた免疫抑制療法の推奨は限定的である[3, 4)]。一方，腎組織病変からみると，小児期 IgA 腎症で発症から比較的早期の腎病変では成人患者と比較して腎メサンギウム領域の細胞増殖や補体 C 3 c の沈着が有意であり，メサンギウム基質の増生，尿意細管間質障害やフィブリノーゲンの沈着は軽度にとどまるとされる[5)]。これは，小児患者では発症早期には可逆的な急性病変が主体で不可逆的な慢性病変は軽度であることが示唆される。また，疾患活動性や腎予後を反映する重要な臨床指標である蛋白尿の程度は[6)]，小児期発症患者ではメサンギウム領域の細胞増殖と相関すると報告されている（一方，成人患者ではメサンギウム基質の増生と相関）[5)]。したがって学校検尿など比較的早期に見出される機会の多い小児 IgA 腎症の治療では，免疫抑制療法の導入が成人患者よりも有用であると考えられる[7)]。

これらの背景により，当科では IgA 腎症患者の治療は尿蛋白の程度と腎組織病変の評価をもとにステロイド薬を中心とした免疫抑制療法を行ってきた[8, 9)]。なお，血尿に関しては背景に菲薄基底膜病を合併している患者の場合以外は蛋白尿の改善に引き続き遅れて改善することがほとんどであること，多くの血尿単独患者での腎組織変化は軽度であることから，当施設では臨床指標としての蛋白尿をより重視している。また，小児 IgA 腎症治療ガイドラインに比べて副腎皮質ステロイドの投与量や投与期間，抗凝固薬の使用などに若干の相違はあるが，大きな隔たりはないものと考えている。その実際を解説する。

【弘前大学医学部附属病院小児科での小児期発症 IgA 腎症の治療選択】

①臨床指標としての蛋白尿の程度と腎生検の光学顕微鏡組織による半定量的スコアでおおよその重症度を判定する

尿蛋白の程度は 1 日量として恒常的に（一過性ではなく）1 g 未満（軽症），1 ～ 3 g（中等症），3 g 以上（重症）に分類する。当科では，腎組織スコアは臨床医にとって簡便で再現性のある Andreoli らの小児 IgA 腎症の組織スコア[10]に Foster らの紫斑病性腎炎の尿細管間質スコア[11]を組み合わせて評価している。Andreoli らのスコアは急性スコア（AI：Activity index），慢性スコア（CI：Chronicity index）からなる。腎組織 PAS 染色標本上で最低 10 個以上の糸球体を観察し，表に示した腎組織病変を半定量的に評価する。AI は総計で最大 9 点，CI は最大 12 点，Foster らのスコアは総計で最大 8 点となる。

②臨床的，腎組織学的評価から軽症，中等症，重症例と便宜的に分類し治療法選択の基準とする[8, 9, 12]。

軽　症：抗血小板薬の投与のみに加えて，1 日尿蛋白が 0.5 g 以上であればアンジオテンシンⅡ受容体拮抗薬（ARB）を加えた治療を選択している[12]。

中等症：中等症以上では，抗血小板薬，ARB に加えて最大 2 年間の副腎皮質ステロイドの隔日投与法（初期量はプレドニゾロンを 1mg/kg，最大 60mg で 3 カ月ごとに 0.25mg/kg ずつを目安に漸減）を併用する[7, 8]。また，例え中等症であっても個々の組織所見の状況（AI に比べて CI が高い場合など）により，免疫抑制薬の併用「腎組織病変慢性化の進展予防[13,14]も考慮しミゾリビン（3 mg/kg 程度を分 1 投与，最大血中濃度値が 1.0 μg/mL 未満では連日投与であった量の倍量を隔日投与へ変更）を選択」も考慮する。

重　症：初期の副腎皮質ステロイドを 4 週間の連日投与後に隔日投与へと移行するが，細胞性半月体形成が 21 % 以上の患者では，まずステロイドパルス療法を行った後に経口ステロイド薬投与に移行し，免疫抑制薬，抗血小板薬，ARB のカクテル療法を施行している。これまでの経験から，ステロイド薬投与患者では AI が平均 4.0 以上の患者が多い傾向であった[8, 9, 12]。なお，成人患者で汎用されつつある口蓋扁桃摘出術（扁摘）は，これらの免疫抑制療法施行後も 1 日尿蛋白が 1.0 g 以上残存する患者や扁桃炎による急性増悪を繰り返す患者において追加の代替療法[15]として施行している。

小児での経口ステロイド薬投与は，肥満，日和見感染，眼科的合併症，骨粗鬆症，耐糖能異常，消化性潰瘍などの副作用に加えて，成長障害が重要な問題となる。このため患者それぞれの副作用状況を勘案し，経口ステロイド薬の投与期間や減量法は必ずしも原則通りではなく調整を行うこともある。また，最近ではステロイド性骨粗鬆症予防のためにビスホスホネート製剤の予防投与も行っている。

これらの治療方針をもとに，中等症以上の患者においては初期治療開始 1 カ月程度は入院にて経過観察後に外来管理とし，2 ～ 4 週間ごとの外来受診を最初の 6 カ月間継続する。その後は臨床所見の改善状況に応じて 2 ～ 3 カ月ごとの外来受診を最低 5 年以上は行っている。地域の病院からの紹介患者においては治療開始から 6 カ月は当院受診にて経過観察とし，その後は紹介元での経過観察とすることが多い。

表　Andreoli らの小児 IgA 腎症の組織スコアと Foster らの紫斑病性腎炎の尿細管間質スコア

腎組織評価項目		急性スコア（Activity index，最高 9 点）	慢性スコア（Chronicity index，最高 12 点）	尿細管間質スコ（Tubulointerstitial index）
小児IgA腎症の組織スコア	メサンギウム細胞増殖	0 点：なし 1 点：軽度 2 点：中等度 3 点：高度		
	細胞性半月体率	0 点：0% 1 点：1 〜 20% 2 点：21 〜 50% 3 点：50% ＜		
	間質の単核球浸潤	0 点：なし 1 点：軽度 2 点：中等度 3 点：高度		
	線維性半月体形成率）		0 点：0% 1 点：1 〜 20% 2 点：21 〜 50% 3 点：50% ＜	
	糸球体の分節性・全節性硬化		0 点：0% 1 点：1 〜 20% 2 点：21 〜 50% 3 点：50% ＜	
	尿細管萎縮		0 点：なし 1 点：軽度 2 点：中等度 3 点：高度：	
	間質の線維化		0 点：なし 1 点：軽度 2 点：中等度 3 点：高度	
紫斑病性腎炎の尿細管間質スコア	間質の単核球浸潤			0 点：0% 1 点：1 〜 50% 2 点：50% ＜
	間質浮腫			0 点：0% 1 点：1 〜 50% 2 点：50% ＜
	尿細管炎			0 点：0% 1 点：1 〜 50% 2 点：50% ＜
	尿細管萎縮・間質の線維化			0 点：0% 1 点：1 〜 50% 2 点：50% ＜

【実際の症例提示】

軽症例

診断確定時 18 歳，女子（現在 21 歳）

中学校 3 年時の学校検尿で初めて血尿・蛋白尿を指摘され，当科を受診した。初診時の全身状態は良好で，高血圧は認めなかった。血液検査で有意な異常はなく，尿蛋白は 0.5 g/gCr 前後，尿 RBC は多数，尿中 β_2 ミクログロブリン（β_2 MG）は正常範囲内であった。この時点で患者の保護者は腎生検による精査を希望しておらず，3カ月に1回程度の外来にて経過観察とした。その後，肉眼的血尿発作は認めなかったが同程度の尿異常が継続したため，患者の大学受験終了後に改めて同意を得て腎生検を施行した。腎組織光学顕微鏡PAS染色で10個の糸球体を観察し，軽度のメサンギウム細胞増殖性腎炎の所見であった。組織スコアの評価はAI 2, CI0, TI1であった（図1）。免疫蛍光抗体法ではIgAのみメサンギウム領域に陽性（IgGやC3は陰性），電子顕微鏡ではメサンギウム領域に高電子密度沈着物を認めた。これらのことからIgA腎症軽症型と診断。抗血小板薬としてジラゼプ塩酸塩水和物100 mg / 日，ARBとしてオルメサルタンメドキソミル20 mg / 日の投与を開始したところ，開始1年で尿蛋白0.3 g/gCr程度，尿RBC 30 /HPFと改善した。治療開始約3年弱の現在，軽微な尿所見は残存するものの上気道炎罹患時の肉眼的血尿発作の出現もなく良好な経過を維持している。

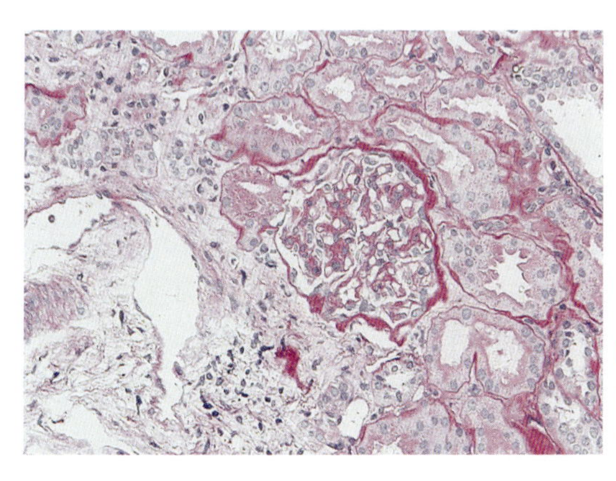

図1　軽症例の腎組織像（PAS染色200倍拡大）
軽度のメサンギウム細胞増殖性腎炎。
（AI 2，CI 0，TI 1）

中等症例
診断確定時年齢9歳，女児（現在13歳）

小学校3年時の学校検尿で初めて血尿・蛋白尿を指摘され，当科を紹介受診した。初診時の全身状態は良好で，高血圧は認めなかった。血液検査で有意な異常はなかったが，尿蛋白2.5 g/gCrと高く，尿RBC 40～50 /HPF，β_2MGは正常範囲内であった。蛋白尿の程度が強いため，受診後約1カ月で腎生検を施行した。腎組織光学顕微鏡PAS染色で28個の糸球体を観察し，2個（7.1%）で細胞性半月体形成を伴い，半数以上で中等度のメサンギウム細胞増殖を認めた。一部で尿細管間質の細胞浸潤，萎縮・線維化が確認され，組織スコア評価はAI 4，CI 4，TI 4であった（図2）。免疫蛍光抗体法ではIgA，IgM，C3がメサンギウム領域に陽性（IgGは陰性），電子顕微鏡ではメサンギウム領域と内皮下に高電子密度沈着物を認めた。これらのことからIgA腎症中等症型と診断。抗血小板薬としてジラゼプ塩酸塩水和物100 mg / 日，ARBとしてオルメサルタンメドキソミル10 mg / 日に加えて，プレドニゾロン30 mg / 隔日とミゾリビン100 mg / 日（最大血中濃度1.42 μg/mL）によるカクテル療法を開始した。治療開始3カ月で蛋白尿はほぼ陰性化し，6カ月で血尿も尿RBC 20 / HPFまで改善した。尿所見の改善が明らかではあるが，経口ステロイド薬による肥満が目立つためプレドニゾロンは開始13カ月で漸減終了とし，ジラゼプ塩酸塩水和物も開始18カ月で終了した。尿蛋白は陰性であり，尿RBC 10 / HPF程度で現在はミゾリビンとARBのみを継続とした。その後，尿所見は完全に正常化し，ミゾリビンは開始30カ月で終了，ARBは開始36カ月で終了し，現在は無投薬で経過観察中である。

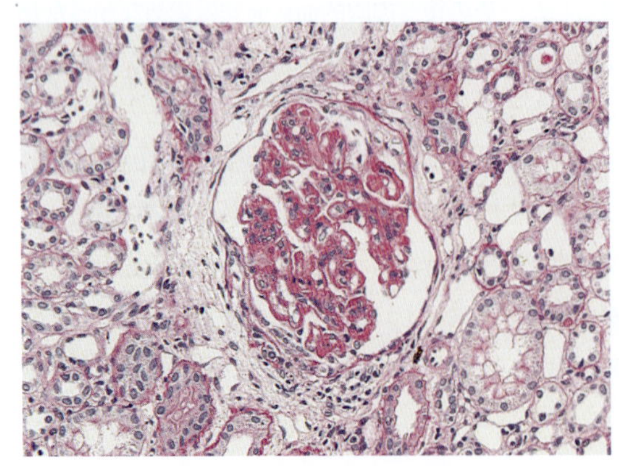

図2　中等症例の腎組織像（PAS染色，100倍拡大）
細胞性半月体形成を伴う中等度のメサンギウム細胞増殖性腎炎で尿細管間質の細胞浸潤，萎縮・線維化も認められる。（AI 4，CI 4，TI 4）

重症症例

診断確定時年齢 8 歳，男児（13 歳）

当科初診の約 3 カ月前に急性上気道炎に伴う肉眼的血尿発作の既往があった。副鼻腔炎の治療で近位耳鼻科を受診した際，血液検査で腎機能障害（BUN26mg/dL，Cr 1.3mg/dL）と血尿，蛋白尿を指摘され，当科を紹介受診した。全身状態は良好で，高血圧は認めなかった。血液検査では総蛋白 6.0 g/dL，アルブミン 3.0 g/dL，BUN 13 mg/dL，Cr 0.9 mg/dL，シスタチン C 1.1 mg/L（正常 0.9 mg/L 未満），さらに軽度の低蛋白血症と腎機能障害を認めた。尿検査では尿蛋白 3.4 g/gCr と高値であり，尿 RBC 多数，β_2 MG は 4，230 μg/L（正常 250 μg/L 未満）と上昇していた。蛋白尿の程度が強いため受診後約 1 カ月で腎生検を施行した。腎組織光学顕微鏡 PAS 染色で 21 個の糸球体を観察し，びまん性で中等度以上のメサンギウム細胞増殖を認めた。線維細胞性半月体形成を 1 個（4.8 %），全節性硬化糸球体を 1 個認め，尿細管間質の約 30 % の領域に細胞浸潤，浮腫用変化，尿細管の萎縮・変性があり，組織スコア評価は AI 5，CI 5，TI 5 であった（図 3）。免疫蛍光抗体法では IgA，C 3 が強くメサンギウム領域に陽性（IgG は陰性），電子顕微鏡ではメサンギウム領域と内皮下に高電子密度沈着物を認めた。これらのことから IgA 腎症重症型と診断。抗血小板薬としてジラゼプ塩酸塩水和物 100 mg / 日，ARB としてオルメサルタンメドキソミル 10 mg / 日に加えて，プレドニゾロン 30 mg / 日とミゾリビン 75 mg / 日（最大血中濃度 1.23 μg/mL）によるカクテル療法を開始した。治療開始 3 カ月で尿蛋白 0.5g/gCr に低下し，尿中 β_2MG も正常化した。血清 Cr は 0.4 mg/dL に低下した。治療開始後約 1 年で血尿も尿 RBC 30 / HPF 程度まで改善した。プレドニゾロンを漸減しつつ 2 年間のカクテル療法を行い，ARB の単独治療へ移行とした。カクテル療法終了後に第 2 回目の腎生検を施行した。腎組織光学顕微鏡 PAS 染色で 10 個の糸球体を観察し，1 個の糸球体（10%）に線維性半月体を認めたが，全体にメサンギウム細胞増殖や尿細管間質病変は沈静化していた（AI 3，CI 3，TI 2）。免疫蛍光抗体法では 軽度の IgA 沈着は残存していたが C3 の沈着は陰性化していた。現在，ARB は維持し，経過観察中であるが微少血尿のみ残存し，腎機能は保たれている。

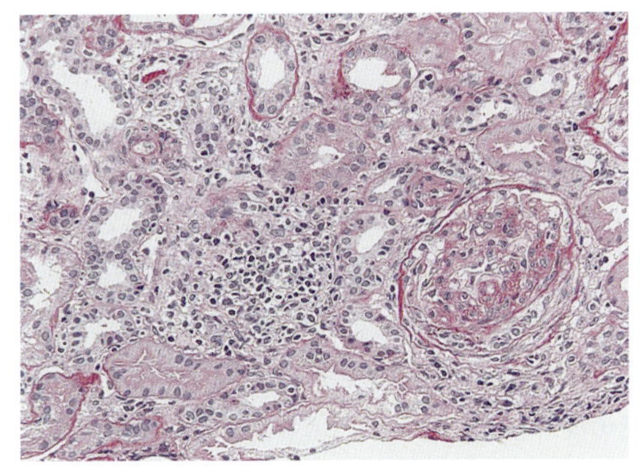

図3　重症例の腎組織像（PAS，200倍拡大）
中等度のメサンギウム細胞増殖性腎炎。線維細胞性半月体形成を認め，尿細管間質領域に細胞浸潤，浮腫用変化，尿細管の萎縮・変性が確認される。（AI 5，CI 5，TI 5）

【コメント】

小児期発症IgA腎症は，学校検尿などを契機に発症から比較的早期に見出される機会が多い。腎組織病変はメサンギウム細胞増殖や間質の細胞浸潤など，急性所見が主体となり硬化病変や間質線維化などの慢性病変は軽度にとどまることが多い。このため，多くの場合ステロイド薬を含めた免疫抑制療法が奏功する印象を得ている。また重症例を時に経験することもあり，慢性化病変進行抑制や抗蛋白尿効果が期待されるミゾリビンやARBをステロイド薬に組み合わせた治療法の選択は，まさに実地臨床に即した小児IgA腎症の治療法と考えている[12～14]。患者それぞれの重症度を評価し，時期を逸せずに治療を開始することが予後の改善に必要である。

文献

1） 田中　完，鈴木康一，中畑　徹，他．：過去10年間に学校検尿で見出された予後不良例の検討．日小児腎臓病会誌 14：155 - 158 , 2001

2） Robert T, Berthelot L, Cambier A, et al.：Molecular Insights into the Pathogenesis of IgA Nephropathy. Trends Mol Med 21：762 - 775 , 2015

3） Radhakrishnan J, Cattran DC：The KDIGO practice guideline on glomerulonephritis: reading between the (guide) lines- application to the individual patient. Kidney Int 82：840 - 856 , 2012

4） Coppo R: Corticosteroids in IgA Nephropathy：Lessons from Recent Studies. J Am Soc Nephrol 28：25 - 33 , 2017

5） Ikezumi Y, Suzuki T, Imai N, et al.：Histological differences in new-onset IgA nephropathy between children and adults. Nephrol Dial Transplant 21：3466 - 3474 , 2006

6） Kamei K, Harada R, Hamada R, et al.：Proteinuria during Follow-Up Period and Long-Term Renal Survival of Childhood IgA Nephropathy. PLoS One 2016. doi：10 . 1371 /journal.pone. 0150885 , 2016

7） Kamei K, Nakanishi K, Ito S, et al.：Long-term results of a randomized controlled trial in childhood IgA nephropathy. Clin J Am Soc Nephrol 6：1301 - 1307 , 2011

8） Tanaka H, Waga S, Kakizaki Y, et al.：Efficacy of long-term alternate day prednisolone therapy in childhood IgA nephropathy. Clin Exp Nephrol 2：132 - 136 , 1998

9） Tanaka H, Waga S, Yokoyama M：Age-related histologic alterations after prednisolone therapy in children with IgA nephropathy. Tohoku J Exp Med 185：247 - 252 , 1998

10） Andreoli SP, Bergstein JM.：Treatment of severe IgA nephropathy in children. Pediatr Nephrol 3：248 - 253 , 1989

11） Foster BJ, Bernard C, Drummond KN, et al.：Effective therapy for severe Henoch-Schönlein purpura nephritis with prednisone and azathioprine: a clinical and histopathologic study. J Pediatr 136 : 370 - 375 , 2000

12） Tanaka H, Suzuki K, Nakahata T, et al.：Combined therapy of enalapril and losartan attenuates histologic progression in immunoglobulin A nephropathy. Pediatr Int 46：576 - 579 , 2004

13） Kawasaki Y, Hosoya M, Suzuki J, et al.：Efficacy of multidrug therapy combined with mizoribine in children with diffuse IgA nephropathy in comparison with multidrug therapy without mizoribine and with methyprednisolone pulse therapy. Am J Nephrol 24：576 - 581 , 2004

14） Tanaka H, Tsuruga K, Imaizumi T.：Mizoribine in the treatment of pediatric-onset glomerular disease. World J Pediatr 11：108 - 112 , 2015

15） Kawasaki Y, Maeda R, Kanno S, et al.：Long-term follow up of pediatric immunoglobulin A nephropathy treated with tonsillectomy plus methylprednisolone pulse therapy. Pediatr Int 59 : 41 - 47 , 2017 expert 医師の治療 ⑯

IgA 腎症　診療の実際

中西 浩一

琉球大学大学院医学研究科育成医学（小児科）講座教授

1989 年　神戸大学医学部卒業
1993 年　神戸大学医学部小児科
1998 年　ケースウエスタンリザーブ大学小児科（米国）
2000 年　和歌山県立医科大学小児科
2001 年　和歌山県立医科大学小児科助手
2004 年　和歌山県立医科大学小児科講師
2016 年　和歌山県立医科大学小児科准教授
2017 年〜 現職

【IgA 腎症と診断がついた患者の初期治療】

わが国では学校検尿で IgA 腎症が早期に発見され，発症早期からの臨床試験が可能であり，世界にその成果を発信している。「小児 IgA 腎症治療研究会」では 1990 年から全国の多施設による治療研究が実施され，小児の IgA 腎症は発症早期に治療を行えば腎炎の進行を阻止できる可能性が高いことが明らかにされてきた。その成果を踏まえ，日本小児腎臓病学会より小児 IgA 腎症の薬物治療に関して「小児 IgA 腎症治療ガイドライン 1.0 版」が作成されている。私は「小児 IgA 腎症治療研究会」の事務局を務め本ガイドラインの作成にも関わっているので，IgA 腎症の初期治療は基本的には本ガイドライン通りに施行してきた。本ガイドラインでは，IgA 腎症患者を臨床的・組織的な重症度に基づき大きく二つに分類して治療指針が示されている。軽症例と重症例の定義と治療法をそれぞれ表 1 と表 2 に示す。

高度蛋白尿 / びまん性メサンギウム増殖を示す重症例は予後不良であり，積極的な治療が必要である。治療については，ステロイドを含む免疫抑制療法とそれ以外に分けて考えることができる。重症小児 IgA 腎症の治療法として，プレドニゾロン＋アザチオプリン＋ヘパリン・ワルファリン＋ジピリダモールによる早期の多剤併用治療は腎炎の進行を阻止し，長期予後も改善する。これまでのところ重症小児 IgA 腎症における比較的エビデンスレベルの高い治療は，「小児 IgA 腎症治療研究会」による多剤併用療法である。また，ミゾリビンによるオプションも示されている。

治療の効果判定は腎生検を行うことが望ましいが，長期間にわたり経過観察を必要とする IgA 腎症患者において再生検を繰り返すことは現実的でないため，日常診療では蛋白尿を指標に治療効果の判定を行う。治療目標は尿蛋白正常化（尿蛋白 0.15 g/gCr 未満）である。蛋白尿が持続する限り IgA 腎症は進行していく。血尿についてはさまざまな考え方があるが，注意深い観察が必要であることについては間違いない。ただし血尿のみを呈し，腎機能が低下する患者は極めて稀と考えられ，少なくとも現時点においては初期治療の対象は蛋白尿であり，病初期の血尿単独患者は腎生検の適応とは考えていない。診断・治療後に血尿のみが残存している患者において積極的に加療するかどうかについては一定の見解は得られておらず，慎重に経過観察を行うことが重要である。

表 1 小児 IgA 腎症軽症例の治療

＜軽症例の定義＞
下記のすべてを満たすものとする。

臨床症状：軽度蛋白尿（早朝尿蛋白 / クレアチニン比が 1.0 未満）。
病理組織像：中等度以上のメサンギウム増殖，半月体形成，癒着，硬化病変のいずれかの所見を有する糸球体が全糸球体の 80 % 未満，かつ半月体形成を認める糸球体が 30 % 未満であるもの。

＜治療指針＞
以下の 2 剤のいずれかを 2 年間以上投与する。薬物投与量は身長をもとにした標準体重により計算する。

アンジオテンシン変換酵素阻害薬：リシノプリル 0.4 mg/kg / 日 分 1（最大 20 mg/ 日）注1)
漢方薬：柴苓湯 1 包 分 2（体重 20 kg 以下），2 包 分 2（20 ～ 40 kg），3 包 分 3（40 kg 以上）注2)

注 1：少量で開始し，副作用に注意しながら増量する。催奇形性があるので，妊娠可能年齢になった女児には十分に説明を行い，挙児希望がある場合は投与を中止すること。
注 2：本剤 1 包とは，ツムラ柴苓湯エキス顆粒の 3 g，カネボウ柴苓湯エキス顆粒の 2.7 g に相当する。

小児 IgA 腎症治療ガイドライン 1.0 版から抜粋

表 2 小児 IgA 腎症重症例の治療

＜重症例の定義＞
下記のいずれか 1 つを満たすものとする。

臨床症状：高度蛋白尿（早朝尿蛋白 / クレアチニン比として 1.0 以上）。
病理組織像：中等度以上のメサンギウム増殖，半月体形成，癒着，硬化病変のいずれかの所見を有する糸球体が全糸球体の 80 % 以上，または半月体形成が全糸球体の 30 % 以上であるもの。

急速進行性糸球体腎炎症候群を示す例はこのガイドラインの対象ではない。

＜治療指針＞
治療は副腎皮質ステロイド薬，免疫抑制薬，抗凝固薬，抗血小板薬を用いた 2 年間の多剤併用療法（カクテル療法）とする。
本治療の実施には，腎臓専門医と十分相談すること。薬物投与量は身長をもとにした標準体重により計算する。
副腎皮質ステロイド薬：プレドニゾロン内服
1) 2 mg/kg / 日（最大量：80 mg / 日）分 3，連日投与，4 週間
2) その後，2 mg/kg 分 1，隔日投与とし，以後漸減中止，投与期間は原則 2 年間とする。
免疫抑制薬：アザチオプリン注1) またはミゾリビン注1) 内服
アザチオプリン：2 mg/kg / 日（最大量：100 mg / 日）分 1，2 年間
ミゾリビン：4 mg/kg（最大量：150 mg / 日）分 2，2 年間
抗凝固薬：ワルファリンカリウム注1) 内服
朝分 1，トロンボテストで 20 ～ 50 % となるよう投与量を調節。安全のために 0.5 ～ 1 mg / 日より開始すること。遮光して保管すること。
抗血小板薬：ジピリダモール内服
3 mg/kg / 日 分 3 で開始し，副作用がなければ 1 週間後から 6 ～ 7 mg/kg / 日（最大量：300 mg / 日）

注 1：催奇形性があるので，妊娠可能年齢になった女児には十分に説明を行い，挙児希望がある場合は投与を中止すること。

小児 IgA 腎症治療ガイドライン 1.0 版から抜粋

免疫抑制療法以外の治療は，単独では主に比較的予後良好と考えられる軽度蛋白尿 / 微小変化・巣状メサンギウム増殖を示す軽症 IgA 腎症がまずその対象になる。軽症小児 IgA 腎症の治療として，ガイドラインではリシノプリルと柴苓湯が記載されている。柴苓湯についても根拠となった試験が存在するが，RA 系阻害薬のエビデンスが確立する以前のものであり，現在では第一選択とは言い難い。RA 系阻害薬が使用できない患者でその使用が検討される。

小児の場合，多くは小児期には末期腎不全に至らず，腎不全進行率を一次評価項目とする臨床試験は困難であり，蛋白尿消失率などを用いざるを得ない。それゆえ，長期予後の解析とその結果に基づくガイドラインの検証・改訂が今後の課題である。

昨今，わが国では成人を中心にIgA腎症の治療として口蓋扁桃摘出術＋ステロイドパルス療法（扁摘パルス）が広く施行されているが，現時点において小児IgA腎症の治療として扁桃摘出術を積極的に推奨する根拠は存在しないので行ってこなかった。しかし，一部の患者において扁桃摘出術は有効と考えられ，治療前に有効例を選別する方法があれば，小児においても行うべきかもしれない。

【個々の患者における対応事例】

①患者によっては初回2年間の多剤併用治療の効果が不十分であっても，多剤併用治療の反復により尿所見が正常化することもある。

症例①　11歳，男児

小学校6年時の5月，学校検尿で初めて尿潜血（3＋），尿蛋白（3＋）を指摘され，7月に腎生検を施行。生検時，腎機能正常，血清アルブミン3.0 g/dLと低下，早朝尿蛋白3.6 g/gCr。採取糸球体22個中21個に著明なメサンギウム増殖，残りの1個に線維細胞性半月体を認め，蛍光抗体所見と併せびまん性メサンギウム増殖型IgA腎症と診断し，ミゾリビンによる多剤併用療法を施行した。その後も尿異常が持続し，2年後，早朝尿蛋白0.5 g/gCr前後，尿潜血（3＋）であり，再腎生検を実施した。採取糸球体19個中，有意なメサンギウム増殖10個，癒着6個，硬化1個，線維性半月体1個であり，再度びまん性メサンギウム増殖型IgA腎症と診断した。経口ステロイド薬を初期量（80mg/日）に増量し，ミゾリビンを継続した。ワルファリンとジピリダモールは中止し，リシノプリルを追加した。その後約半年で尿蛋白は陰性化し経口ステロイド薬を漸減中止，さらに半年後には血尿も消失しミゾリビンも中止した。診断から4年後の3回目の腎生検にて，採取糸球体28個中，有意なメサンギウム増殖10個，癒着8個，硬化5個，線維性半月体1個であり，三度びまん性メサンギウム増殖型IgA腎症と診断した。その後，リシノプリルを継続して経過観察中である。最終生検から5年経過するが，腎機能は正常で尿所見も臨床的寛解を維持している。

診断時100％の糸球体に病変を認めた重症例である。2回目のカクテル療法の途中で尿所見が正常化した。重症例でも活動性病変のみで慢性病変がない患者は，多剤併用治療によく反応し尿所見が正常化しやすい。ただしこの患者は最終生検の結果から予後は楽観視できない。今後の注意深い経過観察が必要である。

コメント

多剤併用治療は，その根拠となった臨床試験が2年間のプロトコルで実施されたため，実臨床においても2年間を基本としているが，患者によっては反復も有効だと思われる。その際，反復腎生検による組織病変の確認と，副腎皮質テロイドの副作用チェックが重要と考えている。具体的には，反復する多剤併用治療に反応すると期待される活動性病変の有無，程度の評価が必要である。副作用としては，成長障害，骨粗鬆症，骨頭壊死，眼病変などに留意する必要がある。

【わが国と海外の比較】

わが国のIgA腎症の治療の現状は，小児における免疫抑制薬を含む多剤併用治療にしても，成人における扁摘パルスにしても，国際的に汎用されているKDIGO診療ガイドラインなどと比べて特殊であり，英国のIgA腎症の大家には「マシンガンとナイフ」と揶揄される状態である。しかしながら，わが国では小児から成人に至るまで健診による検尿システムがよく整備されており，IgA 腎症が早期に発見される。そのため発症早期からの臨床試験が実施でき，世界にその成果を発信している。本来であれば諸外国がわが国の臨床試験の結果に従い，臨床試験の実施やガイドラインの作成をしてもよいはずだが，そのようにはなっていない。なぜならば，世界のエビデンスの総和がわが国の治療方針を支持しないからである。検診が十分に行われていない患者個人の責任において医療がなされ，むしろ予後が悪い状況も含めたエビデンスの蓄積が諸外国の治療の主流を規定している。わが国の医師が闇雲に「エビデンスが重要」だからと，それに従うわけにはいかない。しかしある意味ガラパゴス化しているわが国の IgA 腎症の治療においては，冷静に可能な限りエビデンスに従い治療方針を決定しつつ，適宜修正する姿勢が必要であると思われる。

【コメント】

・多剤併用治療は一般小児科医でも施行できる治療であるが，腎臓専門医のアドバイスのもとで施行される事が望ましい。
・すべての治療でいえるが，カクテル治療においては怠薬に特に注意が必要である。
　①自覚症状がない，②思春期の症例が比較的多い，③ステロイドで外見的な変化がでる，これらの理由から怠薬しやすいと考えられる。
・多剤併用治療施行中は，腹痛，頭痛，倦怠感などの不定愁訴が比較的多い。いずれも薬剤の副作用として発現し得るものであり注意を要するが，明らかな関連が証明できないことが多い。
・思春期にはステロイド挫創がしばしば問題となり，患者を悩ませる。できれば対症薬剤療法のみでなく，生活指導など積極的に介入して改善させることが望ましい。
・RA 系阻害薬は比較的安全な薬剤であるが脱水時に注意を要し，その十分な説明が必要である。さらに妊娠の可能性がある場合は催奇形性に注意を要する。RA 系阻害薬を使用する際は，脱水予防，内服中の妊娠防止などを繰り返し指導することが重要である。
・現時点での IgA 腎症の病態にはまだまだ不明な点が多い。疾患特異的治療の開発という点でもさまざまな取り組みにも関わらず，現状は厳しいといわざるを得ない。
・疾患特異的であろうとなかろうと目指すべきは IgA 腎症の根治であるが，再燃の問題があり，いったん IgA 腎症と診断された患者は寛解したあとも一生検尿を含む検診・健診を続け，検尿が不必要になるということはない。検尿の重要性は IgA 腎症と診断された人に限ったことではなく，すべての人にあてはまることであり，その啓発が重要である。

【経験から考える IgA 腎症：多剤併用治療の修飾】

　昨今の RA 系阻害薬の IgA 腎症におけるエビデンスの蓄積を鑑みると，軽症例のみならず重症例においてもその使用の有用性が期待される。ただし前述の多剤併用治療の 4 剤にさらに追加となると，薬剤の数が多くコンプライアンスの低下などにつながる可能性がある。多剤併用治療において，抗凝固薬や抗血小板薬も一定の役割を果たしている可能性があるが，それらのみにおいては極めて効果が弱いことは証明されており，それらの代わりに RA 系阻害薬を加えるという考え方も一案だと考え，実施している。

文献

1）Nakanishi K, Yoshikawa N: Immunoglobulin A nephropathies in Children (Includes HSP). Avner ED, Harmon WE, Niaudet P, et al (eds): Pediatric Nephrology 7 th ed, 983 - 1034, Springer, Heidelberg, 2015

IgA 腎症と私

湯村 和子

IgA 腎症は，免疫蛍光抗体法の確立によって新しい疾患概念として 50 年前（1968 年）フランスの Berger らによって報告された。

その 5 年程後，私は腎疾患の患者に腎生検を実施し，病理組織像の検討を始めた。当時の病院病理では実施していなかったポリクロナール抗体を用いて蛍光抗体法を始めたが，技術が未熟で厚い切片であった。卵白アルブミンでスライドグラスに張り付けないと，染色している間に切片が剝がれてしまう。凍結切片の腎組織を夕方染め，夜写真を撮るのだが，切片も厚くピントが合わないうえに現在のように封入剤にアジ化ナトリウムを入れていないため，蛍光を1回当て写真を撮るとフェーディングして蛍光色素は陰性化してしまう（アジ化ナトリウムを入れる方法は順天堂大学病理から学んだ）。自動で輝度を感知してシャッターを切るわけではないので，自分でストップウォッチをみながらシャッター切った。写真を現像に出してできあがるのにも数日かかり，うまくピントが合っているのか，ちゃんと写真が取れているのかもわからない。今では解りえない作業があった。

1970 年前半，いわゆる増殖性糸球体腎炎に分類される腎炎が，IgA 腎症と病理診断をつけることを繰り返していた。かつては腎生検の実施，診断に至るまでのすべての過程が苦労の連続であった。そして，最も辛いことは IgA 腎症と診断がついても適切な治療がなく，腎機能が低下して透析に至る IgA 腎症の若い患者を腎性貧血のために輸血を行いながら診察することであった。

1980 年代に入り，IgA 腎症に対する副腎皮質ステロイド投与の検討を頻回に行ってきた。どの施設でも，末期腎不全に至る患者は尿蛋白が有意に多いこともわかってきた。その後，経口副腎皮質ステロイドの投与から，ステロイドパルス療法を行うようになった。同時に，口蓋扁桃摘出術も実施されている。

IgA 腎症の加療管理は，慢性疾患であるため尿所見をみながら長期に経過観察する必要がある。一人の医師が長期にわたり経過観察ができる場合であっても，比較的短期の段階では腎機能の悪化に遭遇することは少ないため，「この治療でよいのか」という疑問が常にある。また，患者や医師自身の転居・移動によって，短期間しか経過をみられない場合もあり，その後どうなったのか知ることはできない。

ガイドラインに沿った治療を呼びかけなければならない今の時代，ガイドラインの普及啓発は大切であるが，「IgA 腎症診療ガイドライン」は 2014 年，2017 年と，大きな変わりがない。早期からの治療介入がいいのか，ガイドラインを日常診療でどう使いこなすのか，医師自身で判断し決めていくのは難しい。まだ結論は出ていないが，IgA 腎症と診断のついた患者は全国に沢山いる。私自身，透析導入になってしまった IgA 腎症患者を沢山みてきた。1 人の医師が診ることのできる患者数には限りがある。

今後，難しいであろうが学会のような大きな組織で血尿だけで腎生検を行い，IgA 腎症と診断がついた患者の前向き登録の長期予後の検討を行ってもらいたい。血尿は活動性指標と考えるが，一方で Berger が報告しているような血尿だけの進行しない IgA 腎症の1群があることの証明はできていない。いつまでも医師個人の判断で適切な治療介入の時期を医師の責任において考えなければならない現状の解決を願っている。

索引

索引

索引

索引

索引

索引

索引

索引

索引

ネ

ノ

ハ

ヒ

フ

索引

索引

ユ

ヨ

ラ

リ

レ

ロ

IgA腎症の臨床

定価（本体6,500円＋税）

2018年10月10日 第1刷発行

編　集　　湯村 和子

発行者　　蒲原 一夫

発行所　　株式会社 東京医学社　www.tokyo-igakusha.co.jp

〒101-0051　東京都千代田区神田神保町2-40-5

編集部　TEL 03-3237-9114　FAX 03-3237-9115

販売部　TEL 03-3265-3551　FAX 03-3265-2750

振　替　00150-7-105704

デザイン・制作　西野知美

正誤表を作成した場合はホームページに掲載します。

印刷・製本／図書印刷

乱丁，落丁などがございましたら，お取り替えいたします。

ISBN978-4-88563-297-6 C3047 ¥6500E

eGFR男女・年齢別早見表

注）GFR 区分は小数点以下 2 桁で考慮していますので，30mL / 分 / 1.73m^2 でも G4，15.0mL / 分 / 1.73m^2 でも G5 としている部分があります。

男性用　血清 Cr に基づく GFR 推算式早見表（mL/分/1.73m^2）　eGFRcreat=194×Cr$^{-1.094}$×年齢（歳）$^{-0.287}$

血清 Cr (mg/dL)	年齢													
	20	25	30	35	40	45	50	55	60	65	70	75	80	85
0.60	143.6	134.7	127.8	122.3	117.7	113.8	110.4	107.4	104.8	102.4	100.2	98.3	96.5	94.8
0.70	121.3	113.8	108.0	103.3	99.4	96.1	93.3	90.7	88.5	86.5	84.7	83.0	81.5	80.1
0.80	104.8	98.3	93.3	89.3	85.9	83.1	80.6	78.4	76.5	74.7	73.2	71.7	70.4	69.2
0.90	92.1	86.4	82.0	78.5	75.5	73.0	70.8	68.9	67.2	65.7	64.3	63.1	61.9	60.8
1.00	82.1	77.0	73.1	69.9	67.3	65.1	63.1	61.4	59.9	58.5	57.3	56.2	55.2	54.2
1.10	74.0	69.4	65.9	63.0	60.6	58.6	56.9	55.3	54.0	52.7	51.6	50.6	49.7	48.8
1.20	67.3	63.1	59.9	57.3	55.1	53.3	51.7	50.3	49.1	48.0	46.9	46.0	45.2	44.4
1.30	61.6	57.8	54.9	52.5	50.5	48.8	47.4	46.1	45.0	43.9	43.0	42.2	41.4	40.7
1.40	56.8	53.3	50.6	48.4	46.6	45.0	43.7	42.5	41.5	40.5	39.7	38.9	38.2	37.5
1.50	52.7	49.4	46.9	44.9	43.2	41.8	40.5	39.4	38.4	37.6	36.8	36.1	35.4	34.8
1.60	49.1	46.1	43.7	41.8	40.2	38.9	37.7	36.7	35.8	35.0	34.3	33.6	33.0	32.4
1.70	46.0	43.1	40.9	39.1	37.7	36.4	35.3	34.4	33.5	32.8	32.1	31.4	30.9	30.3
1.80	43.2	40.5	38.4	36.8	35.4	34.2	33.2	32.3	31.5	30.8	30.1	29.5	29.0	28.5
1.90	40.7	38.2	36.2	34.6	33.3	32.2	31.3	30.4	29.7	29.0	28.4	27.8	27.3	26.9
2.00	38.5	36.1	34.2	32.8	31.5	30.5	29.6	28.8	28.1	27.4	26.8	26.3	25.8	25.4
2.10	36.5	34.2	32.5	31.1	29.9	28.9	28.0	27.3	26.6	26.0	25.5	25.0	24.5	24.1
2.20	34.7	32.5	30.9	29.5	28.4	27.5	26.6	25.9	25.3	24.7	24.2	23.7	23.3	22.9
2.30	33.0	31.0	29.4	28.1	27.1	26.2	25.4	24.7	24.1	23.5	23.0	22.6	22.2	21.8
2.40	31.5	29.6	28.0	26.8	25.8	25.0	24.2	23.6	23.0	22.5	22.0	21.6	21.2	20.8
2.50	30.1	28.3	26.8	25.7	24.7	23.9	23.2	22.5	22.0	21.5	21.0	20.6	20.2	19.9
2.60	28.9	27.1	25.7	24.6	23.7	22.9	22.2	21.6	21.1	20.6	20.2	19.8	19.4	19.1
2.70	27.7	26.0	24.7	23.6	22.7	21.9	21.3	20.7	20.2	19.8	19.3	19.0	18.6	18.3
2.80	26.6	25.0	23.7	22.7	21.8	21.1	20.5	19.9	19.4	19.0	18.6	18.2	17.9	17.6
2.90	25.6	24.0	22.8	21.8	21.0	20.3	19.7	19.2	18.7	18.3	17.9	17.5	17.2	16.9
3.00	24.7	23.2	22.0	21.0	20.2	19.6	19.0	18.5	18.0	17.6	17.2	16.9	16.6	16.3
3.10	23.8	22.3	21.2	20.3	19.5	18.9	18.3	17.8	17.4	17.0	16.6	16.3	16.0	15.7
3.20	23.0	21.6	20.5	19.6	18.9	18.2	17.7	17.2	16.8	16.4	16.1	15.7	15.5	15.2
3.30	22.2	20.9	19.8	18.9	18.2	17.6	17.1	16.6	16.2	15.9	15.5	15.2	14.9	14.7
3.40	21.5	20.2	19.2	18.3	17.6	17.1	16.5	16.1	15.7	15.3	15.0	14.7	14.5	14.2
3.50	20.9	19.6	18.6	17.8	17.1	16.5	16.0	15.6	15.2	14.9	14.6	14.3	14.0	13.8
3.60	20.2	19.0	18.0	17.2	16.6	16.0	15.5	15.1	14.8	14.4	14.1	13.8	13.6	13.3
3.70	19.6	18.4	17.5	16.7	16.1	15.5	15.1	14.7	14.3	14.0	13.7	13.4	13.2	13.0
3.80	19.1	17.9	17.0	16.2	15.6	15.1	14.7	14.3	13.9	13.6	13.3	13.0	12.8	12.6
3.90	18.5	17.4	16.5	15.8	15.2	14.7	14.2	13.9	13.5	13.2	12.9	12.7	12.4	12.2
4.00	18.0	16.9	16.0	15.3	14.8	14.3	13.9	13.5	13.1	12.8	12.6	12.3	12.1	11.9

※酵素法で測定した Cr 値を用いてください。18 歳以上にのみ適用可能です。小児には使用できません。

男性用　血清シスタチン C に基づく GFR 推算式早見表（mL/分/1.73m^2）　eGFRcys=（104×Cys-C$^{-1.019}$×0.996$^{年齢（歳）}$）-8

血清 Cys-C (mg/L)	年齢													
	20	25	30	35	40	45	50	55	60	65	70	75	80	85
0.60	153.5	150.3	147.2	144.1	141.1	138.1	135.2	132.4	129.6	126.9	124.2	121.6	119.0	116.5
0.70	130.1	127.3	124.6	122.0	119.4	116.9	114.4	112.0	109.6	107.3	105.0	102.7	100.5	98.4
0.80	112.5	110.1	107.8	105.5	103.2	101.0	98.8	96.7	94.6	92.6	90.6	88.7	86.7	84.9
0.90	98.9	96.7	94.7	92.6	90.6	88.7	86.8	84.9	83.0	81.2	79.5	77.7	76.0	74.4
1.00	88.0	86.1	84.2	82.4	80.6	78.8	77.1	75.4	73.8	72.1	70.6	69.0	67.5	66.0
1.10	79.1	77.4	75.7	74.0	72.4	70.8	69.2	67.7	66.2	64.7	63.3	61.9	60.5	59.1
1.20	71.7	70.1	68.6	67.1	65.6	64.1	62.7	61.3	59.9	58.6	57.2	55.9	54.7	53.4
1.30	65.5	64.0	62.6	61.2	59.8	58.5	57.1	55.9	54.6	53.3	52.1	50.9	49.8	48.6
1.40	60.1	58.8	57.4	56.2	54.9	53.6	52.4	51.2	50.0	48.9	47.8	46.6	45.6	44.5
1.50	55.5	54.2	53.0	51.8	50.6	49.4	48.3	47.2	46.1	45.0	44.0	42.9	41.9	40.9
1.60	51.5	50.3	49.1	48.0	46.9	45.8	44.7	43.7	42.7	41.6	40.7	39.7	38.8	37.8
1.70	47.9	46.8	45.7	44.6	43.6	42.6	41.6	40.6	39.6	38.7	37.7	36.8	35.9	35.1
1.80	44.7	43.7	42.7	41.7	40.7	39.7	38.8	37.8	36.9	36.0	35.2	34.3	33.5	32.6
1.90	41.9	40.9	39.9	39.0	38.1	37.1	36.3	35.4	34.5	33.7	32.8	32.0	31.2	30.5
2.00	39.4	38.4	37.5	36.6	35.7	34.9	34.0	33.2	32.4	31.5	30.8	30.0	29.2	28.5
2.10	37.1	36.2	35.3	34.4	33.6	32.8	32.0	31.2	30.4	29.6	28.9	28.2	27.4	26.7
2.20	35.0	34.1	33.3	32.5	31.7	30.9	30.1	29.4	28.6	27.9	27.2	26.5	25.8	25.1
2.30	33.1	32.3	31.5	30.7	29.9	29.2	28.4	27.7	27.0	26.3	25.6	25.0	24.3	23.7
2.40	31.3	30.6	29.8	29.0	28.3	27.6	26.9	26.2	25.5	24.8	24.2	23.6	22.9	22.3
2.50	29.7	29.0	28.3	27.5	26.8	26.1	25.5	24.8	24.1	23.5	22.9	22.3	21.7	21.1
2.60	28.3	27.5	26.8	26.1	25.5	24.8	24.1	23.5	22.9	22.3	21.7	21.1	20.5	19.9
2.70	26.9	26.2	25.5	24.9	24.2	23.6	22.9	22.3	21.7	21.1	20.6	20.0	19.4	18.9
2.80	25.6	25.0	24.3	23.7	23.0	22.4	21.8	21.2	20.6	20.1	19.5	19.0	18.4	17.9
2.90	24.4	23.8	23.2	22.5	21.9	21.3	20.8	20.2	19.6	19.1	18.5	18.0	17.5	17.0
3.00	23.3	22.7	22.1	21.5	20.9	20.3	19.8	19.2	18.7	18.2	17.6	17.1	16.6	16.1
3.10	22.3	21.7	21.1	20.5	20.0	19.4	18.9	18.3	17.8	17.3	16.8	16.3	15.8	15.4
3.20	21.3	20.8	20.2	19.6	19.1	18.5	18.0	17.5	17.0	16.5	16.0	15.5	15.1	14.6
3.30	20.4	19.9	19.3	18.8	18.0	17.7	17.2	16.7	16.2	15.7	15.3	14.8	14.4	13.9
3.40	19.6	19.0	18.5	18.0	17.5	17.0	16.5	16.0	15.5	15.0	14.6	14.1	13.7	13.3
3.50	18.8	18.2	17.7	17.2	16.7	16.2	15.7	15.3	14.8	14.4	13.9	13.5	13.1	12.6
3.60	18.0	17.5	17.0	16.5	16.0	15.5	15.1	14.6	14.2	13.7	13.3	12.9	12.5	12.1
3.70	17.3	16.8	16.3	15.8	15.4	14.9	14.4	14.0	13.6	13.1	12.7	12.3	11.9	11.5
3.80	16.6	16.1	15.7	15.2	14.7	14.3	13.8	13.4	13.0	12.6	12.2	11.8	11.4	11.0
3.90	16.0	15.5	15.0	14.6	14.1	13.7	13.3	12.8	12.4	12.0	11.6	11.2	10.9	10.5
4.00	15.4	14.9	14.5	14.0	13.6	13.1	12.7	12.3	11.9	11.5	11.1	10.7	10.4	10.0

※国際的標準物質に基づいた測定値を用いてください。18 歳以上にのみ適用可能です。小児には使用できません。